# The Balanced Body

## A Guide to Deep Tissue and Neuromuscular Therapy

# 平衡的身体

## 深层组织与神经肌肉徒手治疗

### 第 4 版
### Fourth Edition

〔美〕露特·维尔纳 (Ruth Werner) 编著

涂 美 赵文莉 主译

赵 晔 主审

Wolters Kluwer

北京科学技术出版社

著作权合同登记号　图字：01-2017-8313

**图书在版编目（CIP）数据**

平衡的身体 ： 深层组织与神经肌肉徒手治疗 ： 第4版 / （美）露特·维尔纳 （Ruth Werner）编著 ； 涂美，赵文莉主译. -- 北京 ： 北京科学技术出版社，2025.5
　　书名原文: The Balanced Body, Fourth Edition
　　ISBN 978-7-5714-0112-2

　　Ⅰ . ①平… Ⅱ . ①露… ②涂… ③赵… Ⅲ. ①运动性疾病－损伤－按摩 Ⅳ. ①R454.4

中国版本图书馆CIP数据核字 (2019) 第032802号

责任编辑：何晓菲
责任校对：贾　荣
责任印制：吕　越
图文制作：申　彪
出 版 人：曾庆宇
出版发行：北京科学技术出版社
社　　址：北京西直门南大街16号
邮政编码：100035
网　　址：www.bkydw.cn
电　　话：0086-10-66135495（总编室）
　　　　　 0086-10-66113227（发行部）
印　　刷：雅迪云印（天津）科技有限公司
开　　本：889 mm × 1194 mm　1/16
字　　数：500 千字
印　　张：18.25
版　　次：2025年5月第1版
印　　次：2025年5月第1次印刷
ISBN 978-7-5714-0112-2

定　　价：198.00元

感谢 Donald Scheumann 对本书的贡献

# 作者简介

《平衡的身体》第 1 版作者：Donald Scheumann 从青少年时期便到纽约瑜伽协会学习瑜伽，并开始了他的个人成长与转型。后来，他获得了纽约州立大学舞蹈专业的学士学位，在纽约市从事现代舞的表演工作。同时，他还在一家大型整体医学治疗中心实习，在那里向许多优秀的教育家了解了很多人体潜能疗法方面的知识。这些实习经历使他决心退出艺术表演的舞台，转而投身于治疗领域，探索将身体作为治疗工具的方法。1980 年，他取得了瑜伽教练证。1982 年，他从按摩学校毕业。他还在临床按摩治疗领域取得了专业认证，并掌握了极性按摩疗法、神经肌肉按摩疗法、灵气疗法、指压法及禅宗疗法。

Donald Scheumann 做了 20 多年的专业按摩师。他曾长期任教于亚特兰大按摩学校，也是该校课程开发的领军人物，开发了许多与按摩相关的课程。

1997 年，由 Donald Scheumann 编写的《平衡的身体》（*The Balanced Body*）首次出版，很快成为这个领域内广受欢迎的实用专业书。2008 年，Donald Scheumann 逝世，从此，按摩治疗领域失去了一位令人敬佩的按摩师。

《平衡的身体》第 4 版作者：Ruth Werner 是专业按摩师，已经退休，是按摩治疗领域非常优秀的作家和教育家。她的第一本书《按摩师临床指南》（*A Massage Therapist's Guide to Pathology*）于 1998 年出版，现已更新到第 6 版，并在世界各地发行。Ruth 还担任《按摩与身体疗法杂志》（*Massage & Bodywork*）的专栏作家，也是多个国家和国际专业委员会的志愿者。她于 2005 年获评"Jerome Perlinski 年度最佳教师"，2001 年 Donald Scheumann 也曾获得此项荣誉。Ruth 还曾担任两届按摩疗法基金会主席。目前，Ruth 居住在俄勒冈海岸，在那里，她每天都能从周围环境中受到启发。

# 审译者名单

主　译：涂　美　赵文莉

副主译：唐玮蔓　刘莎莎

主　审：赵　晔

译　者：冯阳辉　张　睿　袁冰沁　秦　磊　卢晓茵

　　　　高　珺　宇文冬雪　慈雅菲　邵　薇　支佳羽

　　　　何菲菲　石悠悠　何智淳　杨静雯　李　颖

　　　　孙雨颉　李柠岑　宋思敏　林燕华

# 主译简介

**涂 美**

  副主任治疗师，硕士研究生。绵阳市中心医院康复医学科副主任；四川省康复治疗师协会副会长；四川省康复治疗师协会居家康复专业委员会主任委员；四川省康复医学会康复治疗专业委员会副主任委员；四川省康复治疗师协会康复管理委员会副主任委员；四川省康复医学会康复医疗分会常务委员；四川省康复医学会社区康复分会常务委员；中国残疾人协会康复治疗专业委员会常务委员；中国康复医学会手功能康复专业委员会委员；中国康复医学会多学科诊疗委员会委员；中国研究型医院学会系统康复医学专业委员会委员；中国康复医学会社区康复专业委员会科普学组副组长；中国康复医学会作业治疗专业委员会手外伤学组委员；四川中医药高等专科学校特聘讲师，成都医学院、西南医科大学兼职讲师。发表论文10余篇，参与完成省级课题一项；发明实用新型专利1项；参编专著2部。专业擅长：脑卒中、脑外伤、烧伤、脊髓损伤、周围神经损伤、手外伤、认知等功能障碍的康复评估与治疗。

**赵文莉**

  日本佐贺大学医学部博士，博士后研究员，天津中医药大学博士。曾任天津市南开医院神经内科副主任医师。主要研究方向为糖尿病、肥胖、非酒精性脂肪肝。发表论文30余篇，英文SCI收录20余篇。拥有知识产权4项，主持翻译医学著作2部。*Environmental Pollution* 审稿人，*Trials* 审稿人；《转化医学杂志（电子版）》青年编委；日本药膳学会会员。

# 副主译简介

**唐玮蔓**

行为康复治疗师，硕士研究生。在医学行为康复、瑜伽疗法等相关领域从业20余年，具有丰富的临床及教学经验。四川大学华西第二医院行为康复治疗师主管，四川省优生托育协会体医融合分会常委及秘书长。已获得多项全球认证，包括法国 WAFF 盆腹动力学孕产运动康复培训资质、国际费登奎斯认证教师身份、国际桑德尔（Sounder）睡眠体系认证讲师资格以及美国 E-RYT 500 认证瑜伽导师身份。担任《华西医生陪你好孕》《每天十分钟极简运动养生》副主编。

**刘莎莎**

绵阳市中心医院康复科医师，硕士研究生，华西临床医学院康复治疗学士。四川省康复治疗师协会儿童康复分会委员；四川省康复医学会儿童重症专业委员会委员；世界中医药学会联合会小儿脑瘫专业委员会理事；绵阳市中医药学会针灸推拿专业委员会委员；中国妇幼保健协会肌骨发育委员会委员；四川省康复治疗师协会物理治疗分会委员。发表论文 7 篇，参与院内课题 1 项，多次参加康复专业技能培训学习。

# 主审简介

**赵 晔**

泰国格乐大学（Krirk University）公共卫生系副主任、博士生导师。曾任山东中医药大学教授（正教授，四级）。天津中医药大学博士，南开大学工商管理硕士，中国中医科学院中医内科学博士后，美国佛罗里达大学医工结合博士后。主要研究方向为中医药临床研究、社区公共卫生和数字疗法。发表论文 40 余篇，英文 SCI 收录 30 余篇。申请专利 10 余项，主持翻译医学著作 10 余部，曾获中国中西医结合学会科学技术奖（特别贡献奖）1 项，参与国家级医学项目 3 项。美国营养学会会员，亚洲糖尿病研究协会会员，世界疼痛研究会会员。

# 序

初次见到这本书，你可能会认为它不过是有关深层组织按摩疗法的又一本教材。如果你这么想就大错特错了，我会非常高兴地告诉你，阅读本书你将会得到巨大的惊喜！

这本书汇编了 Donald Scheumann 在深层组织按摩疗法和神经肌肉按摩疗法方面所有的研究、实践和教学经验。Donald 创立的按摩治疗系统兼顾患者自身因素及按摩师的要求，指引患者将自身感觉及注意力集中到每一次治疗中。此外，这个系统也力图通过扩展患者的自我认知，获得最佳的治疗效果。

20 年前，当我还是一名按摩专业的学生时，我们使用的教材仅是一本活页资料册，也是本书最早的手稿。Donald 是我的导师之一。我非常佩服他的一点是，他可以毫不费力地将各门课程中的大量信息串联起来，他授课就像在讲故事一样。Donald 还可以非常灵活地活动和使用自己的身体，是综合运用身体意识、力学对线和生物力学的典范。私下里，我称他是"人形熔岩灯"。

Donald 经常会说出一些智慧之语。这些智慧之语对他的学生的职业生涯产生了怎样的影响，我们无从得知。最近，我的一个朋友 Joan Rau（也是 Donald 的一个学生）告诉我，到目前为止，当她要为患者准备按摩床和按摩室时，依然会想起 Donald。"我如何展示我自己和我的按摩室，如何布置按摩床，这与按摩工作一样重要。当有人走进我的按摩室时，他们感觉如何？Donald 是第一个告诉我'充分参与'这一概念的人。'充分参与'使我能够打开双手与患者的身体组织进行交流。这个概念对他的学生来说是一个很好的礼物，我会铭记于心并运用于工作中。"

后来，我参照本书第 1 版和第 2 版设计并讲授了全部课程。令人记忆深刻的是，这些资料的核心与我 10 年前在活页资料册上学到的一样。在我教书的那段时间里，我也曾有幸与 Donald 一同讲课。尽管我当时担任管理职务，但他依旧是我的老师。我发现，在他的引导下，我不仅教学技能有所提升，而且按摩技艺也变得更加精湛。

Donald 一直鼓励学生们去发掘患者的健康潜能，这至今仍影响着我与患者的互动方式。而我在 20 年前所学的深层组织按摩疗法已经成为我的按摩课程的基础。此外，该疗法还帮助无数患者恢复、建立并维持高水平的健康状态。

能够参与第 4 版的修订工作，我感到非常荣幸。深层组织按摩疗法经历了数十年的考验，得到了按摩师和患者的广泛认可。

Cindy E. Farrar

# 前　言

本书是基于结构整合疗法和神经肌肉疗法编写的按摩综合课程，囊括了从一个学生到成为掌握整体深层组织按摩疗法并且能够用这种疗法来为患者放松全身肌肉的熟练按摩师所需要的必备元素。

许多类型的按摩疗法都可以被归类为"深层组织按摩疗法"。在本书中，"深层组织按摩疗法"触及非体表结构，并通过手法改变肌肉、筋膜和骨骼之间的关系。这可以调整身体的力学对线，并大大降低肌肉的紧张程度。

本书中提及的"深层组织按摩疗法"最初是由Donald根据自己在亚特兰大按摩学校30多年的教学经验总结出来的。第1版完稿于1997年，曾作为该校教授深层组织按摩课程的主要教材。Donald在去世之前，又对该书进行了两次修订。

第4版的创作尊重Donald的最初愿景，同时融入过去10年按摩治疗的新进展。笔者希望新一代的按摩师可以从Donald的灵感中受益，同时也希望Donald的追随者、昔日的学生及同事能够在这个版本中发现其思想的生命力。

## 本书结构

本书由两部分组成。

- 第一部分：第1~5章对整体深层组织按摩疗法进行概述，为学习者提供重要的基础知识。整体深层组织按摩疗法的基础理论也包含在这一部分。

- 第二部分：第6~10章介绍了技术课程，每节课分为以下两个部分。
  （1）介绍所研究身体部位的基础知识，包括运动学、肌肉骨骼解剖学、补充练习、常见发病部位，以及对该身体部位的整体描述。
  （2）提供身体特定部位的整体深层组织按摩疗法的常规方案。

第二部分推荐按以下顺序安排，该顺序将身体区域性的深层组织按摩与身体结构调整结合起来：从中轴开始，逐步向上肢、下肢、核心区域推进，最后到头部和颈部。

Donald在研究了Rolfing筋膜手法之后，开发了深层组织按摩疗法。该疗法旨在重建身体和地球引力之间的关系，使身体维持在最佳状态。当按照推荐的顺序对身体进行按摩时，按摩师就能够成功引导患者达到新的身体平衡。

## 补充疗法

虽然整体深层组织按摩疗法的重点是深层组织按摩，但Donald发现还有几种补充疗法有助于提高深层组织按摩核心技术的效果。

这些补充疗法包括神经肌肉按摩疗法、瑞典式按摩疗法、结缔组织按摩疗法、跨纤维按摩疗法、日式指压按摩疗法和极性按摩疗法等。虽然本书对这些补充疗法没有像对深层组织疗法一样做非常具体的阐述，但也对其用法做了较多的说明，使学习者能有效地把它们运用到本书所阐述的整体深层组织按摩疗法中。凡是采用整体疗法的从业者都应尽可能全面地掌握这些补充疗法的运用，力求让整体疗法具有广泛的适用性。

## 有效按摩的艺术

本书旨在为读者提供系统的整体深层组织按摩疗法的基础知识。此外，本书还对不同肌肉的特性、触诊技巧及人体力学等做了详细的阐释。

关于有效按摩的艺术，最重要的讨论放在了第3章。笔者一共提出了10条原则，在这些原则的指导下，整体深层组织按摩疗法可以产生最佳疗效。

## 课程结构

本书的章节设计是为了给学习者提供一个课程表，按照本书的顺序学习是最有效的。在讲述基础知识的前4章中，可能还会穿插一些按摩理论及其发展历史。第5章开始讲述按摩实践训练并讨论筋膜的作用，同时也讲述了全身结缔组织的按摩顺序。这是全书唯一讲述全身按摩方案的章节，其余章节都将按照身体部位依次介绍。

第6章介绍了完整的整体深层组织按摩的治疗方案。虽然为了学习需要，本章是按身体部位进行介绍的，但贯穿全书的主题是：身体是一个功能性的整体，改变身体的任何一部分，都会在全身结构上引起不同水平的变化。

深层组织按摩的流程以线性方式呈现，列出了治疗目标、要按摩的肌肉、要练习的动作及辅助技术。这仅仅是作为一种学习方式，而不是实际操作的固定模式。尽管每个常规的整体方案都可以作为治疗指南使用，但是每次治疗都必须根据具体情况进行个体化定制。定制治疗策略时应该考虑患者的疼痛、紧张和受限的个体表现及患者预期的目标和结局。

深层组织治疗常常将深层组织按摩疗法和神经肌肉按摩疗法相结合。本章在介绍治疗方案时，先

列出该肌肉的附着部位和作用，然后说明每个肌肉的深层组织按摩手法；此外，还简要描述了该肌肉常见的触发点位置。了解这些触发点可以帮助学习者找到并治疗疼痛区域。

## 课程特点

第6 ~ 10章为身体的各个部位提供了整体深层组织按摩疗法的方案。除了讨论身体各个部位具体的治疗流程之外，还有以下内容。

- 概述——包括对该部位功能的描述，以及它如何与全身其他部位相互作用并产生影响。
- 肌肉骨骼的解剖和功能——通过描述肌肉和骨骼运动的相互关系来强调身体各个部位的运动功能。对按摩师来说，掌握骨骼的详细知识（包括骨骼的形状和关节的活动）是非常重要的。肌肉和骨骼是不可分割的，但很多按摩教材中都没有充分强调这个概念。
- 基本解剖——列出了相关的肌肉、骨骼及骨性标志。
- 危险部位——描述了身体特定部位操作时的注意事项。
- 疾病列举——简述了与身体特定部位密切相关的常见损伤、疾病及病症。这些情况在附录A中有更详细的介绍。
- 姿势评估——讨论了常见的姿势对身体各个部位的影响。
- 身体解读表——列举了常见的姿势模式，以及可能导致问题的肌肉关系。
- 练习与自我调理——由按摩师指导患者在家中练习，以加强深层组织治疗引起的神经肌肉改变。
- 健康整体观——向学习者介绍了躯体心理学中必不可少的概念。躯体心理学探讨了意念和情绪如何影响身体形态和紧张状态。
- 治疗案例——以Donald的一些真实患者为例，举例说明整体深层组织按摩疗法是如何帮助患者实现治疗目标的。

## 总结

过去，按摩治疗领域很少有关于按摩技术的出版物，而现在这个领域的书很常见，不过大多不能单独作为教学指南来使用。阅读这类书并不能替代在合格讲师监督下的实际操作培训，笔者希望本书在能够亲自教授书中内容的老师的指导下使用。是什么使得本书在按摩类书中独树一帜？正是书中所介绍的能够促进健康和平衡的整体深层组织按摩疗法。采用这种方法的从业者可以在治疗室中展现出最佳状态，而他们的患者也将成为幸运的受益者。

## 作者注记

### 来自原作者 Donald Scheumann

这本书是独一无二的，因为它不仅提供了关于专业按摩方法的最新的、全面的、资源充分的材料，而且还为从业者提供了指导和灵感，使他们能够掌握按摩的基础知识，并根据患者的具体情况制订按摩方案，以满足个体化需求。每个身体部位都是在纳入整套按摩方案的背景下讨论的，但是我们鼓励从业者合理调整治疗流程，以最大限度地改善按摩治疗的效果。

人们的生活方式的各个方面都被视为重要的健康决定因素。本书代表了我在按摩治疗领域对这种健康整体观所做的贡献。我希望本书的读者也和我一样，能够从对深层组织按摩的研究中获益。

### 来自修订作者 Ruth Werner

当威科集团（Wolters Kluwer）旗下的出版商向我提议修订一本广受喜爱的技术手册时，我原本以为这很容易，但是我错了。修订这本书是我职业生涯中最具挑战性和收获最大的工作之一。我一直在努力坚守 Donald 的原始观点，其中包括学习和撰写与我个人观点不一致的深层组织按摩方法。我认为，增加一些对"能量流疗法"的解释和免责声明是很重要的，但在此过程中，必须保持对 Donald 的尊重。我也很高兴有机会介绍有关筋膜和疼痛科学的新认识，以及病理学的最新研究进展。

在我的朋友兼顾问（也是 Donald 的学生兼同事）Cindy Farrar 的大力帮助下，我们完成了这项工作！我们删减了部分不再适用的内容，增加了很多新内容，以使本书及深层组织按摩疗法在新一代的读者中仍能保持吸引力。我希望，这本书既忠于本源又牢牢扎根于现代背景。能参与其中，我感到非常荣幸。

# 致 谢

当我被要求在我的书上签名时，我通常会在签名上加上这条建议：永远学习下去。

这是我一生的承诺，每当有机会让我得以实践这一原则时，我都心存感激。修订 Donald Scheumann 的这本创新技术图书就是一个很好的例子：我沉浸在另一个人的毕生事业中，学到了很多东西，我感激不尽，又受宠若惊。

我特别感谢以下人员。

- Cindy Farrar——Donald的学生兼同事。她对保持Donald观点的完整起到了关键作用。她还为我们提供了美丽的拍摄场所，这次拍摄让我们有幸重访亚特兰大地区，也让我们回想起了Donald早年的职业生涯。

- 感谢Bryonna Hall、Chris Lobkowicz、Chris MacHarg、Kenosha Phillips、Teresa Smith-Hernandez等模特，以及参与拍摄的按摩师，还有我们的专业摄影师Gene Smith。每一张图片都让我感动。他们的勇气、精神和慷慨付出丰富了本书的阅读体验。

- 感谢威科集团的Jay Campbell、Jonathan Joyce和Leah Thomson。他们认为我精选的病理学内容及其研究进展能使本书更加与时俱进（我希望我没有让大家失望）。

- 感谢Linda Francis——她负责整理电子数据表格（我总是忽略它们），是一位出色的养猫人，同时也是一位著名的诗人。

——*Ruth Werner*

Donald 的这本书以易于使用的形式向读者展示了整体深层组织按摩疗法。此处的读者指导将向大家介绍如何从这本书中受益。

本书第一部分提供的是基础知识，为读者学习第二部分打下牢固的基础。第二部分占了这本书大部分篇幅，重点在于介绍深层组织按摩的手法技巧和流程。

你将在书中发现以下便于学习的内容设计。

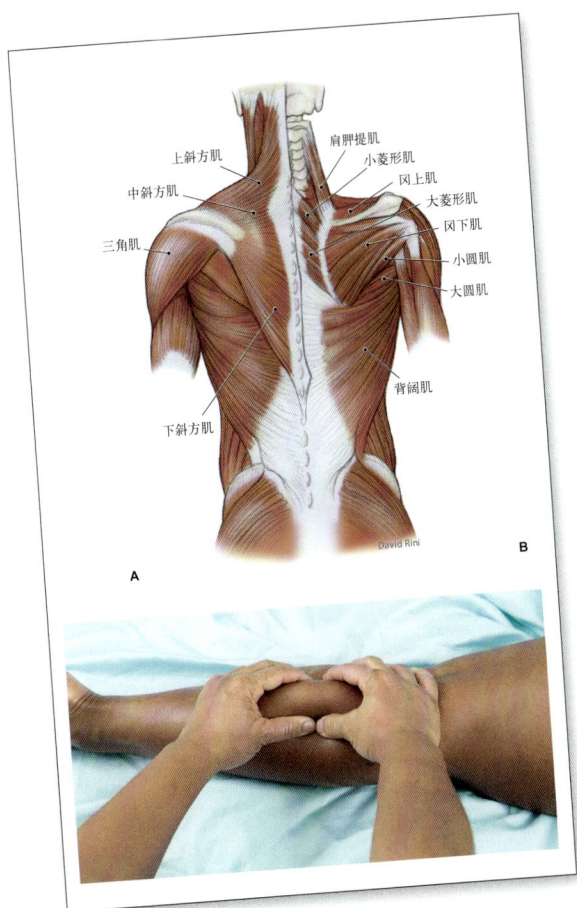

肩胛提肌
上斜方肌
小菱形肌
中斜方肌
冈上肌
大菱形肌
三角肌
冈下肌
小圆肌
大圆肌
背阔肌
下斜方肌
David Rini
A
B

**详细的插图与图解**（此版本均已更新）
为读者详细介绍技术操作并清晰展示解剖学和生理学相关内容。

**健康整体观**
讨论了意识与身体之间的关系。

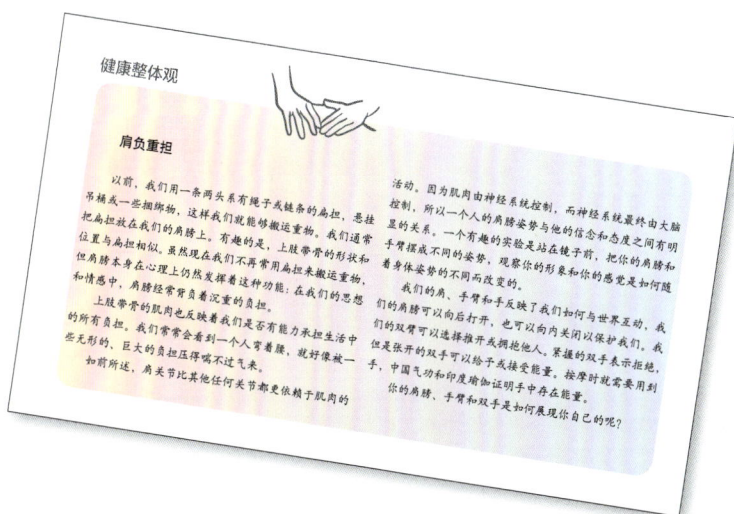

健康整体观

**肩负重担**

以前，我们用一条两头系有绳子或链条的扁担，悬挂吊桶或一些捆绑物，这样我们就能够搬运重物。我们通常把扁担放在我们的肩膀上。有趣的是，上肢带骨的形状和位置与扁担相似。虽然现在我们不再常用肩扛来搬运重物，但肩膀本身在心理上仍然发挥着这种功能：在我们的思想和情感中，肩膀经常背负着沉重的负担。我们常常会看到一个人肩膀着，就好像被一些无形的、巨大的负担压得喘不过气来。如前所述，肩关节比其他任何关节都更依赖于肌肉的

活动。因为肌肉由神经系统控制，而神经系统最终由大脑控制，所以一个人的肩膀姿势与他的信念和态度之间有明显的关系。一个有趣的实验是站在镜子前，把你的肩膀和手臂摆成不同的姿势，观察你的形象和你的感觉是如何随着身体姿势的不同而改变的。

我们的肩、手臂和手反映了我们如何与世界互动。我们的肩膀可以向后打开，也可以向内关闭以保护我们。我们张开的双手可以选择推开或拥抱他人，紧握的双手表示拒绝，中国气功和印度瑜伽都证明手中存在能量。按摩时就需要用到你的肩膀、手臂和双手是如何展现你自己的呢？

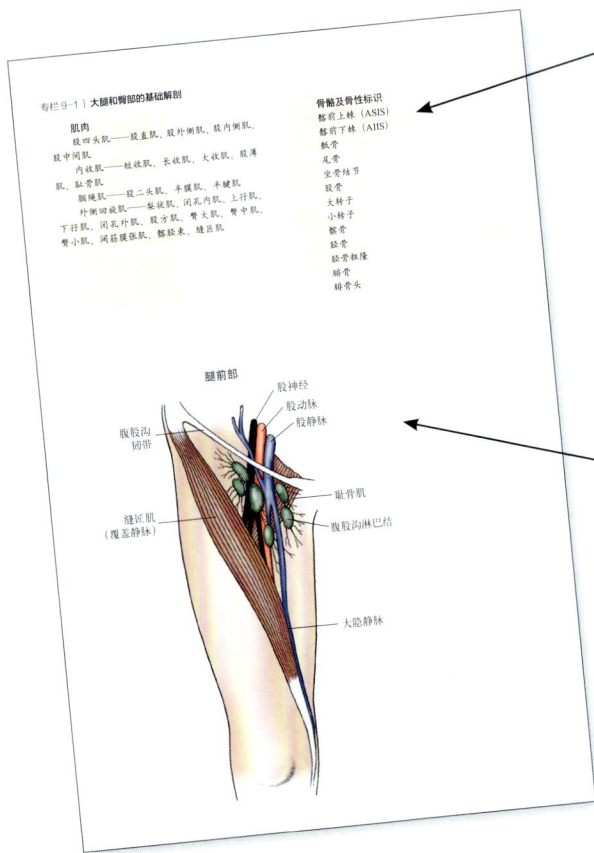

专栏 9-1 | 大腿和臀部的基础解剖

**肌肉**
股四头肌——股直肌、股外侧肌、股内侧肌、股中间肌
内收肌——耻收肌、长收肌、大收肌、股薄肌、耻骨肌
腘绳肌——股二头肌、半膜肌、半腱肌
外侧回旋肌——梨状肌、闭孔内肌、上孖肌、下孖肌、闭孔外肌、股方肌、臀大肌、臀中肌、臀小肌、阔筋膜张肌、髂胫束、缝匠肌

**骨骼及骨性标识**
髂前上棘（ASIS）
髂前下棘（AIIS）
骶骨
尾骨
坐骨结节
股骨
大转子
小转子
髌骨
胫骨
胫骨粗隆
腓骨
腓骨头

腿前部
股神经
股动脉
股静脉
腹股沟韧带
耻骨肌
缝匠肌（覆盖静脉）
腹股沟淋巴结
大隐静脉

**基本解剖**

在每个部分的开头列出肌肉、骨骼及骨性标志，以供参考。

**危险部位**

第二部分所有章节中均以图片形式清楚地显示了需要特别注意的部位或禁忌证。

**操作方法**

详细介绍了针对身体特定部位的按摩操作方法。全书介绍了多种技术。每个方案都按照一定的顺序执行，每块肌肉的按摩都有详细的步骤。如图所示，在整个流程中还穿插了寻找触发点的方法。

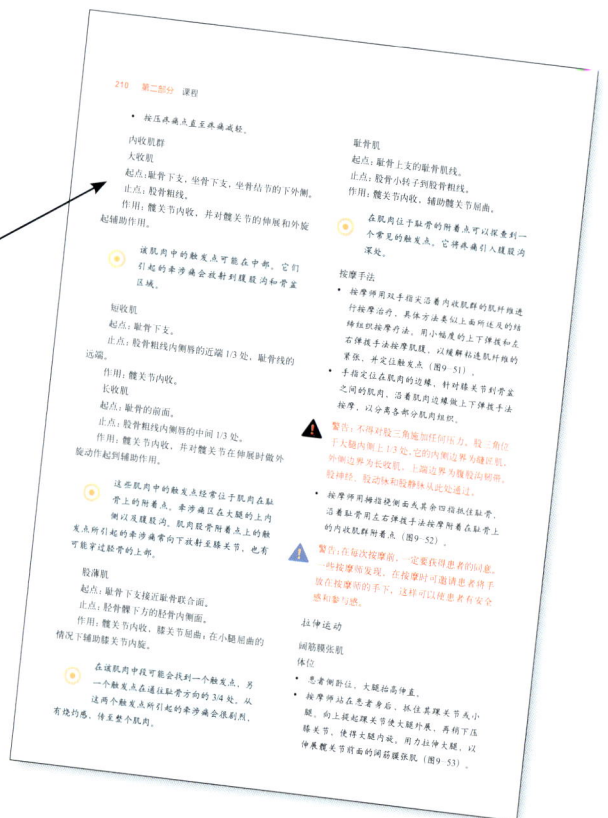

**姿势评估与身体解读表**
姿势评估图片和身体解读表教你如何查找有用的患者信息。

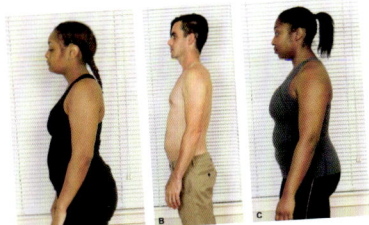

图9-30 姿势评估：腹部与骨盆部侧视图（A-C）

表9-2 骨盆位置与肌肉关系

| 症状 | 可能缩短的肌肉 |
| --- | --- |
| 前倾——骶峰前倾 | 髂腰肌<br>股直肌<br>竖脊肌<br>腰方肌 |
| 后倾——骶峰后倾 | 股直肌<br>臀大肌<br>外旋肌<br>腘绳肌 |
| 侧倾——一侧骶峰高于另一侧 | 臀中肌<br>腰方肌<br>上侧的外展肌<br>下侧的外展肌 |

表9-3 腹部形态与肌肉关系

| 症状 | 可能缩短的肌肉 |
| --- | --- |
| 腹部膨出——向前突出且伴随骨盆前倾 | 腰方肌<br>髂腰肌群<br>股直肌<br>竖脊肌 |
| 上腹部紧张——股直肌过分清晰 | 腹直肌<br>腹横肌<br>膈肌 |
| "紧身带"——上腹部膨出，下腹部收缩，看起来像是穿了紧身带 | 腹内、外斜肌<br>骨盆底肌肉群 |

**治疗案例**
每章的"治疗案例"提供了案例研究及讨论主题。

## 治疗案例

### 颈部

Chloe，20岁大学生。Chloe不常做按摩，只有在她生活压力太大时，才会抽空安排时间行按摩治疗。她这次寻求深层组织按摩治疗是因为近1周她的颈部疼痛一直剧烈刺痛剧烈疼痛。这个疼痛向下传至T12椎体，向上传至枕部。她感觉在头部这些区域的疼痛是由颈部肌肉紧张引起的。疼痛给她的学习造成了很大困扰，当她在书桌前看书时，颈部会向前倾，这个动作会瞬间引发上传至头部、下传后颈部和上背部的疼痛。

Chloe在过去5年间经历过多次车祸，虽然她从未受重伤，但是每次车祸都有不同程度的挥鞭伤。她接受了治疗以恢复身体损伤，并且每隔半个月都会去做一次颈部按摩。

虽然有颈部外伤史，但Chloe觉得引起她疼痛的原因还包括心理因素，因为每当她压力太大时，疼痛会更剧烈。另外，有时因为情感问题过于纠结，她睡不好觉时，早晨醒来也会感到颈部又硬又痛。

对于她的病情，治疗的重点为：首先针对颈前肌肉、颈后肌肉，上胸部肌肉（尤其是斜方肌），随骨进行深层组织按摩；其次是针对下领骨肌肉进行按摩，并刺激各椎体左右的反射点。

患者取俯卧位，按摩师针对其颈后肌肉由表及里进行细致按摩。不出所料，按摩时发现该部分肌肉很紧。在上斜方肌外缘找到了触发点，这些触发点所引起的放射性疼痛和她时时经常发生的头痛位置相一致——枕部前肌。在对颈部进行深层组织按摩后，能很明显地感觉到该部位的肌肉变软了。此外，还对整个上背部，尤其是斜方肌进行了细致的按摩。

再让患者换成仰卧位，并立即进行枕骨肌松治疗，当按摩师将手置于其颈部与枕骨峰下方时，Chloe说她感到自己头顶部有搏动性疼痛。这种疼痛是由按摩斜方肌胸锁乳突肌之间的头夹肌上部引起的。当按摩师减小按压力度时，Chloe表示可以继续按摩，之后按摩师重新逐渐增加按压力度。

在该治疗的前30秒，由于颈部肌肉紧绷，Chloe的头颈部是悬空的。在按摩1分钟后，Chloe的头颈部开始沉入按摩师的手掌，再过了1分钟，她的后颈部完全沉入了按摩师的手掌，并且露出了笑容，她说完全感觉不到头顶的疼痛了，而且觉得头颈轻松。

对随骨前面和面部进行按摩后，再对胸锁乳突肌、斜角肌，橡前肌进行深层组织按摩。这些肌肉都很僵硬，隐隐作痛，特别是颈椎横突前面的斜角肌，在确定疼痛点不是卫枕或是横突发育后（以排除神经压迫），按摩师为协调上背部和中背部肌肉平衡，对跨立肌进行了瑞典式按摩和跨纤维按摩，最后，应用北反射疗法和极性按摩疗法，对患者进行了足部治疗。

按摩结束后，Chloe说感觉"像换了一个人"。由于颈部及些肌肉仍是很僵硬，她决定下周再预约一次按摩治疗。建议她购买一个健腰式小书桌或者书架，这样看书时她就不用再低着头看书了。她还问患她睡觉时枕低一点的枕头，这样就可避免夜间枕头过高而使颈部起整晚都处于后屈状态。

#### 讨论题

1. 为什么在给有颈部外伤史的患者按摩治疗前，必须先让专业医师检查？
2. 描述头颈部由于"头部前倾""颈部生理弯曲消失"而出现的典型改变，并描述哪些肌肉会因为这些改变而僵硬。
3. 说出枕骨肌松按摩过程中直接受影响的全部肌肉的名称。
4. 为一个经常遭受紧张性头痛的患者制订一个自我调理方案。
5. 为什么在每次按摩前，就松颈部是有利的？

# 目  录

## 第 10 章　上部平衡 ·························· 220

颈部和头部 ················································· 220

# 内容摘要

# 第一部分
# 整体深层组织按摩疗法概述

# 第1章

# 整体深层组织按摩疗法

## 学习目标

完成本章阅读、课堂教学及指定的作业后，学生应该能够：

- 解释身心健康模式以及它如何应用于描述健康
- 解释开放系统原理以及它如何应用于能量和能量模式的理念
- 说出为整体深层组织按摩疗法做出贡献的一些先驱者的姓名
- 定义"深层组织按摩"这个术语
- 辨识肌肉失衡的后果
- 列举整体深层组织按摩疗法的组成部分

整体深层组织按摩疗法是一种特殊的整体按摩治疗方法，可以手动接触身体浅层和深层结构。本书是为那些已经完成按摩专业基础课程，并准备结合其他方法来解决软组织功能障碍的学生设计的。

整体深层组织按摩疗法是一种结合多种方式来解决肌筋膜系统多方面和多性质问题的方法。多种方式结合使用时，可以提供一个全面有效的治疗方案，从而减轻或消除肌肉和筋膜的紧张、疼痛等症状。也就是说，这种治疗方案可以帮助身体恢复健康、强壮，并焕发新的活力。

身心健康模式和开放系统原理是理解人类健康的两个前提，其对整体深层组织按摩疗法的理念有着重大的影响。

身心健康模式是由 John Travis 博士在 20 世纪 70 年代开创的。Travis 和他的合作者 Regina Sara Ryan 认为，身心健康是一个自主参与人生健康与快乐的持续动态的过程。根据这个观点，人是由一系列的系统组成，所有这些系统协同工作，以实现最佳的健康和快乐。这意味着我们的生理、心理、情感和精神状态是决定我们身体及精神状况的重要因素。从那时起，许

多补充替代疗法的保健治疗方案和整体保健方案都以这一观点作为出发点开展。

Travis 博士的身心健康模式把实现身心健康的过程描述为不断行进的"旅程"（图 1-1）。图中标尺的中点为中性点，表示身体处于较为健康的状态，即个人在日常生活中能够保证各项生命活动正常进行的健康状态。对许多人来说，这种健康状态被看作是一种常态，并把维持这一常态认为是最好的结局。

标尺的左侧表示身体由于一系列健康恶化的体征和症状逐渐从中性健康状态衰退，最终导致残疾或过早死亡。笔者希望，处于这种疾病状态的人能够得到适当的照顾，并且使他们的身心健康恢复到中性点。这种阻止生理和心理全面崩溃、重建健康的做法称为"医疗模式"。传统的生理和心理治疗大多数都是出于这一目的。

标尺的右侧表示"高水平身心健康"。从标尺的中点开始，越往右表示人的身心健康状态越好。这种更加完美和幸福的状态是通过增强认知、追求教育、不断激励个人成长而产生的。达到这种状态在

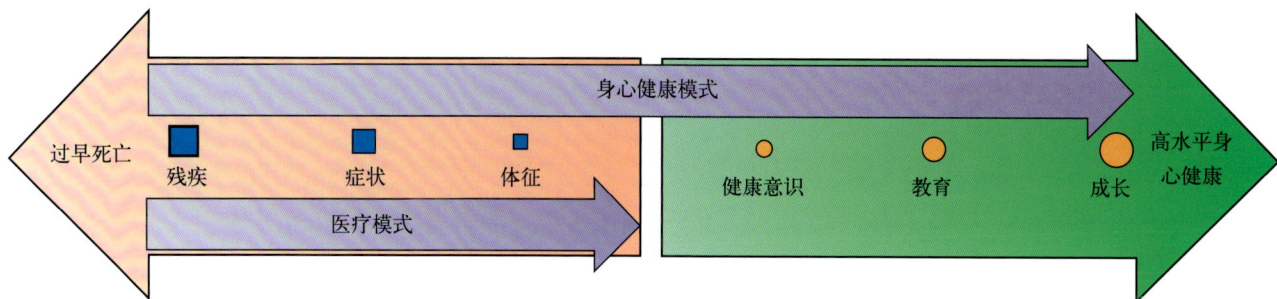

图1-1 身心健康模式图（经许可转自Travis JW, Ryan RS. Wellness Workbook. Berkeley, CA: Ten Speed Press;1981.）

**专栏 1-1 | 什么是身心健康**

身心健康这一概念已经作为与健康相关的目标被列入《美国平价医疗法案》的术语和规定中，人们开始认识到，倡导并保持健康与治疗疾病一样重要[1]。促进健康和幸福的战略也被列为美国补充和整合健康中心的主要目标之一[2]。这些政策反映了人们文化观念中的一个重大转变，即开始思考健康是什么，并认识和重视健康的重要性。

[1]Anderko L, Roffenbender JS, Goetzel RZ, et al. Promoting prevention through the Affordable Care Act: workplace wellness. Prev Chronic Dis. 2012;9:120092. doi: http://dx.doi.org/10.5888/pcd9.120092.
[2]NCCIH Facts-as-a-Glance and Mission. https://nccih.nih.gov/about/ataglance

很大程度上是自我激励的结果，因为这些人总是愿意寻找机会来拓展自我意识、创意表达和生产能力。

身心健康模式描述了一种我们每个人都可以实现这一目标的潜力。任何一种治疗或介入方法，只要能够把我们拉回到健康的道路上，都是以潜在的方式提供激发我们去寻找健康知识的动力，这些健康知识将引导我们在自己的能力范围内去追寻最高水平的身心健康（专栏 1-1）。整体深层组织按摩疗法旨在满足功能水平从低到高的所有人。

根据诺贝尔奖获得者 Ilya Prigogine 的"耗散结构"理论，人类以及所有生物体都是按照开放系统的组织原则建立的典型的耗散结构（图 1-2）。开放系统通过摄取能量，以新陈代谢或转换能量的方式进行能量利用，然后再通过释放或耗散将能量返回到环境中。

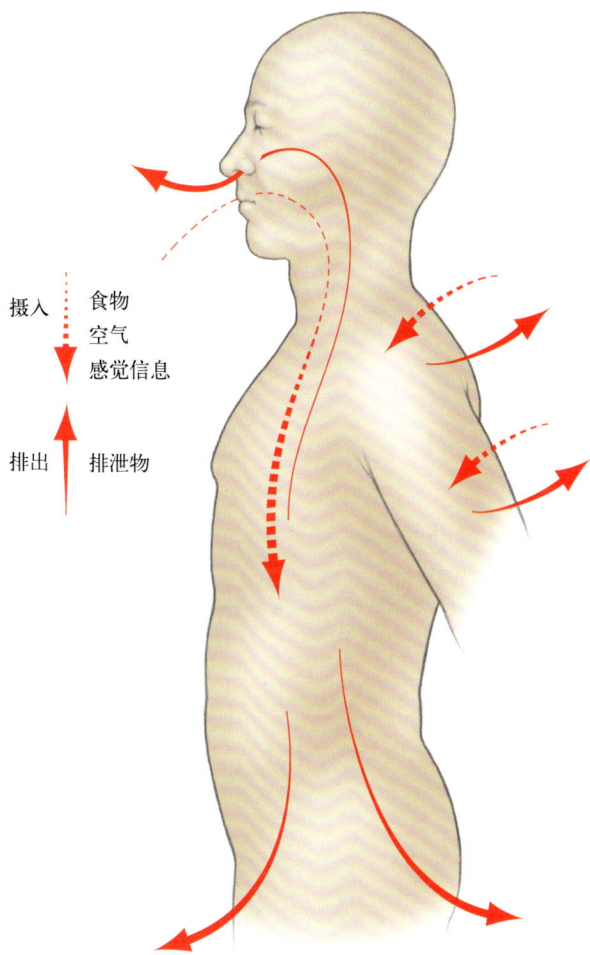

图1-2 为了保持健康状态，身体必须能够自由地摄入和排出能量

我们所有的生命活动，都建立在我们人体系统的健康和完整性得以保持的基础上，而这一基础是依靠能量平稳、有效的转换来维持的。

我们摄取能量的 3 条基本途径是：呼吸的空气、摄入的食物，以及通过神经系统和皮肤等器官所接受的感觉信息。在健康状态下，我们体内传导和转换能量的生理通道是高效运转的。当这些通道运转出现问题时，我们的身体就会出现异常。

研究表明，情绪障碍（如抑郁、焦虑）与躯体障碍（如心血管事件、肺部疾病等）风险的增加存在明显的相关性。笔者还发现，关注恢复力可以促进身心健康。在开放系统原理的背景下可以得出，随着身体能量转换（如食物、氧气和神经刺激）的效率得到改善，心理和生理活动都会受到积极的影响。当我们的系统运作良好时，适应环境的能力会更强，通常也会使我们的精神面貌和情感状态得到改善。表 1-1 列出了几个有关这方面的研究实例。

按摩疗法为维持高水平的身心健康提供了非常好的辅助作用，因为它直接或间接地影响着多个运输和转化能量的系统。临床经验和正式研究都表明，循环、

表1-1    情绪与患病风险之间的相关性研究实例

| 标题 | 出版物 |
|---|---|
| 心力衰竭和抑郁症 | Newhouse A, Jiang W. HeartFail Clin. 2014; 2:295–304 |
| 系统综述：抑郁症与慢性阻塞性肺疾病预后不良有关 | Salte K, Titlestad I, Halling A. Dan Med J. 2015; 62:A5137 |

呼吸、肌肉、内分泌和神经系统功能都可以通过按摩疗法得到改善。这一知识体系还在不断完善。要查看一些收集到的证据，读者可以访问网站 www.pubmed.gov 并输入搜索词"massage therapy and benefits（按摩疗法和益处）"（图 1-3）。

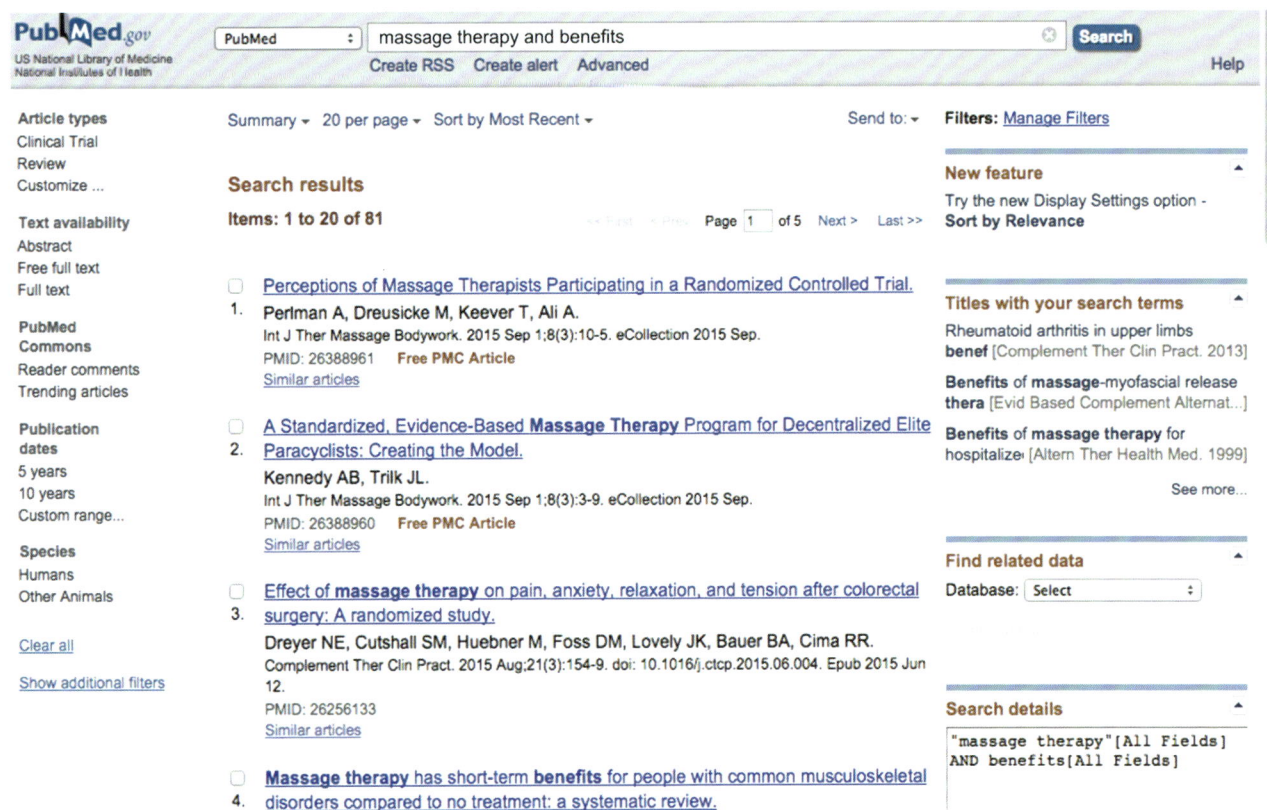

图1-3    Pubmed.gov网页与搜索词"按摩疗法和益处"显示

# 整体深层组织按摩疗法

整体深层组织按摩疗法涵盖了身心健康模式中所有的体验，并且有助于提高开放系统原理中提及的能量转换效率。然而，这种按摩疗法并不能取代任何形式的医学治疗，无论是生理的还是心理的。虽然按摩师没有接受过任何医疗培训，也没有资格提供心理评估或咨询，但经过培训的按摩师，可以通过对皮肤神经的刺激，松解肌筋膜系统并改善身体的循环功能。要做到这一点，按摩师，特别是从事整体深层组织按摩的按摩师，需要熟悉导致软组织功能障碍的因素，如姿势异常和不良的运动习惯，这些因素可能导致身体不适，甚至受伤。他们还必须了解心理和情感在增强交感神经系统活动中的作用，交感神经系统兴奋会导致肌肉紧张及增加对疼痛的敏感度。

从事整体深层组织按摩的人也可以被看作是教育工作者。通过对身体软组织的操作和调整，教导患者如何做到放松、平衡和缓解疼痛，并从中获益。这样，患者可能会更有动力去追求生活方式的改变，这将有助于他们维持更高的幸福状态。这些调整可能包括定期接受按摩、制订一个健身计划、改善营养、学习冥想或其他形式的减压方法。

整体深层组织按摩疗法融合了西方和东方的健康观点和方法。这里使用的许多软组织治疗技术是在西方康复治疗模式的背景下发展起来的。这些技术的主要目标是通过以下方式改善整体功能。

- 提高组织细胞内的氧和营养物质水平
- 减少瘢痕组织及其他粘连因素对肌筋膜系统的影响
- 减少对神经末梢的刺激以减轻疼痛感

整体深层组织按摩疗法与身心健康模式所提倡的整体观观点是完全一致的。健康整体观理念认为，人的各个方面，包括身体、思想、精神和人际关系都是影响整体健康状况的重要因素。因此，整体深层组织按摩疗法还融合了一些东方的健康观点，其中一些观点比传统的西方康复系统更能全面地维持健康。

## ▶ 整体深层组织按摩疗法的起源

整体深层组织按摩疗法既涵盖了医疗保健的康复观念和健康整体观，也遵循了自20世纪60年代以来的许多传统的治疗方法。发展至今，在把许多治疗技术结合起来后，整体深层组织按摩疗法形成了现在这样具有广泛风格的治疗方法。

整体深层组织按摩疗法的首要目标是建立一个内部环境，能量（食物、氧气、神经刺激）可以进入体内加以利用再以耗散的方式返回到外部环境中。要达到这一目的，需要评估并消除肌筋膜组织的活动限制，这种活动限制是由肌肉和筋膜中的短缩和粘连引起的，从而导致活动度受限，还可能导致功能减退和疼痛。当身体恢复到最佳功能状态时，许多体征和症状可能会缓解：呼吸变得更容易、运动更自由、思维更清晰。一般而言，自我效能感的提高和更积极的人生观，往往会使身体的健康状态得到改善。

Ida Rolf博士就是在对上述概念全面理解的基础上，发展出了一种新的按摩治疗风格（图1-4）。她的治疗风格被称为"Rolf按摩"。Rolf博士曾是一位生物化学家，从20世纪40年代起，她开始建立一些身体治疗的原则和技巧。她还开发了一套包括10个组成部分的治疗方案，用这个方案来调整人体内的筋膜网，使得身体的中心轴始终与地球的重力场保持垂直。许多深层组织的特殊按摩疗法和许多改善肌筋膜功能的治疗形式至少部分源自Rolf博士的开创性理念。

神经肌肉按摩疗法也被称作"触发点释放疗法"，Janet Travell博士为该疗法奠定了基础（图1-5）。Travell博士是一名心脏病学专家，曾为两任美国总统做过白宫保健医师。她在疼痛成因及其缓解方法方面做了大量研究。她与David Simons合著的《肌筋膜系统的疼痛与功能障碍：触发点治疗手册》（*Myofascial Pain and Dysfunction: The Trigger Point Manual*），可以说是这一领域的开山之作。

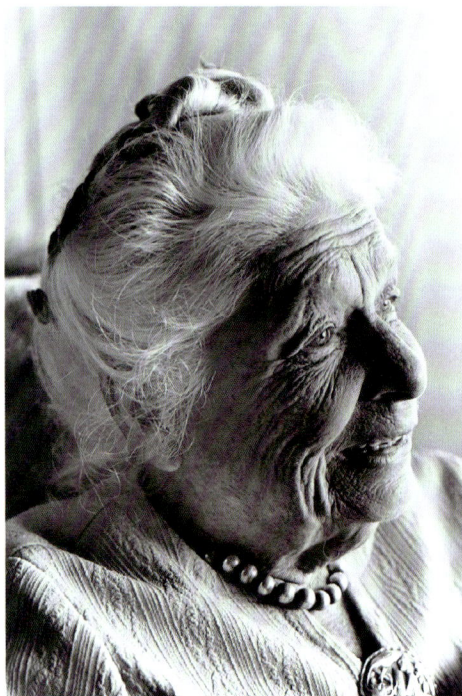

图1-4　Ida Rolf 博士（经许可转自Rolf 研究所）

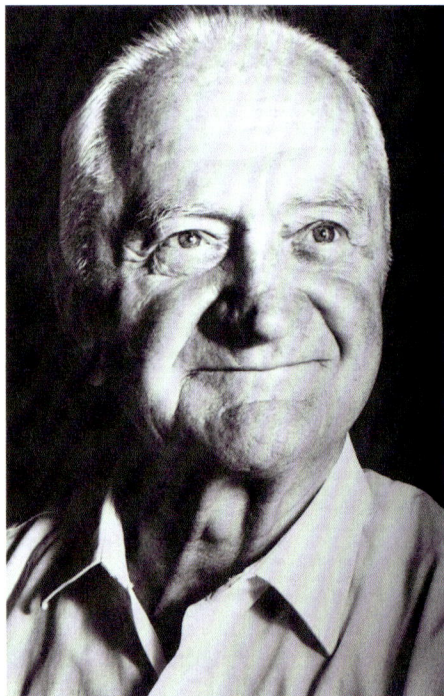

图1-6　Rand Olph Stone 博士（经许可转自美国极性治疗协会）

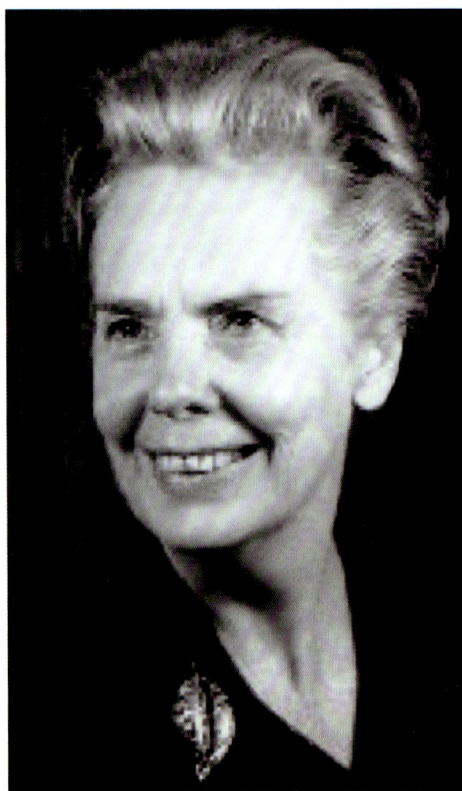

图1-5　Janet Travell（经许可转自Virginia P. Street）

极性按摩疗法是一种使用非常广泛的整体按摩疗法，其中包括让患者躺在按摩床上进行物理按摩。这种疗法是由 Rand Olph Stone 博士（图 1-6）发展起来的，并且是基于他多年来研究世界各地传统疗法的结果。极性按摩疗法的基本前提是，健康是建立在体内潜在的能量流动通道（专栏 1-2）不存在堵塞的条件之上的，这也为生理和心理健康的构建提供了组织模板。Stone 博士的著作涉及各种各样的治疗方法，包括结构整疗法、指压法、颅骶疗法、肌筋膜放松疗法以及触摸疗法等。

上述研究者只是对整体深层组织按摩疗法起到推动和发展作用的先驱者中的一部分。还有许多有才华的人开发和改进了许多技术，并把这些技术与流行的按摩疗法结合起来。他们的贡献同样应该得到我们的认可和赞赏。

## ▶ 整体深层组织按摩疗法的各组成部分

我们把组成整体深层组织按摩疗法的各部分画成了车轮一样的图案（图 1-7），而不是列成表格。

这样做是为了说明它们不需要总是按照预定的顺序进行使用，而要根据具体情况混合使用。

在本书的每个课程中，各种技术将会被按照预定顺序进行描述，这个顺序是按照按摩操作的一般技术流程来展开的。治疗顺序是循序渐进的，先从按摩师和患者之间的预备性接触开始，接着是对身体组织做预热工作，然后按摩深层组织。这种基本结构程序，为按摩师根据患者的个体化需求，轮番采用图1-7介绍的技术留下了充足的余地。

## 深层组织按摩

对姿势影响最大的肌肉就是核心肌肉，即深层肌肉。整体深层组织按摩疗法的核心自然是对那些深层且重要的软组织结构进行按摩。具体来说，这

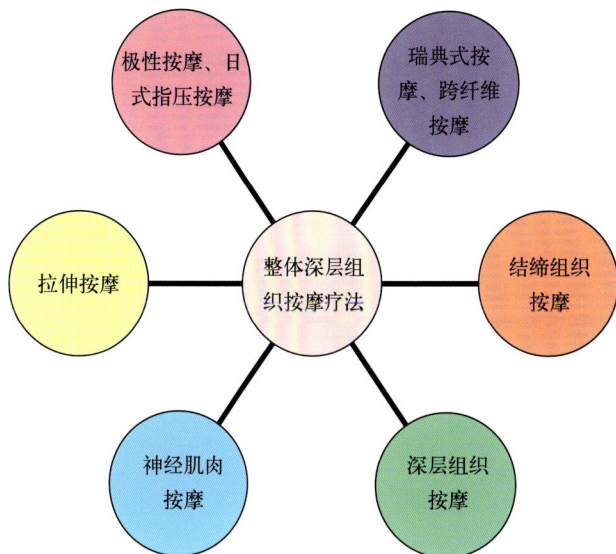

图1-7 整体按摩轮

意味着我们首先要放松浅层的肌肉组织，然后通过松软的浅层肌肉组织对深层肌肉进行按摩治疗。这种集中而精确的按摩的主要目的是减少因肌肉和筋膜过度牵拉或收缩而产生的疼痛和低效运动。这是通过对相关的肌肉和筋膜进行缓慢的挤压和拉伸相结合的按摩来实现的。需要注意的是，"深层组织按摩"并不总是意味着深度的压力，也不一定是痛苦的。

深层组织按摩的目的是消除因收缩的肌肉和受挤压的筋膜对骨骼造成的不均衡牵拉，使身体恢复到轻松和平衡的状态。通过观察一个人站立和行走的姿势，我们就可以发现他身上不均衡和受限的部位。通过测试关节活动的受限程度，可以帮助确定哪些肌肉发生了短缩，哪些肌肉被拉长了。在确定肌肉变形的模式之后，按摩师就可以系统地治疗短缩的肌肉和受挤压的筋膜，让它们放松并恢复自由活动。

### 肌肉：平衡力

肌肉的主要功能是使身体做出各种动作。要实现这一功能，肌肉必须顺利接收来自中枢神经系统的运动信号并牵拉其附着的骨骼运动。

每块肌肉都有协同肌（在特定运动中提供帮助的肌肉）和拮抗肌（进行相反运动的肌肉）。对任何特定的动作来说，主要用于移动身体某一部分的肌

### 专栏1-2 | "能量"是什么

在开放系统原理中介绍了"能量"一词，它指的是当我们呼吸、进食、思考、代谢和以其他方式与我们的环境相互作用时发生交换和耗散的化学和电反应。此时的能量与我们对物质宇宙的理解是一致的，它是可观察和可预测的。

"能量恢复"中所讲的"能量"是指既不可观察也不可预测的东西。正如我们在这里用到的"能量"一词，它是对一种尚未达成共识的现象的隐喻，这一现象在按摩疗法中可以发生在已经或者尚未触摸之时。现有实验表明，我们在这种情况下看到的"能量"可能是由患者和按摩师共同的正向期望所导致，也可能是患者在经历这种有仪式感的按摩过程中所产生，抑或是由其他未知因素所造成。无论进行哪种按摩疗法，这类富含"能量"的现象，都是按摩疗法的交互过程中积极有力的部分。

本书介绍了几种"能量流疗法"，包括极性按摩疗法、日式指压按摩疗法和按摩脚部的反射疗法。这些技术被融入整体深层组织按摩疗法中，以最大限度发挥积极作用。支持这些技术的并不是那些有力的证据，而是作者对其多年的实践经验。

肉为其提供原始动能，同时需要协同肌的帮助。例如，当我们伸手去端一杯茶时，提供原动力的是肱二头肌，并在协同肌（肱肌）的帮助下，将肌肉附着的骨骼拉近。要完成这一动作，还需要拮抗肌——肱三头肌——能够顺利地进行离心收缩，并使得其在可控制范围内被拉伸，否则，我们就会弄洒这杯茶。而放下茶杯的过程与此恰恰相反，肱三头肌收缩，肱二头肌和肱肌舒张。

这种方式的肌肉交替工作帮助我们完成各项精细运动。当我们写字、切菜、换灯泡或是做按摩时，手指的肌肉交替收缩和舒张，让我们获得完成这些工作所需的动作和力量。

### 肌肉失衡的后果

当肌肉长期处于紧张收缩的状态时，最终的结果往往是原动力肌与拮抗肌之间的协调能力失衡。肌肉处于异常的紧张状态会导致以下很多后果。

- 抑制体液循环。血液循环和淋巴循环受抑制不仅会对局部范围内的细胞产生较高水平的抑制作用，还会抑制大血管内的血液流动。在开放系统中，能量交换必须有效才能使身体正常运转，而慢性肌肉紧张会影响能量的正常交换。

- 营养物质和代谢废物运送受阻。肌肉必须依赖于氧气和营养物质的稳定摄入，以获得收缩和舒张所需的能量。肌肉还依赖于代谢产物（二氧化碳和其他废物）的有效去除。这些进入淋巴和静脉血液的废物应被及时从身体排出。如果这个过程受阻，肌肉就不能有效地执行任务了。

- 局部神经元刺激。肌肉细胞内部和周围的毒素可能会刺激神经末梢，引起疼痛。循环受阻可能会影响运动神经元和神经肌肉接头的功能，导致身体无力。紧张的肌肉也会对神经造成机械压力。总之，肌肉细胞的能量交换受阻会造成肌肉疼痛、功效低下、运动负荷增加以及受伤风险增加的后果。

- 不对称和失衡。长期处于收缩状态的肌肉会破

坏作用在骨骼上的平衡力的对称性（图1-8）。它们使骨头偏离了最佳位置，造成姿势扭曲，从而导致结构和功能低效。当身体在重力作用下失去平衡时，组织完整性就会受到损害：肌肉紧张，筋膜变厚，软骨、肌腱和韧带也会承受它们本不该承受的剪切应力。最终，甚至骨骼也可能会产生形状的改变以适应承重负荷的长期变化。

- 增加受伤的风险。当一组肌肉长期处于紧张收缩状态时，它们的拮抗肌很可能也长期处于紧张状态，且变得相对薄弱。薄弱的肌肉被拉伸时承重能力变差，任何突然的快速、有力的动作都可能会导致肌肉撕裂。这类肌肉拉伤最常发生在肌腱骨膜结合处或者肌肉肌腱结合部。身体为了代偿这些损伤，可能会进一步引发更严重的功能障碍，疼痛也可能会更加严重。

### 深层组织按摩疗法的应用

肌梭和高尔基腱器（GTO）是一种特殊的感觉神经元，称为本体感受器，存在于肌肉、肌腱和关节中（图1-9）。肌梭缠绕在单个肌纤维周围，并向中枢神经系统传递关于这些纤维长短以及变形速度的信息。高尔基腱器主要位于肌腱中，并且能感受到肌腱因机械受力而发生变形的刺激。它们会向中枢神经系统传达关于肌肉-肌腱单位工作强度的信息。这些本体感受器能够让我们感知肌肉的紧张、运动和对抗。从而形成了一个复杂的运动神经元反馈回路，确保动员的运动单位数量与所需完成的任务相匹配。简而言之，本体感受器有助于确定肌张力（专栏1-3）。

不幸的是，我们的本体感受器能够适应我们的运动习惯和姿势习惯。随着这样长期的刺激，身体会把这种低效的紧张或长度视为正常状态，即使这种状态并不是最佳。这就导致人们出现了驼背或不自觉耸肩的姿势。有意识地控制本体感受器来纠正这些习惯，一开始让人觉得困难和笨拙，但是本体感受器可以被"再训练"，以接受正常情况下更有效的肌肉紧张度。

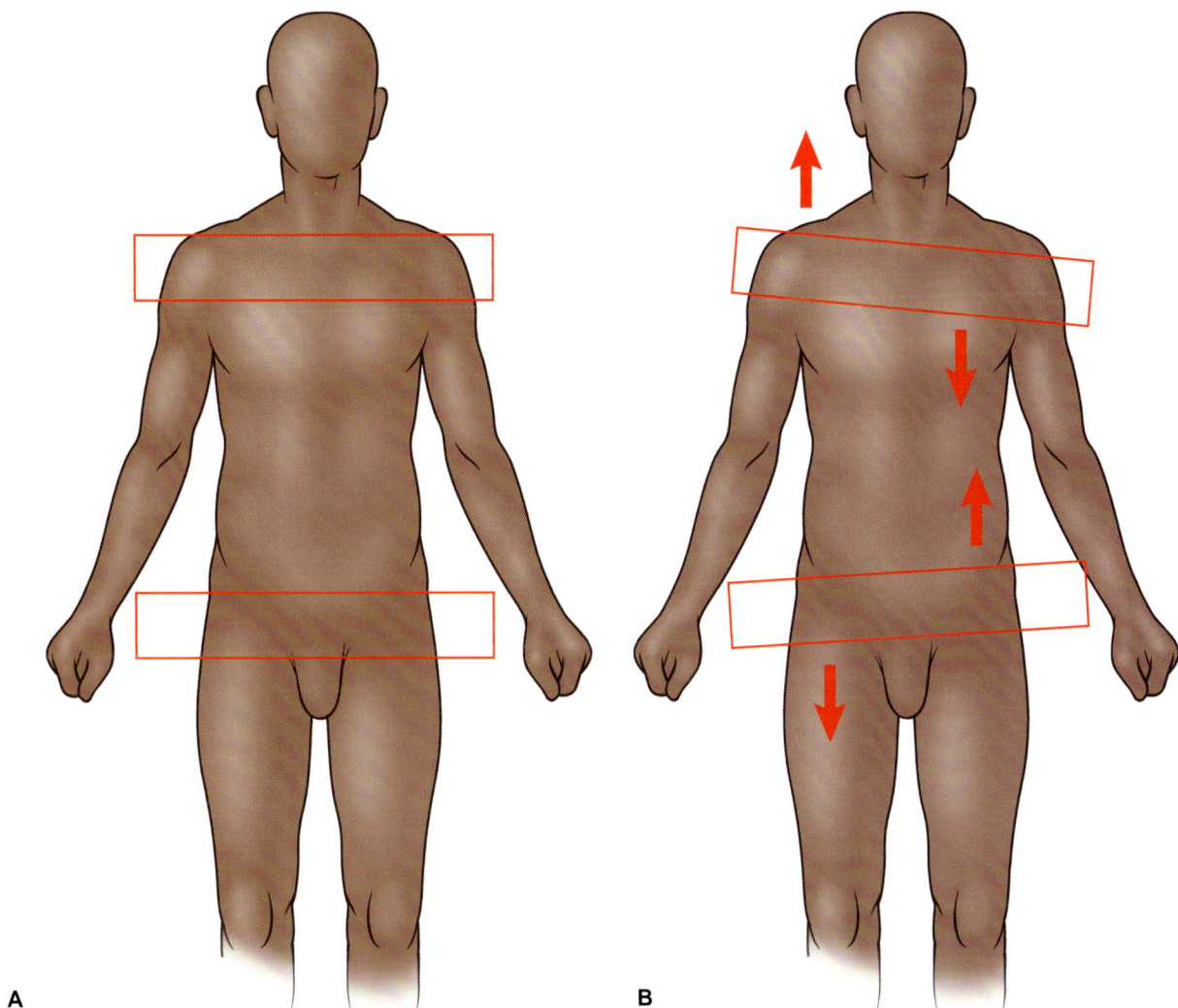

A

B

图1-8　A. 正常的肌肉平衡状态，身体是对称的；B. 肌肉之间的不平衡引起了身体外观的不对称

如果肌肉被迅速拉伸，也会使肌梭迅速伸长，运动反应就是收缩，这种机制被称为"牵张反射"。这种保护机制可以防止肌肉和肌腱因突然伸长而撕裂。然而，如果肌肉被缓慢拉伸，肌梭也会慢慢伸长，牵张反射就不存在了。在这种情况下，来自中枢神经系统的运动反应允许肌肉得以进一步放松和伸长。

沿着肌肉的长度方向使用缓慢有力的手法进行按摩，目的是帮助重新校准肌梭，并使得长期处于收缩状态的肌肉得到放松。在对深层组织做按摩治疗后，缓慢拉伸肌肉还能激活高尔基腱器，进而有助于肌肉更有效、更轻松地恢复静息张力。

深层组织按摩也可以沿着相邻肌肉的边界进行，以此来松解那些容易造成目标肌肉独立运动障碍的

筋膜间粘连或瘢痕组织集聚。在某些情况下，通过按摩有可能直接松解粘连；但在其他情况下，通过按摩所产生的能量或者局部营养及水合作用改善，能达到的最佳目标仅是软化筋膜。在深层组织按摩疗法中，肌肉群被层层释放，从浅表到深层，允许每块肌肉不受限制地执行其活动。减轻或消除肌肉组织中的这些"小故障"，有助于恢复全部运动功能。

### 深层组织按摩疗法的益处

随着身体的软组织得以重整、肌肉平衡得以恢复，全身的运动系统可以更有效地运转。有了更好的姿势及更自由的运动，受伤风险也大大地降低了。此外，由于肌肉之间的协调性也得到改善，所以完成简单的任务需要更少的消耗。降低关节周围紧张

专栏 1-3 | 什么是肌张力

许多专业按摩师对肌张力有"独特"认知。本书所讲的肌张力，是指在任何给定时刻处于工作状态的肌纤维所占的百分比。当肌肉做大量的工作时，自然需要大部分的肌纤维进行收缩。但是当身体处于静止状态时，只有少部分肌纤维会收缩。（肌肉完全放松、无肌纤维收缩是中枢神经系统损伤的征兆，这被称为"松弛性麻痹"。）

不管人体处于工作还是休息状态，肌张力取决于本体感受器的感官信息确定的当前所需的力量。并且需要中枢神经系统进行信息处理，发出收缩或者停止收缩肌纤维的运动信号。本书所描述的许多深层组织按摩疗法，其目的是当目标肌肉处于放松状态时，可以促使本体感受器发出信号，从而降低肌张力。

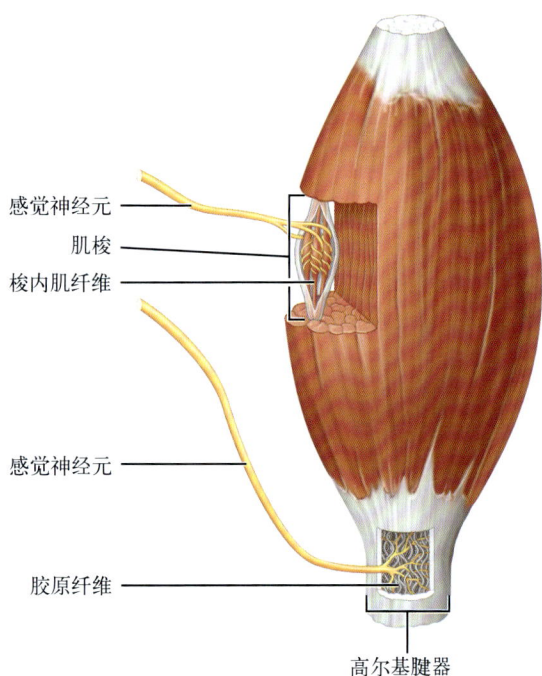

感觉神经元
肌梭
梭内肌纤维

感觉神经元

胶原纤维

高尔基腱器

图1-9    本体感受器：肌梭和高尔基腱器（摘自McConnell TH, Hull KL. Human Form, Human Function. Philadelphia, PA: Wolters Kluwer; 2010.）

度可以减少关节刺激、骨关节炎和韧带撕裂的风险。改善呼吸肌的张力意味着呼吸可以变得更加轻松。人体的活力及氧气 / 二氧化碳循环的整体水平提高，使得人的思维更加清晰。身体的所有系统都受益于有更多的代谢能量为它们提供"燃料"。

## 神经肌肉按摩疗法

神经肌肉按摩疗法专门用于治疗肌肉功能障碍的一种特定表现形式，也就是"触发点"。触发点就是具有刺激感觉的小片区域，通常出现在劳损的肌肉中。触发点具有疼痛、虚弱或麻木的感觉，并会将这些感觉传递到周围或远处的肌肉组织中。触发点是引起慢性肌肉疼痛的常见原因。触发点是因为肌肉长期紧张而形成的，而长期肌肉紧张通常是由疼痛的触发点引起的，这就形成了一种恶性循环。

### 触发点理论

虽然这些常见的现象已经被记录了几十年，但触发点形成的确切机制仍然是一个有争议的问题。

**代谢废物与神经刺激**

Janet Travell 博士及其同事 David Simons 博士是识别、绘制和治疗触发点的先驱。Travell 博士最初的理论是，当受损的肌纤维中持续积累代谢废物时，这些触发点就形成了。由肌肉中持续不断的细胞代谢所产生的触发点能够刺激局部神经末梢将放大的信号传回脊髓。然后通过减弱或促进神经通路将该刺激反馈到周围神经系统。继而，沿着这些神经通路传递的信号在这些神经所支配的特定肌肉部分造成了疼痛感。这些受触发点影响的区域被称为"牵涉痛区"。

**三磷酸腺苷能源危机**

最近的一个研究表明，当肌肉损伤发生在传出神经兴奋的连接部时，由于此部位可以释放乙酰胆碱，所以会造成一个使钙离子从肌肉细胞中持续流失的链式反应，进而导致肌小节持续收缩，造成三磷酸腺苷的大量消耗和无法补充。这种现象被称为

"ATP 能源危机"。ATP 是为所有细胞活动提供能量的必需物质，包括将钙重新补充到储存腔隙和肌质网中，从而使肌小节恢复静止状态。如果 ATP 无法被利用，那么受影响的纤维就不能恢复休息状态。

该理论表明，用手法对触发点施加压力，可以刺激 ATP 进入受损的细胞，并使乙酰胆碱和钙之间的正反馈循环失活。而流向触发点周围的牵涉痛区的神经脉冲也随之停止。对触发点施加压力也可能促进内啡肽和脑啡肽的释放，这是人体内两种天然的止痛剂。

**疼痛学现状**

触发点的最新研究对先前的两个理论提出了挑战。一些专注于疼痛研究的科学家对现有机制提出了怀疑。其原理超出了本书的讨论范围，但是对于那些受触发点影响的患者来说，这一争议引发了对最佳治疗方案的质疑。虽然传统方法是用手法对触发点直接施加 8 ～ 12 秒的静态压力，但这似乎不如更温和的操作有效。这种更温和的操作不会导致患者收紧其他部位的肌肉或改变呼吸模式以忍受疼痛。有趣的是，Travell 博士的原始理论似乎遵循这个准则：通过几代人的不断阐释，他认为深度有痛感按压的触发点治疗法应该是一种标准治疗方法。

*触发点的症状*

无论触发点形成的原因是什么，它们都有一些可预测的触诊模式：触发点通常是一些质地坚硬、处于高张力状态的"结"或"紧张束"，大多存在于肌肉组织中，触诊时通常会引起短暂的不自主的收缩或抽搐（图 1-10）。对触发点施加一个很小的压力，就会引起远远超出预期的疼痛，并且疼痛可能会辐射到身体的远处。对一些患者来说，其主要症状是触发点引起的疼痛：例如，从颈部触发点引起的头痛。

触发点不会自行消失，会伴有"应激－疼痛－紧张循环"的现象（图 1-11）。产生应激的因素有很多，包括身体疼痛、情绪波动、创伤或其他问题。最终会使得身体局部感到疼痛或虚弱。

身体试图通过"肌肉夹板效应"来隔离虚弱的部位。这种保护机制使受伤区域周围的肌肉收缩以隔离虚弱的部位，并防止可能导致进一步损伤的运动。同时，在此区域筋膜可能也会增厚，绷紧的肌肉会使得本体感受器始终保持这种高水平的张力状态。

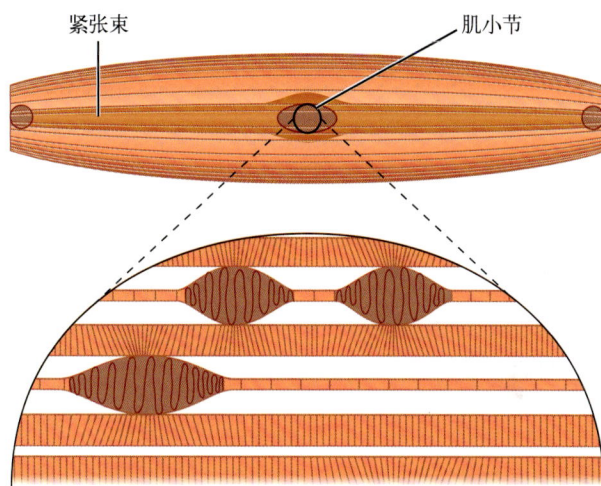

图1-10 触发点存在于肌纤维的紧张束中。触发点中存在压缩结，说明这一部分肌纤维中的肌小节已经被完全压缩了（经许可转自 Simons D, Travell J, Simons S. Myofascial Pain and Dysfunction: the Trigger Point Manual. Philadelphia, PA: Lippincott Williams & Wilkins, 1999:70. Upper Half of Body; vol 1.）

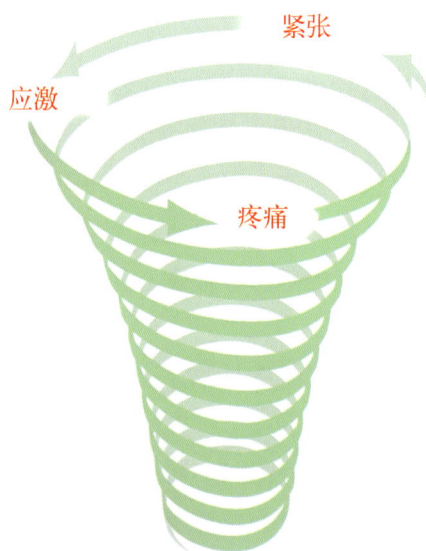

图1-11 "应激-疼痛-紧张循环"产生了一个不会自行消失的、向下发展的螺旋形功能障碍，通常需要按摩师的帮助才能阻止其发展

局部血液循环的缺乏，以及因创伤导致的细胞损伤，会使得"应激－疼痛－紧张循环"持续存在。

活动性触发点是令人痛苦的。痛苦的生活会增加一个人的压力感，还会影响到其他重要的功能，包括获得高质量睡眠的能力。上述情况又会导致精神紧张和疼痛敏感性的增加，从而为疼痛增加提供了条件，如此循环往复。

### 触发点的治疗

神经肌肉按摩疗法试图通过定位触发点并改变维持它们的信号来阻止"应激－疼痛－紧张循环"。用手法对触发点施加压力，通常具有抽吸作用，旨在改变引起牵涉痛的神经脉冲。这种疗法不仅不会给患者造成更多的痛苦，还可以消除触发点，缓解疼痛。

为了减少触发点被重新激活的可能性，需要尽可能地放松触发点周围的肌纤维。重要的是，在治疗后应该拉伸受影响的肌肉，并指导患者定期拉伸该区域。

当神经肌肉按摩疗法结合其他拉伸和放松肌肉的按摩疗法一起使用时，治疗效果会更好，从而降低了其他触发点形成和被激活的可能性。

## ▶ 瑞典式按摩

瑞典式按摩是一种循环式按摩手法。它采用宽大的平扫式手法来促进更多的血液通过肌肉组织，从而提高代谢效率。瑞典式按摩还可以通过增强副交感神经系统的活动来促使身体松弛下来。瑞典式全身按摩有助于给患者带来全身的、整体的、连续的松弛感。

在整体深层组织按摩疗法中，瑞典式按摩常用于热身运动，为后续工作做准备。瑞典式按摩手法也可以使得肌筋膜组织遵循正确的方向，以消除应激所产生的不良姿势。按摩师还可以像一个雕塑家一样，用这种按摩手法为患者重塑身体的肌肉骨骼结构。

整体深层组织按摩疗法主要是与身体的神经系统和软组织进行非语言形式的交流。它可以专门对

反射弧进行再训练，以产生更有效的运动模式。瑞典式按摩手法可以给人带来舒适和轻松的感觉。

## ▶ 跨纤维按摩

跨纤维按摩技术与瑞典式按摩手法相结合，可进一步放松肌肉群，并协助消除肌筋膜的活动限制。跨纤维按摩手法的显著特点是，所施加的力与肌纤维方向是垂直的，而不是平行的。

在整体深层组织按摩疗法中使用的跨纤维按摩手法是对称和双向的。这意味着是沿两个方向按摩肌纤维，向前和向后，而不是仅沿一个方向。按摩时一直使用拇指的桡侧面或四指（本书中"四指"特指除拇指以外的手指）来揉捏两侧的肌纤维束，其目的是减少或消除肌筋膜的粘连对人体的影响，以使人体达到最佳的运动效率。

## ▶ 结缔组织按摩

结缔组织按摩是针对筋膜组织的。肌肉中的筋膜既坚固又柔韧，负责为全身的结构提供支撑。

筋膜的活动程度是决定一个人身体健康程度和恢复力的重要因素。通过缓慢拉伸和低强度的压缩运动，可以减轻筋膜限制，从而将全新的扩展感和自由感重新引入患者的身体。

现在已经开发出了许多种结缔组织按摩技术。其中有许多技术都可以配合其他深层组织按摩疗法来拉伸筋膜。改善包裹肌肉的筋膜的质量，会使整体深层组织按摩疗法更加有效。

## ▶ 拉伸按摩

通过拉伸运动拉伸软组织有多种功效。按摩师在按摩治疗时会拉伸患者的肌肉，以更好地吸收按摩期间发生的神经肌肉变化，并且在接受整体深层组织按摩后，按摩师应该积极鼓励患者自己做拉伸运动。通过拉伸运动维持肌肉长度可以降低全身的压力水平，并有助于减少许多可能引起疼痛和损伤

的肌肉失衡。

接受按摩主要是一种被动运动。在按摩过程中，患者的身体主要由按摩师操控和移动。然而，为了维持深层组织按摩所带来的变化，患者就必须以按摩后带来的新感受水平为基准，用自主运动重新校准本体感受反射弧。否则，身体很快就会回到原来的功能紊乱的肌肉模式，按摩所带来的身体功能的进展也会减慢或停止。

## ▶ 能量流疗法

能量平衡技术是基于这样一个前提，即身体是由能够决定个体健康与活力的能量流来构成和滋养的。而这些能量流决定了个体的健康状态和活力状态。当能量流流通无阻时，全身的系统都会得到强化，生长和发育也都有了保证。能量流被减弱或阻塞时，最终会导致身体功能障碍。这里提到的"能量"一词是指，不管是否有身体接触，当一个人接受另一个人的关心注意时，可能发生的积极的反应。

整体深层组织按摩疗法中有两种能量平衡技术——极性按摩疗法和日式指压按摩疗法，辅助方法里也会用到反射疗法。需要大量的专业培训才可能全面掌握所有这些技术。整体深层组织按摩治疗的从业者，不能被视为任何一种单独疗法的专家，除非他们具备被承认的相关学历。从业者只需要从这些疗法中学到一些技术，用以加强深层组织按摩的效果就足够了。

### 极性按摩疗法

极性按摩疗法的理论是将身体的能量流比作流动的磁流体，有正极和负极（图1-12）。这两个极之间的平衡是由第三极或中性极来调节的。这三个极中的任何一个受阻，都会削弱能量的自然流动。这种能量流的抑制在人体上可表现为肌筋膜活动受限。本书中谈到的极性按摩疗法，大部分是按摩师把自己的双手依照能量流的方向放在患者身上相应的位置，以此来增强身体的自愈能力。

极性按摩疗法可以作为一种能降低不良反应风险的按摩方法，同时，它作为一种引导性方法，能在治疗最开始阶段带来潜在获益。虽然科学证据尚不支持极性按摩疗法的极性机制，但该技术是整体深层组织按摩疗法中有价值的一部分。它可以提供一个缓冲时间：先开始温和的过渡按摩，使按摩师能够逐渐集中注意力于其治疗意图，帮助患者调整情绪，并使患者更容易接受接下来要做的治疗，这样会让治疗效果更好。

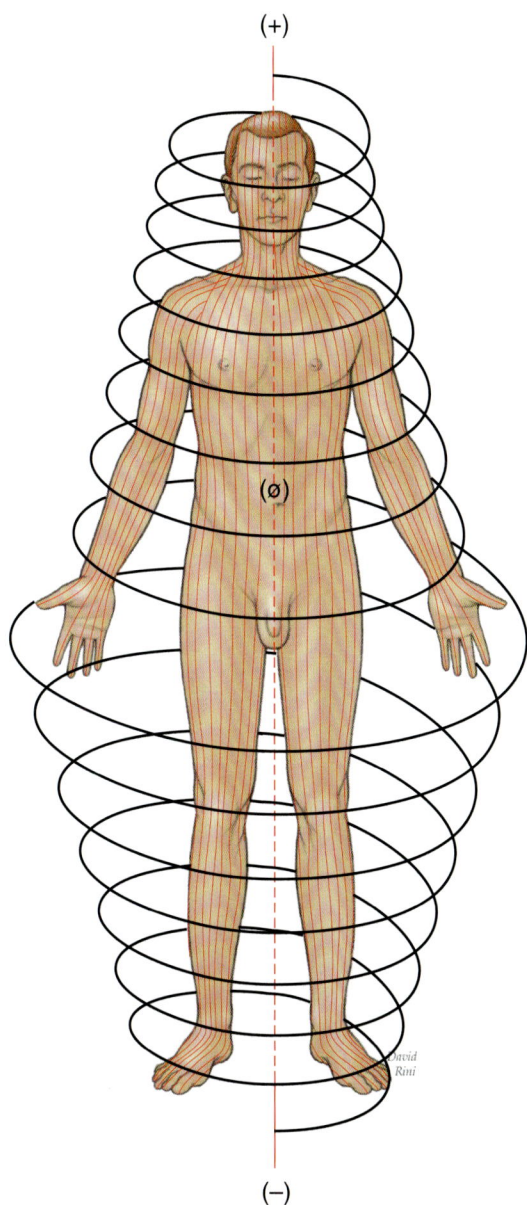

图1-12　极性能量流

极性按摩疗法通常在治疗开始时使用，以帮助患者进入放松和准备状态。这里所讲的简单的极性按摩旨在诱导副交感神经状态，使患者的身体能够更有效地吸收按摩治疗的效果。沿着先天的能量流，以极性按摩手法持续进行接触，有助于按摩师和患者之间建立信任的纽带，而这种信任正是医患关系的基础。

## 日式指压按摩疗法

该疗法是一种通过"经络"（图1-13）来促进生命能量或"气"流动的日式按摩技术。它是通过按压和沿着经络走向的拉伸来进行的。笔者的经验支持将本书中讲解的日式指压按摩疗法与其他深层组织按摩疗法相结合，以达到最佳的治疗效果。

## 反射疗法

第6～10章中的许多按摩程序都以简短的反射疗法结束，旨在加强对身体特定部位的按摩。本书提到的反射疗法来自Eunice Ingham的研究，作为物理治疗师，她在自己的职业生涯中观察并记录了对脚的特定区域进行施压可以改善身体功能。Ingham的更多研究可以在她的 *Stories the Feet Can Tell and Stories the Feet Have Told*（Ingham Publishing, St. Petersburg, FL）一书中找到。

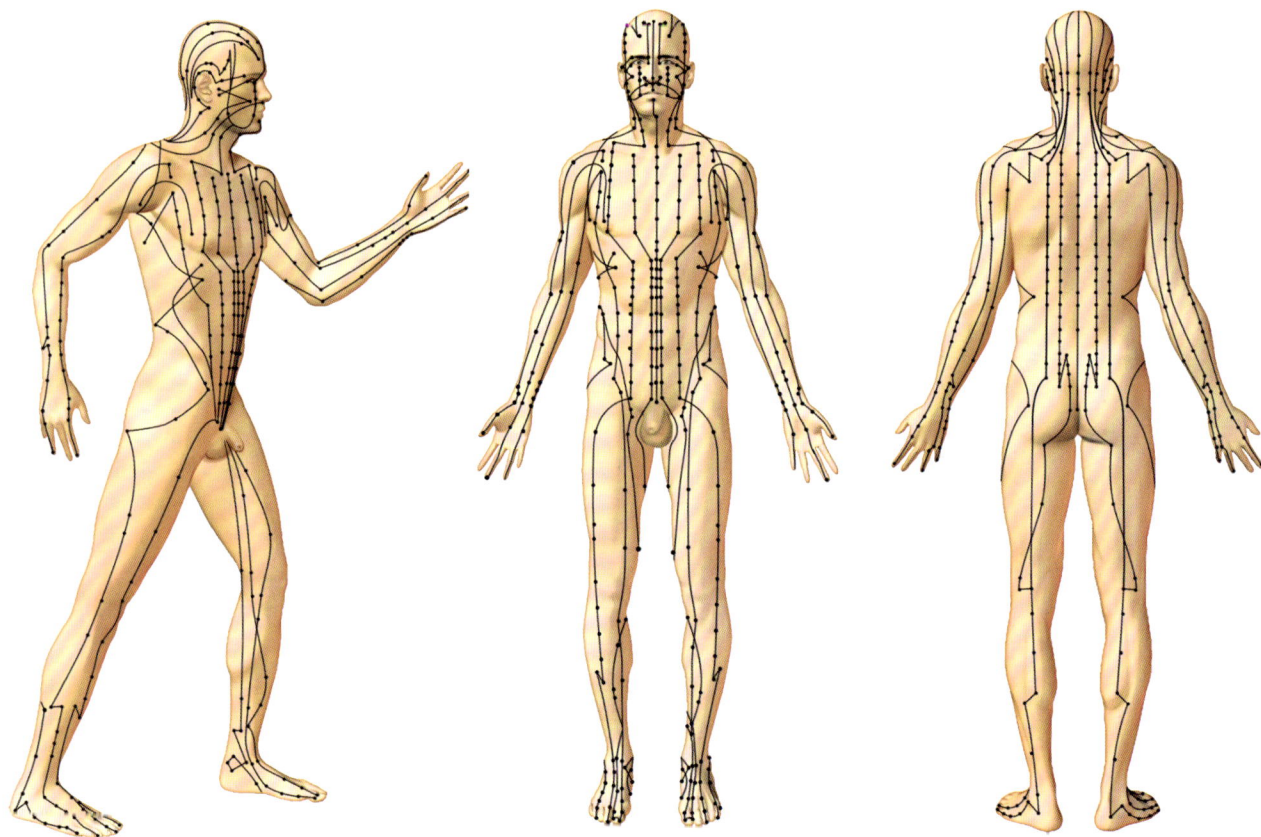

图1-13 经络分布和走向（摘自Williams A. Massage Mastery. Philadelphia, PA: Wolters Kluwer; 2013.）

## 复习题

### 一、收获和反馈

**1.** 在整体深层组织按摩疗法中，人体健康的持续动态被称为：

A. 身心健康模式

B. 开放系统理论

C. 身心健康结构

D. 健康整体观

**2.** 生物体将摄取的能量通过机体消耗、刺激、分解的方式用于机体运作或思考活动。这符合下列哪种理论：

A. 健康整体观

B. 开放系统理论

C. 身心健康结构

D. 身心健康模式

**3.** 以下哪一项是深层组织按摩疗法起源的贡献者：

A. Farrar, Rolf, Travell

B. Hanna, Upledger, Stone

C. Travell, Lowe, Quintner

D. Rolf, Stone, Travell

**4.** 以下哪一项可以最准确地描述深层组织按摩疗法：

A. 通过按摩和治疗来重新分配通过身体核心的压力和重力

B. 通过按摩和治疗来调整支撑身体核心的肌肉

C. 通过按摩和治疗来刺激表层以下的所有肌肉

D. 整体深层组织按摩疗法中所应用的按摩和施术方法

### 二、概念应用

**1.** 肌肉失衡会导致局部体液流通不畅的原因是：

A. 筋膜的受限抑制了淋巴管的扩张和收缩

B. 长期的肌肉紧张干扰了淋巴和血液循环

C. 肌肉紧张对大血管施加了外部压力，使血压升高并影响了血氧交换系统

D. 刺激神经末梢导致毛细淋巴管和毛细血管扩张

**2.** 细胞物质交换在什么情况下会被妨碍：

A. 受刺激的神经末梢引起局部血液循环和毛细淋巴管收缩

B. 长期肌肉紧张使肌肉在收缩和放松时的抽吸作用受损

C. 长期肌肉紧张使多组织处在炎症反应中

D. 大血管和淋巴管为过度的结缔组织抗力所压迫

**3.** 长期肌肉失衡会增加肌肉受伤风险的原因是：

A. 肌肉长期紧张使得其周围韧带退化，增加了扭伤风险

B. 长期紧张的肌肉最终退化并被负重能力小的结缔组织取代

C. 肌肉被拉长会使负重能力降低，并且容易因突然性的动作而受伤

D. 被紧张肌肉所附着的骨骼易发生撕脱性骨折

**4.** 局部神经刺激会在下列哪种情况下出现问题：

A. 受刺激的神经末梢引起毛细血管和毛细淋巴管扩张

B. 疼痛导致肌肉功能下降，并增加受伤风险

C. 受刺激的神经末梢引起局部血液循环和毛细淋巴管收缩

D. 神经元疲劳导致信号不能正确传导至中枢神经系统

### 三、解决问题：讨论要点

**1.** 整体深层组织按摩疗法的组成部分包括神经肌肉按摩疗法和对肌筋膜触发点的治疗。试述目前对肌筋膜触发点的认识以及这种新的认识如何影响传统手法向新型治疗方法转变。

**2.** 整体深层组织按摩疗法包含一些"能量流疗法"的元素，尤其是极性按摩疗法和日式指压按摩疗法。试用开放系统原理论述这种"能量"是如何被运用于身体之中的。

## 第 2 章

# 按摩课程的学习

**学习目标**

完成本章阅读、课堂教学及指定的作业后，学生应该能够：

- 找出本教科书的特点及其使用方法
- 从整体深层组织按摩疗法层面出发重新认识身体结构
- 正确指出每个教学示例中的重点

本书的第二部分将详细教授整体深层组织按摩疗法的课程。每节课都包含了可以帮助学生学习和理解整体深层组织按摩疗法的必要信息。在学习时，应严格按照书中所呈现的顺序阅读并练习。本书课程是按照一个符合逻辑顺序的方式来教授整体深层组织按摩疗法的。本书并不是一本自学指南，而必须由一位经验丰富的资深教师进行教学，并为学生答疑解惑。

在实际按摩治疗时，不一定要完全照搬书中所教授的内容。书中所述内容只是在按摩治疗时可供选择的常规治疗方法的大纲。每个大纲讲述了用来解决与身体特定部位相关的肌肉问题的手法。虽然按摩师需要掌握每个手法，但是在实际按摩治疗时并不是必须用到每一个手法。

学生将在课堂上与同学一起练习所有的手法技巧，然后互换角色；这样可以使学生更加有效地掌握课上所学内容。学生最好可以每节课都换一个搭档，这样就可以尽可能多地在不同特征的身体上练习。因为只有经过不同需求的患者的评价才能知道哪个手法对哪种人群是最有效的，所以在老师的监护下在尽可能多的人身上练习有助于在真正为患者按摩治疗时选择最有效的手法。

## 课程形式

每节课都被分为两个部分。第一部分包括相关信息和评估方法，这些是掌握整体深层组织按摩疗法的基础。第二部分从 6 个小部分讲述整体深层组织按摩疗法。

每节课的第一部分又可以分为以下几部分。

### ▶ 概述

这一部分提供的是与正在讨论的身体部位有关的基本信息。这可以使学生全面了解这部分身体及其生理结构。

### ▶ 肌肉骨骼的解剖和功能

这一部分着重讲解概述中的基础知识。这里主要从整体深层组织按摩技术方面论述目标肌肉的解剖结构和运动功能。

## ▶ 危险部位

在按摩时需要特别注意的部位会被特别提出并附有插图。

## ▶ 疾病列举

这里列举的是按摩师需要注意的疾病。这里并没有列出所有的疾病，而是列出了促使患者寻求按摩的常见情况，其中大多数主要影响肌肉骨骼系统。当然，笔者还是鼓励学生在需要时进一步了解这方面的信息。

## ▶ 健康整体观

这部分探讨的是按摩时如何全面地看待患者。在这里会教给学生关于患者的思想、信仰及文化背景是如何影响其身体健康状况的。

## ▶ 姿势评估

这部分包含了对正在被研究的身体部位进行全面分析的大纲。姿势评估是整体深层组织按摩师需要掌握的一种主要评估方式。它为根据患者的具体情况制订相应治疗方案提供了重要信息。同时也可以通过检测按摩治疗前后的身体变化为疗效评估起指导作用。

## ▶ 练习与自我调理

这部分主要介绍患者可以通过哪些锻炼来拉伸和加强被按摩过的肌肉。将这些练习方法教给患者，并让他们在两次按摩之间进行练习，以此延长和加强深层组织治疗的效果。要注意的是，教授这些练习方法并不在按摩师的工作范围之中，所以这部分内容可能并不适用于所有读者。

## ▶ 快速查询提示框或提示表

1. 基本解剖。这里列出了课程中提到的肌肉、骨骼和骨性标志。

2. 身体局部解读。这里列出了最常见的与不良姿势相关的肌肉。

3. 关节活动度。这里列出了各个主要关节的最大活动度，以及实现该动作所需的肌肉。检查关节活动度可以帮助按摩师了解患者是否有软组织方面的问题及其严重程度，以及判断是否需要对相应的肌肉与筋膜进行按摩。

## ▶ 治疗案例

这部分将描述整体深层组织按摩疗法是如何在与患者互动中起效的。治疗案例后面附有讨论题，让学生探讨推荐的治疗方法。

# 课程顺序

整体深层组织按摩疗法课程的呈现顺序是为了让学生清楚地了解人体的结构与功能。笔者感谢 Ida Rolf 博士，是她提出了用这种独特的视角来认识人体结构，并提出了合理有效的方法在重力场中重新调节人体内的软组织。

通常来讲，在 Rolf 博士的按摩疗法中，整体深层组织按摩疗法系统并不会被看作是一种疗法结构上的融合，反而因为它没有按照渐进的 10 个部分顺序操作，而成为这一疗法的特色之处。本书中的课程顺序，是按照 Rolf 博士倡导的按摩顺序来安排的。这是一个有效的顺序，在一段时间内可为患者进行一系列的深层组织治疗。

课程顺序如下。

## ▶ 躯干部分

- 胸部。胸部掌管着我们的呼吸功能，而呼吸受限是人们焦虑的首要表现之一。情感强烈和情感压抑的状态经常会出现浅呼吸或急促呼吸。减轻胸部肌肉的紧张度可以使体内外空气交换变得更为顺畅。提高呼吸效率对于提高整体深层组织按摩疗法的疗效是至关重要的。呼吸深长表明氧气的摄入量增加，而这对于由整体深层组织按摩疗法带来的新陈代谢变化是必不可少的。
- 脊柱和背部肌肉。脊柱支撑着人体上半身的重量，而只有当脊柱的生理曲度正常时才可以完美地执行这项功能。当椎体处在理想的相对位置时，通过脊椎的神经才不会受到阻碍。拉伸脊柱周围的软组织也会间接使得处于躯干前部的胸部肌肉得到支撑和均衡。

## ▶ 上肢

治疗从手臂的近端移动到远端。
- 肩胛骨。许多连接手臂和躯干的肌肉都固定在肩胛骨上。提升肩胛骨的活动自由度可以有效提升手臂和胸腔的功能。
- 肩与上臂。放松肩袖肌肉及其他肩部肌肉，有助于手臂的复位和改善上半身的力学对线。
- 前臂和手。控制手的肌肉是整个上肢中最小的肌肉。重建手部高效的精细动作可以加强手脑之间的联系，并有效减轻全身紧张。

## ▶ 下肢

下肢的描述顺序是从远端到近端，从足到骨盆。
- 足、小腿和膝关节。足是整个身体垂直支撑的基础，是我们人体与重力接触的第一关。膝关节需要调节由于屈曲和伸展所造成的小范围旋转和侧压形成的多个方向的受力。这些复杂的关节和肌肉需要保持最佳功能状态

才能保证不受损伤，并适应和支撑上半身接受治疗后出现的变化。

## ▶ 大腿、臀部、腹部和骨盆

对大腿部肌肉进行按摩可以帮助躯干等其他部位的核心肌群得到放松。大腿有许多肌肉与骨盆相连，这些肌肉对骨盆的位置和全身的力学对线有很大作用。
- 大腿后侧和臀部。大腿后侧的肌群带动骨盆底部向下并屈曲膝关节。这些肌群与位于大腿前侧的股四头肌形成平衡关系。臀部的肌群控制着股骨的外旋运动，使整个腿部能够对齐。臀部的回旋肌群通常比较紧张，而这种紧张问题也会传导到膝关节和足部。骨盆构成了身体的重心。附着在骨盆上的肌肉将身体的上半身和下半身紧紧连在一起。整体深层组织按摩疗法可以重新"唤醒"骨盆区域的功能，从而使全身运动重新变得协调。
- 腹部和肠。腹壁肌肉为腰椎提供了支撑，并能维持脏器在其正常位置。腹部的运动功能正常才能保证身体内在功能正常，同时维持人体的活力。腹壁的肌肉连接着胸腔和骨盆，同时控制着躯干和骨盆的运动。腹直肌协助大腿后侧的腘绳肌，从前侧拉动骨盆的底部。腰方肌形成了腹腔的后壁，它通过抬高髂嵴和向后拉动骨盆来与腹直肌形成平衡关系。当一个人的肠道蠕动减弱，身体从食物中获得的能量就会减少，结肠中的废物也会堆积，而且整个机体会进入一种怠惰的状态。然而当肠道功能良好时，身体的功能就会更强，更能适应深层组织按摩治疗带来的变化。
- 大腿外侧和内侧。平衡大腿内、外侧肌群可以防止骨盆侧移，并维持膝关节的正常功能。
- 大腿前侧和髂腰肌。在对髂腰肌进行按摩前

应对腹部肌群和大腿肌群进行放松。股直肌和腰大肌共同作用使骨盆前倾，而从相反的方向，腘绳肌和腹直肌又使得骨盆后倾。腰大肌是最深层的核心肌肉，可以说是连接上半身和下半身的"基石"。它具有强大的延长能力并且与膈肌交错相连，因此，在骨盆倾斜和大腿屈曲的时候对呼吸会产生一定的影响。

## 头部和颈部

头和骨盆位于脊柱的两端，并且是相互平衡的关系。头和骨盆还有着直接的生物力学关系。在骨盆达到平衡后，再对头颈部进行按摩操作会更有效。也就是说，在开始针对每个不同部位进行按摩之前，花几分钟先放松颈部，将会使整个按摩疗程更为有效。

- 颈部和头部的伸肌。这些肌肉可以有效防止头部过度前倾。它们常因过度使用而处于异常紧张状态。在颈部问题得到解决之前，很难恢复身体其他部位的肌张力。
- 颈部和头部的屈肌。在标准按摩流程中很少会处理颈前部的肌肉，但其实这个部位十分重要，应该受到与身体其他部位一样的关注。这些肌肉与颈后部经常被过度使用的伸肌相平衡，而且它们经常会遭受到来自颈部相关损伤所造成的创伤和疼痛的影响。
- 头部、面部和下颌。对头部、面部，特别是下颌部的肌肉进行按摩可以使脊柱上端全面达到平衡，并有助于协调头部和颈部。放松这部分可以促进副交感神经活动，减轻精神焦虑，并减少感知到的压力。在完成对整个身体的重新调整后，让患者活动一下以体验整体深层组织按摩疗法所带来的变化。

# 治疗设计

课程对整体深层组织按摩疗法做了全面的介绍，但是按摩师需要考虑每一位患者的情况才能制订相应的治疗计划。

整体深层组织按摩疗法包括以下4个部分。
- 接诊
- 患者评估
- 治疗
- 家中自我练习和随访

## 接诊

1. 和患者交谈。在实施治疗前按摩师需要和患者交谈一下。为什么这位患者要来接受按摩？这位患者的期望是什么？询问一下患者过去的按摩治疗史。要强调患者才是治疗的主角，并有权利在任何时候停止治疗。

2. 询问问题。尽可能多地引导患者说出自己的身体状况，以及每一个可能影响治疗的因素。设计一个全面的调查表来获取受伤史、手术史、用药史、正在接受的治疗等信息。通过这些信息可以了解患者的健康细节。

3. 谈论患者感受。在适当的范围内，询问患者的情绪状况。工作压力大吗？是否担心自己的病不能治好？影响其情绪的原因是什么？记住：患者不只是把身体带到按摩床上，他是把自己整个人都带到了按摩室。影响患者正常生活的任何因素对按摩师来说都非常重要。

患者的情绪状况可能会较大地影响按摩师对治疗方案的制订。举例来说，当一位患者处在一个悲伤状态时，用柔和爱抚般的手法可能比有力快速的手法更为恰当有效。

4. 和患者一起建立治疗目标。和患者交流治疗所要达到的目标是很重要的。患者对治疗的期望和目标是什么样的？按摩师在治疗过程中的目标又是什么？什么样的治疗计划可以同时实现两者的目标？这可以让患者真正成为治疗过程中的参与者：可以参与治疗方案的制订和修改。

## ▶ 患者评估

1. 观察患者。姿势评估与动作分析是整体深层组织按摩师需要掌握的重要评估手段。患者的姿势和动作可以很直观地体现身体最紧张的部位所在。而后按摩师可以引导患者更有效地使用身体，减少将来出现问题和不适的可能性。

姿势评估也可以用来监测治疗前后的身体变化。花些时间观察患者治疗前后及治疗过程中的状态，有助于评估治疗效果。身体可能会做出不同于预期的反应，治疗方案也要根据需要做出修改。

2. 运用图表。课程中提供的关节活动度与相应疾病对照表，可以帮助按摩师判断哪块肌肉受到了压迫。例如，如果一位患者左肩前倾，按摩师可以对照肩关节活动度表来确定哪块肌肉会使肩关节内旋。也可以通过让患者的左右手臂做相同的动作来检查两侧肩关节的活动是否受限。

3. 评估其他因素。面部表情、说话声调等也会反映出患者的一些状况。不管在治疗中还是治疗后，都可以通过这些信息来评估患者对治疗的反应。

## ▶ 治疗

对于整体深层组织按摩疗法，有两种层次的分步方法：一种是对单个部位治疗的顺序分步；另一种是对全身治疗的顺序分步。

第一种层次根据手法的不同把单个部位治疗分为了 6 个部分。

为了更好的治疗效果，笔者建议应按以下顺序进行。

1. 以持续、轻缓的手法开始，要注意双方的呼吸。这不仅可以放松患者的身体，而且还可以增加患者与按摩师之间的信任和好感，从而使后面的治疗更加顺利。这里所运用的两种技术是极性按摩疗法和日式指压按摩疗法。

2. 按摩肌肉和筋膜，通过增加局部血流速度来提高新陈代谢。可通过瑞典式按摩和跨纤维按摩技术来达到上述目的。

3. 减少软组织中筋膜网的活动限制，使肌肉能够更自如地伸长并更有效地运动。结缔组织按摩技术就是为此目的而设计的。

4. 放松长期处于紧张状态的肌肉。深层肌肉按摩技术就可以达到这种效果。

5. 阻断触发点引发的疼痛循环。神经肌肉按摩技术就是为此目的而设计的。

6. 使肌肉和神经系统融入（专栏 2-1）按摩带来的轻松感中。利用拉伸按摩技术就可以达到这种目的。

这是一个非常高效的操作顺序，可以产生非常好的按摩效果。当某一部位按照此顺序操作后，在后续的治疗中就可以根据患者的反应混合应用这些技巧。这样可以使得治疗富有变化，也能允许按摩师根据治疗的需要调整按摩手法从而使治疗效果更好。

第二种层次的分步方法是由全身治疗中所处理的身体部位来决定的。本书推荐的顺序如下。

1. 躯干——胸部和背部。

2. 上肢——肩部、手臂和手部。

3. 下肢——足、小腿和大腿。

4. 核心部位——腹部和骨盆。

5. 上端——颈部和头部。

这个顺序就是由全身治疗时各身体部位的受重视程度而定的。依照这个顺序来平衡身体各部位理论上可以得到较好的疗效。大部分情况下，需要进行多次按摩才能给患者带来令人满意的全身变化。按摩师可以根据病情选择某些部位来重点治疗，也可以在后续的治疗中多次返回此部位进行按摩。

笔者在此并未给予一个模板式的治疗方案，因为按摩的本质就是根据需要灵活应变。按摩师最好可以根据患者的身体情况和患者对按摩的反应来制订和调整治疗方案。

**专栏 2-1｜融入**

> 在与按摩有关的语境中，"融入"意味着融合在一起：强调生物从肌肉和筋膜到心率和情绪等各方面之间的关联性。当我们接受肌肉和神经系统的按摩治疗时，将这些由按摩所带来的变化融入我们的器官和身体中是非常重要的。

在整体深层组织按摩疗法中，单个部位治疗时应关注一个特定的身体部位，但是也会适当处理其他的身体部位。在处理相互制约的平衡关系时有一个原则，就是不仅要在全身治疗之后达到平衡，在单个部位治疗中也要追求平衡。这意味着每次治疗都要追求某种程度的身体平衡和整体化效果。

这里有一些可以达到全身体验的建议，具体如下。

- 按照课程中"整理"部分列出的建议进行治疗工作。这些建议对完成整个按摩疗法具有重要价值。
- 每次治疗都要把头部、颈部和足部按摩列入治疗计划中。
- 一次完成全身治疗。也就是说，在60~90分钟的治疗中可以对身体的5个部分进行治疗，在这种情况下，就要计划好适当的按摩方式和各部位的按摩时间。

## ▶ 家中自我练习和随访

按摩治疗之后，按摩师可能会教患者一些练习动作和自我调理的方法，这样可以进一步巩固按摩治疗所产生的疗效。先向患者简述动作，然后为患者演示一遍并让他们重复，最后给予纠正和指导。

整体深层组织按摩疗法不仅仅影响肌肉和筋膜。鼓励患者在接受治疗后花一些时间去放松和感知按摩带给他们的改变。一些患者可能会使用个人日志来记录他们的体验，这么做会让他们有意识地去感受治疗给身体内部所带来的变化，从而增强按摩效果。

告诉患者，治疗后若有任何问题或担忧都可以提出来。按摩师应该也会想要了解患者治疗后的情况，但要注意的是，应该在患者同意的情况下才可以跟进。一定要和患者确立信赖关系，这样可以使后面的治疗效果更好。

## 复习题

### 一、收获和反馈

**1.** 下列对患者评估最有用的是：

A. 整体观论述

B. 姿势评估图表

C. 基本解剖

D. 危险部位图

**2.** 整体深层组织按摩疗法的推荐顺序是基于谁的理论：

A. Ida Rolf

B. John Barnes

C. Thomas Hanna

D. Randolph Stone

**3.** 整体深层组织按摩疗法推荐的治疗顺序是：

A. 下肢；躯干；头部和颈部；大腿、臀部和骨盆；上肢

B. 躯干；上肢；下肢；大腿、臀部和骨盆；头部和颈部

C. 大腿、臀部和骨盆；躯干；上肢；下肢；头部和颈部

D. 头部和颈部；上肢；躯干；大腿、臀部和骨盆；下肢

**4.** 一个完整的整体深层组织按摩的流程包括哪几部分：

A. 接诊；患者拉伸；治疗；治疗后评价

B. 患者拉伸和锻炼；患者评估；治疗；治疗后拉伸

C. 患者评估；治疗；治疗后的交流；锻炼和拉伸

D. 接诊；患者评估；治疗；治疗后的交流

## 二、概念应用

**1.** 为什么整体深层组织按摩疗法要以一个持续、轻缓的动作开始：

A. 这有助于神经系统为接下来的按摩治疗做好准备

B. 这有助于按摩师保存体力

C. 这有助于为患者创建一个放松的空间以建立信赖关系

D. 这有助于治疗师更加专注

**2.** 对于整体深层组织按摩最重要的是什么：

A. 灵活并主动地根据患者的需求制订每一次治疗方案

B. 坚持已经制订好的计划，以取得最佳疗效

C. 观察患者做推荐的练习动作，以确保他们动作正确

D. 在每次治疗前后及时评估患者状态

**3.** 为了构建平衡关系和恢复功能，需要进行几次整体深层组织按摩：

A. 至少 10 次，并且治疗后至少要随访 5 次

B. 根据患者情况而定

C. 12 次，以治疗全身，但建议根据需要进行随访

D. 20 次，以完整地治疗全身

**4.** 治疗后的交流应包含哪些主题：

A. 有关拉伸、自我练习与自我调理的建议

B. 结算费用与后续治疗的安排

C. 对治疗期间产生的感受进行情绪化处理

D. 为了全方面治疗给予饮食建议

## 三、解决问题：讨论要点

**1.** 每个按摩疗法的适用范围因身体部位的不同而不同。按摩师推荐拉伸和练习动作的原则是什么？为了在你的施治范围内能够给你的患者提供最好的治疗，应该遵守什么样的指导原则？

**2.** 阅读专栏 2-1 的内容，讨论如果按摩师忽略了这个重要方面，可能会发生什么问题？

**3.** 接诊是为了建立或重新认识患者的治疗目标。你能否想象按摩师的治疗目标不同于患者的治疗目标的情况吗？描述这是一种怎样的情况？如何解决？

## 第 3 章

# 整体深层组织按摩师的指南

## 学习目标

完成本章阅读、课堂教学及指定的作业后，学生应该能够：

- 了解按摩疗法伦理道德的主要组成部分，包括专业化、诚信、界限、交流、教育
- 认识情绪释放的标志，并且能够恰当地描述按摩师这一角色
- 描述和解释按摩治疗的10个原则

# 伦理道德

按摩疗法作为一种可行的、受欢迎的常规减压和康复治疗的辅助手段，已经越来越被医学界和广大民众认可。接触疗法的私密性要求按摩师明确说明要提供哪些服务，以便为按摩师和服务对象明确界限并提供保护。因此，保持严格的伦理道德很重要。伦理道德是一种行为准则，有效地规定了人与人之间交往的基本准则。遵循公认的行为和礼仪准则，按摩师才能获得该行业应有的尊重。

美国按摩治疗协会（AMTA）、体表按摩专业协会（ABMP）及体表按摩治疗国家认定委员会（NCBTMB）已经制定了一套可以被所有按摩师接受的道德规范（表3-1）。美国各州在其许可法律或规定中也有道德上的要求。这些法规中的一些条款是特别重要的，下面将对此进行讨论。

## ▶ 专业化

看待专业化的一种方式是，你的每个行为都代表着整个按摩治疗行业，包括你的同事。你的患者、他们的家庭医生、与你业务相关的所有人以及大部分民众会根据他们对你的所见所闻来判断和评价整个按摩治疗领域。

一个完美的专业人士应塑造出完美的形象和健康的外表。对按摩师来说，在患者面前应穿着整洁得体，而且行为、举止应得当。作为医疗保健行业的榜样，尤其是在公共场所，他们应该做到"言出必行，说到做到"。

准时是专业化的一个重要方面，按摩师必须在约定好的时间之前为每位患者做好充分的准备。按摩室应保持清洁、安静、温度适中；按摩床应该铺上干净的床单并且调节至适当的高度。与患者有关的任何事项都应提前检查确认。

应该按照约定的时间开始和结束治疗。冒着缩短其他患者治疗时间的风险给个别患者延长治疗时间，这种行为是不专业的。如果患者需要一个较长时间的治疗，应及时告知患者，并商讨相关的费用。或者，按时完成本次治疗，但在本次治疗结束后可以提出下次延长按摩治疗时间的建议。

所有服务的费用应清楚说明并严格遵守，虽然每个按摩师都可以在特殊情况下选择单独的收费标准，

表 3-1　按摩治疗的伦理道德

| 组织 | 网址 |
| --- | --- |
| 美国按摩治疗协会（AMTA） | https://www.amtamassage.org/About-AMTA/Core-Documents/Code-of- Ethics.html |
| 体表按摩专业协会（ABMP） | https://www.abmp.com/abmp-code-ethics |
| 体表按摩治疗国家认证委员会（NCBTMB） | http://www.ncbtmb.org/code-ethics |

但对所有患者要保持统一定价，这有助于减少分歧和误解，并降低违法的风险。

## 诚信

如果说专业化是我们向他人展示我们所在领域的方式，那么诚信就是我们展示自己的方式。为人正直的人是值得信赖的，他们的选择是基于内在价值观，而不是旁人监督。这也适用于他们如何处理财务、商业关系和社交媒体上的信息。

按摩师必须是可靠和负责的。对每一位患者来说，无论是第一位还是最后一位患者，都要给予同样的关注。这也是受人尊重的必要条件。

按摩师必须以个人和职业操守为出发点从事自己的工作。这样可以为患者创造一个安全和信任的环境，使他们充分享受到按摩治疗带来的全部疗效。

## 界限

划清双方的责任界限，能够加强按摩师和患者之间的治疗关系，并避免不适当的互动。严格遵循以下准则，有助于按摩师在实践活动中保持适当的界限。

- 始终为患者提供足够的垂布。让患者自己选择脱衣服的幅度，并且让患者意识到脱衣幅度可能会因下一次的治疗有所不同。
- 征求反馈意见，并始终尊重患者的要求。例如，改变技术应用的方式，或者在患者希望的情况下停止按摩。
- 与患者保持严格的职业往来关系，不要与患者

约会或交往。美国许多州的法律都对这个问题进行了立法，并规定了在开始一个私人关系之前终止患者与按摩师之间关系的最短时间。

- 不要与其他人讨论患者的治疗过程和私人信息，包括那些与患者关系密切的人。例如，不要和妻子讨论她的丈夫，即使她是支付费用的人。除非你的患者签署了协议，允许你与他的医疗团队或亲人朋友分享信息。

按摩治疗的界限问题远远不止这些，但对于整体深层组织按摩而言，这些是最基本的。虽然这个问题比较复杂，但是，有许多好的资源可供进一步探索。

## 交流

伦理道德关系依赖于诚实的互动。在与患者的互动中有两个方面对于建立信任尤为重要：①介绍按摩疗法的好处和机制；②沟通施治范围，并向其他专业人士咨询。

### 好处和机制

我们已经看到，并且研究也已证实，按摩治疗对许多情况有益，包括疼痛、压力、情绪障碍，以及许多类型的损伤康复。但是按摩治疗并不是"灵丹妙药"，不是在任何情况下都适用。

按摩师对治疗效果以及达到预期效果所需时间描述的真实性对个人诚信和专业表现都十分关键。提出没有理论支持的主张，或夸大按摩治疗的好处，只会削弱我们的声誉。

按摩师必须坦率地分享他们所知道的以及仍在学习的有关按摩治疗的原理。有些患者很好奇，很想知道当我们拉伸肌肉或进入深筋膜时会发生什么。他们可能想知道更多关于触发点的信息，或者为什么温柔的触摸让他们感觉更舒服。回答按摩机制这些问题时可以用以下方式进行，如"传统的理解是"，或者"别人教导我……"。同样重要的是我们要承认，关于按摩治疗对身体健康和功能的作用，我们的认识是新的，我们每天也都在学习新的知识。因此，

我们在学校或在接受继续教育的课堂上所学的知识，在当时是可以接受的，现在可能不再被认为是准确的。当我们重复照搬老师教给我们的知识，而不确定这些机制是否具有科学依据时，我们可能就使整个按摩治疗领域面临衰弱的风险。

## 施治范围

按摩师必须努力保持自己在法律地位、教育程度和能力范围之内与患者合作。当按摩师无法提供患者需要的治疗时，有义务向患者推荐其他的治疗途径。建立一个由合格的医疗保健提供者组成的网络是一个好主意，这些医疗保健提供者专门处理你经常在患者那里看到的各种疾病。对于诚实地承认自己技能有限的按摩师，患者通常会给予更多的尊重，而且患者也会十分感激这些按摩师把他们推荐给其他的医疗保健提供者。

## ▶ 教育

按摩治疗领域是一个需要终身学习的领域。一个人即使穷尽一生，也不可能学完所有的按摩技术。继续教育使自我成长的按摩师更容易找到新的灵感和兴奋感来从事这项事业。而那些不拓展技能和兴趣的人则不太可能有更好的发展。

我们需要随时了解本领域的最新进展。这是一个不断变化的挑战，因为关于身心健康和高质量按摩治疗的研究正在快速发展。尽管如此，即使是初级按摩师，去发现、阅读、评估并应用这些研究也是他们业务中的一项基本技能。没有这一技能，我们便无法保证能为我们的患者创造最佳的治疗效果。

通过阅读高质量的期刊（专栏 3-1）、参加继续教育课程以及通过搜索 PubMed 和其他健康科学数据库来追求自己的兴趣点，可以了解按摩治疗的最新研究和创新。

### 专栏 3-1 | 保持最新状态

按摩师的行业期刊通常与专业组织或医疗事故保险提供商联系在一起。它们也提供免费在线阅读和免费下载。这些期刊包括 *Massage Therapy Journal*、*Massage and Bodywork*、*Massage Today*、*Massage Magazine*。它们都刊登关于按摩技术的文章，并且有定期发布的研究专栏，其发布的研究成果被广泛应用。

要想获得原创性的研究成果，就必须查阅学术刊物。在本书撰写之时，有两本学术期刊每季度出版一次，专门发表同行评论按摩疗法的文章。*International Journal of Therapeutic Massage and Bodywork* 是开放获取和免费订阅的期刊，*Journal of Therapeutic Massage and Bodywork* 收取订阅费用，但它也可以访问和支付获取单篇文章。有关按摩疗法的文章也经常出现在其他学术期刊中。通过 www.pubmed.gov 上的搜索功能可以找到它们。

# 整体深层组织治疗的整合

## ▶ 紧张的本质

按摩治疗的主要价值之一是缓解身体的紧张。身体紧张表现为肌肉慢性收缩，它会引起许多问题，其中包括疼痛、易怒、功能减退。身体出现紧张后会促使人们寻求按摩治疗。

通过拉伸和放松长期收缩的肌肉，可直接消除紧张。但是这样的疗效持续时间较短，因为当患者再次面对产生压力的情况时，肌肉紧张及其他相关问题都会再次发生。因此，患者可能需要进一步探索紧张的本质和来源，这样才能消除它对情绪和身体功能产生的影响。

紧张是抵抗的一种形式，是身体在已知危险面前的自卫行为。轻度的短期紧张伴随着低水平的应激反应是一种有益的反应。轻度的压力可增强肌张力和交感神经系统的活动，从而提高人体的应激能力。例如，当我们开车时会感到紧张，虽然紧张让我们感觉不舒服，但能提高我们的反应能力，调动我们的感官，让我们能够迅速有效地对潜在的危险事件做出反应。但当压力过大，或者当我们不能回到平衡状态时，压力就会成为一个问题。长期处于压力状态会导致慢性肌肉紧张和许多其他相关问题。

## ▶ 情绪与紧张

　　心理压力可能与生理压力具有同样的破坏性。在很多情况下，人们没有意识到心理状态会影响生理状况。当忧虑、恐惧、愤怒和其他高度紧张的情绪持续存在时，它们就会影响我们的身体健康。只要这种紧张情绪持续存在，我们的身体就不能维持一个促进健康和平衡的环境。

　　更复杂的是，体内某个部位的慢性肌肉紧张很可能是由多年前的情感刺激引起的。如果感知到的威胁足够强烈，或持续的时间足够长，或两者兼具，就会引起体内某个区域紧张的肌肉出现"锁定"现象，也就是说再也不能在意识的支配下得到放松。这种紧张程度成为常态，打破这种模式可能会让人感到迷惑、不稳定，甚至是不安全。

　　这种肌肉紧张的锁定状态，心理学家 Wilhelm Reich 称之为"盔甲效应"（图 3-1）。"盔甲效应"是一种以肌肉阻滞为表现的保护本能。肌肉阻滞的目的是保护机体免遭不愿意接受或者无法接受的情感的袭击。造成这种障碍的原因有很多，但是结果往往相同，那就是某一区域的肌肉出现疼痛或麻木。

　　从人类功能的角度来看，"盔甲效应"可能在儿童时期就已经形成，那时人体还未建立内部的情感机制。而这种内部的情感机制是我们有效吸收或抵制强烈情绪的壁垒。这种模式表明，我们每个人的内心都有一张由情感和记忆编织成的网络，正是这张网络使我们的肌肉紧张。这是常见的，一般不

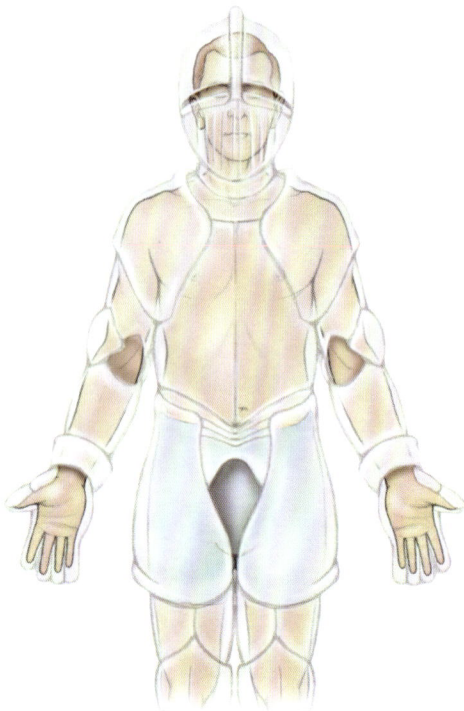

图3-1　盔甲效应：肌肉紧张开始是一种保护性适应，但最终它会抑制我们的功能（摘自Greene E, Goodrich-Dunn B: The Psychology of the Body. 2nd ed. Philadelphia, PA: Wolters Kluwer; 2013.）

属于病理性的变化。但在某些情况下，这些模式可能会成为问题，因为它们会干扰最佳功能，并增加受伤的风险。整体深层组织按摩可以发现习惯性紧张的地方，并可以缓解不必要的肌肉紧张、筋膜增厚和运动抑制。

　　利用深层组织按摩可以软化紧张的肌肉，但潜在的强烈情绪不知什么时候又会冒出来。在某些情况下，患者可能会选择探寻这些情感及其源头。如果这是造成紧张的原因，按摩师就应该建议患者与专业的心理医师交谈。进行按摩治疗的场所并不是处理这些紧张情绪的地点。不过，当这种紧张情绪出现过快时，也确实需要在这一时刻抓紧处理。

## ▶ 什么是情绪释放

　　长期紧张的肌肉往往会产生疼痛信号。收缩的细胞阻止了富含氧气和营养物质的新鲜血液进入细胞。刺激神经末梢的化学物质可能会积累，而局部

感觉神经元可能被困住并被压缩。 总而言之，以营养和刺激的形式进行的能量交换被阻断。

随着时间的推移，处于这一模式的人可能会觉得昏昏欲睡，或者陷入低效的行为模式中，但这一切是悄悄发生的，以至于他们可能没有注意到或意识到自己已经丧失真正的活力。这些模式产生的生理和心理上的痛苦并没有消失，仍然反映在那些低效的肌肉和筋膜模式中，这些低效模式可能会在无意识中影响姿势、运动，甚至情绪。

随着肌肉组织从长期被"锁定"的状态下解放出来，一些患者可能会突然出现情绪的放松。根据原始抑制来源的不同，情绪的流露可以通过多种方式表现出来，包括哭、笑、如释重负的解脱感，或者是对身体－情感模式本质的顿悟。由按摩引发的肌肉放松和情绪释放在很多方面有其相似之处。两者都标志着对于身体状态及其如何影响情绪状态有了新的感知；两者都代表着对神经系统、情绪思维和肌肉组织的限制模式的缓解潜力。

## 情绪释放的信号

情绪释放即将来临时的信号有许多种，都不尽相同。按摩师需要熟悉这些信号，并且知道在情绪释放的时候应该采取哪些合理的措施。

- 呼吸模式的改变。患者可能开始屏住呼吸，或者可能呼吸得更深或更快。
- 皮肤改变。面色泛红，也可能会变得苍白。
- 温度变化。按摩师可能感觉到患者体表温度的变化。
- 肌肉紧张。特别是下颌、胸部和腹部的紧张度可能突然增加。
- 行为改变。患者可能开始烦躁不安或是异常平静。
- 快速动眼。如果患者闭上眼睛，按摩师可能会注意到他眼睑下的快速运动。
- 凝视。患者可能突然睁开眼睛，开始环顾四周，或者发呆。
- 交流。一个人特别健谈但突然变得安静；或

一个人特别安静，突然变得喋喋不休。

还有许多其他迹象能表明一个人的情绪即将释放，或者因为体验过于激烈，导致他从治疗中脱离。按摩师应该密切注意患者行为的变化，这种行为变化可能预示着激烈的情感变化正在进行。

## 如何管理情绪的释放

如果患者即将体验到情绪释放，那么作为按摩师对此最好采取怎样的措施呢？首先，按摩师需要和患者沟通，以确保他们的需求得到满足。每个按摩室应配备纸巾、备用毛毯和水，以备患者需要。除了确保患者感到安全和舒适之外，按摩师不需要做任何事情。

按摩师不应敦促患者表达自己的情绪，也不应阻止患者真实情感的流露。当患者正经历情绪释放时，按摩师保持冷静和精神集中是非常重要的。任何试图抑制或鼓励患者情绪表达的行为，都会增加患者的羞耻感和尴尬感。

整体深层组织按摩师处理患者情绪释放的方式与处理患者紧张的肌肉使其放松的方式应该是非常相似的。按摩师应该知道情绪释放的出口，并给予患者足够的空间来充分体验并消化这种释放，同时向患者提供各种可能的帮助和支持。大多数时候，只是当场向患者表示同情和提供照顾，已经是患者在这种情况下要求按摩师做的所有事情。

在按摩疗法操作过程中，当顾客对时间和空间的感知发生脱节时，可能发生另一种情绪处理情况。这种情况最常见于那些经历过某种心理或生理创伤的人。在这种情况下，顾客有意识地或下意识地经历了一个情绪变化的触发点，这时候由于按摩疗法所唤醒的感觉过于强烈，所以造成了顾客对情绪释放的克制。换句话说，顾客对按摩疗法过于敏感，从而使大脑的意识大大超过了身体的感觉。如果发生这种情况，按摩师应中断治疗，告知患者放松，帮助患者重新适应环境。这有助于重新建立安全感，也使每个按摩疗程的感知都具备真实性。

许多按摩师和患者都害怕按摩室里的情绪反应。

当一个人对表达自己的情绪感到焦虑时，这些情绪可能会被抑制。当患者意识到自己在抑制情绪，并注意到由此产生肌肉紧张时，他们的恐惧感会重新出现。当压抑的情感被表达出来时，许多患者会感到非常欣慰，如释重负，这也可能表现为肌肉放松和精力恢复。然而，重要的是要记住，引导患者进行情绪处理，不属于按摩师的工作，也不在按摩师的施治范围之内。

当一个患者的情绪状况比较复杂时，尤其是可能有创伤史时，务必向专业的心理医师进行咨询。要做到这一点，按摩师必须了解患者是否有合适的心理医生。如果没有，那么按摩师最好帮助患者建立一个医师和其他保健提供者组成的网络。但不管怎样，患者应以书面形式允许他们的按摩师与他们的医师进行交流。

# 身体按摩的 10 条原则

以下原则为整体深层组织按摩治疗产生最佳疗效提供了指导。这些原则涵盖了本书中讨论的许多概念，可作为按摩师在执行整体深层组织按摩疗法时的重要检查清单，帮助他们实现高标准的伦理治疗。按摩师应记住这些原则，并努力在所有的按摩治疗中将它们付诸实践。

1. 尊重患者。当一位患者选择了按摩治疗，就表明患者已经把自己的身体托付给了按摩师。按摩师的责任就是尽自己所能尊重并照顾好这位患者。珍惜能够以这种方式为患者提供服务的每一个机会。尊重患者，尊重他们想要获得健康的愿望，每个人都是独特而宝贵的。

2. 关注。按摩师应该在治疗过程中时刻保持敏锐的觉察力，一定要在按摩治疗的现场集中注意力。如果患者感受到按摩师的关注和回应，他们也更愿意做出改变。按摩师和患者之间应保持交流。至关重要的是，按摩师要对通过触摸、观察呼吸和语言交流等方式获得的信息敏感。按摩师必须对这些信息做出准确无误的判断，以便做出合理的选择，并用我们的触摸做出回应。

3. 慢慢移动。在一次整体深层组织按摩中可能有压力、速度和流畅度的多种变化。当我们想要改变肌筋膜的结构时，必须放慢速度才能有效。结缔组织按摩、深层组织按摩、神经肌肉按摩及肌肉拉伸按摩技术，都是以缓慢的速度进行的。因为这些组织需要时间来对外部施加的刺激做出反应。

如果快速施加压力的话，身体会出现收缩保护反射，这也是会造成损伤以及患者难以承受的原因。但是如果按摩师的动作较慢，就可以降低损伤的风险。缓慢的节奏也有利于促进患者的自我意识逐渐形成。

在治疗中，患者会对按摩师所传达的信息极为敏感。按摩师的呼吸节奏以及内心的态度，都会反映在每次按摩的质量上。而缓慢、流畅的按摩手法能够使患者产生更深层次的融合感以及深度放松感。这对人们通过深层组织按摩恢复健康及提高健康水平有很大帮助。

4. 不要用蛮力按压身体组织。有句老话说得好，时间到了花自然会开放，任何揠苗助长的做法，只能毁了这朵花。人的身体也一样。一个高效率的按摩师应该学会如何采用何种方式聆听软组织并与之互动，进而能够帮助这些软组织自愿放弃它们所熟悉的拘挛模式。而当患者的身体处于自由开放的状态时，按摩师的手指就像沉入了身体组织之中，而他的手更像是一条船，被流动的水流推动着航行。

当我们遇到抵抗时，最好的策略是耐心等待，直到问题被解决，然后再前进。抵抗是抵御入侵的自然防御，是机体保护自己免受入侵的方式，不管是生理上的还是情绪上的。而推动那些阻力很大的身体组织，就相当于在按摩师和患者之间进行一场拔河比赛。而这场比赛没有赢家。按摩师可能会尝试用蛮力推开阻滞，甚至还会达到某种程度的开放，但在这个过程中产生的痛苦会抵消其带来的益处，并随着身体进一步保护自己，导致抵抗和痛苦增加。如果你的目标是要别人接受你的观点，那么用武力来对抗是没有好结果的，肌肉也是如此。善良、耐心和理解才是化解各种抵抗更有效的手段。

5. 寻找"边缘"。这条原则与前一条密切相关，它描述了一种按摩软组织的方法。运用这种方法能够为变化的发生创造最有效的环境。在这个"边缘"工作意味着按摩师应该找到适当的速度、压力和节奏，为患者的组织提供理想的刺激，释放其紧张状态，并使之进入动态平衡。换句话说，就是出现转化。

当按摩的速度、压力和节奏与患者的组织不一致时，按摩效果可能会降低。以施加的压力为例，如果力量太小，则患者不会感到肌肉和筋膜被拉伸，因此就不会感觉到身体组织中的紧张正在一点点消失。但如果力量太大，疼痛信号可能会阻止对神经系统的任何其他刺激，并且可能会造成局部疼痛和炎性反应，按摩的疗效也随之降低。只有当施加的力量恰到好处时，患者才会体验到身体变得更自由及深度放松所带来的快感。

6. 使身体更轻松。在任何按摩治疗过程中，按摩师必须对患者肌肉的紧张状态敏感，然后通过对身体的定位和手法操作，创造最大限度的舒适感。然后患者可以轻松自如地活动，并且可以自发地融入其中。

在很多情况下，改变患者在按摩床上的体位，或者改变身体各部分之间的相对角度，都会起到放松相关肌肉和增强按摩治疗效果的作用。按摩床上的靠垫可以用来调节身体姿势，从而有效地放松肌肉。良好的体位为肌肉和筋膜的运动构建了有效的路径，促使它们以最佳的关系进行移动。

7. 拉伸缩短的肌肉组织，并强化被拉伸的肌肉组织。大多数深层组织按摩疗法的目的都是为了给身体带来新的平衡。这些疗法所采取的手段，无非就是拉伸缩短的肌纤维及包裹着它们的筋膜。肌肉的动作是成对的。当一块肌肉收缩，与它相对的肌肉就会被拉伸。如果这块肌肉保持缩短的状态，那么与之相对的拮抗肌也会保持在过度拉伸的状态，这可能会削弱这块拮抗肌。因此，缩短的肌肉一旦得到了释放，就应该通过针对性的锻炼使过度拉伸的肌肉得到强化。

肌肉必须能够自由收缩和伸展，没有阻力，这样身体才能对刺激做出反应和适应。为了使肌肉之间的关系和谐，按摩师应该通过观察和触诊，判断出哪里的肌肉出现了缩短，然后通过按压和拉伸相结合的手法，把肌肉拉长。一旦原来缩短的肌肉恢复到合适的长度，其拮抗肌上的拉力也会减小，于是这块拮抗肌也恢复到放松的状态。这使得建立肌张力的反射弧能更有效地发挥作用，身体的调整能力也能充分恢复。

8. 追求重建平衡。如上所述，肌肉是在平衡关系中工作的。而身体作为一个整体也是这样运作的。当身体的某一部分向一个方向转动的时候，身体的其余部分也会做出相应的调整，以保持某种功能上的完整性。玩过积木的人都知道，如果有一块积木偏离了平衡位置那么就需要重新调整整个搭建的结构，以免垮塌下来。为了有效地重建身体的平衡，按摩师应该懂得身体的这种平衡互补的特性，并在治疗中顺势而为。在实际应用中，这就意味着当我们的注意力集中于身体的上半部时，为了达到平衡，我们也需要对身体的下半部进行相应处理。类似地，在处理身体的前部和后部时，也要注意平衡。把在身体右侧做的按摩，原封不动地"复制"到身体的左侧。使位于体内的深层肌肉与较为浅表的肌肉达到平衡，并且继续这样做下去。在每次按摩治疗中，以这种方式对身体逐步进行治疗，会使疗效稳固持久，并且更加深入。

9. 追求流畅。一个健康的身体就像一条河流，河里的水流会沿着河床川流不息奔向前方。有的时候水面看起来很平静，但是水下深处的暗流一直奔流不停。这条河一直是流动的,流动是恒定不变的。如果身体是和谐的、平衡的，那么这条河就会流动欢快。自然界的液体几乎都是流动的，身体组织亦然。

## 治疗案例

# 有意识的身体按摩

一位名叫 Brain 的 28 岁男子，是一名医疗技术人员。几年前，他接受了一系列的按摩治疗，并且很享受。现在他想再次体验按摩治疗，因为他感觉自己的身体丧失了"知觉"，他认为接受按摩治疗将有助于恢复自己身体的意识。还有一个原因，他想借此提高自己的身体表现力，因为他一直有自卑的心理问题。他认为缺乏自信会导致工作出错，并且影响自己的人际关系。他觉得自己的身体很虚弱，并因此而开始了按摩治疗。除了开始按摩，Brain 还购买了健身俱乐部的会员资格，并开始了举重锻炼，执行健美计划，以增强自信心。

从身体上看，Brain 的上半身和下半身缺乏对称性。他的躯干发育良好，胸部和手臂的肌肉线条清晰。他的腹部似乎过度收缩。下部的肋骨向中线和内侧收缩，对腹部神经丛造成挤压。之所以出现这种外观，部分原因是腹直肌紧绷。

从侧面看 Brain，他的背似乎太直了。较短的腹壁使得骨盆向后倾斜，导致腰椎曲度减小。他的上腹部看起来很紧张。颈椎曲度也随之减小，使得 Brain 的下颌稍向内收。胸锁乳突肌清晰可见，两条肌腱在前颈底部非常突出。可是他的下半身不像上半身那样可以明显看到肌肉曲线。他的髋部很宽，股四头肌缺乏张力。他的脚踝很粗，而且他的两只脚都向外翻。梨状肌和腘绳肌看起来都很小。

最初的治疗目的之一是帮助他感受到更多来自腿和脚的支撑。他看起来努力控制着腰部以上的身体，这使得他在躯干和颈部产生了紧张区域。当他走路的时候，可以看出他不是从髋部用力抬起大腿，而是甩动着两条小腿。每走一步，他都是全脚掌落地，而不是采用由脚后跟到脚趾平滑落地这种减缓脚步冲击的步态。

除了接受深层组织按摩以外，我们还鼓励 Brain 参加一些体育锻炼，在这些锻炼中，必须有意识地运用腿和脚。我们向他推荐了太极拳和步行锻炼。

第一阶段的计划是平衡腿部肌肉组织。先为头部进行极性按摩，然后为颈部进行瑞典式按摩并沿着颈部的椎间沟做深层组织按摩。接下来对足部进行按摩。每一阶段都会花一些时间按摩足部，以增加它们的机动性，使它们在走路时更加活跃。解除了足部限制，就会增强 Brain 脚踏实地的感觉，并帮助建立下半身的意识。

完成足部的按摩后，将重点转移到右胫骨前肌、腓骨肌群。这些肌肉非常紧张，导致整个足部缺乏流动性。接下来，按摩股四头肌。然后在左脚和左腿重复这个操作顺序。

当按摩到左侧股四头肌外侧时，患者开始抱怨腹部感到不适，有点像轻微痉挛的感觉。征得 Brain 同意后，按摩师转向腹部区域，开始探索产生这种感觉的原因。此时按摩师将右手轻轻地放在 Brain 的腹部，左手托住 Brain 的后脑勺。按摩师鼓励 Brain 做深呼吸，要求他在吸气的时候使腹部隆起，尽量推起按摩师的手；呼气的时候尽量收缩腹部，使按摩师的手随着腹部的下降而向脊柱方向沉去。

经过几轮深呼吸后，Brain 的呼吸节奏变得起伏不定，尤其是在呼气时。他开始抱怨胸部发闷。按摩师问他是否愿意继续探索产生这些感觉的原因。Brain 回应说，他愿意。所以按摩师把左手从 Brain 的后脑勺抽出来，放在上胸部，就在锁骨下方。Brain 深吸了几口气，开始紧咬牙关。他的脖子和脸都涨红了。按摩师问 Brain 是否意识到已经开始咬牙切齿了。Brain 说没有，他没有意识到这一点，只是意识到呼吸有点困难，没法做深呼吸了，但他想继续下去。按摩师让他稍微张开嘴，让他的下颌低一点。Brain 照做了，就在这时，他哭了起来。按摩师将自己的手从 Brain 的胸前移开，并把纸巾送到 Brain 的手里。Brain 说他不知道发生了什么，但是这种感觉很舒服。他闭上眼睛，继续慢慢地深呼吸。按摩师的右手仍放在他的腹部，而左手轻轻地碰了碰他的肩膀。很快，他的身体开始颤抖，从躯干一直蔓延到双腿。

几分钟后，他的身体平静了下来，哭声也平息了。Brain 躺在按摩床上有节奏地呼吸着，但是呼吸缓慢了许多。按摩师慢慢地把手从 Brain 的腹部和肩膀上移开，问他感觉如何。Brain 开始笑了起来，说他感觉到前额和双手都有一种"嗡嗡"的刺痛感。然后他说，他的呼吸感觉轻松多了，腹部的紧张感也完全消失了。当他躺在按摩床上时，他非常清楚自己身体的感觉。他说，感觉好像从腰间解下了一条又紧又重的腰带，这使他能够更加充分地感觉自己的腿和脚。按摩师问 Brain 是否愿意坐起来，Brain 回答说他愿意。按摩师帮他坐起来，两条腿垂在按摩床外缘。然后给他一杯水，Brain 慢慢地喝了。当按摩师确信 Brain 没

事的时候，他离开了房间，让 Brain 穿上衣服。

当按摩师再次进入房间，鼓励 Brain 走动一下。Brain 说，他的腿感觉更加灵活自如了，迈步也比以前轻松，而且还能够感觉到着地时脚步也变轻了。当他走路时，可以看到手臂的摆动和腿的摆动是协调一致的。他说，他觉得在本次治疗期间释放了大量的紧张情绪。Brain 现在正期待着通过深部组织疗法来更好地适应自己的新身体。

**讨论题**

1. 你如何向患者描述情绪释放是深层组织按摩疗法的一部分？

2. 当一位患者在按摩治疗中出现了情绪释放，你认为自己应该做哪些事情，不应该做哪些事情？

3. 请描述一下，当患者出现哪些潜在情况时，需要推荐患者去看心理医师。

4. 在随访或打电话给一个经历过情绪释放的患者时，你会说什么？

如果身体以这种形象出现在我们脑海中，那么阻碍流动的障碍就十分明显。呼吸可能显得浅而紊乱，肌肉也随之僵硬，难以活动。身体的结构也会出现偏差，一种心力焦瘁的感觉也从中产生了。按摩师的作用就是认识到身体的某一区域出现了阻塞现象，然后想办法消除或减轻这种现象，而他们所采取的方法与人们疏通河道、从河里捞出阻塞河道的木头是一样的。

10. 保持整体观。整体深层组织按摩治疗的终极目的是引导患者的身体向着整体和谐的方向发展。

在学习各种按摩技术的过程中，我们把身体分成几个部分来分别研究，并给予不同的名称。我们在学校里已经学过，原子组成了分子，分子相互结合又组成了细胞，而细胞组成了所有的生理系统。肌肉也是这样组成的。我们根据成束的肌肉所担负的专门功能为它们命名。在按摩疗法实施的过程中，按摩师也会根据不同操作技术的步骤来划分他们的工作，从而促进相应技术功能的实现。但是，一个人不仅仅是所有系统的总和。我们身体内在的体验也并非是各个部分组成的集合。人类是一种超越所有个体层面的意识的轨迹：整体远远大于各部分的总和。正是这种扩展性使我们能够超越自己的局限，

扩展我们的能力。有意识的身体治疗能够提高我们挖掘自身独特的治疗能力和个人品质的潜力。

# 复习题

## 一、收获和反馈

**1.** 关于紧张的概念最好的描述是：

A. 身体试图保护自己不受伤害

B. 平衡性缺失

C. 由毒害暴露的生活状态或者未解决的情绪痛苦所导致

D. 身体对精神挑战的一种回应

**2.** "言行一致""守时"和"费用透明"都是什么品质的一部分：

A. 诚信

B. 正直

C. 专业主义

D. 沟通技巧

**3.** 源自早期创伤的肌肉紧张有时被称为：

A. 姿势反应

B. 防御反应

C. 保护反应

D. 盔甲效应

## 二、概念应用

**1.** 在身体前后、左右、中间和两侧按摩十分重要。这是有意识身体按摩的什么原则：

A. 关注

B. 追求重建平衡

C. 不要用蛮力按压身体组织

D. 慢慢移动

**2.** 当一个整体深层组织按摩师在身体组织中遇到抵抗时，这表明：

A. 患者正在进行情绪释放，直到情绪释放完毕组织才会放松

B. 暂时停止现有操作，并针对其他部位进行处理直至其恢复，再对另一部分进行治疗

C. 只有以暴制暴，身体组织才会放松

D. 有必要放慢速度，让身体组织接受按摩带来的变化

**3.** 为什么了解按摩疗法的研究进展很重要？

A. 我们就可以在诊所工作，那里的工资比娱乐场所高

B. 我们就可以准确表达对按摩疗法的科学理解

C. 我们就可以有权威地与我们的患者交流

D. 当别人表现出不尊重时，我们可以捍卫自己的专业性

## 三、解决问题：讨论要点

**1.** 当你为患者按摩大腿时，患者出乎意料地在按摩床上大哭起来。但很快就平息了，他让你像往常一样继续按摩。治疗结束后，他显得很尴尬。他没有与你进行眼神交流，也没有预约下一次治疗，而是尽快离开了。和一位同学讨论应该如何与这个患者交谈，才能让他感觉更舒服。

**2.** 你的患者是一位中年妇女，她觉得自己很胖。她向你咨询减肥药的建议，她朋友的按摩师积极推销这种药。你最恰当的回应是什么？

## 第 4 章

# 整体深层组织按摩疗法的技术

## 学习目标

完成本章阅读、课堂教学及指定的作业后，学生应该能够：

- 按顺序列出整体深层组织按摩疗法的3个主要步骤
- 解释姿势肌和相位肌的联系
- 熟知整体深层组织按摩疗法的具体模式，尤其是极性按摩、日式指压按摩、瑞典式按摩、跨纤维按摩、结缔组织按摩、深层组织按摩、神经肌肉按摩
- 运用五大问题检查表来检查自己
- 描述按摩师自我调理的策略

整体深层组织按摩疗法包括许多不同种类的按摩方法，可使身体释放压力、肌肉得到放松，从而使我们更加健康。该整体疗法为肌肉系统的正常化提供了一种精确的方法，从而减轻肌肉对骨骼的不平衡拉力及其引起的骨骼结构失衡，甚至身体衰弱。整体深层组织按摩疗法能够加强健康的肌肉关系，还可加强有效运动和新陈代谢功能。这可以通过细胞内化学物质有序的交换在微观层面上发生，也可以通过拉伸、锻炼和按摩软组织等干预在宏观层面上发生。

进行整体深层组织按摩治疗是为了减轻疼痛、提高身体健康水平。保证身体放松、无压力、无痛苦有助于头脑平静而睿智。肌肉异常紧张会导致神经过度放电，扰乱生理和心理的平衡并刺激大脑。接受整体深层组织按摩治疗后，身体可进入功能平衡状态，神经系统也可回到最佳、最有效的运行状态。伴随着慢性轻微疼痛消失和低效率姿势的改正，我们可以进入一个相对稳定的心理状态。

## 整体深层组织按摩疗法的 3 个步骤

开放性、参与感、耐心和随意性是整体深层组织按摩疗法所具备的品质。有经验的按摩师能够开发出不同的改善途径，然后让患者理解并探索这些途径。当我们采用观察－计划－执行这 3 个步骤时，能够使患者更好地接受整体深层组织按摩疗法。在治疗中履行这 3 个步骤，能够为患者提供治疗策略和持续评估的手段。需要强调的是，评估是十分重要的，它也是治疗的一部分。任何时候我们都应根据患者的接受能力来调整治疗计划。

### ▶ 步骤一：观察肌肉代偿模式

第一步，整体深层组织按摩师应该能够准确地识别出每位患者由于肌筋膜系统扭曲导致的肌肉代偿模式。每个人的姿势及运动特点在很大程度上是由体内某些强制性限制所决定的，而这种强制性限制又是由某些被限制的软组织产生的。当按摩师完成这些评估后,应该知道这种模式造成哪些伤害（例如，造成疼痛、对关节产生磨损或撕裂、造成姿势

和肌张力的不平衡、拉伤韧带和肌肉组织、引起筋膜增厚）。

　　进行整体深层组织按摩治疗，主要是为了减少扭曲所导致的机体功能紊乱。由于每个人肌肉之间的关系是独一无二的，而且是不断变化的，所以没有两次深层组织按摩治疗是完全一样的。每一个设计好的治疗方案都是针对当时有问题的软组织。

　　观察法能够直接发现并评估姿势及运动特点，这也可以通过触诊完成。

## 触诊

　　触诊是一门感受组织状态或组织状态变化的艺术，可为制订治疗计划提供关键信息。

　　有意识的触诊往往在按摩时进行，可根据所得信息生成一个即时的反馈环。换一种说法，为了评估手法的有效性，按摩师必须对患者的软组织在那一刻的反应非常敏感。良好的触诊可使我们了解患者是如何接受按摩的：无论是愉悦还是恐惧。需要时，治疗师可以从速度、力量和意图等方面及时调节按摩手法以达到预期效果：缓解疼痛、紧张，提高活动度。

　　手是非常敏感的按摩工具，尤其是指尖，因为该处神经末梢非常丰富。手指能感知温度及其差异、质地及其变化、软硬程度、湿度、深度以及细微的动作。准确地感知这些信息可使按摩师对患者的身体组织做出细微的调整。

　　触诊的技巧是从实践中发展而来的。随着经验的积累，按摩师的脑海里接受了越来越多的信息，处理了更多的信号，这些都会增强按摩师辨别和分析信息的能力。虽然手指尖和手掌可以容易地感受这些信号，但也要通过定期、集中的训练来锻炼运用指间关节、前臂、肘进行触诊的熟练度。发展这些技能可以延长按摩师的职业生涯，但重要的是，在按摩师培养这种敏感性时要知道，指间关节、前臂、肘的感知能力不如手掌及手指尖，因此，按摩师必须注意较细微的感觉信号。

　　要想进行精确的触诊评估，就需要我们清楚软组织是如何工作的。因此，学习全面的解剖学知识是有必要的，以训练我们的双手精准而安全地在身体各层移动。按摩师必须能触诊并解释皮肤、皮下脂肪、筋膜以及肌肉的状况，并且能从皮肤的状况判断出深层组织的情况。一处皮肤反常发热可能预示着深层组织有炎症，皮肤紧、干涩可能揭示浅筋膜存在粘连。

　　筋膜结构有不同的触感，这取决于它们在哪里被发现。健康的浅筋膜通常是有弹性的。更深层或更厚的筋膜，例如腰背部的筋膜，可能是紧致的，抗压能力也更强。筋膜可以给人一种厚实、致密的感觉，也可以给人一种干燥、松脆的感觉。

　　为了对肌肉进行正确的触诊，按摩师需要熟悉肌肉的形态、肌纤维的走向以及肌肉在骨骼上的附着（图4-1），同时也要能区分正常与异常肌肉间的不同。没有受限也不处于紧张状态的正常肌肉是有弹性的，可以按下去，但回弹是好的。健康的肌肉在触诊时是没有强烈抵抗的，在按摩时，即使是在深层组织按摩时，也无痛感。

　　不正常的肌肉组织表现出紧张和失衡。它们可以是虚弱无力的，也可以是致密和坚韧的。它们的

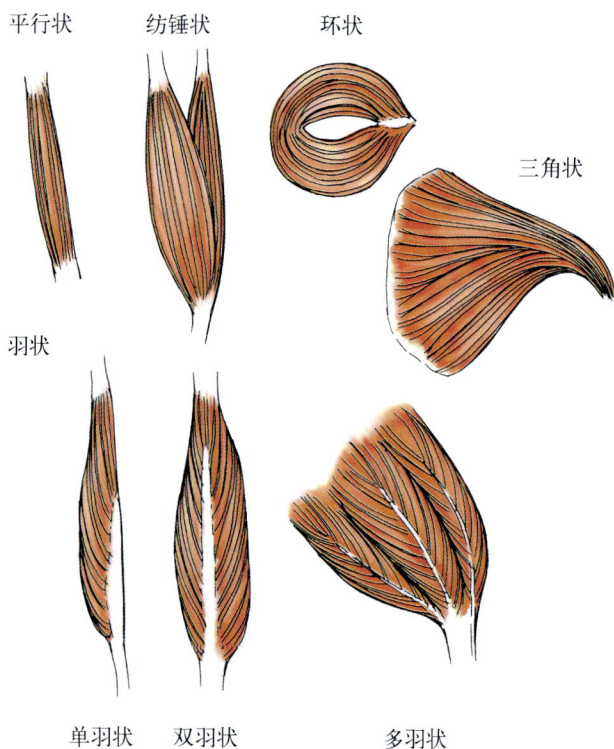

图4-1　骨骼肌常见形态

纤维通常比正常的肌肉更明显，像绳子一样，按摩时有时还会嘎吱作响。高度紧张的肌肉感觉又厚又硬，按压时没有弹性，而且不容易被按压。紧张的肌肉在拉伸状态下，感觉像紧绷的电缆。触摸异常的肌肉可能会引起疼痛反应，也可能会感觉肌肉麻木，尤其是肌肉长期处于异常状态时。根据经验，可以通过精确的触诊来判断肌肉的健康状态，并运用恰当的按摩技术来消除紧张以及错误使用肌肉所造成的不良后果。

在触诊时，了解骨骼的形态和功能同样很重要。所有肌肉都附着在它所拉动的骨骼上。肌肉骨骼附着处发生紧张或外伤会对肌肉造成严重损伤。追踪骨骼的轮廓是深层组织按摩治疗的一个非常重要的方面。对肌腱及其骨骼附着处进行按摩，有助于大大减轻因肌肉拉伤所产生的疼痛。

## ▶ 步骤二：制订治疗计划

整体深层组织按摩治疗的第二步要求按摩师有能力去预期患者的动态进程，从而设计一套合理有效的治疗方案。消除多年的创伤、不正常的姿势及运动习惯带来的后果，需要时间和耐心。按摩师的工作就是利用整体深层组织按摩疗法同时结合拉伸和强化按摩，来引导患者获得无疼痛、不受限的活动能力。

在第2章，我们介绍了一种高效的操作顺序。从躯干和上肢开始，然后是下肢。对于下肢的治疗，先从脚开始，因为它是整个身体垂直支撑的结构基础。然后慢慢走向身体的核心——腹部和骨盆（脊柱下端）。身体核心放松后，进入颈部和头部的治疗。

要想掌握整体深层组织按摩疗法就需要能够判断出肌筋膜的异常变形，并能选择合适的方法来治疗。就如同一个技工，需要会使用一些特定的工具完成特定的任务，按摩师也要会利用各种技术来解决各种肌肉问题。

当患者平躺且处于放松状态时，主动肌与拮抗肌可以很容易被区分开，深层肌肉和浅层肌肉的张力也是容易比较的。当我们对患者运动或安静状态

下的模式有了全面了解，我们就可以根据信息设计一个治疗方案，这将有助于恢复患者肌筋膜系统的易用性和高效性。

制订整体深层组织按摩治疗计划的目的是使身体内外获得一种平衡。这些动态关系包括骨盆和头部的平衡；脊柱的两端；主动肌和拮抗肌之间的紧张关系；深层和浅层组织之间的关系；负责慢速运动的肌肉和负责快速运动的肌肉之间的关系。整体深层组织按摩治疗的核心就是在这些对立的组织之间建立功能性且健康的关系。

## ▶ 步骤三：执行计划

整体深层组织按摩疗法的第三步是在前两个步骤的基础上，重新建立肌筋膜平衡。

缓慢的按压可以使收缩的肌肉释放、变长，按摩从肌肉的起点开始，到止点结束，包括肌腱和肌腹。接下来，更为短暂、专注的挤压被用来治疗那些更小的肌肉部分。根据受限制肌肉的特性，这些挤压手法可以平行于或者跨肌纤维方向进行操作。还可按摩附着于骨骼的肌腱，以帮助减少瘢痕组织的形成，并刺激高尔基腱器通过神经系统直接向肌肉发出拉伸和放松的信号。

整体深层组织按摩治疗的根本目的是重新建立骨骼周围肌肉和筋膜之间最有效的功能关系。按摩师通过拉伸长期收缩的肌肉、放松收缩的筋膜，帮助患者增强受损的肌肉，减少对周围感受器的刺激，并解决其他的受限情况（比如瘢痕组织和触发点等，它们会阻碍患者进行无痛且完整的运动）。

## 浅层与深层肌肉

整体深层组织按摩治疗是从浅层到深层按摩肌肉组织的。按摩师需要对肌肉解剖知识有全面的了解，以区分不同层次的肌肉。每个层次都不应被忽视，它们有各自的特点，对紧张也有不同的反应。

浅层肌肉最容易受到外界环境影响，它与皮肤和脂肪组织一起，在外部环境和内部身体之间形成

了一道屏障。浅层的筋膜和肌肉抵抗外界环境侵袭（如高温暴露、外伤）的能力很弱。肌肉的紧张有时会从身体浅层转移到深层。有时候，我们很容易忽略浅层肌肉。但如果过分强调深层肌肉而忽视浅层肌肉，那么引起肌肉紧张的原因就很可能被忽视，换言之，"深层组织按摩"不能只强调深层，浅层同样重要。

由于创伤、不良的运动习惯和心理问题，通常用来维持姿势的深层肌肉往往会采取低效的紧张模式。粗壮、打结的肌纤维是肌肉紧张的特征，这些特征和触发点常同时出现在深层肌肉。缓解这些模式不仅仅需要处理浅层肌肉，还要处理深层肌肉。浅层与深层软组织间的不平衡会导致身体扭曲，而这种代偿会造成紧张及低效的运动和呼吸。当软组织层的肌肉和筋膜活动自如、相互平衡时，身体的整体功能会更加完善。

## 姿势肌和相位肌

了解骨骼肌的特点可以帮助按摩师预测出特定肌肉群可能出现的问题。骨骼肌有两大重要功能：支撑和运动。骨骼肌支撑骨骼的相对位置，以对抗重力、保持姿势，同时也可以使身体在空间中移动。它们有超乎寻常的动力学性能，能够使身体有极强的爆发力，使身体对抗重力，或者控制精细活动，如指尖滑过一缕头发。

为了实现上述功能，骨骼肌可分为两种。主要负责支撑的肌肉叫姿势肌，另一种负责运动的肌肉叫相位肌。这些肌肉类型有各自的特点，故对应不同的治疗方案。表4-1列出了一些主要的姿势肌和相位肌，供大家参考。但应知道，这并不是一份全面的清单，也并不是每个专家都赞同这种分类。另外，有些肌肉既属于相位肌，又属于姿势肌。[1, 2]

### 姿势肌的特点

- 姿势肌支撑身体对抗重力，这种肌肉又叫抗重力肌，它们必须在长时间里保持半收缩状态。

- 这些肌肉主要由红肌纤维组成，这种肌纤维血液供应充足，所以它们能长时间工作。

- 这些肌肉有一定耐力，因为这些肌纤维不是同时收缩，而是按一定的顺序依次收缩。肌纤维中的动力单位也是按一定顺序激发的，就像节日里闪烁的彩灯。当一组肌纤维收缩

表4-1 姿势肌与相位肌

| 姿势肌 | 相位肌 |
| --- | --- |
| **头、面、颈部肌肉** | |
| 咬肌 | 深颈屈肌 |
| 颞肌 | |
| 斜角肌（既是姿势肌，又是相位肌） | |
| **肩部与上肢肌肉** | |
| 胸大肌 | 斜方肌（中下段） |
| 肩胛提肌 | 菱形肌 |
| 斜方肌（上段） | 前锯肌 |
| 肱二头肌 | 肱三头肌 |
| 肩胛下肌 | 冈上肌 |
| 枕肌 | 冈下肌 |
| 腕屈肌和指屈肌 | 三角肌 |
| | 腕伸肌和指伸肌 |
| **躯干肌肉** | |
| 竖脊肌（腰部） | 竖脊肌（胸部） |
| 竖脊肌（颈部） | 腹直肌 |
| 腰方肌 | 腹斜肌 |
| | 腹横肌 |
| **骨盆部肌肉** | |
| 腘绳肌 | 股外侧肌 |
| 髂腰肌 | 股内侧肌 |
| 股直肌 | 臀肌 |
| 内收肌 | |
| 梨状肌 | |
| 阔筋膜张肌 | |
| **下肢肌肉** | |
| 腓肠肌 | 胫骨前肌 |
| 比目鱼肌 | 腓骨肌 |
| | 趾伸肌 |

时，其余的肌纤维放松。因为它们是交替收缩的，所以不容易疲劳，能够长时间地支撑身体。

- 姿势肌对刺激反应较慢，不能像相位肌那样快速收缩与舒张。
- 如果让这些肌肉快速移动或显示出强大的力量，这些肌肉很容易发生抽搐。
- 当一个人的姿势扭曲时，姿势肌就不得不费力地支撑扭曲的关节，从而导致姿势肌张力亢进。
- 如果肌肉长期处在高度收缩状态，就会促进触发点的形成。
- 身体会在这些肌肉中产生一些结缔组织来增强肌肉的支撑能力。而过多的结缔组织会把肌肉限制在收缩状态，使肌肉不能被拉伸，于是身体僵化。这种增生的结缔组织是坚硬的，所以人无法轻易地将身体调整到最佳位置。缓慢、集中的拉伸运动可能有助于改善这些收缩肌肉和收缩筋膜组织的活动度。另外，结缔组织按摩可以帮助身体恢复到自然、放松、舒展的状态。

### 相位肌的特点

- 相位肌负责在空间里移动身体。
- 相位肌主要由白肌纤维组成，这种肌纤维能对刺激做出快速的收缩或放松反应。它

们在突发事件中能快速移动身体，例如突然出现的台阶或突然出现的危险。

- 白肌纤维容易疲劳。虽然相位肌比姿势肌耗能时间短，但它们更容易疲劳，需要更长时间恢复。
- 因为相位肌经常需要快速地做出调整，所以它们的肌纤维容易出现微小的撕裂伤。这些撕裂伤通常发生在肌肉与肌腱结合处。肌肉对所附着的骨骼持续拉伸，会引起肌腱损伤。急性者为肌腱炎，慢性者为肌腱病。
- 相位肌也会出现张力过高。反复地使用某些特定的肌肉群，例如用锤子锤钉子，会导致肌肉痉挛。相位肌有时需要快速变化长度来稳定身体平衡，这可能会导致肌肉痉挛和长时间处于收缩状态。

姿势肌，使我们保持直立的肌肉，通常处于紧张和收缩状态。相平衡的相位肌保持着拉伸状态。斜角肌、胸小肌和菱形肌之间的关系就是一个很好的例子：姿势肌收缩并异常缩短，相位肌被拉伸和削弱。另外，后背竖脊肌处于高张力状态的人，也可能存在腹部肌肉薄弱的情况。因为深层按摩疗法常被用于拉伸收缩的肌肉，所以姿势肌的治疗多用此方法。随着姿势肌被治疗，肌肉与骨骼的关系变得更加整合，而相位肌也变得正常化。如果姿势肌被治疗后依然虚弱，那么我们需要加一些强化训练来改善其功能。

# 使用教材

当一个按摩师执行上述 3 个步骤后，他通常能够探查出肌筋膜对患者身体的影响。一个经验丰富的深层组织按摩师，通常会采用个体化的方案以满足患者的不同需求。

第一步，观察患者的肌肉紧张模式与代偿模式。按摩师通常利用姿势评估大纲和检查表，对患者的活动度和症状进行评估。

第二步，按照书中推荐的操作顺序制订按摩计

划。制订计划时也要让患者参与其中。这就要求患者和按摩师的目标是一致的，他们的期望是可实现的，按摩师的计划也是被患者接受的。在按摩治疗开始之前及治疗过程中，双方应保持交流和沟通。当一个特殊的标志符号⚠出现在某个课程中时，说明这里描述的是一个需要特殊敏感性的按摩方法，必须了解到在这里，患者可以随时终止或改变这个按摩方法。

第三步，执行计划。为了使患者能够很好地配合治疗，你可以提前告诉患者大约需要多少个疗程才能使他的身体达到更好的功能状态。许多人在 3～5 个疗程后会有所改善，但真正恢复到健康状态还需要一段时间。如果治疗 3～5 个疗程后患者没有改善，按摩师可能走错路了，这时需要重新制订方案。

一次整体深层组织按摩大约需要 60 或 90 分钟。一次整体深层组织按摩治疗安排如下。

- 预备工作：姿势评估和治疗方案的沟通
- 开始：极性按摩和日式指压按摩
- 热身：瑞典式按摩和跨纤维按摩
- 结缔组织按摩
- 深层组织按摩和神经肌肉按摩
- 拉伸
- 整理
- 结束：反射疗法或极性按摩
- 治疗后的交流：接收患者反馈；如果在按摩师的工作范围内，可以提出拉伸、自我调理的建议；交流下一阶段的治疗计划

表 4-2 提供了花费在每个部分上的大约时间。记住，这是一些具体部位的治疗时间而不是全身。

这个时间表非常灵活。它只是一个指导，以期帮助按摩师有效地安排时间。其中最长的治疗是深层组织按摩和神经肌肉按摩，这里允许按摩师根据需要加入一些其他的治疗。除了给患者按摩的时间，按摩师还需要把按摩前后所花费的时间一并算上并

**表 4-2　一次深层组织按摩的时间安排**

| 步骤 | 60 分钟疗程 | 90 分钟疗程 |
|---|---|---|
| 开始 | 3 分钟 | 3 分钟 |
| 热身 | 5 分钟 | 7 分钟 |
| 结缔组织按摩 | 5 分钟 | 5 分钟 |
| 深层组织按摩和神经肌肉按摩 | 38 分钟 | 65 分钟 |
| 拉伸 | 2 分钟 | 2 分钟 |
| 整理 | 5 分钟 | 6 分钟 |
| 结束 | 2 分钟 | 2 分钟 |

告知患者，这可能会使预约时间增加 30 分钟。

深层组织按摩疗法的操作常规应该包括针对某一特定身体部位的所有肌肉的操作指南。没必要在一次按摩治疗中按摩全部肌肉，要重点按摩收缩的肌肉，按摩师根据患者特有的扭曲类型即可判定。根据患者的外伤史和身体的疼痛部位，确定应该对哪些肌肉重点进行深层组织按摩和神经肌肉按摩。

非常重要的是，要考虑到患者接受按摩疗法时的舒适度等级，这包括在按摩时施加按压的深度和身体裸露部分的遮盖情况。一些患者可能不适应某些身体部位的暴露。还有一些敏感区域，特别是骨盆区域，按摩师按摩时应注意拿衣服对其进行适当遮盖。或者隔着衣服或毯子为患者按摩，尽可能地使患者更舒适、易接受。在按摩之前应该进行这方面的交流，这样患者会感觉自己被尊重。

# 按摩操作指南

## ▶ 能量流疗法

此类按摩手法的目的是让能量更有效地流动。不管大家对能量流持什么样的看法，说它是生命力也好，或仅仅是一种对体内活动的意识上的反映也罢，这种开放的动作在按摩师和患者之间建立了一条纽带，提高了双方的接受程度。

在每一个按摩疗程的开始阶段，建议进行极性按摩和日式指压按摩，这样可帮助患者做好按摩准备。患者和按摩师最开始的交流会影响到按摩的质量。它不仅可以使患者放松，让患者习惯按摩师的按摩，还能够让患者调整自己的身体。按摩师可以利用这段时间建立一个安全、信任的环境及融洽的关系。

## 极性按摩

极性按摩的发明者是 Randolph Stone 博士，他通过磁力学原理，也就是正负极，来描述体内能量流动的方向。在这里，极性按摩被看作是整体深层组织按摩的先导部分，因为它从常规的操作中分离出一部分单独的时间和过程。也就是说，在整体深层组织按摩治疗过程中，极性按摩是所有常规治疗开始阶段都要首先进行的操作。

极性按摩是轻柔的，并且是将整个手掌平摊在患者身体上。按摩师的手掌和手指以一定的力度接触患者的皮肤。想象把你的手放在一片浮在水面的叶子上，用适当的力去感受叶子，但不要把它浸入水中。按摩师的手应选取适当的方向进行按摩。

按摩师与患者的身体建立接触后，极性按摩1～2分钟。在此期间，按摩师应该以放松且利于操作的姿势站直或坐直，保持稳定、均匀的呼吸。这可以引导患者也放松身体，均匀呼吸。按摩师对自己手上的感觉十分敏感。当接触患者身体时，按摩师的手掌和手指通常会感觉温暖且有轻微的颤动感。按摩师通常也会觉察到患者身体的微妙变化。这可能表现为局部变软并慢慢失去阻力。患者也经常反馈说感觉放松了，并且更加能够感知到身体内的感觉。这种促使对内在感受的了解——内感觉促进——是整体深层组织按摩疗法的一个重要组成部分。

这部分治疗的有效性并不需要进行理性分析，按摩师只需要集中注意力感知患者的感受并与之协调配合即可。

为了释放极性势能，按摩师在关注患者的舒适度和幸福感的同时，慢慢地移动手部来对患者进行按摩治疗。当患者吸气的时候进行极性势能释放是有意义的。

## 日式指压按摩

日式指压按摩是在极性按摩放松后进行的。这里的日式指压按摩相对简单、易行，但可用来增强整体深层组织治疗的有效性。

根据第1章的知识，日式指压按摩的目的是强调"气"在全身经络中的运行。一般认为，日式指压按摩需要运用移动的生命力来追踪"气"在经络中的运行。传统的日式指压按摩需要患者躺在地上，按摩师沿着具体的经络进行按压。在整体深层组织治疗中，只需要患者躺在按摩床上即可。

该按摩手法通常是沿着肢体长度方向从近端到远端进行按压。开始按摩时，按摩师要面向患者，用双手抓住患者的肢体。拇指放在肢体的外侧，手掌覆盖肢体正中，其余四指环绕肢体内侧。在按摩师与患者呼吸相一致的状况下，按摩师运用按压、挤压和轻中力度滚压的方法对患者肢体进行按摩治疗。在按摩师的大拇指与患者肢体保持接触的情况下，按摩师用手掌包裹患者肢体，采用其余四指对患者肢体施加挤压的动作。在对肢体进行轻中度滚压结束的时候，保持手部贴敷操作部位，持续用力进行局部挤压法的操作。

不同于极性按摩的是，日式指压按摩不只可以用手指进行按摩，还可以用按摩师的整个身体来按摩。在按摩时，身体的重量和动作提供了必要的压力，而不是靠手臂或手部肌肉的力量。只有正确的发力方式才能达到上述治疗效果（图4-2）。按摩师将两脚前后分开，与按摩床保持适当距离。双膝微屈，注意力集中在腹部，核心发力。按摩开始时，身体70%的重量在后足。按摩过程中，身体重心随着按摩动作与呼吸往前移。按摩快结束时，大约70%的重量在前足。在整个按摩过程中，按摩师要保持身体直立，肩、手臂、手放松。按摩师在对患者肢体进行按摩时，应将自己的手部向肢体下端多滑动一些，不断将身体重心在前后足之间来回转换。对腕部和踝部也可用这种方法进行治疗，并可以达到事半功倍的效果。

## ▶ 瑞典式按摩

瑞典式按摩是在极性按摩和日式指压按摩之后进行的。在按摩师自主决定的不同按摩疗法交叉操作的过程中，瑞典式按摩提供了一种良好的转换

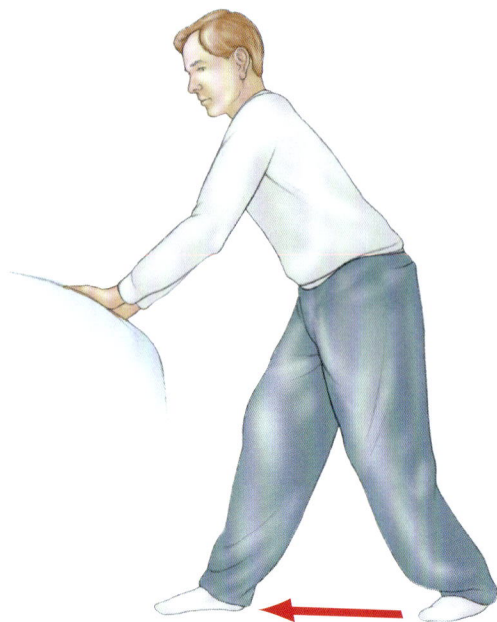

图4-2　按摩师做日式指压按摩的正确姿势

方式和平滑的按压操作。它的目的是增加流动性和持续性，以提高整个软组织的质量。与其他手法相比，瑞典式按摩更能使患者的身体产生"融入感"，同时还能提高其他按摩手法的疗效。

瑞典式按摩包括许多按摩手法，其中3种基本的按摩手法是轻抚法、揉捏法和摩擦法。这些手法常被用来预热组织、加快体液循环，也是连接其他手法的桥梁。

## 轻抚法

轻抚法是一种平滑流畅的按摩手法，作用于皮肤表面。根据特定的按摩单元（环节），可用单手或双手进行按摩。轻抚法常用于预热组织、舒缓神经系统及放松紧张的肌肉。施加压力的大小取决于按摩的目的和患者的接受度，润滑剂可以减少对皮肤的损伤。虽然手掌是最常用的工具，但手和手臂的其他地方也可以用来按摩，如指间关节、拇指、前臂。

基础的轻抚法单元应该覆盖被治疗肌肉的全部长度。它可以标示出患者的神经系统对肌肉支配的边界，从而促进由肌肉长度变化引发的肌肉放松感。用轻抚法按摩时，如果在肌肉骨骼附着处之前

停下就会造成肌肉变紧或缩短，这与按摩的目的背道而驰。

下面提到的这些按摩手法，大家可能还不太熟。

- 叠瓦片手法是轻抚法的一种。一只手叠放在另一只手的上面，在滑动进行轻抚法的过程中，每隔5～7.5cm，进行一次按压（图4-3）。它使我们联想到屋顶叠起的瓦片。

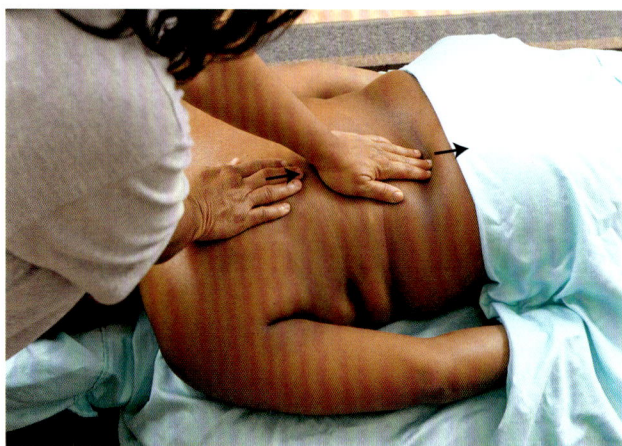

图4-3　叠瓦片手法

- 游泳手法是用前臂做轻抚法按摩的方式，通常来按摩背部和大腿。按摩师把前臂平行放在背部中间或大腿中间（图4-4）。与此同时，将身体重心前移，双前臂滑动分开，直到双前臂的打开程度与肩同宽。然后，按摩师把双前臂收回来重复做游泳手法，在此过程中，按摩师的双前臂始终与患者皮肤保持接触。这个动作很像在蛙泳，所以叫游泳法。

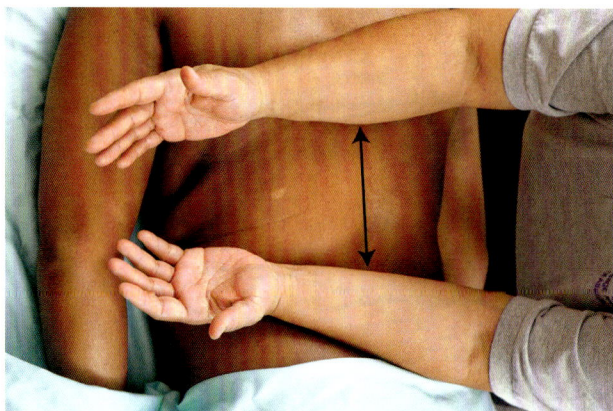

图4-4　游泳手法

- 拇指滑动手法是一种用整个拇指按摩的轻抚法。双手拇指在皮肤上以重叠的方式交替滑动，类似于雨刷（图4-5）。这种手法通常用于按摩较小的身体部位，如手掌、足底以及膝关节附近部位。

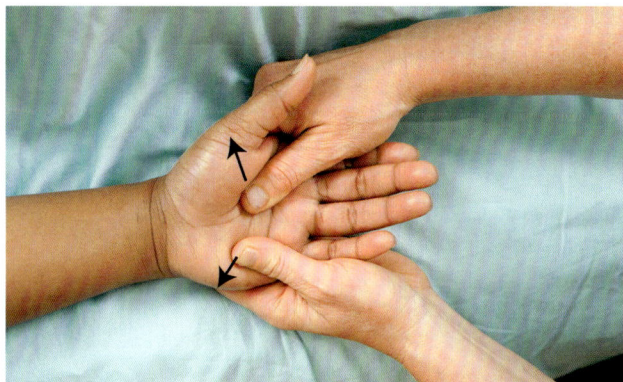

图4-5　拇指滑动手法

- 排毒手法是一种用双手按摩手臂或腿的轻抚法。这个动作要从肢体远端开始，双手抓住手腕或足踝，拇指相对平放在肢体内侧，其余四指紧贴肢体（图4-6）。双手拇指与示指之间形成带状，沿着肢体的边界，向中央用力，将肢体包绕住。施加较小的压力，同时向肢体上端推。到达肢体近端后，双手分开，再沿着内侧面和外侧面向下滑，可以重复动作，但始终不脱离皮肤。

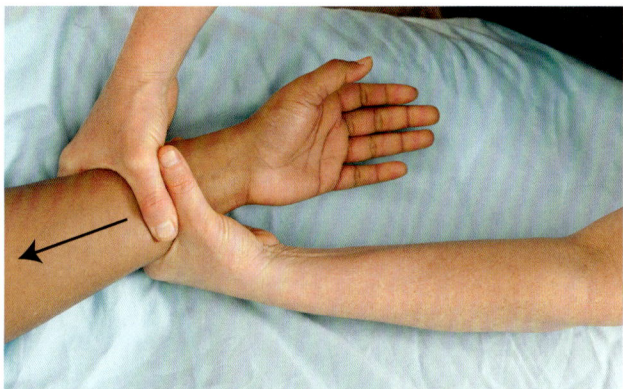

图4-6　排毒手法（以前臂为例）

## 揉捏法

通过手的抓、提、挤等动作，能够更好地放松

肌肉，加快血液和淋巴循环。揉捏法有单手和双手两种方式（图4-7）。指间关节揉捏法是揉捏法的一种操作手法，它采用伸直手指的握拳位，用指间关节的背侧进行按揉。在操作过程中，按摩师应该对患者身体的一小块局部位置进行节奏和压力都较为舒适的指间关节前后滚动按压（图4-8）。

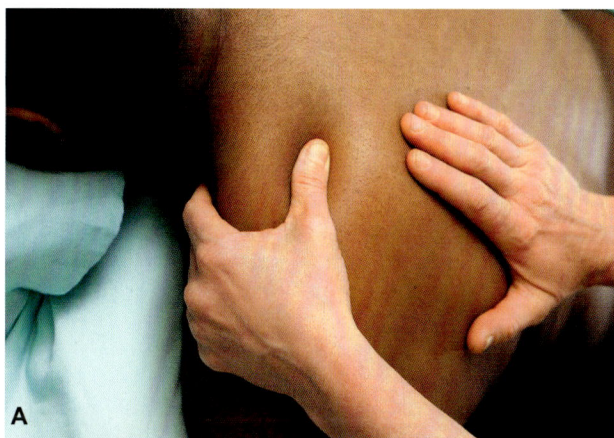

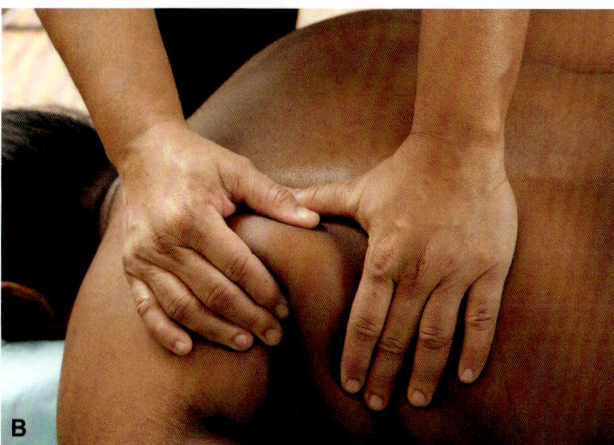

图4-7　揉捏法
A. 单手；B. 双手

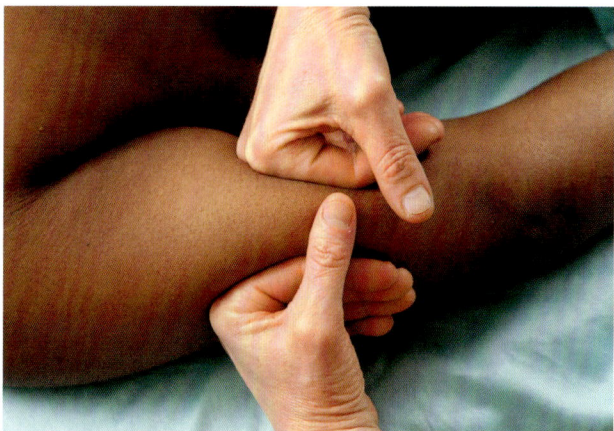

图4-8　指间关节揉捏法

## 摩擦法

摩擦法可用来放松收缩的肌纤维，处理粘连组织和瘢痕组织。按摩师按压患者的组织，用手指或手掌点压皮肤，使力量到达肌肉或筋膜。当摩擦法被用到治疗某些较深的组织时，按摩师应将患者的皮肤和肌肉作为一个整体来进行操作。按摩的力量要深透，这样按摩师的手就不会在皮肤上打滑引起刺激。摩擦法常以圆周运动为主，与肌纤维的走向一致；或做往复运动，符合跨纤维模式（图4-9）。

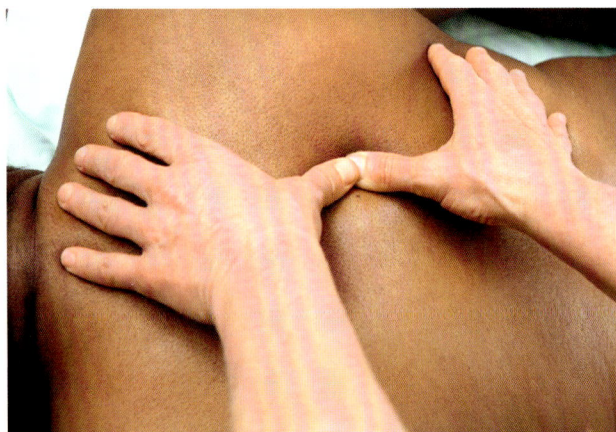

图4-9　拇指摩擦法

## ▶ 跨纤维按摩

跨纤维按摩是连接传统按摩疗法和深层组织按摩疗法之间的桥梁。这种技术可以解除发生在肌纤维束中的粘连，而粘连会妨碍正常的功能。粘连还会阻塞体液的流动、限制活动度、束缚局部感觉神经元，从而引发疼痛并损害本体感觉。跨纤维按摩的目的就是解决这些问题。

在整体深层组织按摩疗法中，有两种跨纤维按摩法——指尖摩法和拇指摩法。这两种按摩手法都需要使用润滑剂，才能在跨纤维按摩时实施平滑、往复式按摩动作，但也不能错过肌纤维间的粘连。

执行指尖摩法时，将手掌微屈握空拳，手指微微分开。单手或双手均可。按摩师的指尖呈90°垂直于患者肌肉表面，在肌肉两端附着点之间，对其

进行持续的前后滚动点按（图4-10）。

拇指摩法利用的是整个拇指。按摩时，整个手掌都放在患者身体上，拇指自然地舒展开，与手掌大约呈60°（图4-11）。拇指的伸长方向应与肌纤维的走向一致。那么当手掌做往复运动的时候，拇指就可以在肌纤维上做横向滚压。这样肌纤维束之间就会有相对的滑动，从而舒展肌纤维并松解粘连的筋膜。这个手法就如同用一个擀面杖把一块面团慢慢地擀平。

以上两种按摩手法都要以中等速度进行。对于中等大小的一块肌肉，按摩师需要做5或6个往复运动，才能将整块肌肉全部按摩到位。因为它们是跨肌纤维的按摩动作，与平行肌纤维的按摩动作相比，它们能更好地帮助按摩师探查肌纤维的状态。

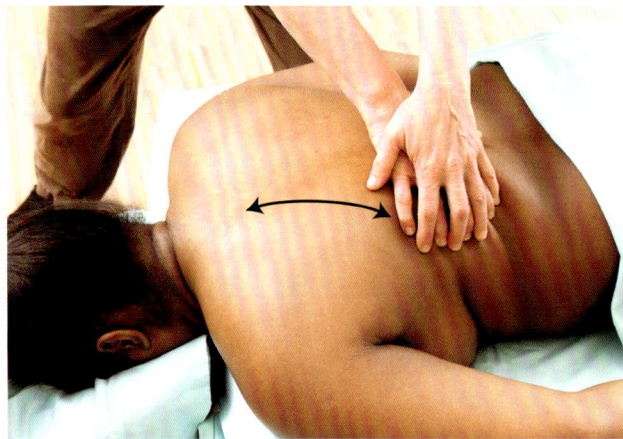

图4-10　指尖摩法

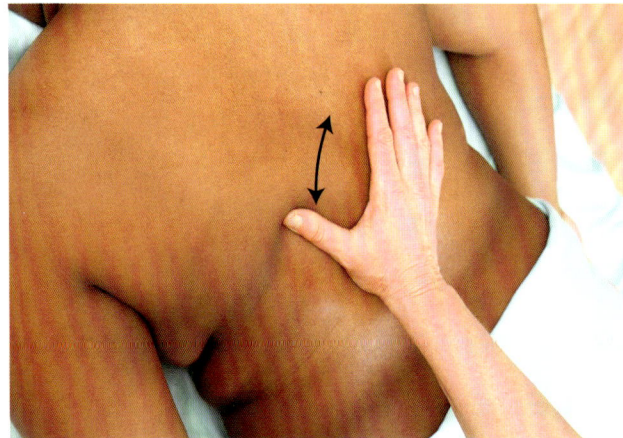

图4-11　拇指摩法

粗壮的或者像绳子样的肌纤维是粘连的标志，所以应该针对这些部位实施具有松解作用的按摩手法。

对于同一块肌肉，跨肌纤维的按摩动作不能连续实施超过6次，否则会导致皮肤红肿。经过几次按摩之后，如果粘连的肌纤维没有得到缓解，按摩师就应该先做其他部位的治疗，之后再返回检查并解决此处问题。

## ▶ 结缔组织按摩

对筋膜的按摩具有三重目的：一是改善局部的流体动力学，让基质的流动性恢复正常或更好；二是解除胶原蛋白的粘连，即解除因胶原蛋白粘连引起的肌肉与肌肉、肌肉与周围组织的粘连；三是提高筋膜上的感觉神经元对运动和位置的感知能力。这种用于扩展和分离筋膜的按摩技术，通常会联合运用缓慢拉伸和缓慢牵引两种手法。

对筋膜的稳定、持续拉伸，有利于消除胶原蛋白网中形成的限制连接。实现筋膜松解的关键是，按摩师能够较好地感知身体组织的伸展受限，然后使用缓慢拉伸手法按摩，直到患者感觉肌肉筋膜变柔软或被拉长。手法中给予的压力和拉伸力必须在肌肉组织的承受范围内，否则，过度的力量会让患者潜意识认为有危险，导致周围的肌肉不自主地紧张收缩，随之可能会使肌肉受伤。

### 结缔组织按摩的应用

1. 筋膜的提拉和滚动技术。这是一种针对皮肤和肌肉的滚动按摩方法，用来松解浅表筋膜的粘连。此技术需要两手配合，双手拇指放在一边，其余四指相对放到另一边。拇指和其余四指同时提捏起皮肤和皮下组织，然后用拇指将其推向四指方向，于是皮肤和皮下组织就会在手指之间滚动（图4-12）。如果皮肤很容易从下面的组织上剥离，那么皮肤可以实现独立滚动。否则，皮肤、脂肪、浅筋膜、肌肉等都可能同时被提起并滚动。所有动作要做到缓慢、熟练。粘连的区域可能会感到疼痛。开始时，要选择容易提捏起来的部分，然后慢慢向不容易提捏起来的部分滚动，循序渐进。不能对组织强行用力，而且要知道可能需要多个疗程才能达到最佳效果。

2. 肌筋膜扩展技术。这种手法可以用手指、指间关节和掌根来做，可以使用少量润滑剂。按摩师应该拉伸患者的皮肤，而不是滑动。向中线方向按

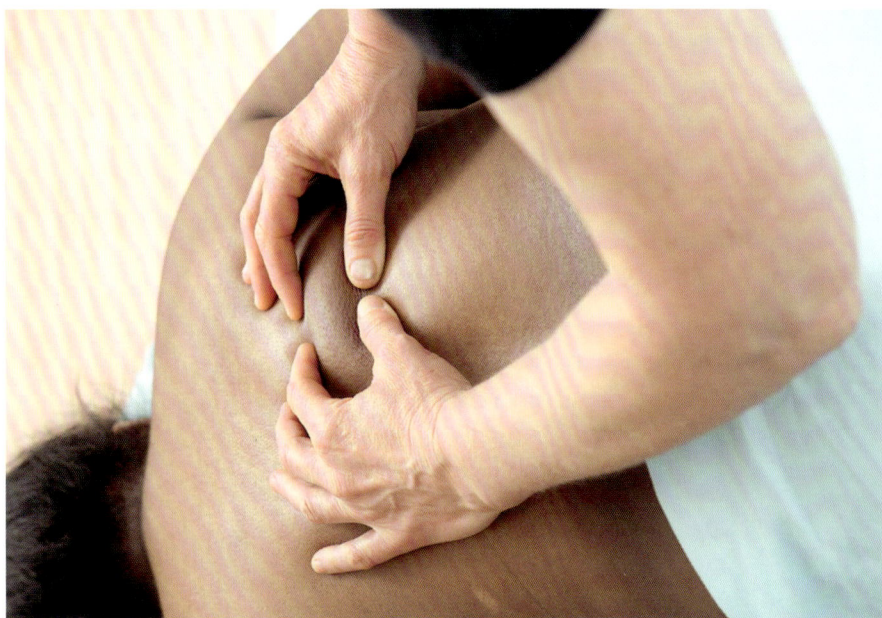

图4-12 筋膜的提拉和滚动技术

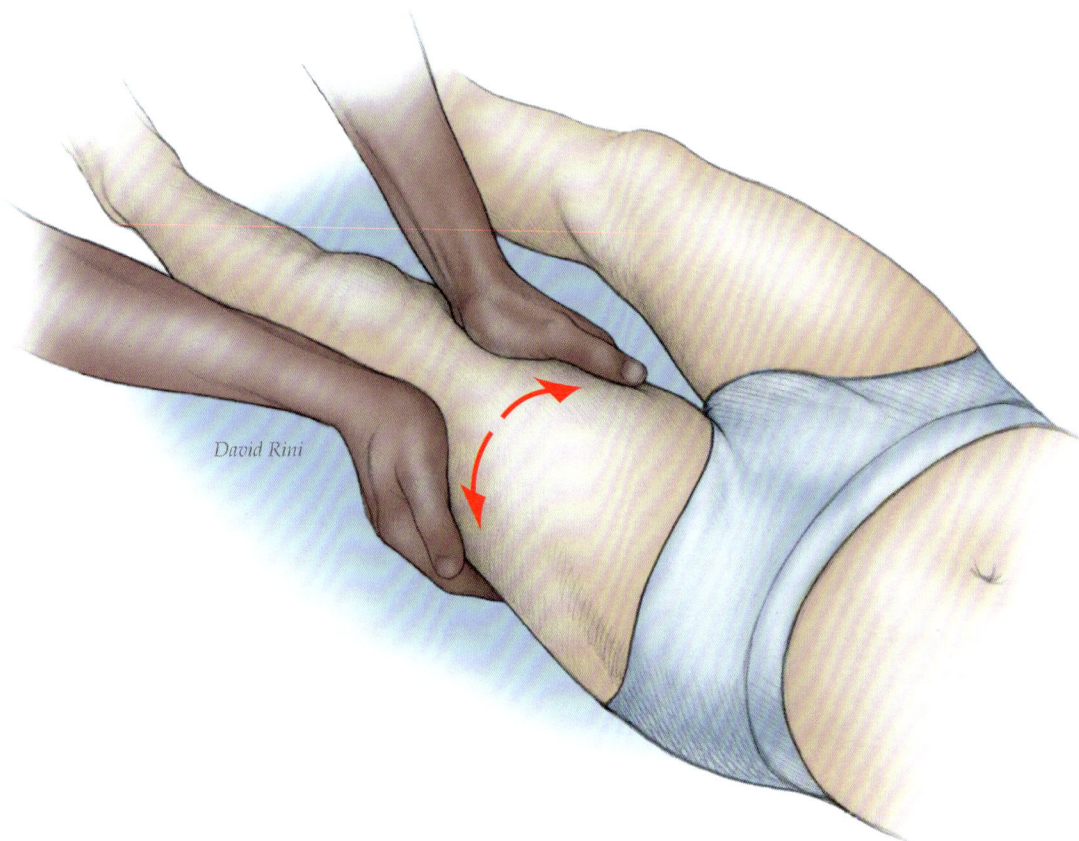

图4-13 肌筋膜扩展技术

压组织局部使其逐渐变柔软，直到能感受到手下有轻微的阻力为止。用手向两边均匀地拉伸，直到患者的组织不能再进一步延展（图4-13）。保持这个姿势，直到阻力减弱，手可以滑动得更远。这种按摩手法专门用于松解筋膜粘连。

3.肌筋膜松动技术。手指、指间关节、手掌和前臂都可用于此手法。按摩师采用往复运动或圆周运动使肌筋膜组织与其下的肌肉骨骼相互滚动（图4-14），以松解粘连的肌筋膜。此手法是为了让肌筋膜组织可以重新自由活动。

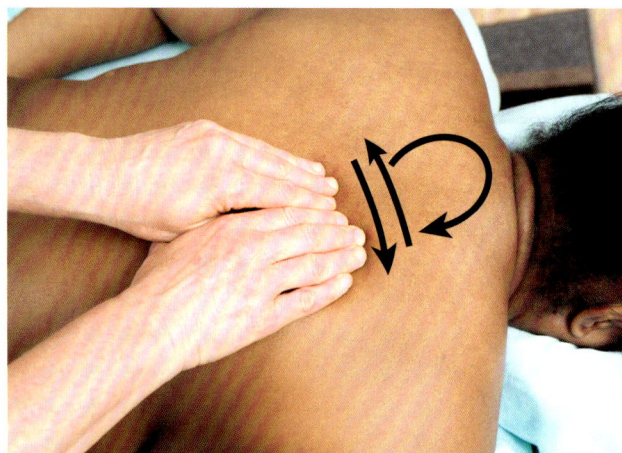

图4-14 肌筋膜松动技术

## ▶ 深层组织按摩

"深层组织按摩"这个术语有很多含义。它可以理解为深度按压肌肉，或者是按压体内深层的肌肉群。从我们的治疗目的来看，对于深层组织按摩最恰当的描述是：一种对患者深层组织有深度疗效的方法。这种疗法可以通过改善体内软组织的功能紊乱来减轻疼痛和压力。这样，深层组织按摩疗法就可以在许多层面上增强功能。为了达到良好的效果，有时需要对软组织施加特定压力，但是不能够让患者感到疼痛，或者对组织造成损伤（专栏4-1）。

### 专栏 4-1 | "深层组织按摩"和疼痛的性质

疼痛是一种主观感觉，特别是与触碰和压力有关的疼痛更是如此。并不存在一个恒定的、可以测量的压力值会在每个人身上均引起相同的反应。不同的人对压力的反应也不同，即使是同一个人，不同时间受到相同的压力，反应也会有所不同。

疼痛通常来自我们身体的某个部位，但是真正转换成疼痛信号的位置在大脑。我们的结缔组织和肌肉中充满了可以传递压力、位置、潜在危险等信息的感觉神经元。按摩会刺激这些神经元，让神经元传递信号到大脑，然后在大脑中转化成高兴或痛苦的感觉。如果大脑转化成的是疼痛，紧接着神经末梢就会在局部分泌疼痛因子。这些疼痛因子会加重患者的不适感，最终会降低按摩的疗效。

是什么决定了一个人对触碰的感受是深的还是浅的？是痛苦的还是快乐的？这取决于很多因素，包括：组织的紧张度、局部受伤的状况、患者对按摩的态度和期望以及患者对触碰意图的理解。为了能够放松且无痛地接受按摩治疗，患者需要确信按摩师是全神贯注、充满关爱、敏感、自信并且知识渊博的。而按摩师需要能够做出正确的诊断和治疗，避免在与患者接触过程中给患者带来疼痛的感觉。错误的治疗会给患者带来不必要的疼痛，从而让患者抗拒治疗，最终无法获得疗效。

在深层组织按摩期间，按摩师与患者之间最佳的交流状态需要有持续的警惕性和高度的敏感性，只有这样，才能获得好的疗效。

### 深层组织按摩的应用

热身之后就可以开始做深层组织按摩了。在此将讲述针对特定肌肉的按摩手法的应用。这里不对每个按摩动作的速度、深度、重复次数等细节做论述，因为这些因素是因人而异的，需要对患者进行触诊及交流后才能选择最佳的治疗方案。不同患者适合的按摩手法不尽相同，即使是同一个患者，治疗不同的肌肉群或在不同的治疗周期，也需要调整对软组织施加的压力。

深层组织按摩的目的是放松收缩的肌肉。这是通过对肌肉施加缓慢的压力来实现的。这种有力的按压缓慢地拉伸了肌腹中的肌纤维和腱鞘，相当于对肌肉做连续的拉伸。这种带有扭转和剪切（如拉伸）的力，有利于刺激与中枢神经系统相连的本体感受器，以降低肌肉的紧张程度。

专门用于拉伸收缩肌肉的深层组织按摩手法，需要按照平行于肌纤维的方向施加于患者。在本书中，称之为拉伸按摩。这个手法必须要缓慢，否则，就会引起肌肉进一步收缩，达不到治疗的目的。

如果以恰当的速度来实施拉伸按摩，患者就会感觉这些组织像是在屈服或融化。如果沿着肌肉进行轻抚按压的时候遇到了阻力，按摩师应该立即停下来，并保持持续的按压力，直到这一阻力消失。接下来，按摩师需要减轻所施加的按压力，直到该部位肌肉组织恢复正常柔软度之后，才能继续轻抚按压治疗。

### 肌肉的层次

肌肉的放松是从浅表向深层循序渐进地进行的。作为按摩师必须对肌肉组织非常熟悉，并能够描述出肌肉的形状及其与其他肌肉的相对位置，这样就能知道什么时候应按摩哪块特定的肌肉。深层肌肉无法被直接触诊，要通过浅层肌肉才能触摸到深层肌肉的纤维。如果浅层肌肉处于紧张和收缩的状态，肌纤维僵硬，那么按摩师就无法通过这些浅层肌肉触摸到更深层次的肌肉。因此，只有浅层肌肉得到放松后，才能进一步放松更深层次的肌肉。

　　当按摩师对患者身体施加压力的时候，只有其下压到一定组织深度，才能感受到轻或中度的阻力。肌肉对抗潜在压力会做出自然收缩的反应，从而使按摩师的手感受到相应的阻力。对深层组织施加的压力要大于浅层组织，但是不能引起患者肌肉收缩。因为一旦体内的软组织做出保护性收缩，身体就会重新进入紧张状态，而深层组织按摩疗法就会适得其反。

## 对肌腹的按摩

　　1. 拉伸按摩。这是一种缓慢滑动的按压手法，滑动方向与肌纤维走向平行（图4-15）。四指、指间关节、掌根、拇指、肘部或者前臂都可用于此手法。此手法是使收缩的肌肉恢复原有长度的主要方法。

　　2. 扩展技术。这种技术适用于对小范围内肌纤维的异常情况进行触诊，例如，精确定位触发点（图4-16）。

　　拇指、四指、指间关节和肘部都可用于此手法。尽管用拇指按摩深层组织效果最好，但最好使用身体其他部位来按摩，以免磨损拇指。

- 纵向移动。平行于肌纤维方向做反复的直线运动，每次覆盖约2.5cm。
- 横向移动。垂直于肌纤维方向做反复的直线运动，每次覆盖约2.5cm。
- 纵横结合。对同一块肌肉，既做纵向，又做横向运动，每次覆盖大约2.5cm×2.5cm的面积。
- 扇形移动。双手手指向两侧做扇形运动，形成7.5~10cm宽的弧形（图4-17），这种手法可以舒展筋膜组织。

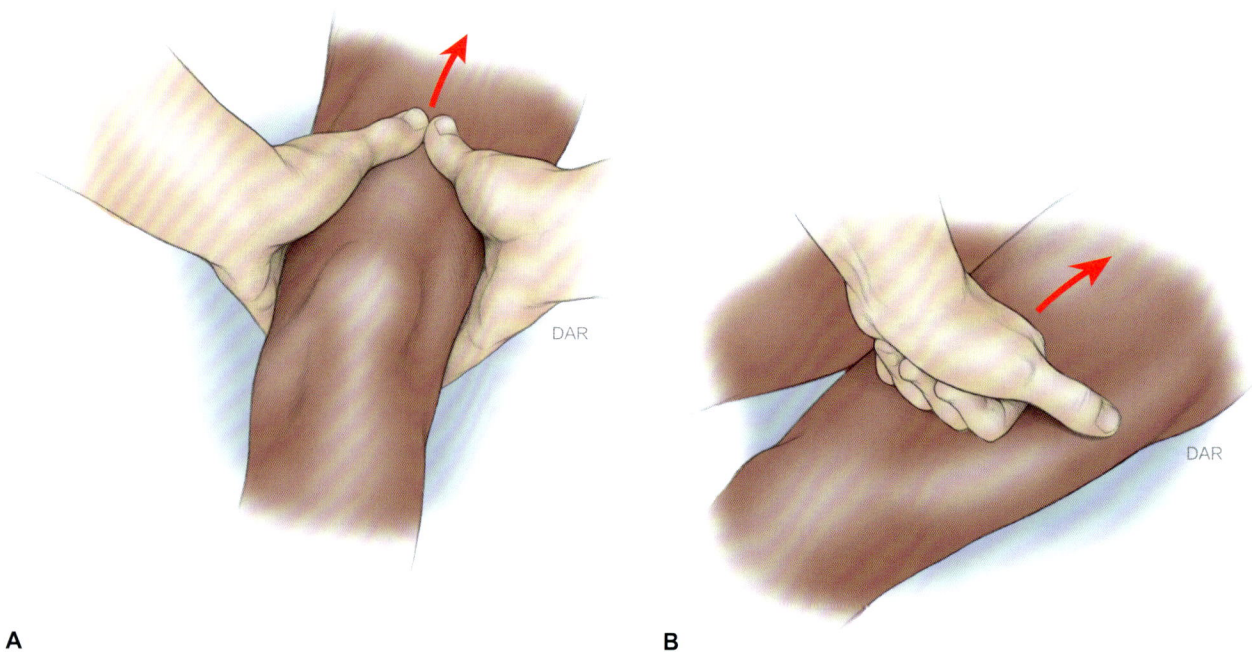

A

B

图4-15　A. 用拇指做深层组织的拉伸按摩；B. 用指间关节做深层组织的拉伸按摩

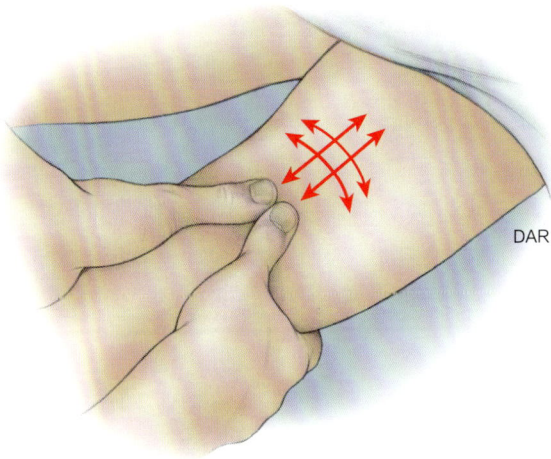

图4-16 做拉伸按摩的手部姿势

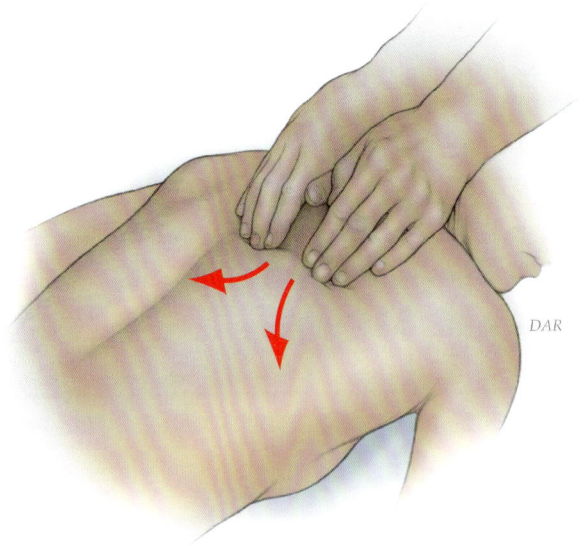

图4-17 扇形按摩手法

3. 静态按压。在身体表面垂直按压肌肉（图4-18）。拇指、四指、指间关节和肘部都可用于此手法，适用于肌纤维强烈收缩的部位。它还可用于治疗疼痛触发点。

4. 筛捻法。这是一种横跨肌纤维的轻抚按压方法。用拇指和四指提起一部分肌肉组织，然后用手指捻动肌肉，以放松其中粘连的部分并在紧绷的肌肉组织中定位触发点（图 4-19）。

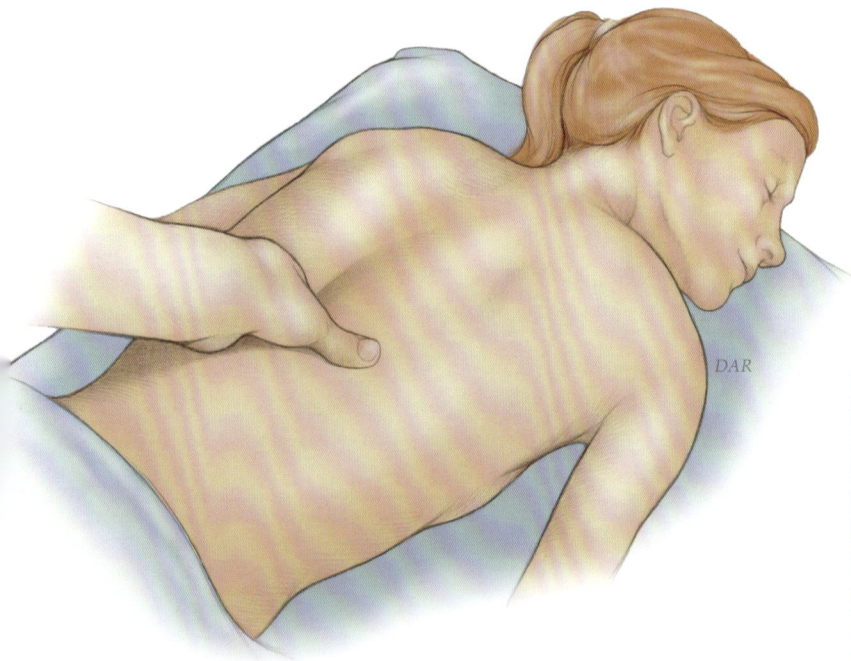

图4-18 用拇指做静态按压

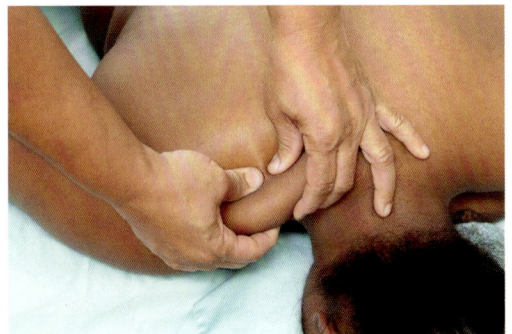

图4-19 筛捻法

## 对肌腱的按摩

接下来介绍针对肌腱的深层按摩步骤。

1. 朝向肌腱在骨骼上的附着点方向，对肌腱进行轻抚按压法。

2. 横跨肌腱做小幅度的跨纤维按摩。

3. 对肌腱及其骨骼附着点做静态按压。

4. 拇指、肘部、四指或指间关节都可用于对肌腱的按摩（图4-20）。

## 分离肌肉的按摩

按摩肌肉的边缘，使它们彼此分开。也就是用

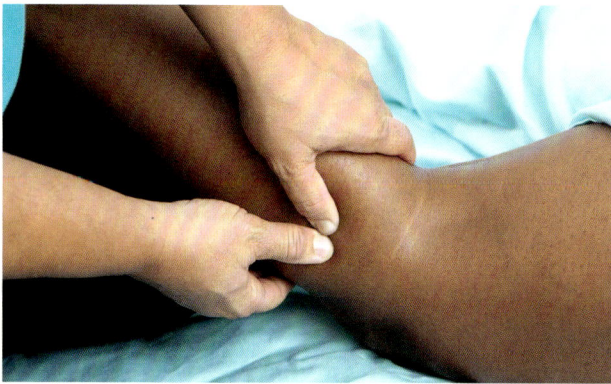

图4-20 按摩肌腱时的手部姿势

拇指、肘部或指间关节做拉伸按摩（图4-21）。

## 患者的反应

肌肉放松的表现有很多种。一块肌肉得到放松时，就会很容易被拉伸，而且按压上去感觉比较柔软。处于紧张状态的肌肉被实施放松疗法时，会有明显的反弹和跳动。有时在整个肌肉长度上都会有跳动。随着肌张力下降，肌肉不再那么紧绷，并且局部循环也得以恢复。

在按摩中，有时患者会感到紧张。按摩不正常的肌肉组织时患者通常会感觉疼痛。触发点、瘢痕组织、紧张的肌纤维和痉挛的组织都可能会引起疼痛。当遇到这些情况时，按摩师要能够解释这些疼痛发生的原因。按摩师的解释会减轻患者的忧虑，并减轻患者主观上的疼痛。按摩师一定要取得患者的信任，确保患者不产生难以忍受的疼痛。

## 对深层组织按摩的评估

在深层组织按摩中，按摩师必须有规律地暂停按摩，以评估这一阶段按摩的疗效。这样的中止，也会让患者的身体更好地接受按摩，达到更好的效

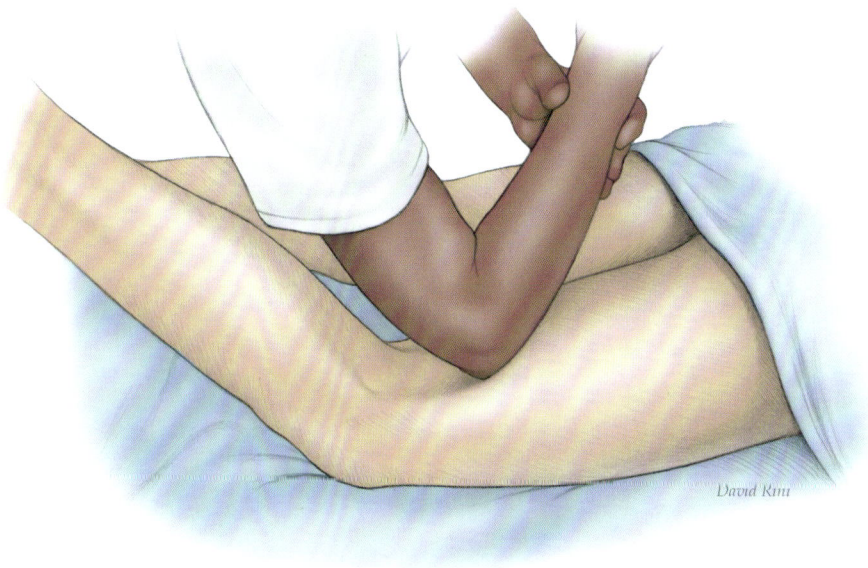

图4-21 对肌腹做深层组织的拉伸按摩

果。按摩师通过手掌轻轻地触诊肌肉，就可以评估肌肉是否完全放松。同时，了解患者按摩后的感觉也很重要。在深层组织按摩完成后，为了强化自我感觉和同化的过程，可以对身体某一区域进行一次极性按摩。

评估疼痛、肌紧张、运动伸展范围的变化。沿着肌肉的走行再做一次轻抚法按摩，以帮助患者适应新的放松状态。

## ▶ 神经肌肉按摩

神经肌肉按摩的目的是找出并治疗所有可能引起疼痛或肌无力的触发点。

### 寻找触发点

可以通过以下两种方式来定位触发点。第一种方式，在对肌肉做深层组织按摩时可能会摸到触发点。位于紧张的肌纤维束中的触发点总是对触摸特别敏感。如果肌纤维束中包含一个或一组触发点，当按摩师的手指按摩肌纤维束时，肌纤维就会抽搐并引起疼痛。一旦确定了紧张的肌纤维束的位置，按摩师应仔细找出肌纤维束中的触发点并挤压这个点，此时患者就会出现明显的疼痛感。

触发点会在相距较远的特定部位产生疼痛感觉，该部位被称为"牵涉痛区"。在特定部位发现的触发点总能在相距较远的特定部位引起疼痛的感觉。牵涉痛模式为第二种定位触发点的方式提供了关键信息。

在进行深层组织按摩之前的问诊中，患者一般会指出平时出现疼痛和不适的区域。这种疼痛多在体力劳动或患者高度紧张时发生或加剧。患者指出的也有可能是触发点引起的牵涉痛区。如果按摩师能够确定疼痛的位置及其范围，按摩治疗效果会更加理想。对此有一个很实用的方法，就是在患者允许的情况下，患者一边描述，按摩师一边用手不断地摸索出疼痛区域。按摩师还可以把疼痛的区域标

在绘有空白人体轮廓的图纸上。一旦确定了牵涉痛区的位置和范围，就可以用触发点图找出触发点。

触发点图可参见本书附录B。

### 消除触发点

治疗触发点的步骤很简单。一旦确定了触发点的位置，按摩师就可以用拇指、四指或肘部直接对触发点施加压力（图4-22）。据很多按摩师反映，与静态按压相比，有节律的跳动按压效果更好。施加压力的大小，应该以按压触发点和牵涉痛区时患者表现出中等程度的疼痛反应为度。在向患者解释完这一点后，按摩师可以制订一个简单的压力测定量表（包括1~3级，1级表示力度较小，2级表示力度适中，3级表示力度过大）。通过对患者使用这个量表，按摩师就可以根据患者的反应来正确地衡量自己所使用的力度。这种方法也可以用在深层组织按摩中，以确定恰当的力度。

当按压或刺激造成触发点激活的时候，会产生疼痛感。但除非这些激活的触发点引发了其他位置的疼痛时，它们才会被注意到。由触发点引起的疼痛可能出现在牵涉痛区，而不是触发点本身所在的位置。比如，某个人患有紧张性头痛，感觉头皮下跳痛，但是疼痛的触发点可能在胸锁乳突肌上。仅

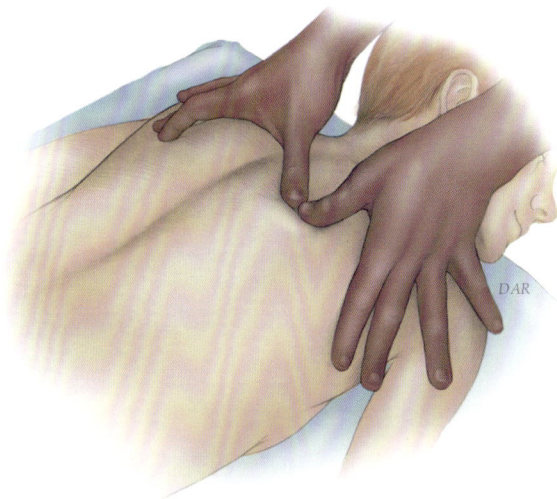

图4-22 缓解触发点时的手部姿势

仅对牵涉痛区进行治疗，只能缓解一时的疼痛，因为没有从根本上消除触发点。

对触发点进行 8 ～ 12 秒的静态按压或有节律的跳动按压。通常这段时间足够阻断从触发点发往牵涉痛区的疼痛信号。在治疗期间，患者会感到疼痛程度减轻。按摩师应随时关注患者疼痛程度的变化，以此来监测治疗效果。在按摩过程中，每隔几秒，按摩师就需要问一次患者，疼痛程度是减轻了还是没变化还是加重了。如果治疗成功，患者的疼痛就应该持续减轻，并且肌紧张的区域会感到松软，活动度增加。

在消除触发点后，按摩师应该立即拉伸受影响的肌肉，使其恢复到自然长度。触发点会引起肌纤维的长期收缩。恢复到自然长度的肌束越多，则肌肉中隐含的触发点就越少。按摩师还应该指导患者在两次治疗之间进行拉伸锻炼（如果这是在按摩师的工作范围之内的话），以保持肌肉健康。

## 画出触发点的位置

如果触发点存在时间过长并且患者身上出现了几个重叠的慢性疼痛区域，那么找到并治疗触发点可能会比较困难。触发点可以存在于肌肉的不同层次，所以除了浅层肌肉，深层肌肉中也可能有很多触发点。在这些患者中，从浅层肌肉到深层肌肉，每个触发点都需要被依次治疗。在同一块肌肉中，

也可能存在着多个触发点，而它们的牵涉痛区有可能相同，也有可能各不相同。

如果任其发展不予治疗，触发点的活动可以逐渐发展，遍及全身。按摩师必须仔细地找出每一个疼痛区域，并找到引起此疼痛的触发点或触发点群。为每一位患者保留一份标有触发点位置及其牵涉痛区的体表图，这对治疗长期疼痛非常有帮助。参阅本书的附录 B，那里有本章讨论的触发点图。

## 评估治疗效果

每个人缓解疼痛所需的时间长短各不相同，这主要取决于患者的日常运动和生活方式。不良的姿势习惯以及与工作有关的、不断重复的动作会加重触发点的恶化。因此，应该改变不良的姿势习惯或者减少那些重复性的动作。压力管理技术有可能被用来减少对患者神经系统的过度刺激。还应定期锻炼，例如，定期进行缓慢、持续的拉伸运动。如果做到了以上这些点，那么触发点疼痛就可能得到缓解甚至消除。

在患者进行下一次深层组织按摩治疗时，按摩师应该询问患者触发点疼痛和牵涉痛减轻了多长时间。如果需要，可以对触发点再次进行治疗。如果疼痛一点都没有减轻，按摩师就应该建议患者去看医生，检查其他可能引起疼痛的原因。

# 身体力学

要想成为一名合格的深层组织治疗师，在所有必要的技能中，最重要的一项是学习使用良好的身体力学。正确的身体力学对线和动作，能有效地支持按摩师实施按摩手法，并减少按摩师体力的损耗。按摩师在身体力学对线不正确的情况下进行按摩操作不仅会损害按摩师的身体，还会使患者身体

无法获得真正的放松。而使患者放松正是按摩师努力想要做到的。

对身体力学的研究，主要是学习在不造成肌肉劳损的情况下通过身体结构传递重量。几乎所有的按摩手法，都需要把重量通过按摩师的身体（从腿和脚到脊柱，然后从肩带到手臂和手）传递到患者

身上。按摩师就是通过这样的方式来产生按摩手法所需的压力。

按摩师的身体除了要应对重力以外，还必须承受实施按摩手法时带来的额外压力。如果此时按摩师的身体姿势不正确，或者桌子的高度不合适，那么像拇指间关节和腕关节附近的低效剪切力就会导致身体组织的损伤甚至残疾。

站立时的力学对线基本原则也可以运用于按摩中。而把握正确力学对线的最好办法是熟悉身体结构处于结构应力最小的位置。当我们有意识地发展可以有效利用骨骼力学对线的姿势和运动模式时，这种模式就会成为一种习惯。

这些复杂而精细的协调动作，完全是在无意识的情况下完成的。任何有意识地控制肌肉的尝试，都可能会抑制神经系统协调平滑肌的功能。运用这一原则来掌握按摩技术，要求按摩师能够了解在进行每项按摩操作时自己身体应该保持相应的正确姿势。同时，发展自己的运动知觉能力，从而当自己的身体偏离正确姿势时，能够及时意识到。

身体力学的主要原则可以归结为以下5个问题，便于按摩师在做按摩工作时，能快速评估自己是否正确地使用身体。

## ▶ 五大问题检查表

1. 我的关节中心是否已经对齐？
- 我的拇指舒适地伸展着，没有弯曲也没有过度伸展。
- 我的脊椎从骶骨到第一寰椎都伸直了，没有扭曲。
- 当我屈膝时，膝关节与足尖垂直。
- 当我的腿伸直时，膝关节没有出现过度伸展。
- 我的肘尖向外而不是向内。
- 我的肩胛骨放松并下沉，肱骨舒适地位于肩关节盂中。
- 我的手腕处于中间位置，没有过伸也没有

过屈。

2. 我的身体是否朝着我的按摩方向？
- 我的肩膀和髋部呈一条直线。
- 我的手与肚脐平齐，并朝向按摩的方向。
- 我的双腿和双脚与我的上半身移动的方向一致。
- 我的两条腿处于大致平行的位置，双足分开至少与臀部同宽（想象自己站在滑雪板上）。

3. 我是否全身在移动？
- 在按摩刚开始时，我的重心主要落在后足上。
- 在我施加压力或向前按摩时，身体的重心也要向前移。
- 按摩时所需的力量，应该从下向上，即从脚向手发力。
- 我本人越放松，就越容易使力。
- 身体的移动应该是连续而流畅的。我从来不会固定在某一个姿势。

4. 当我施加压力时，我是否拉长了我自己的身体？
- 对于每一个动作都会有下列反应：
  - 随着我的后脚落地，我的身体应该向上伸展。
  - 当我向前伸手时，我向后伸展。
- 我的关节感觉良好，没有受压。
- 当我对患者施加压力时，我的身体很柔软，并且伸展自如。
- 我的肩膀很放松，肩带很宽，脊柱也很直并且很长。
- 我感到自己的肌肉放松且延长了，而不是压缩且紧张。

5. 我是否用核心进行呼吸？
- 我每次都随着呼吸的节奏来按摩。
- 在按摩中呼气时让身体放松并向前倾。
- 我的上半身和下半身在骨盆处取得平衡。
- 在按摩时，随着呼吸释放自己的压力。
- 我应当释放自己的力量而不是强迫发力。

# 按摩师的自我调理

按摩是一个专业性要求很高的职业。从事这项工作需要高度的精神专注力和规律的身体训练。和其他健康护理工作一样，如果按摩师不能够为自己提供足够的自我调理，随时都会有身心俱疲的危险。一些为他人提供保健服务的人，往往会忽视对自己身体的保健。只要定期做一些简单的锻炼，就可以保障按摩师身体健康，并且使身体能够支撑全职的按摩工作。

1. 日常的身体锻炼。日常的身体锻炼是保障身体健康所必需的。练习适当的身体力学能够最大限度地减小按摩师身体的压力，但这还不足以抵消执行按摩疗法时产生的压力。因此，按摩师需要定期拉伸和强化自己的关节与肌肉。

太极拳和瑜伽是两种非常好的锻炼方法，它们能够使人保持力量和灵活性，同时减少压力的积累。这两种锻炼都需要深呼吸，深呼吸对人体恢复体力和脑力极其重要。由练习太极拳或者瑜伽所培养起来的自我意识与精神控制能力，可以帮助按摩师在深层组织按摩的整个治疗过程中，把自身的注意力都集中在患者身上。

2. 花点时间做每日反思。每日反思可以帮助按摩师在为患者服务的时候，保持工作热情、集中注意力，让自己完全投入其中。有很多方法可以清理自己纷乱的思绪，这些纷乱的思绪大多是由与其他人进行持续的互动所带来的高强度工作而导致。散步、园艺、阅读、冥想等活动都可以为按摩师提供释放不良情绪的出口。

3. 吃新鲜食物，多喝水。按摩是一项高强度的工作。它包括持续的体力劳动、不停地做决策和永远的活力。换句话说，作为一个按摩师，工作时要调动自己全部的能力。所以，为了工作需要，按摩师就要通过摄入富含营养的食物和洁净的水来补充能量。维持均衡饮食是健康生活的基石之一。

4. 定期接受按摩。遵守上述注意事项，同时定期接受按摩，能够使按摩师的身体保持健康有活力

的状态。这也让按摩师体验一下作为患者时有什么感受，以及当我们对患者进行整体深层组织按摩治疗时，我们对患者产生了多么深远的影响。

# 复习题

## 一、收获和反馈

**1.** 在整体深层组织按摩治疗中，3 个主要步骤的正确顺序是什么？

A. 实施按摩计划；观察变化；制订下一疗程计划

B. 观察模式；制订按摩计划；实施按摩计划

C. 观察模式；实施按摩计划；评估与反馈

D. 观察紧张模式；观察筋膜模式；观察姿势模式

**2.** 主要用于保持姿势的肌肉有时也叫作____。

A. 姿势肌

B. 痉挛肌

C. 相位肌

D. 失语肌

**3.** 主要用于运动的肌肉有时叫作____。

A. 姿势肌

B. 痉挛肌

C. 相位肌

D. 失语肌

**4.** 游泳手法、拇指滑动手法和叠瓦片手法都属于____治疗方法？

A. 揉捏法

B. 摩擦法

C. 震颤法

D. 轻抚法

## 二、概念应用

**1.** 在整体深层组织按摩疗法中，哪个是最有效

的按摩顺序?

A. 先进行拉伸按摩,然后进行瑞典式按摩和跨纤维按摩,最后进行整理

B. 先进行极性按摩和日式指压按摩,然后进行拉伸按摩,最后进行深层组织按摩和神经肌肉按摩

C. 先进行瑞典式按摩和跨纤维按摩,然后进行反射疗法和极性按摩,最后进行深层组织按摩和神经肌肉按摩

D. 先进行结缔组织按摩,然后进行深层组织按摩和神经肌肉按摩,最后进行拉伸按摩

**2.** 在肌肉关系中,姿势肌经常缩短,而相关的相位肌则变得虚弱、延长。这种关系的一个很好的例子是 _____ 。

A. 腘绳肌和腹直肌

B. 二头肌和三头肌

C. 胸小肌和菱形肌

D. 斜方肌和竖脊肌

**3.** 神经肌肉按摩在整体深层组织按摩疗法中起的作用是 _____ 。

A. 处理筋膜粘连

B. 处理肌肉的长短失衡

C. 治疗后评估

D. 处理肌筋膜的触发点和牵涉痛区

**4.** 本章所讲的深层组织按摩疗法是 _____ 。

A. 一种治疗靠近核心组织的疗法

B. 一种对患者深层组织有深度疗效的疗法

C. 一种可以控制深层情绪的疗法

D. 一种可以影响皮肤下深层组织的疗法

## 三、解决问题:讨论要点

**1.** 在进行下一个按摩疗法前,运用五大问题检查表来检查自己的身体力学。描述 3 个你可以改进的地方。和你的同学讨论,并且每人制订一份改进计划,相互监督改进情况。

**2.** 思考一下本章罗列出来的关于按摩师自我调理的建议。找出你当前没能很好遵守的建议,并分析你没有做到的原因。

## 参考文献

1. Chek P. Postural and phasic muscles. WikiEducator. http://wikieducator.org/Postural_Analysis/Postural_and_phasic_muscles. 2005.

2. Schliep R. Phasic/tonic muscles. http://www.somatics.de/artikel/for-professionals/2-article/32-phasic-tonic-muscles

# 第 5 章

# 结缔组织

## 学习目标

完成本章阅读、课堂教学及指定的作业后，学生应该能够：

- 从层次、功能、触诊特征来描述筋膜
- 解释什么是"三维立体筋膜网"
- 列出并描述构成筋膜的3种主要成分
- 安全有效地按照常规疗法按摩结缔组织

## 筋膜的作用

结缔组织为人体的所有结构提供形状、支撑、力量和连续性。从某种意义上来说，正是结缔组织把我们的身体连接在一起。结缔组织包括骨骼、软骨、韧带、肌腱以及筋膜。从整体上来说，结缔组织是体内分布最广、最为常见的组织。

我们的大部分结缔组织是以筋膜的形式存在的。筋膜有很多种形状，并且分布在不同位置。它通常是一层片状的薄膜，包裹着体内所有的肌肉，从单个的肌纤维（肌内膜）到成簇的肌纤维（肌纤维束），再到整块肌肉（肌束膜），甚至到整个肌群（肌外膜），最终都被浅筋膜所包裹（图 5-1）。

我们可以把筋膜看成是多层次的、三维立体的网，它包裹、渗入并连接从皮下一直深入到骨骼的所有软组织。它甚至还包裹和支撑内部器官。

大家对筋膜的认识在不断更新，研究表明，筋膜远远比我们之前所认为的要复杂得多。大多数学者现在根据筋膜的性质或所处位置来归类：它们可以是浅层的或深层的，有组织的或无组织的，致密的或稀疏的。影像学的新技术让我们看到即使是在单一筋膜结构中，运动时也会有多层筋膜相互滑动。在筋膜中发现了大量的机械性感受器，它们可以影响周围肌肉的张力，这有助于我们了解按摩是如何发挥作用的。此外，在某些情况下（通常与损伤有关），成纤维细胞可以收缩，这一发现又引出很多与成纤维细胞功能有关的令人兴奋的问题［要想真正了解胶原纤维结缔组织，请查看 Jean-Claude Gimberteau 博士的作品《在皮肤下漫步》（*Strolling Under the Skin*），可在 YouTube 上找到，访问此处：https://www.youtube.com/watch?v=eW0lvOVKDxE.］。筋膜与所有类型的结缔组织紧密地结合在一起，这让解剖学家支持这样一个观点：肌肉－筋膜之间的关系是一个单独的实体而不是一个组合。从解剖上来讲，是不可能将肌鞘与肌腱或将肌腱与骨膜分离的；它们都被三维立体的筋膜网紧密结合在一起。

按摩师经常声称按摩可以改善肌肉状况，但是如果没有改善包裹和渗透肌纤维的筋膜层，想要修整肌肉组织是不可能的。肌纤维会主动地缩短或收缩以使骨性连接更紧密，而当它们的拮抗肌向相反方向收缩时，它们就会延长。深层组织按摩疗法则是通过人为的按压和缓慢的拉伸，使得长期紧张的肌肉得到放松。但是，如果肌肉被包裹着它的筋膜紧紧约束着，那么即使紧张的肌

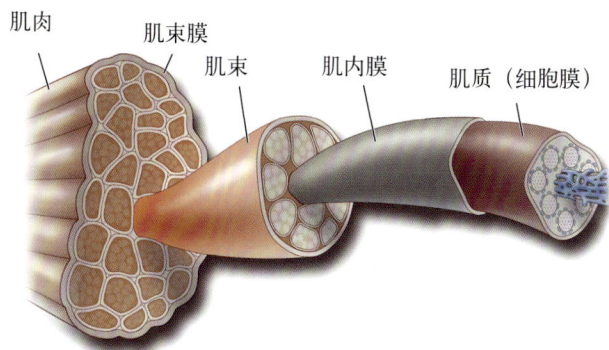

图5-1 从表面到细胞水平，肌肉的每一层都被筋膜包裹着

纤维得到了放松，肌肉也无法恢复到原有长度。紧绷的筋膜所形成的软外壳限制了肌纤维的伸长，因此即使肌肉放松了，也无法伸展到原有长度。为了完全拉伸筋膜组织，必须采用针对筋膜特点的特殊按摩技术。

筋膜由3种主要成分构成：两类蛋白质（胶原蛋白和弹性蛋白）、液态介质以及能够产生这些液态和纤维基质物质的细胞——成纤维细胞。每一种组成成分都有自己特殊的性质，赋予筋膜特有的流动性、强度和弹性。

这种悬浮着细胞和蛋白纤维的流体基质被归类为黏多糖。这种基质是一种凝胶，这意味着它可以在固体和液体之间来回变动。这种凝胶的黏度在很大程度上取决于温度、运动和水合作用。当身体处于运动状态时，产生了热量，这就使得基质更加偏向液体状态。筋膜组织中的流体基质越多，肌肉扩展的余地也就越大，肌肉组织就更自由。运动保持身体柔软，其部分原因就是这种效果。缺乏运动会使基质变得稠厚黏滞，从而导致肌肉活动受限。人们在久坐或久卧后会感到身体僵硬，可能就是因为这个现象。在筋膜放松过程中，我们通过摩擦、加压和拉伸来恢复肌肉的自然运动，并帮助筋膜的流体基质恢复到液体状态。

在筋膜的流体基质中存在着网状的胶原蛋白层，这是一种由长而黏稠的纤维组成的蛋白质。胶原蛋白有许多不同的形状，筋膜中常见的为网状纤维，它是胶原蛋白纤维的一种亚型。目前为止，已经鉴定出20多种不同的类型。

在大多数健康的筋膜中存在的主要胶原纤维是

Ⅰ型纤维。这种纤维很粗壮，并且有很大的张力，但是弹性很差，所以说它们很强壮但不灵活。胶原蛋白中具有氢键，氢键强大的结合能力能够把胶原蛋白中相邻的两条分子链牢固地结合在一起。这种力量使胶原蛋白形成了极为坚固的网络，它的抗拉强度甚至超过了钢缆[1]。韧带和肌腱中含有大量致密的、线性排列的胶原蛋白，这些胶原蛋白将骨骼和肌肉牢牢地结合在一起。

分布在筋膜组织中的另一种蛋白质是弹性蛋白。与胶原蛋白不同，弹性蛋白有很强的弹性，但是张力很差。弹性蛋白给筋膜带来了更大的伸展性，使筋膜可以随着肌肉的收缩和舒张来改变自己的形状。

包裹在骨骼肌周围和内部的筋膜要能够拉伸、滑动并容纳肌肉细胞。在很多区域，例如在浅层肌肉周围，筋膜可能是放松的，具有弹性。而在其他区域，像腰背筋膜，它们是致密的、多层的，能够在肌肉工作时为其提供外部支撑。

胶原蛋白除了给筋膜提供力量外，它们还有与其他胶原纤维形成化学键的趋势。当这种情况发生在可以自由移动的相邻表面之间时，即发生粘连。粘连会造成运动和姿势问题。在某些情况下，相邻肌肉的表层筋膜就会发生粘连，导致肌肉失去区分任务的能力。除非其中另一块肌肉被同时牵拉，否则这块肌肉将不会移动。一旦肌肉粘连在一起，身体的活动度就会下降，受伤的风险也会增加，随之肌肉的结构也就会退化。粘连也可能发生在包裹在单个肌纤维周围的肌内膜之间，还可能发生在胶原蛋白过度产生的瘢痕区域。

当结缔组织处于健康和功能状态时，全身连续的筋膜层就可以吸收和分散日常活动（如行走或跳跃），甚至是跌倒等外伤造成的冲击。这时候，筋膜就像汽车的减震器一样，起到缓冲作用。丰富的机械性感受器会摄取一些信息，像重力、压力、运动等，然后形成一个有效的反馈回路来让肌肉保持最佳的张力。因此，一般来说，一个人的筋膜和结缔组织的健康程度通常决定了这个人的健康程度。

某些部位的筋膜增厚多半是由身体力学对线不良、运动力学差或者受伤造成的。这种增厚能够为身体提供额外的支撑。这些致密层或者瘢痕组织中断了外力在体内的传导，导致出现不连续的薄弱区域。这些薄弱的组织很容易断裂，导致变性和损伤。

重新建立筋膜的有效力线，有利于减轻相关组织的磨损和撕裂，从而提高身体的整体健康和活力。

## 治疗案例

### 结缔组织的释放

本案例中的患者叫 Margaret，女，36 岁，销售员。她认为自己的工作压力很大。她经常与人打交道，或当面，或打电话。尽管她定期进行锻炼，每周至少做 3 次拉伸运动和有氧运动，但是她还是觉得自己无法完全放松。有时候，她感觉自己无法深呼吸，因为她感到胸腔周围的肌肉紧张而僵硬。她的血压处于正常血压和高血压的临界值。她寻求按摩治疗的目的是能够放松和减轻长期的肌肉紧张感。

从外观上看，她的肌肉似乎很结实。在高中时，她曾是一名游泳运动员，所以她现在依然有运动员的特质。她的上躯干和肩膀上的肌肉看起来很紧。她的肩膀内收，稍微有些驼背，并且胸骨下塌，使她看起来胸部有些下陷。她的头部前倾，导致 T1 椎体突出。结缔组织在上部胸椎处出现增厚。她的骨盆后倾，站直身体时，膝关节稍有弯曲。这种姿势表明她的腘绳肌缩短了。总的来说，当她站立时，表现出垂直压缩的特点，好像她的肩膀上扛着千斤重担。

最初的治疗计划是帮助她解除因为长期紧张而引起的肌肉紧张感，并且打开她的胸部与肩部，使她能够深呼吸。进一步的治疗是拉长她的脊柱，使她的头部和骨盆处于比较好的相对位置。

治疗刚开始，我们就发现她无法忍受对深层肌肉进行直接按压，肌肉很紧。当我们施加较温和的压力时，她便感到不适、疼痛，同时她的上身向后缩，这使得胸部凹陷更加明显。按摩师由此确定，结缔组织按摩是当前最适合这位女士的治疗方法。应该先拉伸筋膜，这样她的肌肉才能得到伸长和放松。患者在被施加较大压力的时候会感觉不舒服，并且对某些特定软组织部位来说，也不能适应哪怕是很轻微接触的持续按压。

对胸大肌、胸小肌和前锯肌实行肌筋膜松动和拉伸疗法，这有助于扩展她的胸部，以及拓宽肩带附近的空间。在上胸部也可以采用扇形按摩手法，以帮助患者提起胸骨。对于身体的其他部位，可以将瑞典式长程按摩疗法和结缔组织拉伸疗法结合起来使用，以使肌肉放松和延长。在治疗的最后，让患者的双手举过头顶做拉伸动作，扩展其胸部。

治疗结束后，患者说她感到非常轻松，且不必费劲就可以深呼吸。她的评价是："我感到自己放下了千斤重担"。

**讨论题**

1. 什么样的症状表明患者应该采用结缔组织按摩疗法作为基本治疗？

2. 在做结缔组织按摩时，为什么动作应该缓慢一些？

3. 对于一位正在接受结缔组织按摩的患者来说，什么样的自我调理最有益？

4. 你会如何向患者解释结缔组织按摩与其他按摩的感觉不同？

5. 为什么说结缔组织按摩是其他按摩疗法的有益补充？

# 治疗筋膜组织

身体的不同部位有不同的运动能力和伸展能力。这部分取决于损伤病史、肌肉保持模式和姿势习惯，但主要取决于筋膜组织的密度，以及胶原蛋白纤维与弹性蛋白纤维的比例。当筋膜组织的功能状态不佳时，整体深层组织按摩可以帮助恢复筋膜组织的自由活动能力。想要改善筋膜，需要对某一特殊区域的界限很敏感：拉伸筋膜组织至特定位置，然后耐心地保持，直到患者觉得有放松感和拉伸感为止。但是按摩力度不能够超出筋膜组织的最大承受能力。

由于紧张的肌纤维和筋膜错综复杂地交织在一起，不可能把它们分开按摩。按摩师在按摩组织时，应注意区分肌筋膜的哪一部分应着重按摩。我们在感觉筋膜组织释放的时候，可以采用一些想象的成分。例如，我们在做筋膜按摩时，可以把它想象成大块的冰在路边融化，或者是花正开的过程，或者是凝固的黄油在热煎锅里熔化。

当按摩师把手放在患者身体上时，只需要向肌肉上首次被感觉到阻力的那个部位施加压力。这可能表现为轻微的反弹或组织增厚的感觉。随着按摩，这些阻力大的地方变得柔软时，按摩师的手就可以继续向前推进，直到遇到下一个阻力点。按摩师的这种缓慢且有条不紊地对患者肌肉组织反应的感知，能够确保其手法操作可以有效地影响到相关筋膜的状态（专栏 5-1）。

## 专栏 5-1 | 筋膜"释放"：科学怎么看？

当筋膜释放时，体内到底发生了什么？这是一个有趣又很难回答的问题。

传统观点认为，按摩或其他疗法产生的热量会让流体基质变软（触变反应），但是研究表明，这种结果只会在直接加热组织的情况下持续。当热量移除，结缔组织中的流体基质立刻就恢复到凝胶状态[1]。

另一种观点认为，筋膜的机械变形刺激了位于此处的本体感受器。Ruffini 感受器对持续的剪切力特别敏感。而这类机械性感受器被激活后，会导致局部的毛细血管扩张及局部血流增加。并因运动神经元激活减少而导致局部肌肉张力下降[2]。然而，Ruffini 神经末梢在筋膜的机械性感受器中只占很少一部分，因此可能有更小的和更多的"间质"感受器也参与到了中枢神经系统到运动神经元的反射弧活动中。然而，这个理论还没有被证实，所以目前只是个猜想。

因为胶原蛋白的表现类似于"液态晶体"，所以很多研究者认为所观察到的筋膜改变可能与其变形所释放出的电荷（压电效应）有关[3]。然而，这个理论还没有被严谨地证明过，因此任何与筋膜电荷变化相关的显著性意义都没有被充分证实。

最后，我们必须考虑这种"释放"的感觉是否与筋膜层之间的粘连减少有关。这很难用科学的方法来证明，除非有先进的影像技术展示给我们看。研究表明，按摩可以使术后小鼠的腹膜粘连松解[4]，但是在人类的研究中没有得到如此明确的结果。可以肯定地说，按摩对某些类型的瘢痕有深远的影响[5-7]，但我们是否在肌肉之间或肌肉内手动分离了筋膜层是很难被确定的。

按摩可以明显地改善筋膜组织的特性，但是其机制仍然在探索之中。所以我们必须谨慎用词，"筋膜释放"有可能并不能正确地描述真实发生的情况。随着我们通过研究了解到的信息越来越多，按摩治疗的效果也越来越好。这就是为什么了解有关肌肉、筋膜和按摩疗法的科学知识是如此重要。

# 结缔组织按摩常规流程

本节对结缔组织按摩常规流程的描述，不涉及特定肌肉的按摩，因为此类按摩的目的是拉伸包裹所有肌肉的筋膜。按摩时，按摩师应缓慢移动双手，注意感受筋膜组织的软化和拉伸。

此处所描述的按摩技法将被纳入后续的治疗方案章节中。这主要是为了方便按摩师能给患者提供放松筋膜和肌肉的好方法。

身体的局部按摩顺序与第 6 ～ 10 章一致。

## ▶ 胸部

### 体位

- 患者仰卧位。
- 按摩师站在按摩床一侧。

1. 筋膜的提捏和滚动技术。用拇指和四指轻轻提捏起上胸部皮肤，然后缓慢地沿着皮肤表层向锁骨方向滚动（图 5-2）。尽可能按摩整个胸部，但给女性按摩时，避免碰到乳房。

2. 对上胸部做扇形按摩。将双手手指放于胸骨上，下沉到组织中，缓慢地从中线向两边行扇形按摩（图 5-3）。重复此动作几次，渐渐向锁骨上方移动。

3. 对肋骨上软组织进行肌筋膜松动。对于女性患者，要对乳房部位进行遮盖。从胸腔的下部开始，将手指放在最下面的肋骨上，推动软组织在肋骨上上下滑动（图 5-4）。感觉软组织不动或感觉像粘在肋骨上的区域，然后连续按摩，直到粘连完全松解，再按摩下一根肋骨，直到锁骨。然后再按摩另一侧。

4. 按压并拉伸胸部软组织。一只手抓住患者的手腕，将患者手臂外展 90°，肘部屈曲。向不同方向拉伸患者手臂，同时用另一只手的掌根按压和拉伸胸部的肌筋膜组织（图 5-5）。

## ▶ 背部

### 体位

- 患者俯卧位。
- 按摩师站在按摩床一侧，靠近患者头端。

1. 背部肌筋膜松动。用指尖或手掌深深按压背部

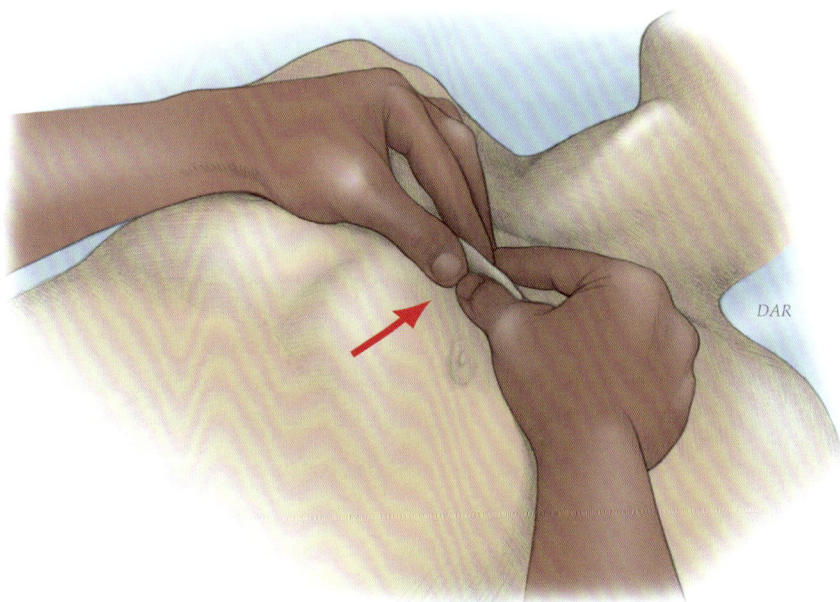

图5-2　提捏并滚动上胸部浅筋膜

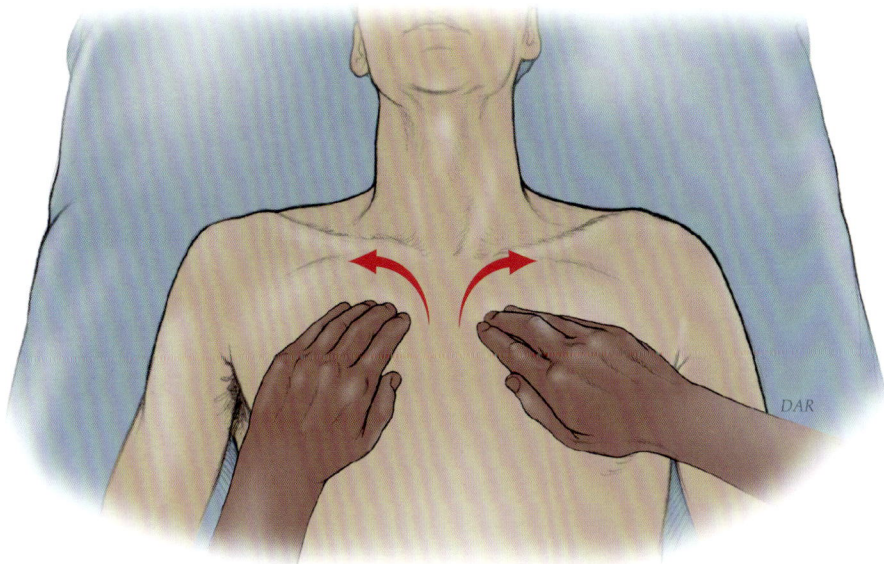

图5-3　用扇形手法按摩胸部

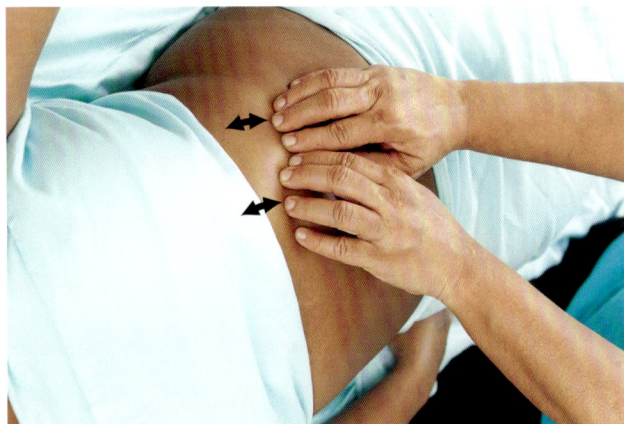

图5-4　对肋骨上软组织进行肌筋膜松动

软组织，以便能够推动（而不是滑动）皮肤。用一个简短的上下左右的动作，推动软组织移动（图5-6）。先从小范围开始，直至整个背部。也可以用毛巾卷来按摩。

2. 背部肌筋膜拉伸。站在按摩床的一侧，将你的手指或指间关节沉入软组织中，用延展动作在软组织中滑动施加手法操作，感觉筋膜软化就继续滑动，如果感觉到阻力就停下来。从脊柱开始，向外水平按摩（图5-7）。当使用手指按摩时，从脊柱开始，向对侧方向按摩；使用指间关节按摩时，从脊柱开始，向着自己的方向按摩。

3. 对骨骼上软组织进行肌筋膜释放。使用圆周摩擦手法，滚动按摩骨骼上的肌筋膜组织。在上背部，按摩肋骨和肩胛骨上的肌筋膜组织；在下背部，按摩第12肋骨、腰椎、髂嵴上的肌筋膜组织。

4. 背部伸展。让患者跪于按摩床上，抬起双手，臀部坐在足跟上，身体前倾，胸部贴近大腿，前额贴在按摩床上，通过双手前伸来伸展背部肌肉（图5-8）。

## ▶ 手臂

### 体位

- 患者仰卧位。

- 按摩师站在按摩床的一侧，靠近患者的手。

1. 手掌肌筋膜拉伸。患者的手掌背向按摩师，按摩师用双手拇指按住患者手背，四指指尖弯曲并压入患者掌心。四指慢慢地向两边滑动，伸展手掌的组织（图5-9）。慢慢地做这个动作，然后暂停一下，让肌筋膜伸展。

2. 筋膜的提捏和滚动技术。患者的手臂放松，平放在按摩床上。将你的双手放在滚动的位置（手腕上），从手腕到肘，平行于肌纤维方向滚动并提捏前臂的软组织（图5-10）。

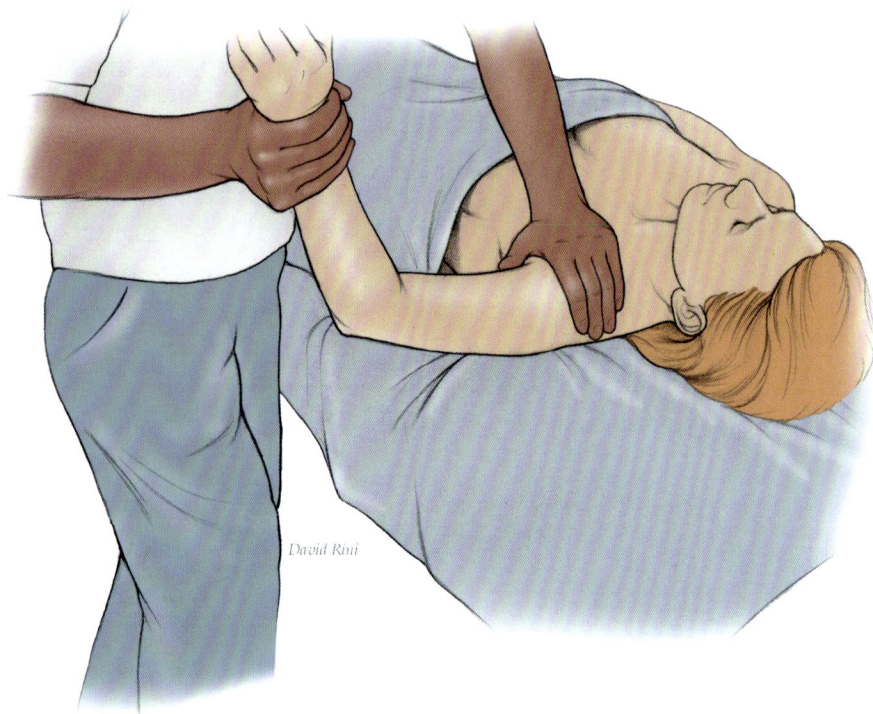

图5-5 按压并拉伸胸部软组织

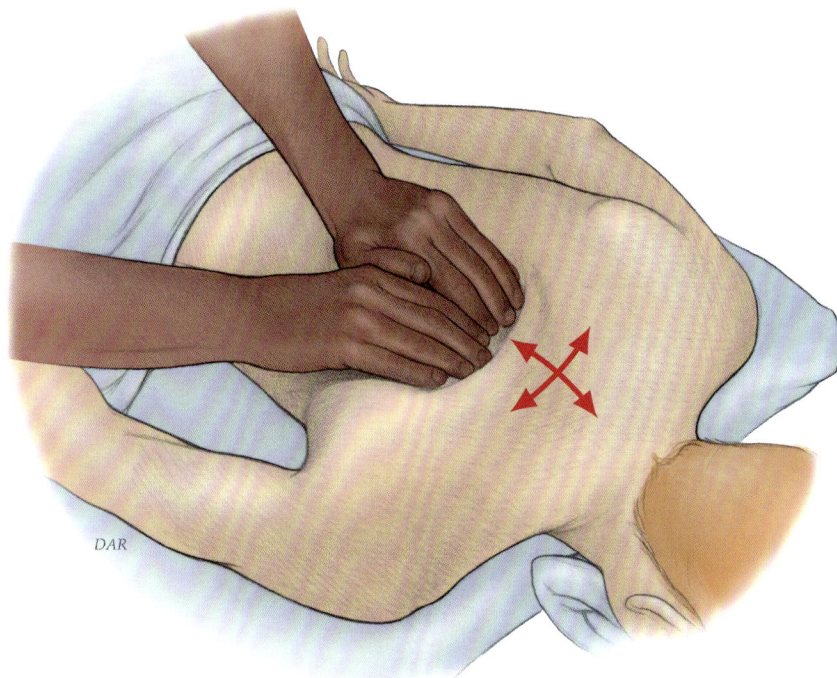

图5-6 背部肌筋膜松动

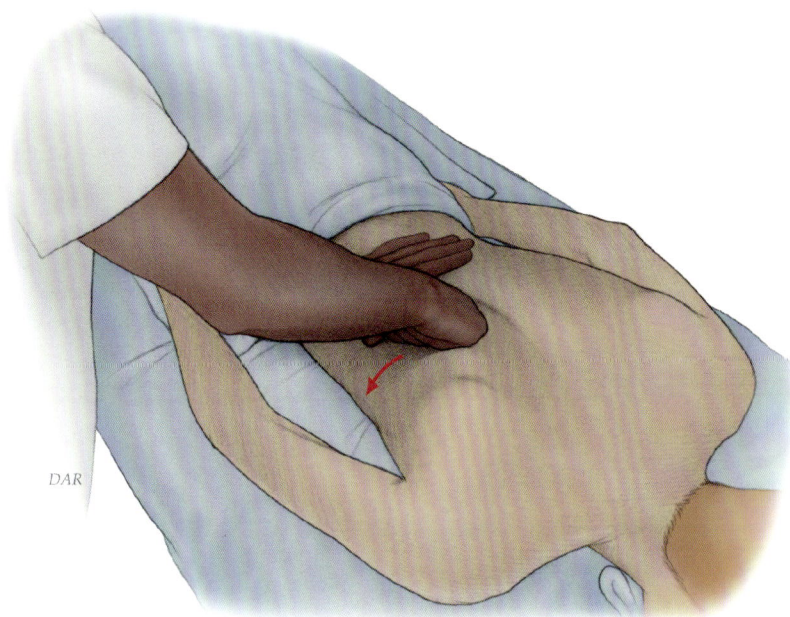

图5-7 背部肌筋膜拉伸

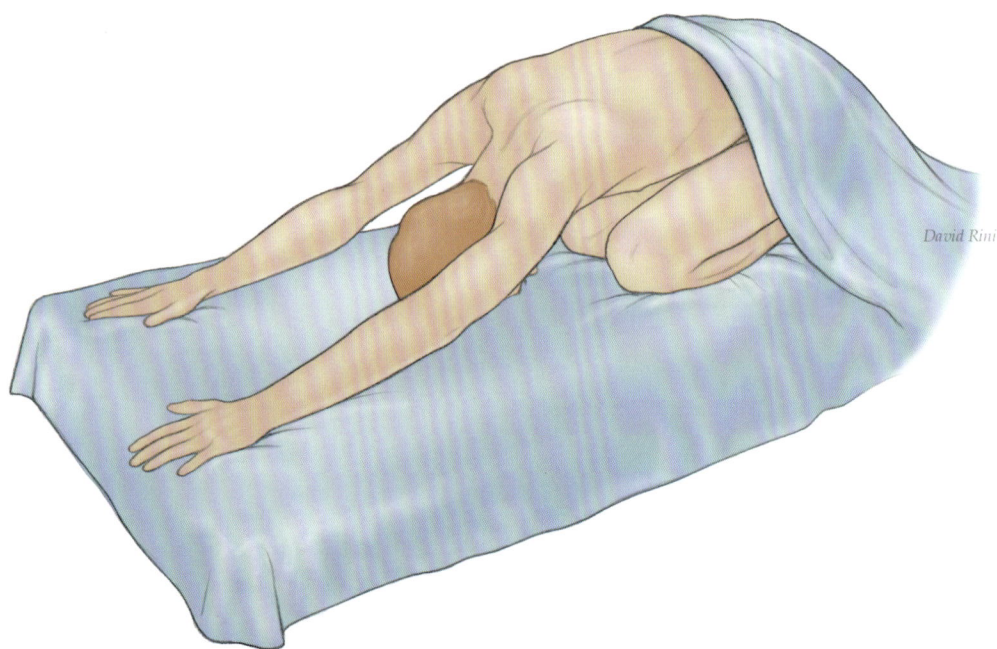

图5-8 背部伸展

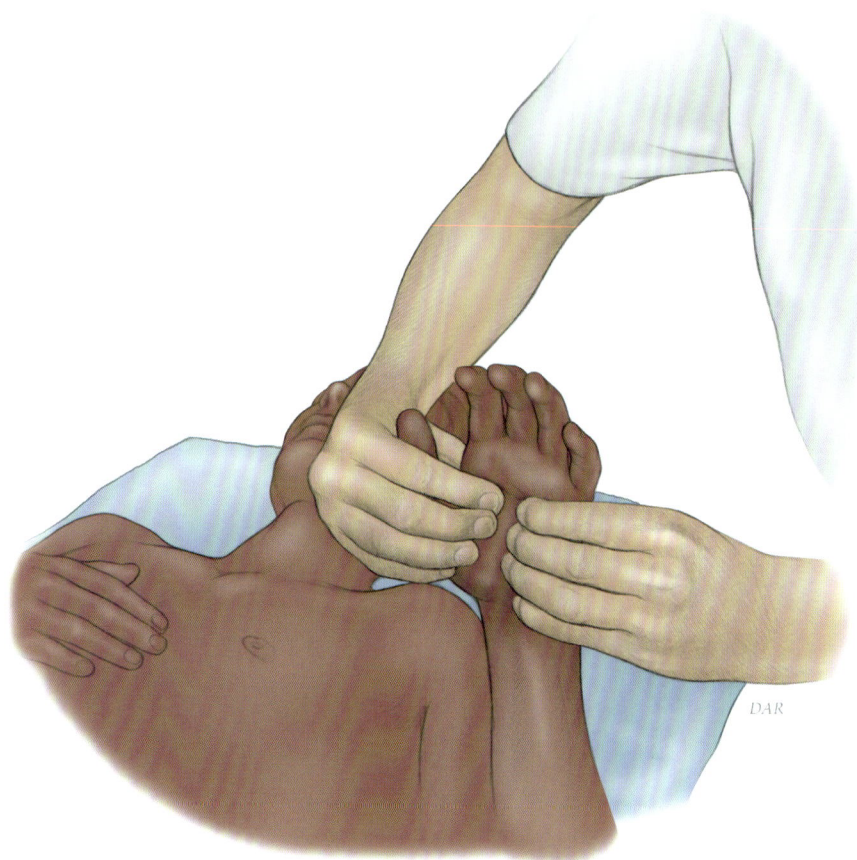

图5-9　手掌肌筋膜拉伸

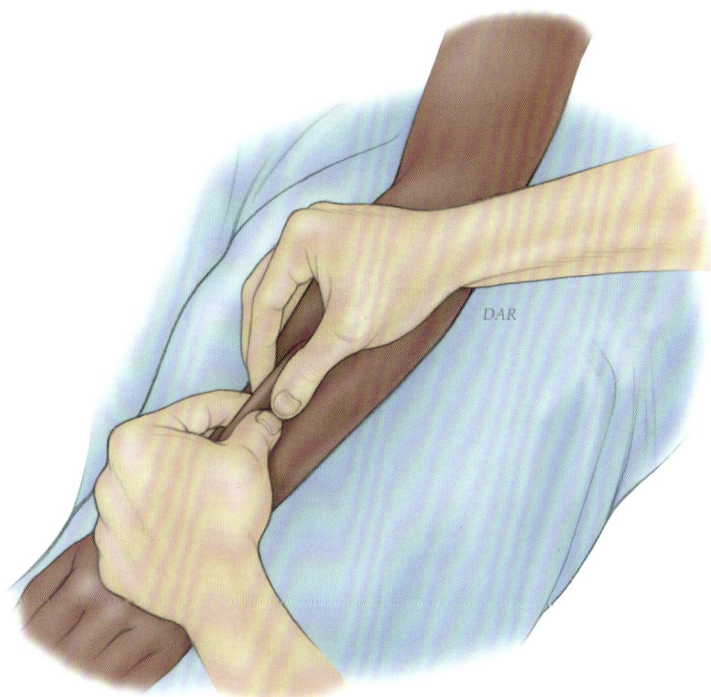

图5-10　提捏并滚动前臂肌筋膜

3.前臂肌筋膜拉伸。患者屈肘、外展。将你的双手放在手腕处，四指指尖下沉于前臂掌侧的中线上，手的姿势与"1.手掌肌筋膜拉伸"中相同。慢慢地将手指从中间向两边拉伸，伸展软组织（图5-11）。然后在水平方向上继续，直到肘部。在另一侧前臂重复该动作。

4.上臂肌筋膜拉伸。患者手臂平放，从肘部开始往上按摩。用你的双手掌根或拇指，将软组织均匀地从上臂中线向外拉伸（图5-12）。

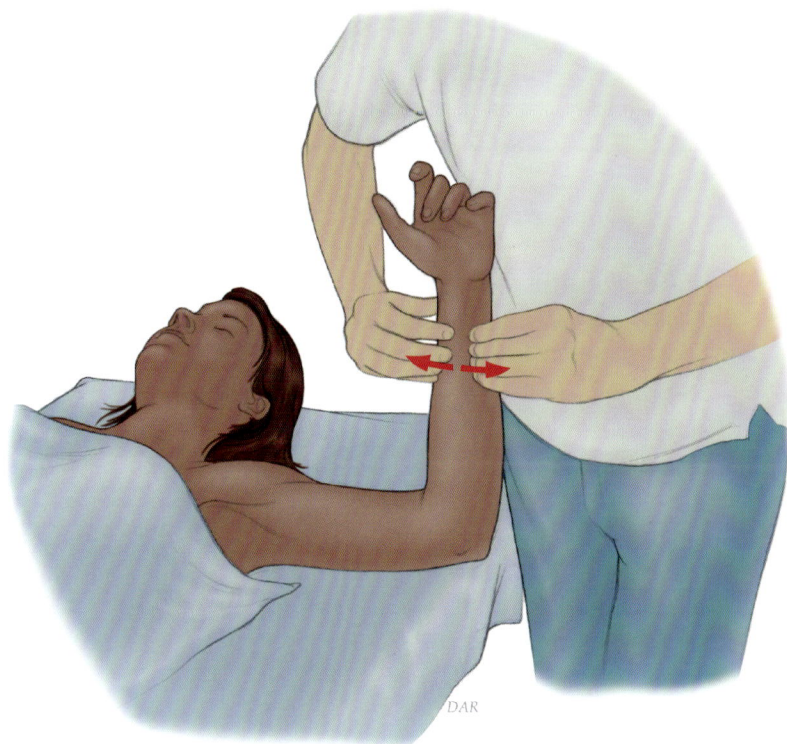

图5-11　前臂肌筋膜拉伸

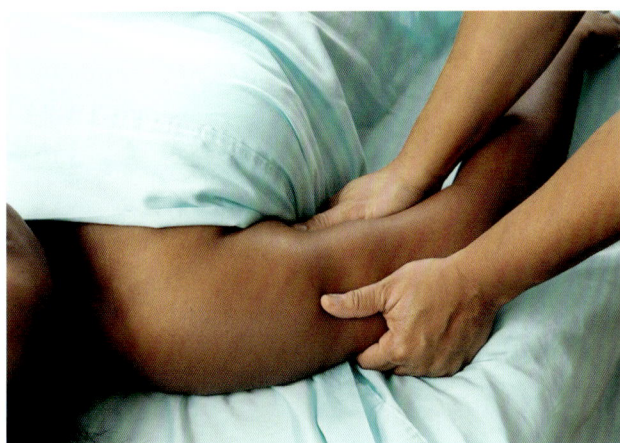

图5-12　上臂肌筋膜拉伸

## ▶ 足部

### 体位

- 患者仰卧位。
- 按摩师站在按摩床的一侧，靠近并面向患者的足。

1.足跖面肌筋膜拉伸。按摩师面向患者的足背。将双手四指弯曲放在足跖面，然后将手指下沉入足底的软组织中，直到感觉到轻微的阻力。慢慢地将手指从足底中线拉伸到足底边缘（图5-13）。

2.足背面肌筋膜松动。站在按摩床尾端，将双手四指放在足背表面，从小的组织局部开始进行从上到下、从左到右的滑动手法操作，最终按摩到整个足背表面（图5-14）。

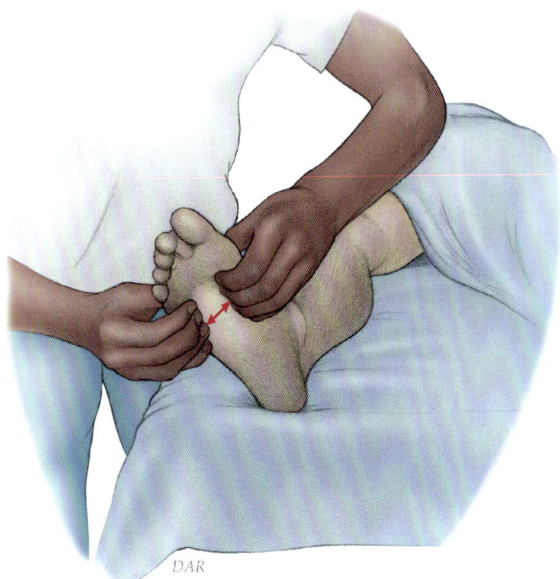

图5-13　足跖面肌筋膜拉伸

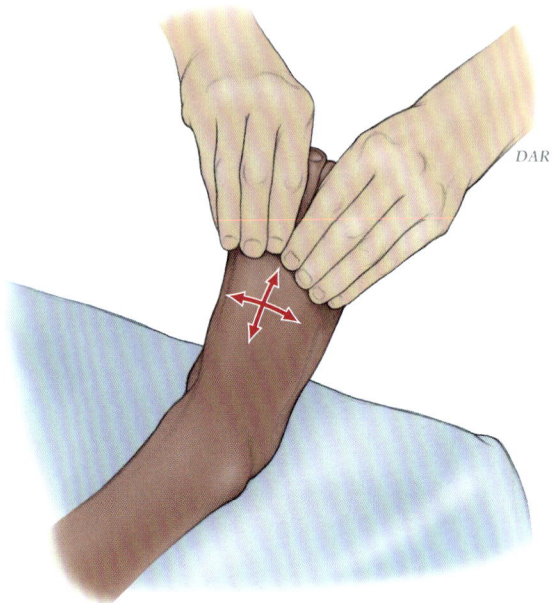

图5-14　足背面肌筋膜松动

3. 足部筋膜伸展。

a. 一只手抓住患者足趾，同时另一只手抓住跖骨。通过前后弯曲足趾来伸展足部的筋膜（图5-15）。

b. 双手抓住患者足部两侧。连续前后移动足骨，即左手向前时，右手向后，反之亦然（图5-16）。

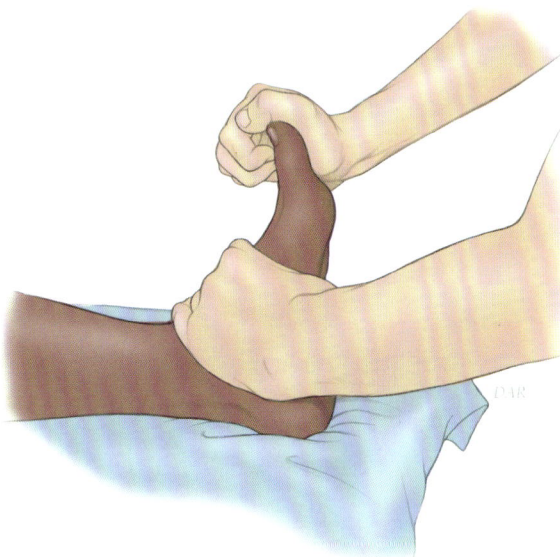

图5-15　足部筋膜伸展

## ▶ 小腿

### 体位

• 患者仰卧位。

• 按摩师站在按摩床一侧，靠近患者足踝。

1. 小腿肌筋膜拉伸。将双手放在患者胫骨上，掌根在小腿中线处会合。慢慢向两边分开双手，同时掌根对小腿施加压力。沿着小腿表面逐渐向上进行横向环状延展手法操作，直到膝关节（图5-17）。

2. 小腿肌筋膜松动。用手指或指间关节垂直于小腿外侧肌肉进行滚法操作，直到肌肉能在骨骼上自由滑动。从足踝开始，沿着小腿表面逐渐向上进行横向环状滚法操作，直到膝关节（图5-18）。

3. 小腿肌筋膜伸展。一只手放在足踝上，另一只手放在跖骨上，交替屈伸患者足部。然后将两只手掌分别贴在足背面和足跖面，先使足部向内翻，保持一段时间，让肌筋膜伸展；再使足部向外翻并保持一段时间。

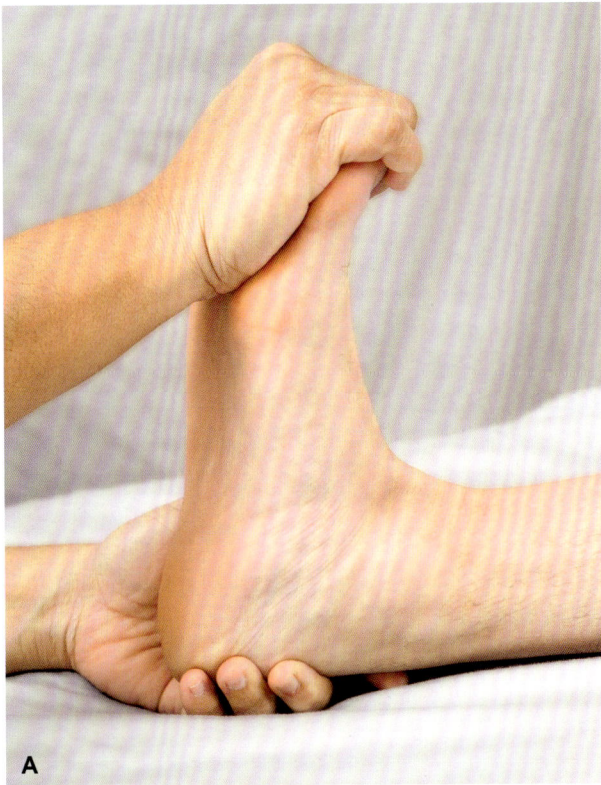

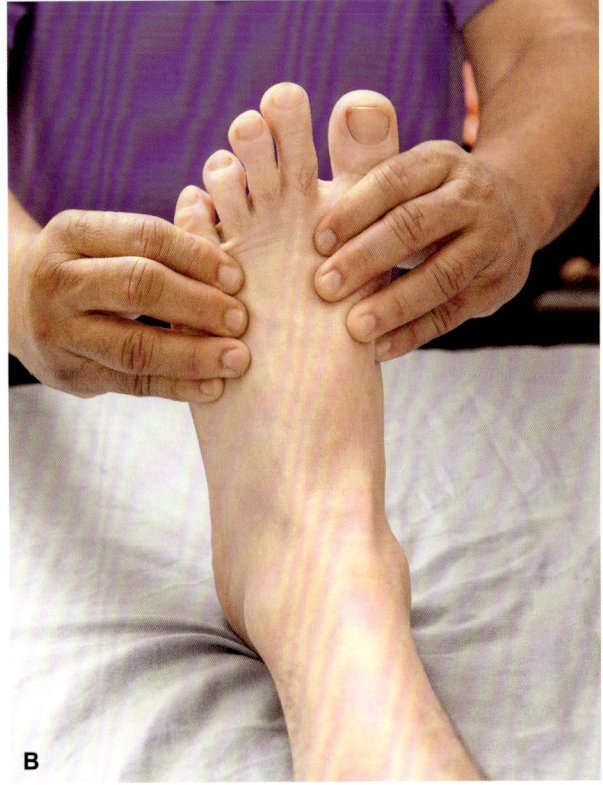

图5-16　足部伸展操作（A和B）

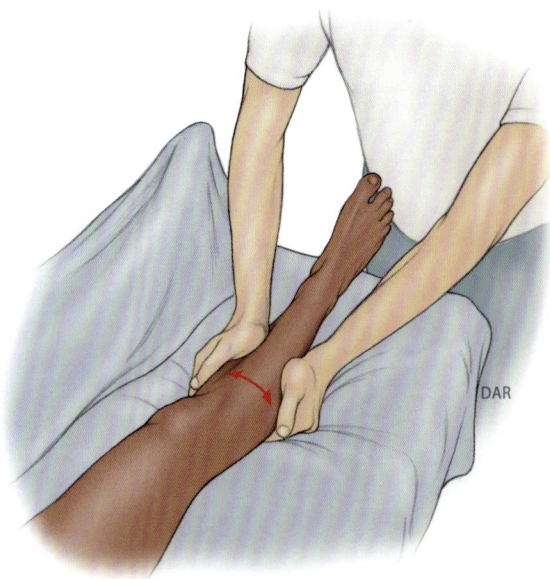

图5-17　小腿肌筋膜拉伸

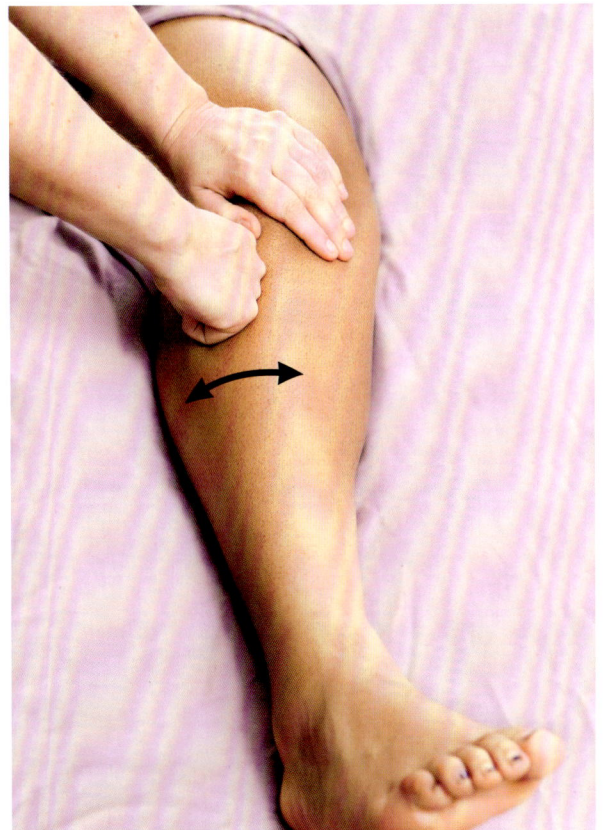

图5-18　小腿肌筋膜松动

## ▶ 腓肠部

### 体位

- 患者俯卧位。
- 按摩师站在按摩床一侧，靠近患者腓肠部。

1.筋膜的提捏和滚动技术。提捏并滚动按摩患者小腿后面的腓肠肌和比目鱼肌（图5-19）。

2.腓肠部肌筋膜拉伸。将两手掌根置于患者腓肠部的中线上，从中间向外侧按压拉伸肌肉。变式：将掌根换为指尖，从中间向外侧按压拉伸肌肉（图5-20）。

3.腓肠部肌筋膜松动。按摩师用手指对局部进行滚动，使被治疗的上层肌肉与其下层的肌肉和骨骼发生相对运动。在治疗过程中，要对任何感觉发生了粘连的部分都进行彻底的放松。

4.膝关节屈曲，使患者小腿垂直于按摩床平面。足背屈，伸展小腿并保持一定时间。

## ▶ 大腿前面

### 体位

- 患者仰卧位。
- 按摩师站在按摩床一侧，靠近患者膝关节。

1.筋膜的提捏和滚动技术。将你的双手放在滚动的位置（大腿上），平行于肌纤维方向提捏并滚动大腿前面的肌筋膜（图5-21）。从膝关节开始，沿着大腿表面逐渐向上对整条大腿进行横向环状延展手法操作，直到臀部。

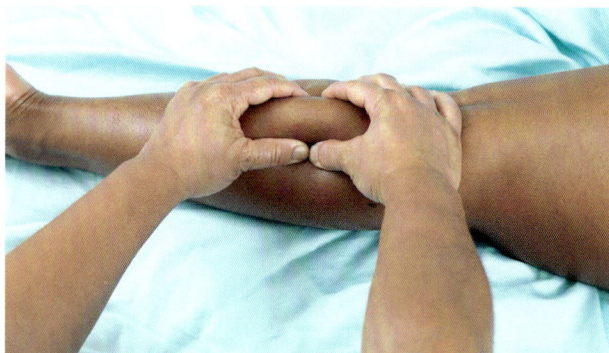

图5-19    提捏并滚动按摩腓肠部

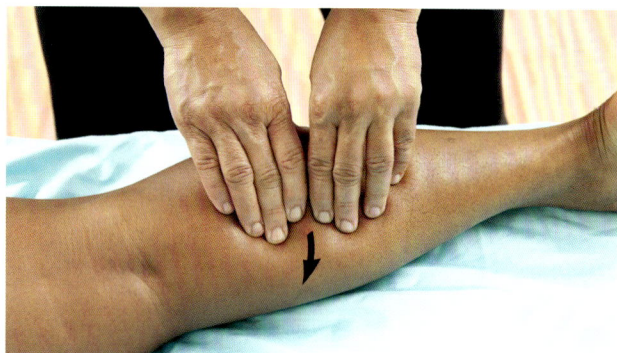

图5-20    腓肠部肌筋膜拉伸

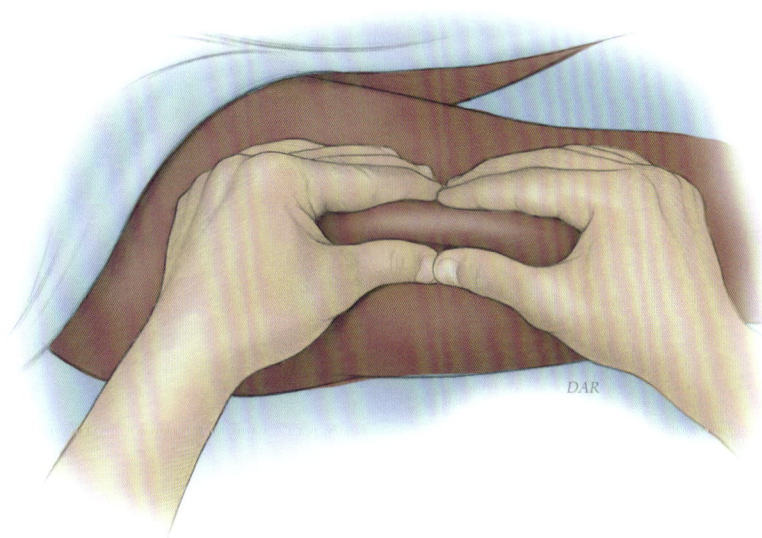

图5-21    提捏并滚动大腿前面的肌筋膜

2. 大腿肌筋膜拉伸。将双手置于大腿上，掌根在大腿中线处会合。慢慢向两边分开双手，同时掌根对大腿施加压力，以拉伸大腿的软组织。从膝关节开始，在水平方向上重复此动作，直到臀部。

3. 大腿肌筋膜松动。用双手手指在骨面上滚动肌肉，直到肌肉可以自由滑动为止（图5-22）。

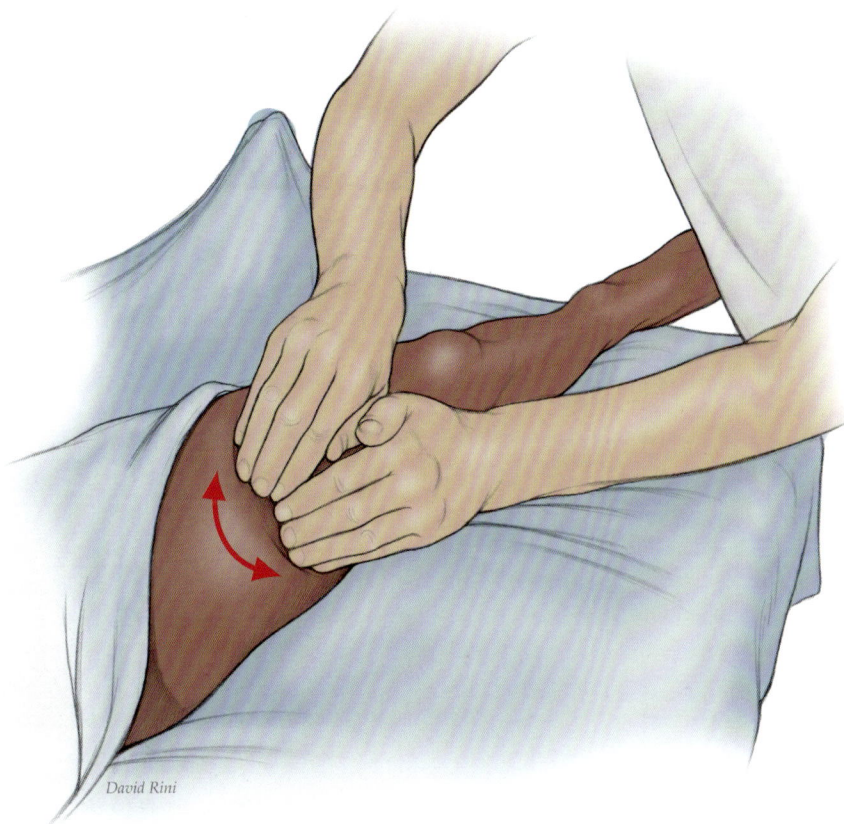

图5-22 大腿肌筋膜松动

### ▶ 大腿内侧

#### 体位

- 患者仰卧位，需要按摩的那条腿屈膝并外翻。也可以采用侧卧位，上面的腿屈曲90°，下面的腿伸直。按摩下面的腿。
- 按摩师站在按摩床一侧，靠近患者膝关节。

1. 大腿内侧肌筋膜拉伸。将双手拇指放在大腿内侧，拇指内侧在大腿内侧的中线处会合。慢慢向两边分开拇指，以拉伸肌筋膜（图5-23）。从膝关节开始，在水平方向上重复此动作，直到腹股沟。

2. 大腿内侧肌筋膜松动。用手指指腹在骨面上滚动肌肉，以使肌肉能够自由滑动。

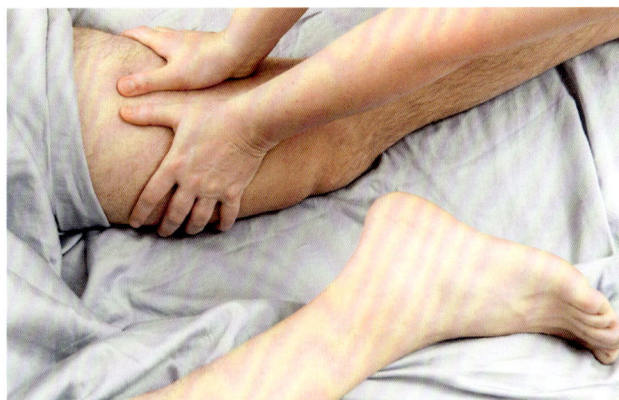

图5-23 大腿内侧肌筋膜拉伸

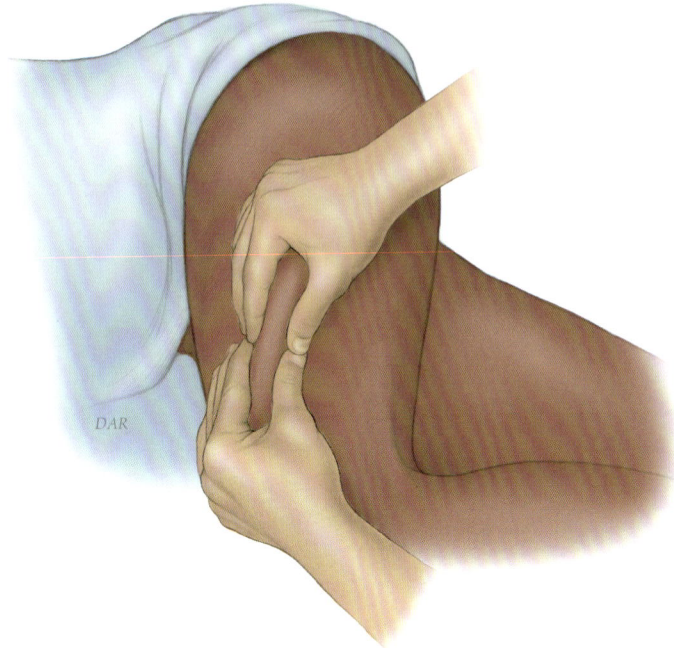

图5-24 提捏并滚动大腿外侧的肌筋膜

## ▶ 大腿外侧

### 体位

- 患者侧卧位。上面的腿屈曲，并在膝关节下方放置靠垫，按摩这条腿。
- 按摩师站在按摩床一侧，面朝要按摩的这条腿。

1. 筋膜的提捏和滚动技术。将你的双手放在滚动的位置（大腿外侧），平行于肌纤维方向提捏并滚动大腿外侧的肌筋膜（图 5-24）。从膝关节开始，在水平方向上重复此动作，直到臀部。

2. 大腿外侧肌筋膜拉伸。将双手掌根相对，放在大腿外侧的中线上，慢慢向两边分开双手（图 5-25）。从膝关节开始，在水平方向上重复此动作，直到臀部。

变式——分别拉伸大腿外侧的两半部分。双手平行放在大腿中线位置，然后用指尖从中线向外侧按摩。从膝关节开始，在水平方向上重复此动作，直到臀部。另一边也如此。

3. 髋部外侧肌筋膜松动。站在患者后方，将前臂放在患者髋部，慢慢地前后滚动肌肉（图5-26）。再将前臂放于臀部，重复此操作。

## ▶ 大腿后面

### 体位

- 患者俯卧位。
- 按摩师站在按摩床一侧，靠近患者的大腿。

1. 筋膜的提捏和滚动技术。沿着平行于肌纤维的方向，提捏并滚动皮肤和肌肉。从膝关节略上方开始，在水平方向上重复此动作，直到臀部。

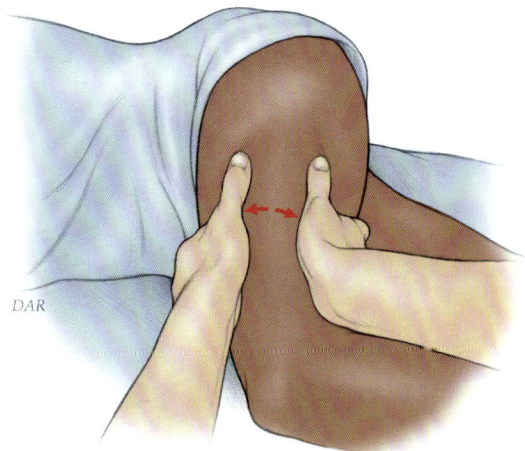

图5-25 大腿外侧肌筋膜拉伸

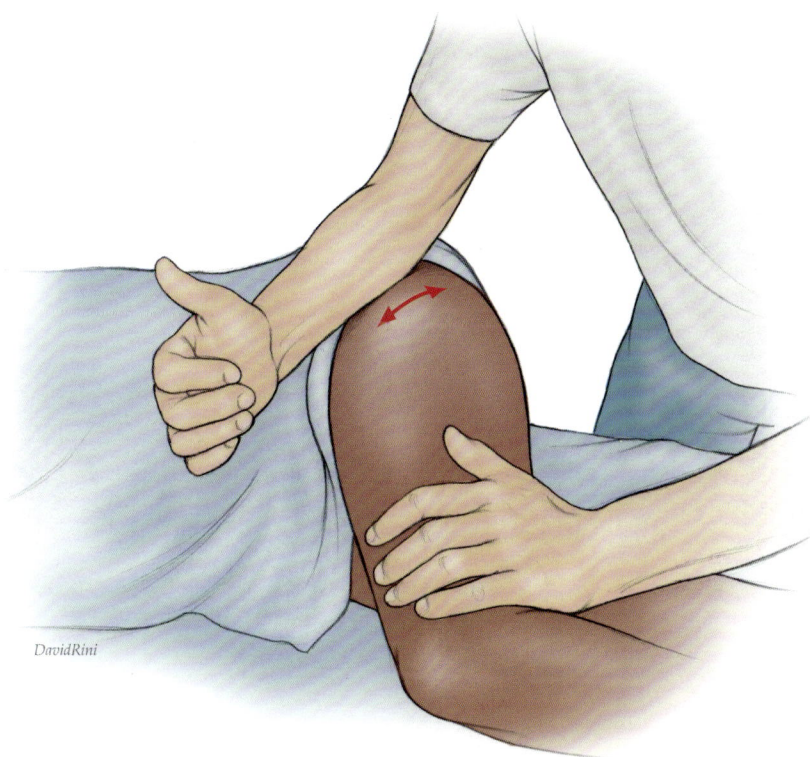

图5-26 髋部外侧肌筋膜松动

2. 大腿后面肌筋膜拉伸。可以用掌根，也可以用指间关节按摩。将你的双手放在大腿后面的中线位置，慢慢地向两边分开双手。从膝关节略上方开始，在水平方向上重复此动作，直到臀部。

变式——按摩师站在按摩床一侧，面向患者的大腿，将你的双手指尖放在大腿后面的中线位置。手指轻轻按压，直到感觉稍微有阻力。当组织变软时，手指慢慢向内侧滑动。走到按摩床的另一侧，以相反的方向重复上述动作。

3. 大腿后面肌筋膜松动。用手指在股骨上滚动大腿后面的肌肉群，直到每块肌肉的粘连都被消除为止。

▶ **臀部**

**体位**

- 患者俯卧位。
- 按摩师站在按摩床一侧，靠近患者的骨盆。

1. 筋膜的提捏和滚动技术。从下到上，提捏并滚动臀部的肌筋膜（图5-27）。

2. 臀部肌筋膜拉伸。用你的掌根或指间关节，从骶骨到大转子拉伸软组织（图5-28）。

3. 臀部肌筋膜松动。用你的手指滚动臀部肌肉，以消除肌肉之间的粘连（图5-29）。

▶ **腹部**

**体位**

- 患者仰卧位，并在膝关节下方放置靠垫。
- 按摩师站在按摩床一侧，面向患者腹部。

1. 筋膜的提捏和滚动技术。从患者身体对面开始，用拇指和四指捏起腰部皮肤。慢慢向身体中线滚动（图5-30）。如果感觉到阻力或感觉紧绷，慢慢地将皮肤从下面的肌肉提起，直到感觉皮肤变软。沿水平方向从躯干的一侧向身体中线实施滚法。接下来，走到按摩床另一侧，重复这一操作。应按摩

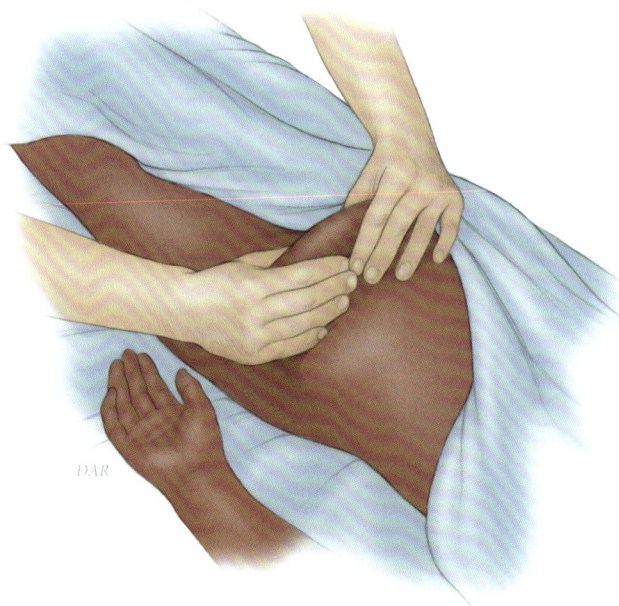

图5-27 提捏并滚动臀部的肌筋膜

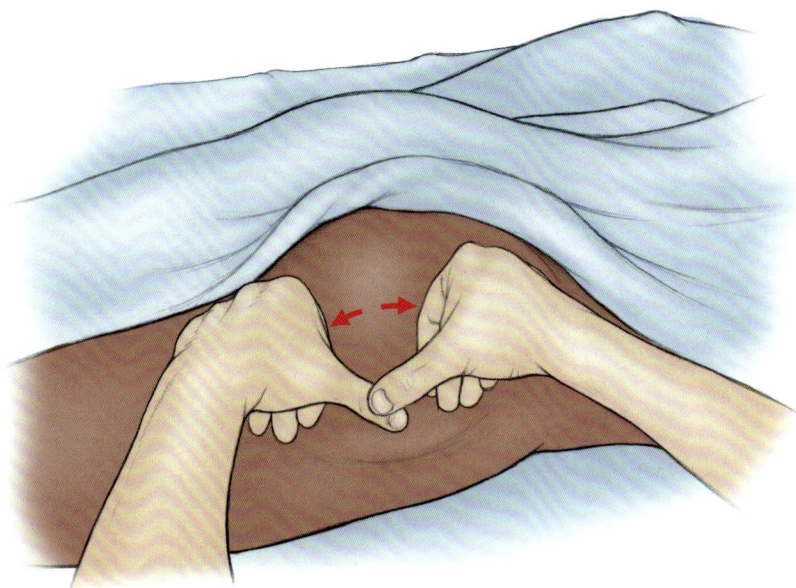

图5-28 臀部肌筋膜拉伸

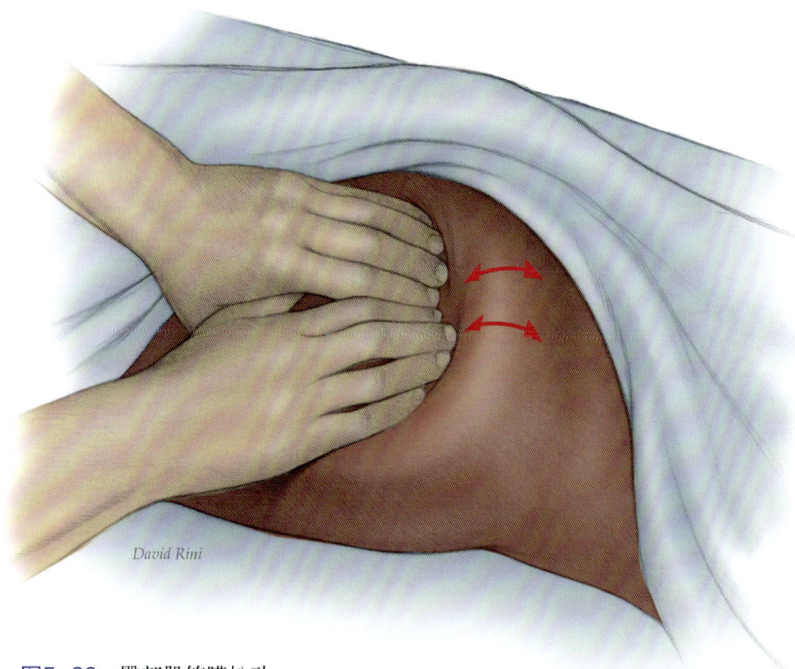

图5-29 臀部肌筋膜松动

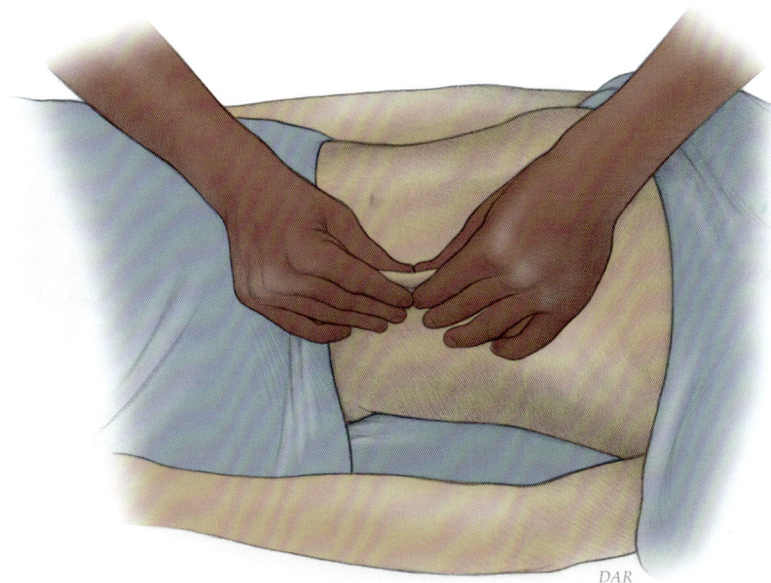

图5-30 提捏并滚动腹部的肌筋膜

整个腹部。

2. 腹部肌筋膜拉伸。将右手掌放在患者的脐部，左手掌放在你的右手上。缓慢地沿顺时针方向做螺旋状运动，使皮肤相对皮下组织移动（图5-31）。注意不要在皮肤上滑行。逐渐扩大螺旋范围，最大限度地伸展皮肤和筋膜。

3. 腹部伸展。患者屈膝，双臂伸过头顶，充分伸展。鼓励患者深吸一口气，提胸收腹，直到感觉腹部肌肉有紧张感（图5-32）。一个很有用的方法是，让患者想象当他伸展双手时，肚脐贴到脊柱前部。

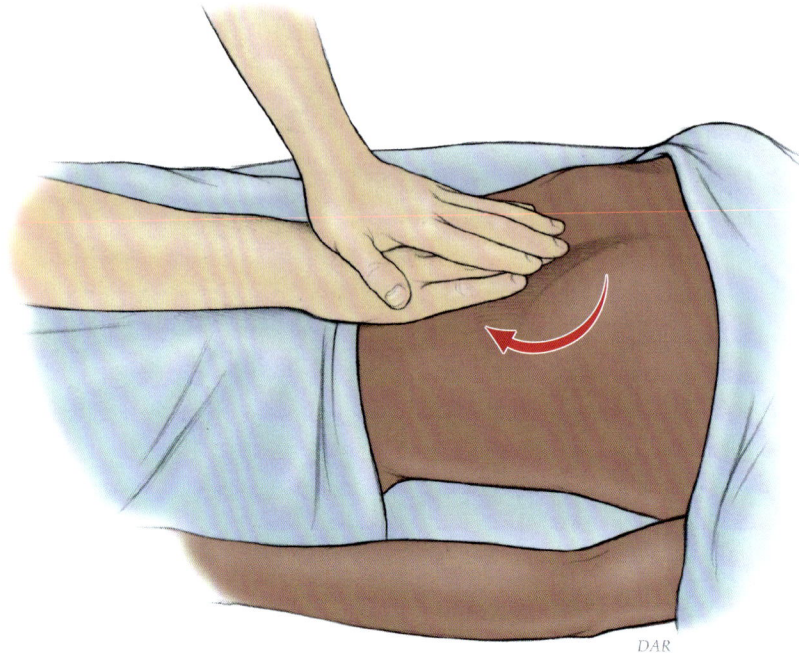

图5-31　腹部肌筋膜拉伸

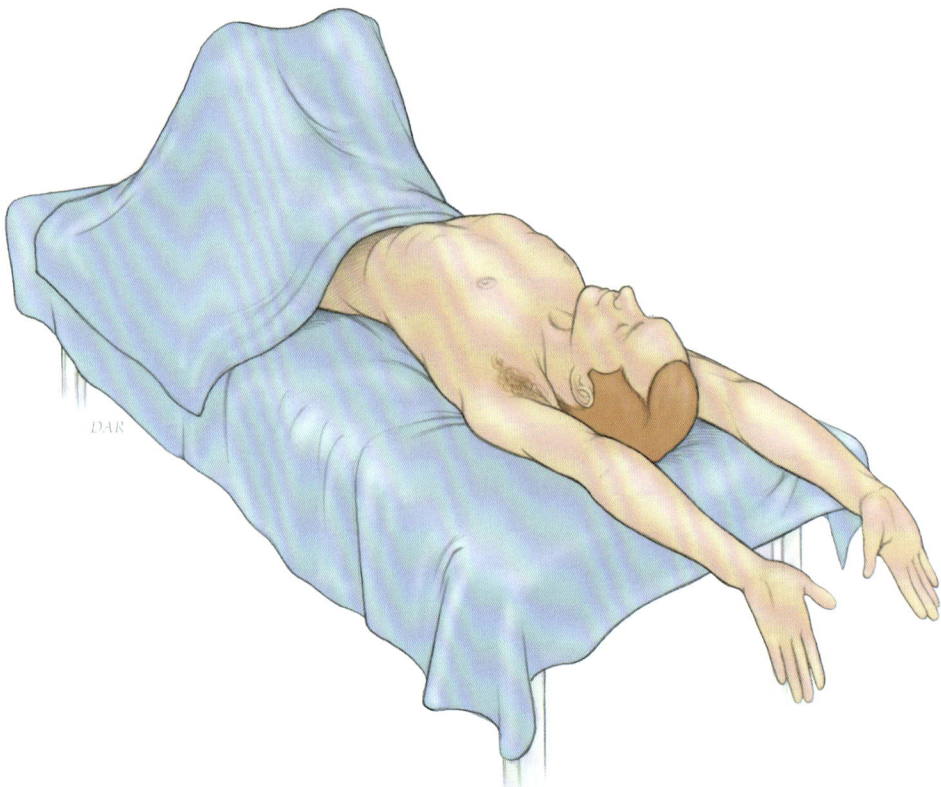

图5-32　腹部伸展

## 颈部

### 体位

- 患者仰卧位。
- 按摩师坐在按摩床的头端。

1. 颈部纵向放松。双手掌心朝上，四指放在患者的枕骨隆突部。让手指下沉入软组织，直到感觉有轻微的阻力。

用小幅度的上下轻抚振动手法来按摩软组织，但不是在皮肤上滑动（图5-33）。手指沿颈部向下移

动几厘米，到达颈部的下一个部位，大约离第一个部位2.5 cm，然后重复上下按摩手法。一直按摩到颈底部。回到枕部，将两手手指放在离中线稍远的地方（与第一次相比）。重复上述流程。

2. 颈部横向放松。双手掌心向上，手指相对放在颈部棘突的两侧。让手指下沉入软组织，然后慢慢地向两侧拉伸（图5-34）。将手指沿颈部下移几厘米，重复上述步骤。继续下移，直到颈底部。

3. 颈部水平方向放松。将患者头轻轻转向一侧。将你的手指沿着胸锁乳突肌的前缘下沉。然后慢慢地尽可能向后滑动你的手指（图5-35）。重复上述

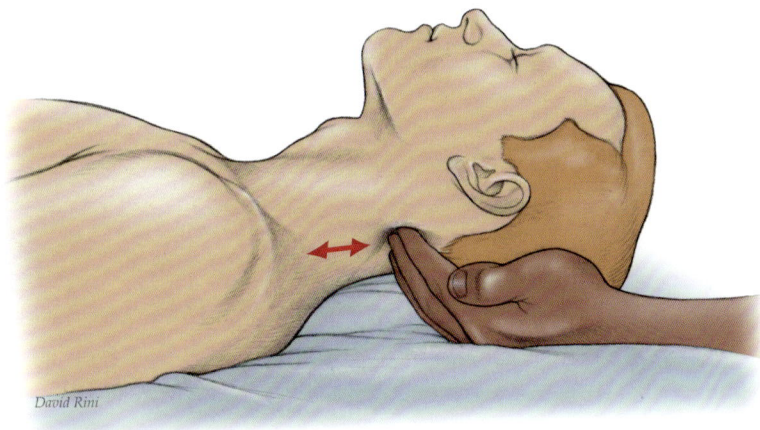

图5-33 颈部纵向放松

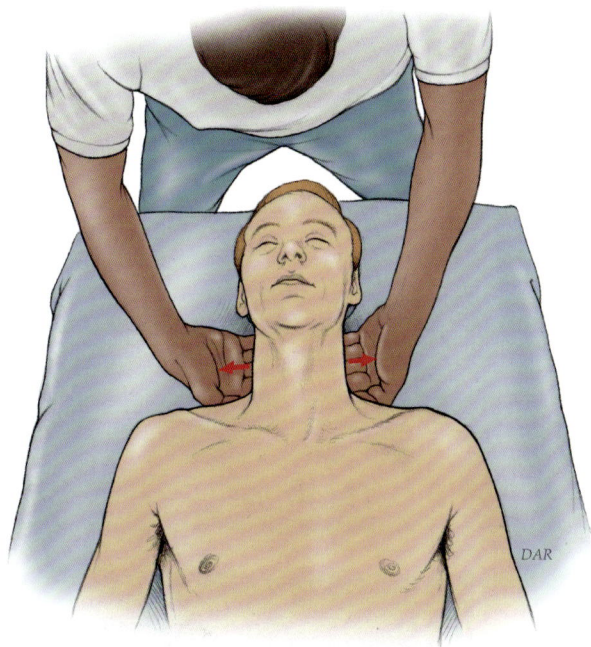

图5-34 颈部横向放松

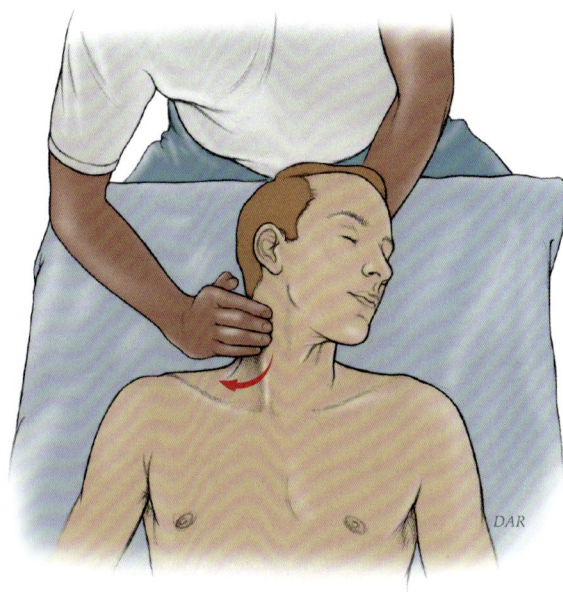

图5-35 颈部水平方向放松，操作手向后滑动

步骤，按摩整个颈长。

4.侧屈患者的颈部。将你的手指放在屈曲一侧的斜方肌前部，即锁骨稍下方。缓慢沉入斜方肌，直至感觉到轻微阻力，然后做小幅度的上下按摩。

## 复习题

### 一、收获和反馈

**1.** 关于筋膜的描述最正确的是 _____ 。

A. 一种疏松的、高度神经支配的、轻微收缩的组织鞘，连接皮肤和皮下组织

B. 一种由结缔组织层组成的相互连接的网络，包裹、支撑、分离和渗透全身组织

C. 一种坚韧、致密的膜，包裹着肌肉和肌肉群

D. 人体内所有组织的总称，主要由蛋白质纤维、液体基质和少量活细胞组成

**2.** 下列哪一项是最正确的 _____ 。

A. 筋膜、肌肉和肌鞘是不可分割地交织在一起的，不能被分割成独立的结构

B. 筋膜现在被认为是结缔组织的一种亚型，具有自己的神经支配和单独的胚胎根

C. 筋膜现在被认为是肌肉的一个分支，不再作为一种单独的组织类型来讨论

D. 筋膜和肌肉协同工作，以适应负重压力，这意味着所有筋膜都具有收缩性

**3.** 筋膜的 3 种主要成分是 _____ 。

A. 肌腱、韧带、软骨

B. 透明质酸、黏多糖、触变性凝胶

C. 胶原蛋白、弹性蛋白、网状纤维

D. 蛋白纤维、液体基质、成纤维细胞

**4.** 什么是粘连 _____ 。

A. 创伤或过度使用引起的瘢痕组织并发症

B. 相邻胶原纤维之间的连接点

C. 慢性肌肉紧张导致肌肉粘连在一起的部位

D. 胶原蛋白过度生长而变得越来越黏稠的区域

**5.** 筋膜与哪种类型的感觉神经元关系最为密切？

A. 温度感受器

B. 机械性感受器

C. 伤害性感受器

D. 本体感受器

### 二、概念应用

**1.** 胶原蛋白具有很好的拉伸强度，但弹性较差。这是指 _____ 。

A. 纤维具有良好的抗拉伸和回弹能力

B. 纤维能承受应力，但回弹不好

C. 纤维具有良好的包裹和减震性能，但不适用于拉伸

D. 纤维能很好地回弹，但很容易撕裂

**2.** 筋膜有时被称为三维网络。如何将这一概念应用于持续膝关节疼痛的患者 _____ 。

A. 他的膝关节疼痛是中枢神经系统硬脑膜受限的结果

B. 如果没有及时治疗膝关节疼痛，将导致背部和臀部的问题

C. 他的膝关节疼痛也许是一个为了躲避某种可怕事情的发生而引发的创伤病史的症状

D. 他的膝关节疼痛可能与远处的筋膜限制有关，这会导致运动效率低下

**3.** 第 5 章描述的结缔组织按摩常规流程遵循哪种顺序？

A. 筋膜提捏和滚动；关节松动；肌筋膜松动

B. 肌筋膜拉伸；筋膜提捏和滚动；肌筋膜松动

C. 肌筋膜松动；筋膜提捏和滚动；关节松动

D. 关节松动；筋膜提捏和滚动；肌筋膜释放

**4.** 筋膜的提捏和滚动技术主要在以下哪个部位进行操作 _____ 。

A. 骨膜

B. 肌鞘

C. 浅筋膜

D. 肌外膜

**5.** 肢体肌筋膜的拉伸通常是 _____ 。

A. 从近端到远端

B. 从外侧到内侧

C. 从内侧到外侧

D. 从下到上

### 三、解决问题：讨论要点

**1.** 阅读专栏 5-1，和你的搭档一起，解释"筋膜释放"对你们意味着什么。你对这种现象有什么体会？怎样描述它才合适？

**2.** 与搭档一起练习"足跖面肌筋膜拉伸"。你需要施加多大的压力才能感觉到轻微的抵抗？当你的手指横向移动时，会发生什么变化？分析这些感觉，并试着向你的搭档描述它们。

## 参考文献

1. Schleip R. Fascial plasticity—a new neurobiological explanation. J Bodyw Mov Ther. 2003; 7(1):11–19.

2. Schleip R. Fascial mechanoreceptors and their potential role in deep tissue manipulation. Excerpted from Schleip R 2003: Fascial plasticity—a new neurobiological explanation. J Bodyw Mov Ther. 2003; 7(1):11–19 and 7(2):104–116. http://www.fasciaresearch.com/images/PDF/Innervation Excerpt.pdf

3. Oschman JL. Excerpts from publications by James L. Oschman, Ph.D. Readings on the scientific basis of bodywork and movement therapies. http://www.somatics.de/artikel/ for-professionals/2-article/24-excerpts-from-publications-by-james-l-oschman-ph-d

4. Bove GM, Chapelle SL. Visceral mobilization can lyse and prevent peritoneal adhesions in a rat model. J Bodyw Mov Ther. 2012; 16(1):76–82.

5. McKay E. Assessing the effectiveness of massage therapy for bilateral cleft lip reconstruction scars. Int J Ther Massage Bodyw. 2014; 7(2):3–9.

6. Wilk I, Kurpas D, Mroczek B, et al. Application of tensegrity massage to relieve complications after mastectomy—Case Report. Rehabil Nurs J. 2015; 40(5):294–304.

7. Cho YS, Jeon JH, Hong A, et al. The effect of burn rehabilitation on massage therapy on hypertrophic scar after burn: a random trial. Burns. 2014; 40(8):1513–1520.

# 第二部分
## 课程

# 第6章

# 基础——呼吸和支持

## 学习目标

完成本章阅读、课堂教学及指定的作业后，学生应该能够：

- 掌握与胸部、背部和脊柱等相关的深层组织按摩疗法的关键术语和概念
- 识别胸部、背部和脊柱的解剖特征，包括
  - 骨性标志
  - 肌肉结构和筋膜结构
  - 危险部位
- 识别与胸部、背部、脊柱疼痛或功能障碍有关的常见姿势或动作模式
- 选择合适体位并使用靠垫，为患者提供安全且舒

- 适的躯干整体深层组织按摩
- 在执业范围内，为患者提供胸部、背部和脊柱的自我调理建议
- 安全、有效地执行整体深层组织按摩
- 为每位患者制订个性化的整体深层组织按摩方案，以解决胸部、背部和脊柱的问题
- 为每位患者制订个体化的整体深层组织按摩方案，以解决全身问题

# 胸部

## ▶ 概述

整体深层组织按摩治疗首先从胸部开始。因为深层组织按摩治疗的总体目标是使人体达到更好的平衡和功能状态，所以先从呼吸系统入手是最合理的。正是通过呼吸，身体获得了进行生命活动所必需的氧气。伴随着第一次呼吸，我们来到人世，而最后一次呼吸的结束则意味着生命的终止。呼吸与我们的生活质量密切相关。

人体的呼吸运动有一个基本节律，它代表着我们吸入空气并加以利用以及排出废物的能力。平稳的呼吸对于按摩也是至关重要的。在进行整体深层组织按摩治疗过程中，患者需要接受压力和拉伸的挑战、适应变化和释放身体积存的紧张。如果治疗过程中呼吸不顺畅，患者就无法获得最

佳疗效。

胸部肌肉紧张会限制肺部的呼吸运动，使人体摄入的氧气量减少，进而影响细胞的新陈代谢。随着氧气摄入量减少，人体的结缔组织会增厚，这不仅会影响细胞代谢的水平，也会造成更深层次的肌肉活动障碍。慢慢地，筋膜会在某种程度上束缚肌肉组织，从而限制人体与周围环境的互动。因此，按摩师应通过视诊和触诊，先评估导致呼吸功能受限的肌筋膜收缩模式，然后在治疗时减少或消除这些模式，从而使得呼吸顺畅。

开放、充分呼吸的好处颇多。人体一旦对外界产生紧张感，通常就会出现呼吸受限和肌肉抵抗。若人体能够放松肌肉，全身的紧张感也会随之降低。同时，呼吸肌阻力下降可使人体摄入的氧气增加，人体也更有活力。

自由顺畅的呼吸可以有效地将二氧化碳排出体外，进而维持血压正常。脑干中的延髓可以监测血管的大小和张力。如果二氧化碳含量高，延髓会使血压升高（这样血液就会更高效地流向肺部进行气体交换，从而将二氧化碳排出体外）。

呼吸运动所代表的情绪能够反映一个人的身体状况，反之亦然，一个人的身体状况也会影响情绪或者对威胁的感知。压力感或身体的威胁感会增加我们的肌张力，包括胸腔。虽然当我们受到短期威胁时可以进行深呼吸（更好地逃离危险），但若是在长时间、低强度的压力下，则会出现相反的情况。这是因为，肋间内肌被锁死，横膈膜的运动更为轻浅，而斜角肌必须费更大的力量才能提升上端的肋骨。当本体感受器将其看作是一种正常水平的紧张时，这种模式就会根深蒂固地存在。呼吸浅而有阻力时就会增加紧张感，然后就会形成恶性循环，甚至造成过度换气或无意识的肌肉收缩，从而消耗血液里的高水平氧气。

相反，如果一个人可以适度放松，自主扩展整个胸腔——底部（膈肌）、侧面（肋骨）、顶部（斜角肌）——那么呼吸运动就变得没有那么费力了。在这种情况下，呼吸会给人带来一种平衡感，而不是恐惧感。因此，深呼吸技术是治疗焦虑症、慢性疼痛、哮喘、慢性支气管炎及肺气肿等疾病的一个重要方面。

## ▶ 肌肉骨骼的解剖和功能

胸廓由 12 对肋骨、12 节胸椎、肋软骨和胸骨组成（专栏 6-1 和图 6-1）。胸椎是脊椎中最不易活动的部分，在身体后部为肋骨提供稳定的附着。肋骨通过肋软骨在前面与胸骨相连。胸廓为心脏和肺形成一个保护壳。

胸大肌由 3 个相互重叠的部分组成，呈扇形横跨于胸腔前部。这 3 个部分都附着于肱骨上部外侧，即肱二头肌外侧沟。上部始于锁骨内侧半，是最表浅的部分。中部始于胸骨。下部是最深的部分，始于肋软骨。胸大肌宽阔的扇形形状使其可以从很多角度对手臂发挥作用。这种结构也可以将来自手臂的力量分散至整个前胸腔，从而最大限度地减少胸部所受的冲击压力。

胸大肌的这 3 个部分都有助于手臂的水平屈曲和内旋。背阔肌可以限制上述活动，有力地伸展手臂。在引体向上运动中，两块肌肉共同作用，使手臂内收、肩膀内旋，并将胸部向手臂举起。胸大肌长期收缩会导致胸廓塌陷，同时悬在身体两侧的手臂会前伸和内翻。锁骨下肌位于胸大肌锁骨部分的深处，附着于第 1 肋骨和锁骨下肌沟。锁骨下肌将锁骨固定于胸壁上并限制它。

虽然有 46 块肌肉参与呼吸运动，但最重要的呼吸肌是膈肌。膈肌呈圆顶状，与下部肋骨、胸骨和腰椎相连。肺的底部与膈肌的上表面相连，膈肌可以看作是胸腔的底部，也可以看作是腹腔的顶部。膈肌的运动会使胸腔的底部下降，而其他肌肉则使胸腔扩大，使胸腔顶部升高，这样形成的低压空间可使空气进入其中。

膈肌包括 2 个主要部分。中心腱是一种非收缩性的结缔组织，形成了圆顶的顶部，并与心包融合。

**专栏 6-1｜胸腔的基本解剖**

| 肌肉 | 骨骼及骨性标识 |
| --- | --- |
| 胸大肌 | 肋骨 |
| 锁骨下肌 | 胸骨 |
| 肋间肌 | 胸骨柄 |
| 膈肌 | 剑突 |
| 上后锯肌 | 结节间沟 |
| 下后锯肌 | T1 ～ T3 和 T11 ～ L2 的位置 |
| | 锁骨 |

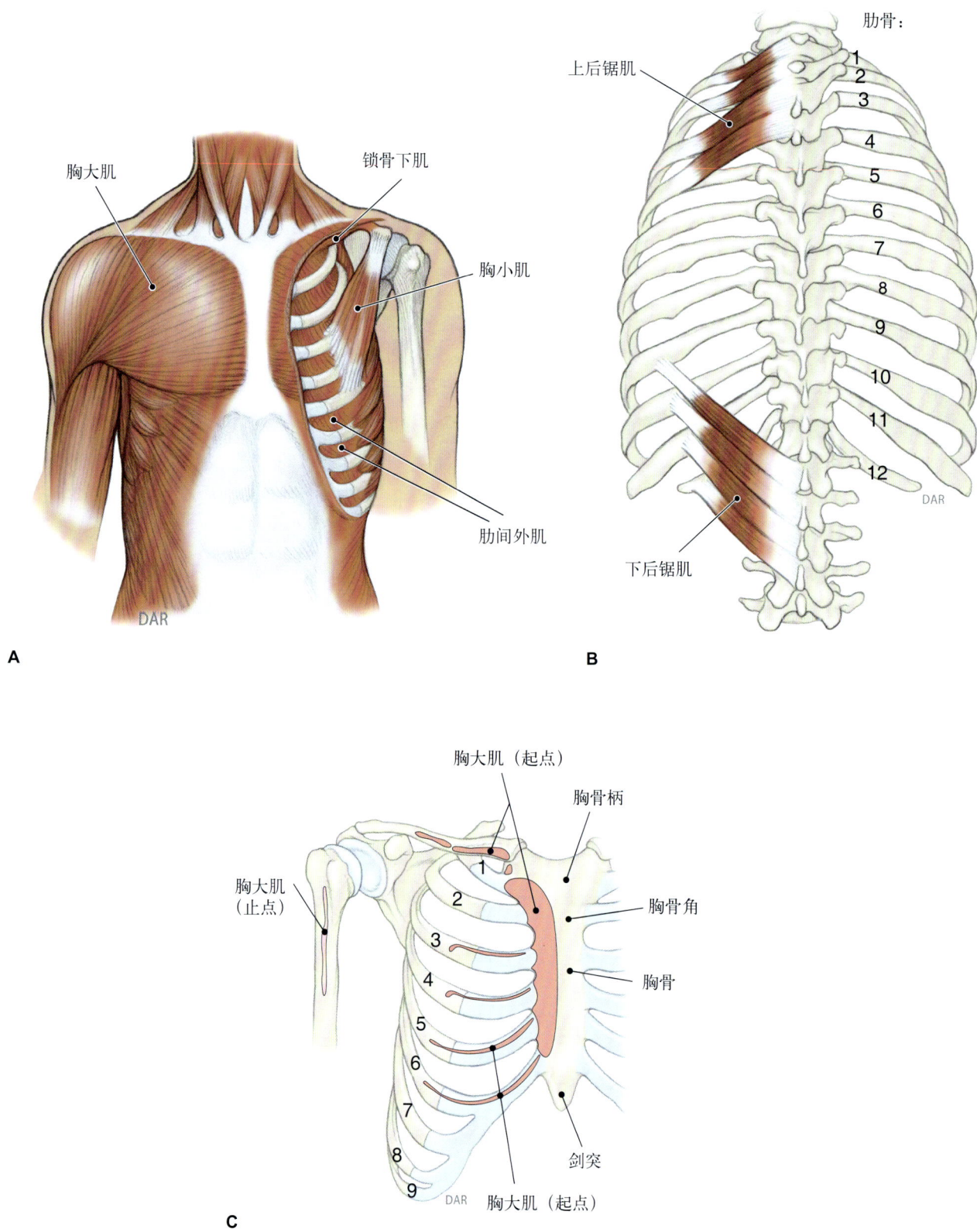

图6-1 A.胸肌；B.后部呼吸肌；C.胸肌附着

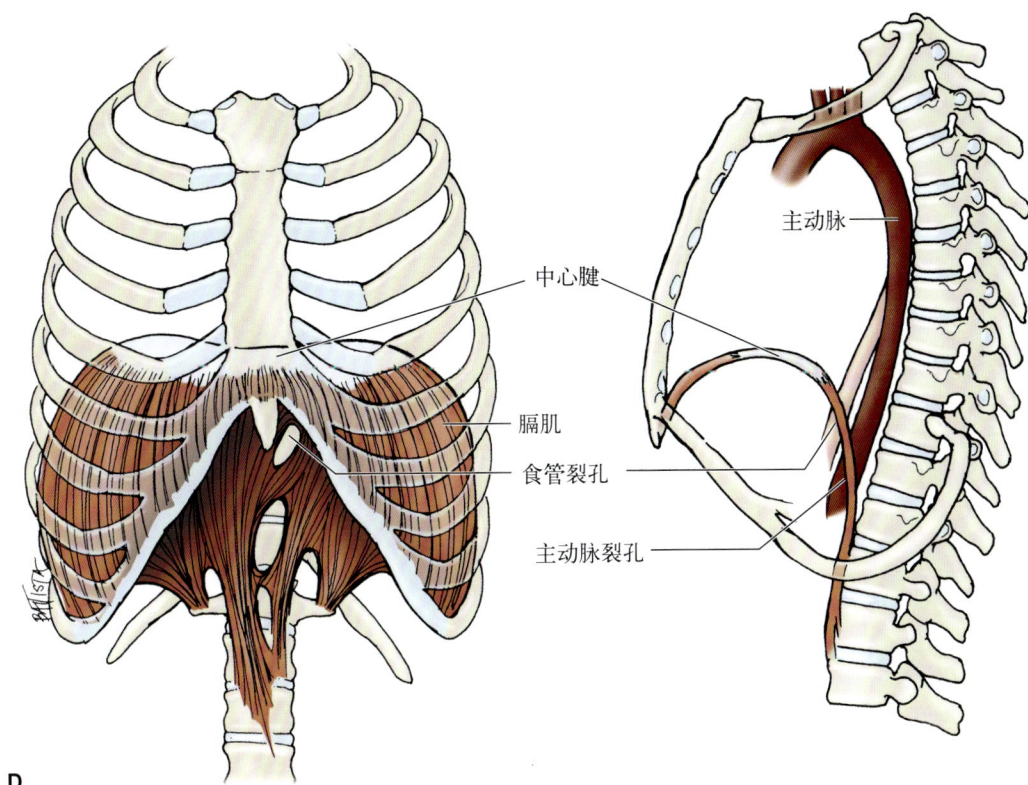

**D**

图6-1（续）D. 膈肌

中心腱帮助膈肌保持降落伞一样的形状。

　　围绕中心腱的是呈放射状排列的肌纤维，就像车轮上的辐条。膈肌的肌肉部分由2部分组成：脚部（膈脚）和肋间部。膈脚形成了膈肌的肌肉延伸，沿着腰椎前表面下方分出2段，分别附着在L1～L3的椎体和椎间盘以及腱膜弓状韧带上。膈脚混合了腰大肌上部的肌肉纤维，这也形成了由脊柱的上部和下部共同组成的呼吸结构。

　　吸气时膈肌向下收缩，肌纤维将中心腱向下拉向膈脚。随着膈肌的下降，腹腔内容物被向下和向外推，"向腹部吸气"指的就是这种膨胀感。

　　吸气时，肋间外肌也收缩，肋骨（胸腔壁）提升，并导致胸腔下部抬升和向外扩张。肋间肌附着于相邻的肋骨，包裹整个胸腔。肋间肌是腹斜肌进入胸腔的延伸。肋间外肌的纤维向内向下倾斜，与腹外斜肌方向相同。

　　吸气时，上后锯肌与肋间外肌共同扩张胸腔。上后锯肌位于上背部菱形区深处。上后锯肌向下倾斜45°附着于C7～T3椎体和第2～5肋骨。上后锯肌收缩时会抬高上部肋骨，同时扩张胸壁。当一个人在没有腹肌帮助的情况下进行过度的胸式呼吸时，这块肌肉可能会被拉伤。

　　斜角肌是吸气的最终贡献者：它们向上拉肋骨，并抬高胸腔的"顶部"。它们对健康呼吸的贡献相对较小，具体请参考第10章。

　　当吸气到达峰值并停止时，这些肌肉就会放松，肺部的弹性纤维就会把胸腔拉回原来的形状。肺部受到挤压，空气被挤出。肋间内肌收缩，肋骨向下向内移动，并且使肺的体积减小。呼吸力学请参见图6-2和专栏6-2。

　　下后锯肌附着于T11～T12和L1～L2。其肌纤维向上倾斜45°，并与第8～12肋骨相连。下后锯肌与上后锯肌形成镜像对称。下后锯肌稳定下部肋骨，并协助呼气。在做提升、扭转和够取动作（如伸手够取高架子上的某样东西）时，下后锯肌可能会被拉伤。

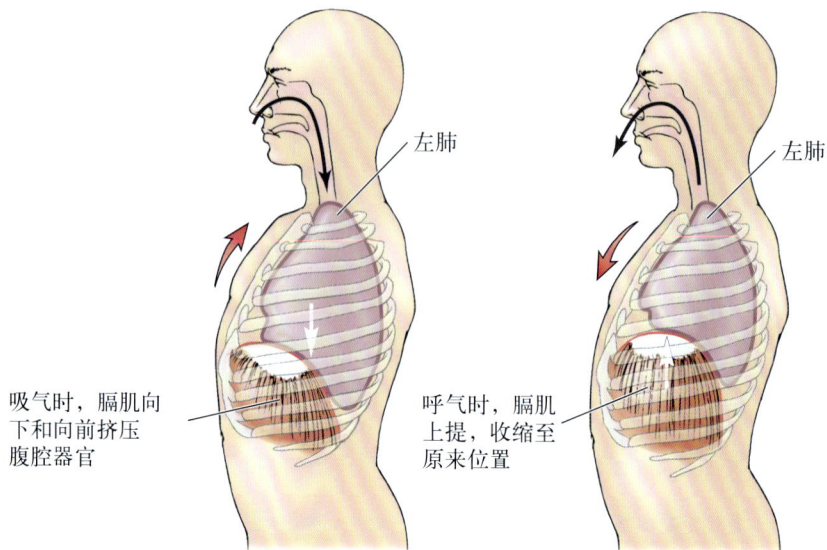

图6-2  呼吸力学：吸气时，膈肌向下推动腹腔内容物，肋间外肌、上后锯肌和斜角肌提升并扩张胸腔；呼气时，膈肌放松和上提，而胸腔恢复至原来的形状

吸气时，膈肌向下和向前挤压腹腔器官

呼气时，膈肌上提，收缩至原来位置

左肺

左肺

就像我们在前面提到的那样，还有许多其他肌肉参与呼吸运动。总体来看，充分的自由呼吸实际上是全身运动，可以看作是压力波在整个身体的移动，若你观察过婴幼儿的呼吸，你就可以清楚明白这一点。深层组织按摩师应注意在呼吸过程中患者的身体是如何运动的，并识别出哪里受到了限制。恢复全身的呼吸运动是深层组织按摩的一个重要目标。

## ▶ 胸部的危险部位

- 剑突是胸骨下端的骨性突出物，它位于肝脏的上方，并且非常尖锐。在这个部位施加向下的压力可能会造成骨折或者肝损伤。
- 浮肋并没有通过肋软骨与胸腔的其他部分相连。如果按摩时不小心将软组织用力压在浮肋上，可能会造成不舒服的感觉（图6-3）。

## ▶ 疾病列举

1. 哮喘。一种呼吸道疾病，临床特征为反复发

作的呼吸困难，并伴咳嗽、咳痰。哮喘可引发支气管的永久性炎症和过多的黏液产生。过敏原、剧烈

### 专栏6-2｜呼吸力学

呼吸是一项非常重要而且复杂的生命活动，不仅与胸部所有的骨骼和肌肉有关，也与腹部、肩部和颈部周围的肌肉有关。这些肌肉必须能够自如地进行协调动作，才能最少地限制呼吸运动。

吸气动作主要是由膈肌、上后锯肌和斜角肌完成的。呼气动作主要是由肺弹性纤维完成的：当吸气暂停时，肺弹性纤维会收缩，同时拉动肺部（以及与之相连的胸腔壁）恢复到原来的大小。此外，呼气动作还要靠肋间内肌、腹横肌和下后锯肌的带动作用。

呼吸运动非常高效，健康状态的机体仅需要付出5%的能量来呼吸，就能给身体提供足够的氧气。但是，当我们被疾病或者低效的肌肉运动模式所限制时，呼吸运动就可能会耗费我们更多的能量。

运动、体温突然变化或情绪因素都会引发一过性发作。如果患者感觉舒适，按摩可能就是有益的。一定要使用低过敏性润滑剂，避免在治疗室使用香水。按摩有助于排出多余的黏液，放松胸部肌肉，从而缓解可能引起哮喘发作的紧张因素。

2. 慢性阻塞性肺疾病（COPD）。一种由于遗传易感性或长期暴露于异物刺激而导致肺部受损的疾病。这种疾病通常与吸烟有关。慢性阻塞性肺疾病主要包括两大病症：慢性支气管炎和肺气肿。在慢性支气管炎中，进入肺泡的细支气管受到刺激并充满黏液。在肺气肿中，肺泡过度膨胀。当它们融合在

一起，即形成肺大疱。肺大疱减少了肺与空气接触的表面积，从而使进入血液的氧气量和排出血液的二氧化碳量均减少了，进而阻碍了人体的正常呼吸。如果病情不严重，深呼吸练习和按摩可减少呼吸肌所受的阻力，进而有助于改善慢性阻塞性肺疾病的症状。

3. 急性支气管炎（一种上呼吸道炎症）。它通常是一种细菌感染，作为普通感冒或流行性感冒的并发症而出现。通常病程很短，但可能会很严重。临床症状表现为咳嗽、咳痰，并伴有低热，以及胸闷憋气感。因为肺部存在感染，所以深层组织按摩必

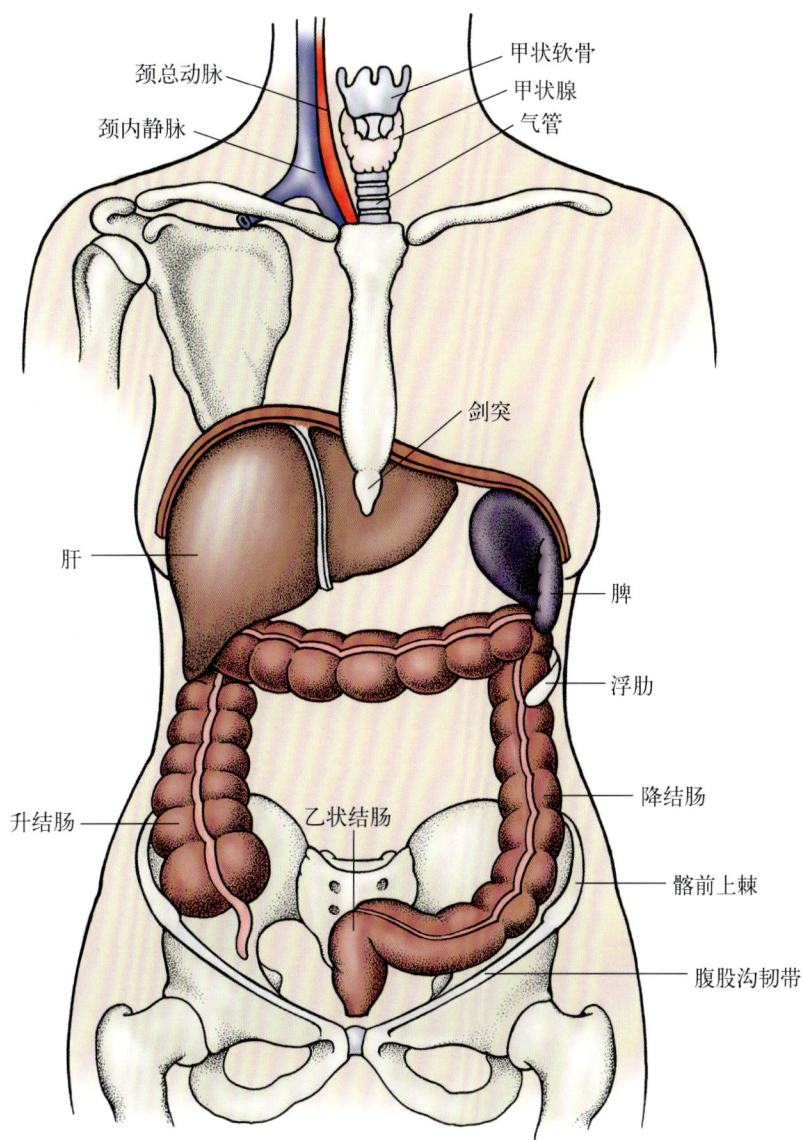

图6-3 胸部危险部位

须在患者症状消失，并开始排出积聚的痰液后才能开始实施。

4. 肺炎。是指肺部的感染，通常由病毒、细菌或者其他因素引起，具有传染性。在某些情况下，甚至可以危及生命。在美国，其致死率在感染性疾病中居首位。深层组织按摩必须在患者康复后才能实施，该治疗能在一定程度上恢复体力。

5. 胸膜炎。是指胸膜部位的炎症，常导致胸膜的脏层和壁层粘连在一起，极大地限制了胸腔的运动。它会引起呼吸困难以及肋下至腹部的剧烈疼痛。深层组织按摩必须在这些症状全部消失后才能实施。

6. 肋骨骨折。属于骨骼损伤，最好在骨骼愈合之前不要碰它。它们通常很容易愈合，但有时需要用绷带包扎。

详情见附录 A。

## ▶ 姿势评估

1. 描述胸部的大致形状（图 6-4）。
- 左右是否对称
- 上下是否对称

2. 检查胸骨的位置。
- 是否上提
- 是否压低

### 健康整体观

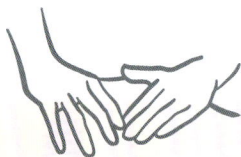

**"我需要把心里话说出来"**

胸部是容纳心脏的一个结构，而我们知道心脏是具有感觉的，尤其是当我们具有体验爱和散发爱的能力时更是如此。爱被认为是一种温暖的情感，经常与火联系在一起。当我们坠入爱河时，我们能感觉到激情的火焰在燃烧。当胸腔打开时，我们的感觉会向外扩展到其他人，而我们的感觉也同样会反过来滋养我们的心脏。

一个狭窄、封闭的胸腔会挤压心脏，降低其产生温暖、爱的情感的能力。火已经熄灭了，留给我们的是冷酷的体

3. 观察肋骨的位置。
- 有无肋骨受到挤压
- 有无肋间隙过宽

4. 观察呼吸模式。
- 若呼吸有异样，判断呼吸的哪一阶段（吸气或呼气）看起来更顺畅
- 胸部的哪些部分看起来容易随着呼吸而移动？
- 胸部的哪些部分似乎是固定的，不会随着呼吸而移动？

5. 观察位于下部肋骨的膈肌。
- 下部肋骨是否能张开并上提
- 下部肋骨是否能合拢并下移
- 下部肋骨是否存在被挤压或被拖拽的迹象

有关胸部常见的变形，以及所涉及的肌肉请参见表 6-1。

## ▶ 练习与自我调理

1. 胸大肌的伸展。站在门框中央，双臂张开，双手或前臂分别抵住门框两侧（图 6-5）。将重心从骨盆前移，让背部稍微拱起，胸部提升并伸展，做深呼吸。沿着门框两侧放高或放低手臂会改变拉伸的肌纤维。

2. 胸腹部肌肉的伸展。仰卧于床上，使你的胸椎靠在床垫的边缘，这样你的上半身就可以垂向地

验：既没有快乐，也没有悲伤。

当我们放松长期紧张的胸腔肌肉时，我们常常会感觉到一种发自内心的情绪被激发起来。泪水可能与重拾的快乐、悲伤、爱相伴。

伴随着吸气的身体向外伸展的运动，代表了我们向外给予、分享自己的能力。而伴随呼气出现的向内的收缩运动，也表明了我们能够接纳、放弃或者接受。

身心系统的平衡体现在完整的呼吸节奏中，它让我们可以在吸气和呼气之间轻松切换。肋骨和腹部是可移动的，可以很容易地改变形状和大小。

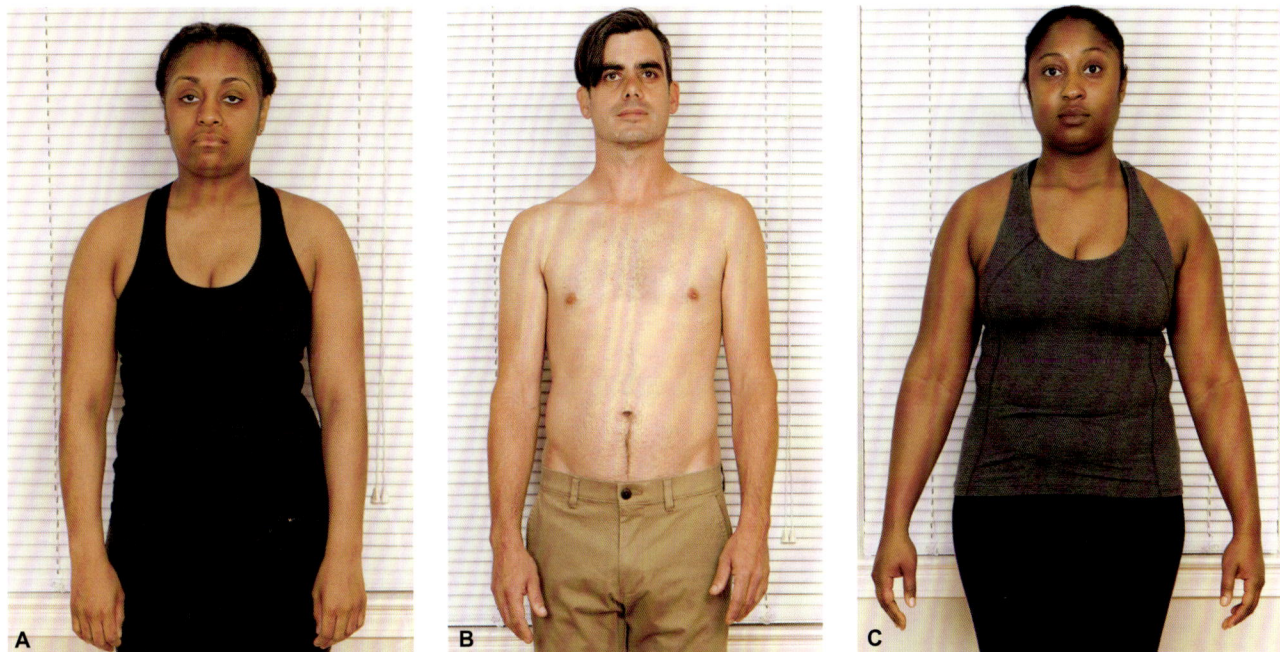

图6-4 前胸姿势评估（A~C）

板，同时双臂伸展，做深呼吸。其他可供选择的倚靠面包括健身球（图6-6）、大沙发的扶手等。

3. 膈肌和上、下后锯肌的自我按摩。仰卧于地板上，在腰背两侧第12肋骨的位置各放一个网球，然后深呼吸，放松身体，慢慢地将全身重量都落在这两个网球上。

## 胸部按摩常规流程

## 治疗目的

- 恢复胸腔的最大容积
- 去除呼吸肌的限制因素
- 整合有效的呼吸模式
- 调整肩膀和肋骨

表6-1 胸部身体解读

| 姿势类型 | 可能发生缩短的肌肉 |
|---|---|
| 胸部过度扩张——胸骨上提，肋骨向外扩张，肩部向后拉 | 斜角肌、肋间外肌、菱形肌 |
| 胸部塌陷——胸骨向内塌陷，上部肋骨受到挤压，两肩向内收 | 胸大肌、胸小肌、锁骨下肌、肋间内肌、三角肌、膈肌、腹直肌 |

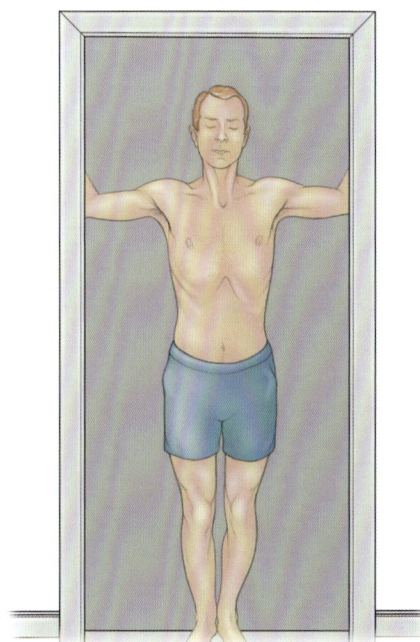

图6-5 手扶门框伸展胸大肌

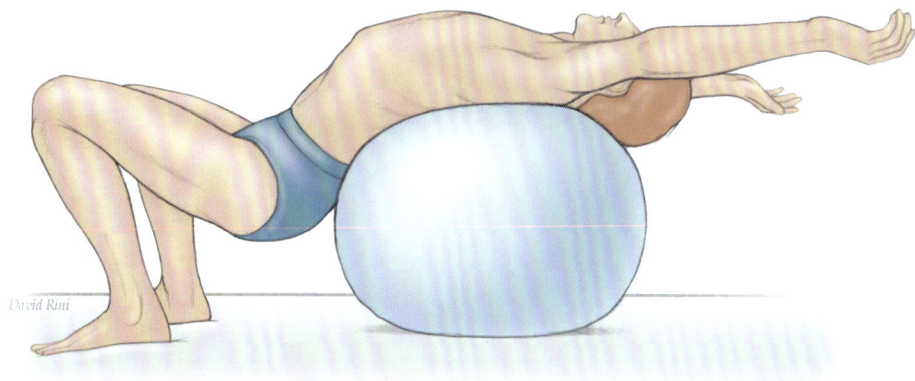

图6-6　伸展胸腹部肌肉

## 能量流疗法

### 体位

- 患者仰卧位，并在膝关节下方放置靠垫。
- 按摩师站在按摩床的一侧，靠近患者胸部。

### 极性按摩

将左手掌置于患者的胸骨柄上，右手掌放在患者背部，并在两侧肩胛骨之间滑动。随着患者有节奏的呼吸运动，按摩师的手也随之有节奏地起伏，此过程至少进行1分钟，以便让患者有时间放松下来，并把注意力集中到呼吸上来。

### 日式指压按摩

按摩师走到按摩床头端，将双手指腹压入患者胸部两侧的肋间隙，按压肺经、胃经和肾经上的各个穴位（图6-7）。每个位置按压一段时间后松开，然后换位置继续按压，直到按摩完整个上胸部。患者吸气时，指尖保持按压，呼气时松开。

## 瑞典式按摩或跨纤维按摩

1. 用叠瓦片手法按摩胸大肌。按摩师站在按摩床的一侧，与患者肩部平齐。按摩师将一只手抵住自己所站立侧的患者上胸部，用手掌根部抵住胸骨，保持指尖朝向患者肩部。按摩师用手掌从患者胸部到其肩部进行短暂、交替的按压，重复若干次。

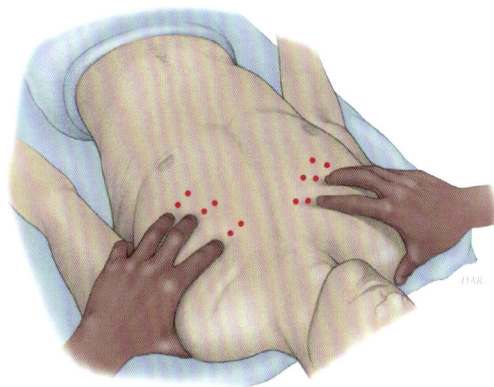

图6-7　指尖按压肋间隙

2. 揉捏法按摩胸大肌。按摩师可以对胸部两侧逐一进行按摩，也可以对两侧同时进行按摩。

3. 指尖摩法按摩上胸部肌肉。双手手指沿着垂直于胸大肌肌纤维的方向做双向滑动按摩。如果患者为女性，注意不要碰到乳房组织。

## 结缔组织按摩

对上胸部进行扇形按摩。首先，双手拇指并拢，然后慢慢地呈扇形展开，以拉伸组织，动作幅度要小。每个动作中手指的展开幅度为2～3个手指的宽度。在此操作中，也可用四指指尖来代替拇指进行操作。

从胸骨上方平齐乳房的位置开始用扇形按摩手法向上按摩至锁骨。重复多次，直到覆盖整个上胸部。按摩的目的是放松上胸部的肌筋膜，使胸部产生一种提升的感觉。

## 深层组织按摩或神经肌肉按摩

顺序

1. 胸大肌（附着点与肌腹）。
2. 锁骨下肌。
3. 肋间肌（患者取仰卧位或侧卧位）。
4. 膈肌。
5. 背部肌肉（上后锯肌、下后锯肌）。

对于大多数成人来说，呼吸运动受限多是由于紧张和感知觉的表达缺乏而造成的，因为它们会造成胸部肌肉活动的受限。对这些肌肉进行按摩不仅有助于调节人体呼吸，还有助于平衡肩带肌肉和释放肋骨。

## 治疗案例

### 胸部

Joey，一名 10 岁患有哮喘的男孩。他因为身材矮小，而且不能充分参加体育活动，在学校里受到了欺负。他的母亲带他来进行深层组织按摩，一方面是想帮助他改善哮喘相关症状，另一方面也想借此提升他的自尊心。

从 Joey 的姿势评估可以看出胸部严重狭窄，锁骨下和三角肌前缘出现了明显的凹陷，这提示他的胸小肌极度受压。患者胸骨的中心部位向上凸起，且处于一种紧绷的状态。引起这些表现的原因可能是哮喘发作时的呼吸困难所致。

治疗重点在于舒缓呼吸肌，缓解胸部紧张。鉴于 Joey 比较年幼，他妈妈一直在一旁陪护。基于临床观察和他妈妈对 Joey 哮喘症状的描述，按摩师决定针对其胸大肌、胸小肌、锁骨下肌、斜角肌、肋间肌和膈肌进行按摩。考虑到患儿对胸部的触碰比较敏感，因此对此部位的肌肉采用结缔组织按摩技术进行按摩操作。

Joey 对在其胸骨和上背部进行的极性按摩反应良好。他显然放松了，呼吸也加深了。在对其进行深层组织按摩或结缔组织按摩之前，按摩师先用瑞典式按摩进行热身，随后实施深层组织按摩，但在进一步加大按压力度或对肌纤维做彻底按摩之前，要注意检查该部位的肌肉组织结构是否已软化。

从浅层到深层的胸部肌肉都得到了放松。在按摩肋间肌的过程中，按摩师发现了许多触发点。

按摩师一边对触发点进行按压，一边鼓励 Joey 做深呼吸，并让 Joey 想象这个点正在消融。Joey 非常配合，随着一个个触发点的消散，不适感也逐渐减轻，这让他非常满足。之后按摩师仔细地按摩了他的膈肌。

按摩师对患儿的背部肌肉群进行了较长时间的瑞典式按摩，并用指尖对背部肋间隙进行逐一按摩。这些按摩治疗均是被用来平衡对胸腔前部的按摩治疗。按摩结束后，Joey 觉得轻松多了，他很惊喜地告诉妈妈感觉自己的胸腔和肩膀宽广了许多，呼吸也不像之前那么费劲了。按摩师还向 Joey 展示了手扶门框锻炼胸部肌肉的方法，并且建议他每天坚持锻炼，以保持胸大肌和胸小肌的新长度。

### 讨论题

1. 请说明深层组织按摩治疗为什么要先从胸部按摩开始，至少说出 3 个理由。
2. 请说出胸部及其肌肉受压时可能会出现哪些表现？
3. 当我们对膈肌做深层组织按摩治疗时，应该采取哪些预防措施？
4. 如何通过观察患者的胸腔来辨别他属于哪种呼吸受限类型？
5. 胸部哪些区域最容易形成触发点，原因是什么？

胸大肌（附着点与肌腹）

起点：

锁骨部分——锁骨内侧半。

胸骨部分——胸骨到第 7 肋骨，以及第 1 ~ 6 肋软骨。

止点：肱二头肌外侧沟。

作用：内收、旋内肩关节。

锁骨部分——肩关节内收、旋内，肱骨水平内收。

胸骨部分——肱骨斜向下内收，稳定肩膀前部。

胸大肌（起点）

按摩手法

- 对胸骨部位的肌肉进行拉伸按摩。从身体中线外侧开始，用四指或拇指由剑突向胸骨柄方向按摩（图6-8A）。

- 用四指或拇指沿锁骨内侧半的下缘由内向外进行拉伸按摩（图6-8B）。按摩中注意检查是否存在小结或绳状肌纤维，如果它们有压痛或牵涉疼，可以进行跨纤维按摩或直接进行按压。

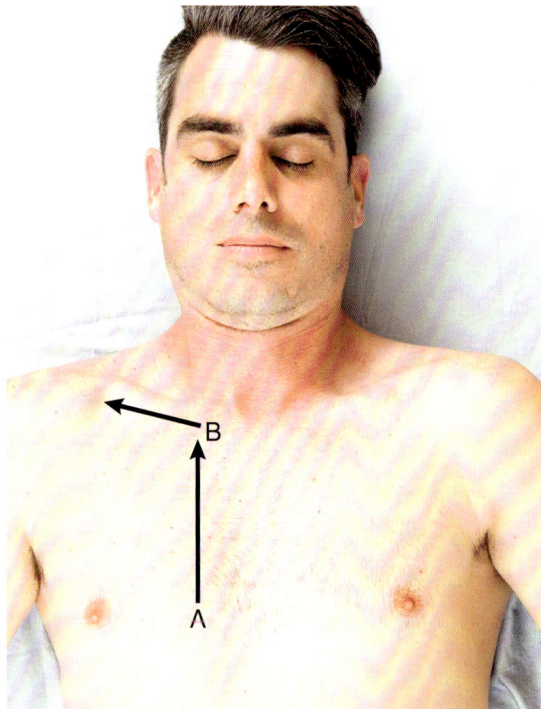

图6-8　对胸骨和胸大肌的锁骨附着点进行拉伸按摩的方向（A和B）

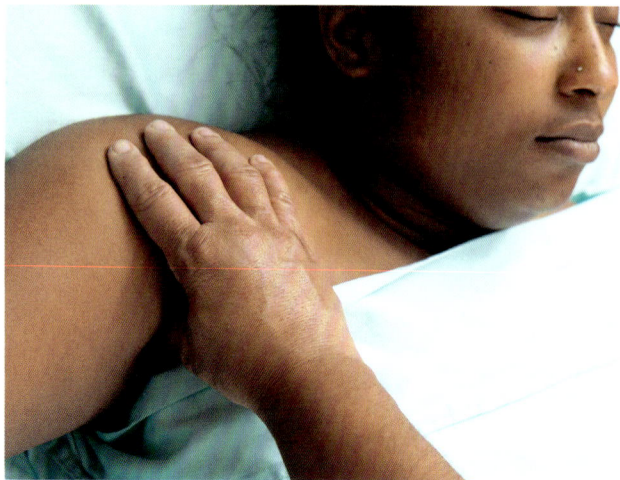

图6-9　按摩肱二头肌外侧沟（胸大肌止点）

- 按摩胸大肌的止点。用手指沿着肱二头肌外侧沟做左右拨动按摩和静态按压（图6-9）。患者手臂处于外展位，按摩师用手指沿着胸大肌和三角肌的边缘滑动至肱骨附着点。检查该处是否存在触发点，如果存在，按压数秒，并询问患者疼痛缓解的程度。

胸大肌（肌腹）

按摩手法

- 患者手臂处于外展位，用你的指间关节对患

　　胸大肌按照起点的不同可分为 3 个主要部分：锁骨部分、胸骨部分和肋骨部分。

　　上胸部和胸大肌锁骨部分的触发点一般位于胸大肌外侧和三角肌前部下缘。该部位触发点所产生的疼痛可传至整个三角肌前部以及触发点附近的胸大肌。

　　胸大肌胸骨部分的触发点通常位于第 3 ~ 5 肋的内侧和外侧，靠近胸小肌止点。检查时应沿着肌肉肋骨部的下缘寻找。该部位触发点所产生的疼痛可传至前胸和手臂。

　　胸大肌肋骨部分的触发点通常沿着外侧边缘分布。这些触发点引起的疼痛可传至乳房和乳头。

　　提取重物、长时间处于外展体位，以及与情绪压力有关的姿势变化，都可能引起胸大肌内部形成触发点。

者的胸大肌做拉伸按摩（由胸骨按摩到胸大肌在肱骨上的止点），连续按摩多次。从患者的锁骨下开始进行按摩，直到最终按摩到患者的胸骨剑突为止（图6-10）。

- 如果是女性患者，乳房水平以上用指间关节按摩。在乳房水平则用四指或者拇指按摩，由胸骨按摩到乳房组织的内侧缘。

## 锁骨下肌（图6-11）

起点：第1肋骨上缘。
止点：锁骨下肌沟。
作用：按压锁骨并沿着锁骨向前按摩，在肩关节运动时稳定锁骨。

> ◉ 触发点通常位于锁骨下肌内侧，靠近胸骨柄的地方。该部位触发点产生的疼痛会传至锁骨下缘以及手臂的桡侧缘。

### 按摩手法

- 按摩师站在按摩床一侧，面向患者锁骨下缘。按摩师将患者手臂屈曲90°，轻轻握紧其肘部，并向远离患者胸壁的方向轻轻牵拉其锁骨部位，使患者的手臂被拉向天花板的方向。从而，按摩师能比较容易地触及患者的锁骨下肌肉。
- 用示指、中指或拇指的指腹，沿着锁骨下边缘，从锁骨的中间向其外侧按摩。

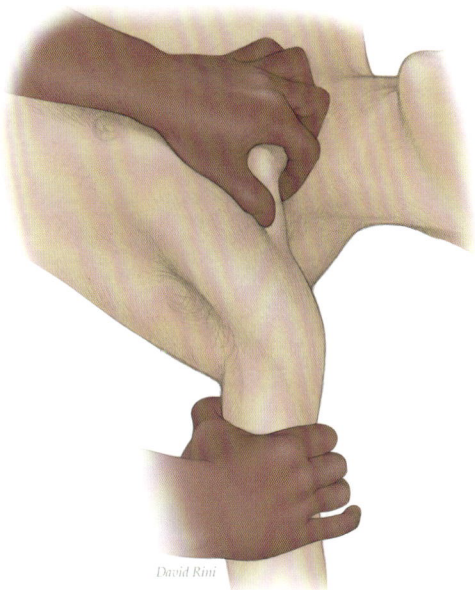

图6-11  按摩锁骨下肌

### 肋间肌

起点：
　　肋间外肌——第1～11肋骨下缘。
　　肋间内肌——第1～11肋软骨至肋角。
止点：
　　肋间外肌——肋间外肌起点下一根肋骨的上缘。
　　肋间内肌——肋间内肌起点下一根肋骨的上缘。
作用：
　　肋间外肌——吸气时提升肋骨。
　　肋间内肌——呼气时下压肋骨。

> ◉ 触发点通常位于肋间肌附着的肋骨边缘。与呼吸抑制有关的肌肉收缩可能是触发点形成的原因。

### 肋间肌（仰卧位）
#### 按摩手法

- 从胸廓下部，即第9肋和第10肋之间的肋间隙开始。把你的手指放在两肋之间，并慢慢向下按压组织，直至感觉到轻微阻力（图6-12）。

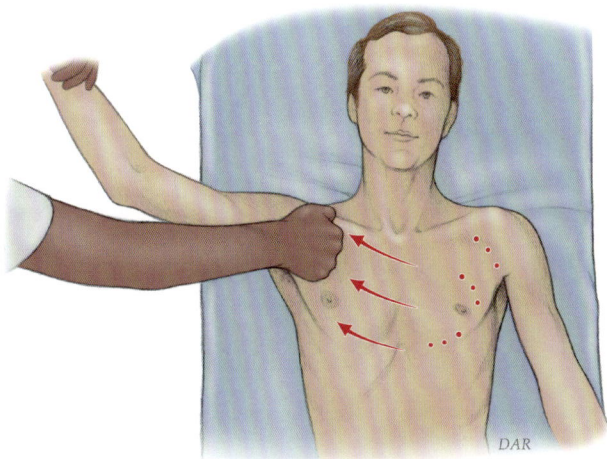

图6-10  对胸大肌的锁骨、肋骨和胸骨部分做拉伸按摩

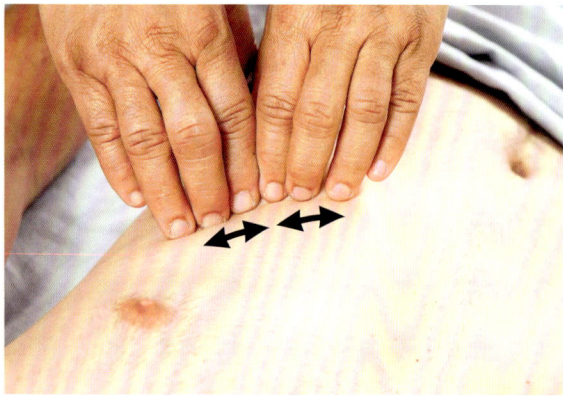

图6-12 按摩肋间肌

- 做小幅度的左右拨法按摩，并感知组织中是否有异常情况存在（比如绳状肌纤维、结节）。对异常部位进行静态按压，直到疼痛消失。若需要用较大的压力，可以用拇指代替四指。
- 重复上述操作，彻底按摩每一个肋间隙，直至按摩到锁骨。

*肋间肌（侧卧位）*

体位

- 患者取侧卧位，双膝弯曲，并在两膝关节间放置一个靠垫。患者上臂紧贴于胸前，同时为保证患者舒适度，可在其头部下方放置一个枕头。
- 按摩师站在患者后方。

按摩手法

- 用四指或者掌根在一侧胸胁部做扇形按摩（从胸廓底部向腋窝方向），以此来软化浅筋膜，为下一步深层组织按摩做准备。
- 找到第9肋和第10肋的肋间隙（图6-13），四指慢慢向下按压，直至感觉到轻微阻力，开始做小幅度的左右拨法按摩。重复该操作，依次从胸廓底部到腋窝顶部按摩每一个肋间隙。

膈肌

起点：

胸骨部分——剑突内表面。

肋骨部分——第7～12肋软骨内表面。

腰椎部分——L1～L3。

止点：中心腱。

作用：吸气时，通过下移中心腱，胸腔的容积扩大。

○ 沿着膈肌附着在肋软骨的底部，大约在剑突外侧2.5 cm处可能发现活跃的触发点。

体位

- 患者取仰卧位，并在膝关节下方放置靠垫。
- 按摩师站在按摩床一侧，面向患者的胸廓。

按摩手法

- 一只手的掌心朝上，在第7～10肋软骨边缘下方（就在剑突的外侧）滑动你的四指。在此过程中，指腹必须保持与肋软骨的下方接触，以免压迫下面的内脏。然后慢慢地用手指按压组织（图6-14）。

⚠ 警告：不能对剑突直接施加压力，因为该部位不能承受太大压力。

- 按摩师用四指做小幅度的左右拨法按摩，并寻找肌肉紧张处和触发点。在整个操作过程中，一只手的四指沿着肋软骨的边缘进行横向按摩，同时另一只手的手掌按于下部肋骨表面，为操作手向上的压力提供额外支撑。
- 按摩动作要配合患者的呼吸。当患者向外呼气时，用你的手指按压组织，直至感觉到轻微阻力；当患者吸气时，你的手指随着患者腹部抬起而渐渐减小按压力度。

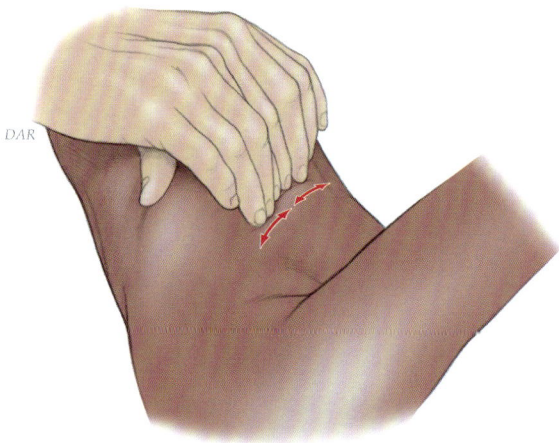

图6-13 从侧卧位按摩肋间肌

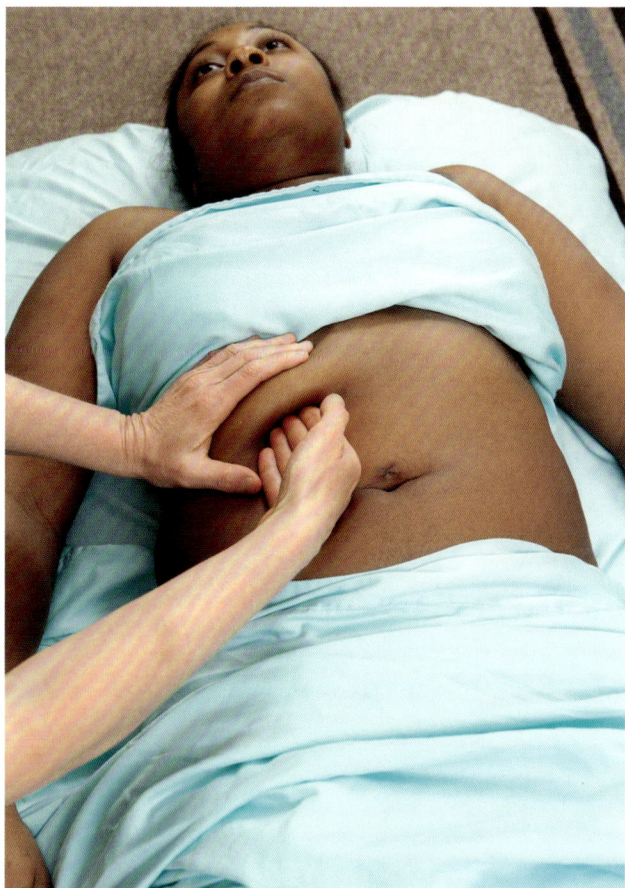

图6-14　按摩膈肌

## 背部肌肉

### 体位

- 患者仰卧位。
- 按摩师站或坐在按摩床一侧。

### 上后锯肌

起点：C7棘突和T1～T3棘突，项韧带。

止点：第2～5肋骨上缘，也就是肋角的外侧。

作用：向上提升胸廓，可帮助吸气。

这块肌肉中的触发点通常位于肩胛骨上角内侧。触发点是肩部疼痛的主要原因，疼痛感深达肩胛骨上部的深层组织内，也可能会影响整个三角肌后部或下传至肱三头肌。

### 按摩手法

- 双手在患者背部上胸椎水平（T1～T3）滑动。从棘突开始，用你的指腹沿着肩胛骨的

边缘做简短的前后按摩。

- 当患者深呼吸时，对敏感点保持静态按压。
- 也可以用指间关节代替。

### 下后锯肌

起点：T11～T12棘突和L1～L2棘突。

止点：第9～12肋骨下缘（肋角外侧）。

作用：向背部拉伸下部肋骨，有助于呼气运动。

为定位触发点，可沿着第9～12肋骨的下缘仔细探查下后锯肌的附着点。该触发点引起的疼痛会覆盖整块肌肉并传至下部肋骨。

### 按摩手法

- 双手在患者下胸椎和上腰椎之间，即T11～T12与L1～L2之间滑动。（如果患者太胖或太重，致使你无法把手伸入他的躯干下，可请患者取侧卧位，以便你为患者按摩上后锯肌和下后锯肌。）从棘突开始，用你的指腹沿对角线方向向上至该肌肉在第9～12肋骨下缘的止点处做简短的前后按摩（图6-15）。

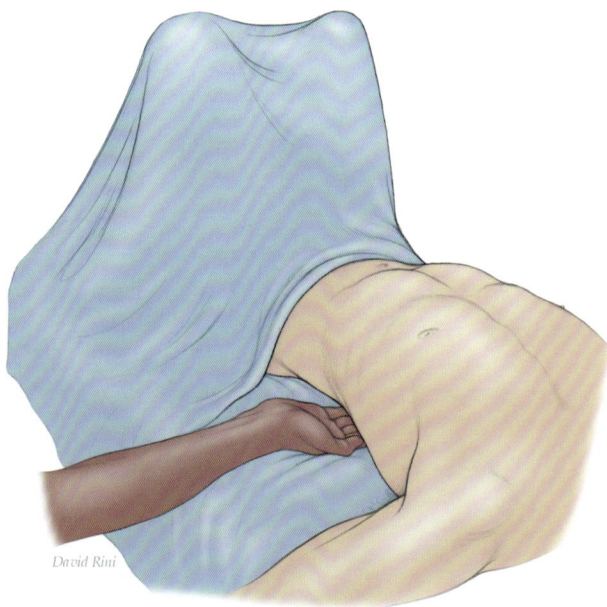

图6-15　沿第9～12肋骨按摩下后锯肌

⚠ 警告：按摩到第 11 ~ 12 肋骨时，只能轻轻按摩这两根肋骨的下缘，不要施加压力，因为在它们下面无支撑结构。

- 当患者深呼吸时，对敏感点保持静态按压。
- 也可用指间关节代替。

拉伸运动

1. 患者取仰卧位，按摩师站在按摩床头端。

患者向按摩师伸出他的手臂，按摩师用手轻轻抓住患者肘关节。在患者深呼吸时，将患者手臂拉向自己，并轻轻下压，其目的在于使患者的胸腔得以伸展（图 6-16）。

2. 患者改为侧卧位，双膝弯曲，然后把上面的手臂尽量向后伸展。按摩师一只手握住患者伸展的手臂，另一只手握拳抵住患者的肩胛骨，慢慢增加伸展幅度，以防患者向后翻滚（图 6-17）。该操作目的是使患者的胸大肌得到拉伸。

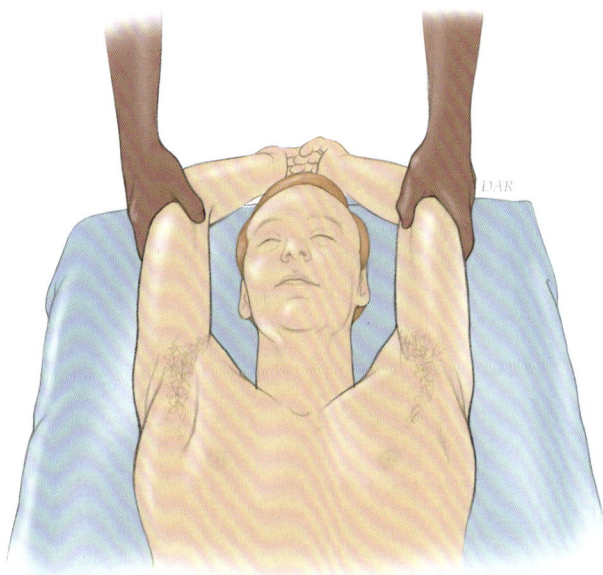

图6-16　患者仰卧位拉伸胸部

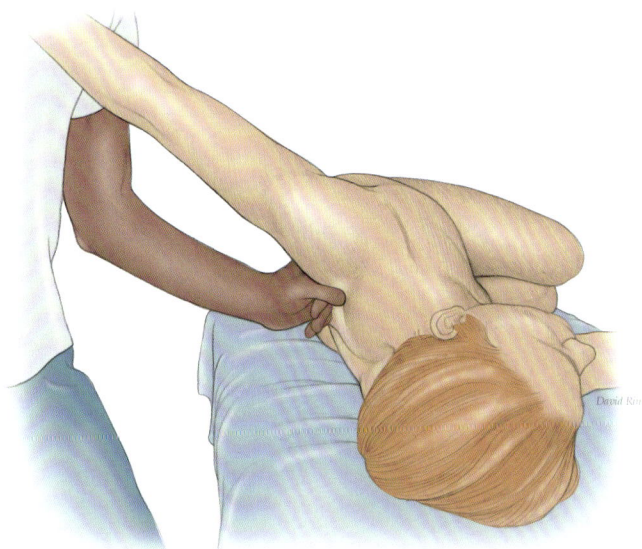

图6-17　患者侧卧位拉伸胸大肌

整理

1. 对竖脊肌和棘旁肌做拉伸按摩。用你的前臂，在背部一侧的肩胛骨和棘突之间开始按摩。前臂与脊柱平行，一直按摩至肩胛骨下角。然后前臂垂直于脊柱旋转，使其与背部更宽的部分接触。继续向下按摩直至骨盆髂嵴（图6-18）。对背部另一侧做

相同的按摩操作。按压点分布在第12肋骨下缘（即膈肌的附着点）（图6-19）。两侧按压可同时进行。用拇指从T12两侧开始，然后逐渐向外侧分开。

2. 按摩膈肌的足底反射区（图6-20）。按压点分布在足底表面的膈肌线上，由内侧到外侧依次排列。膈肌线很容易被找到，位于跖骨稍下方，横贯整个足底表面。膈肌线以上皮肤颜色稍深，而以下皮肤颜色稍浅。

结束

按摩师坐在按摩床尾端，双手轻轻托住患者的足跟，保持30～60秒，然后轻轻放开。

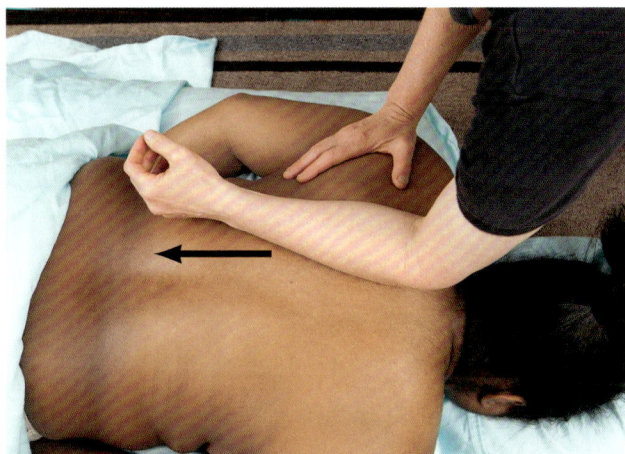

图6-18 竖脊肌的拉伸按摩

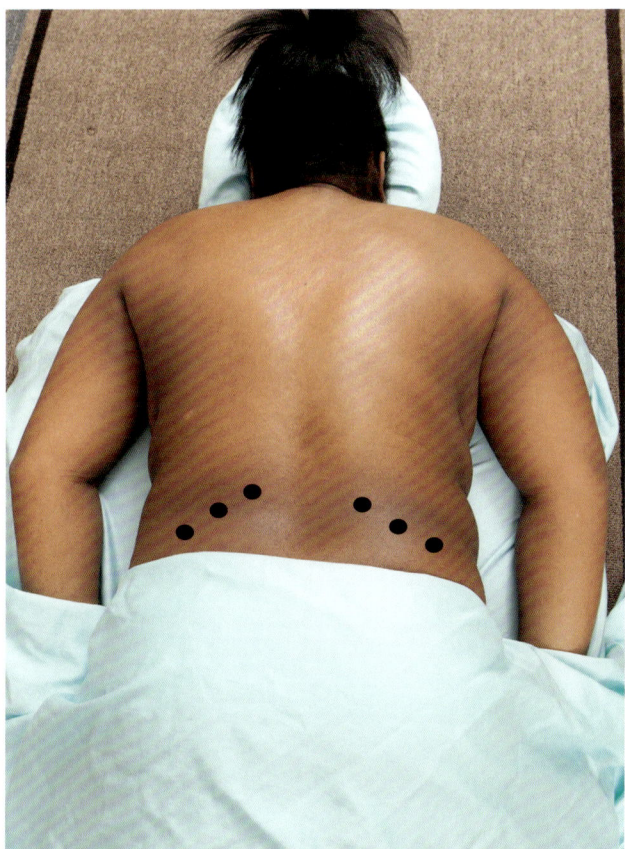

图6-19 膈肌的按压点

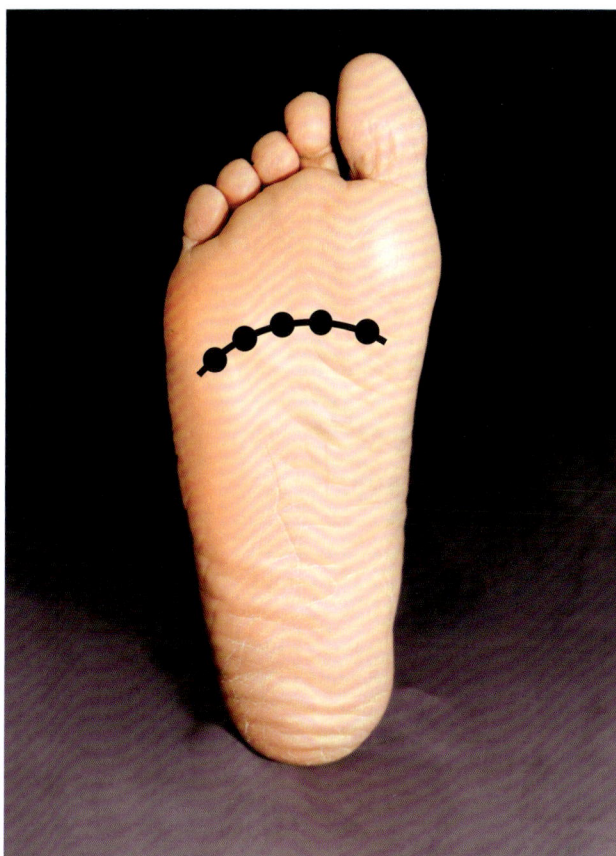

图6-20 膈肌的足底反射区

# 背部和脊柱

## ▶ 概述

脊柱是整个身体的主要支撑结构。保持脊柱的功能性排列非常重要，因为只有这样它才能承受与它相连的 3 个结构（头部、胸廓和骨盆）的重量，而不会给躯干肌肉增加不必要的压力。一个平衡的脊柱可以使躯干毫不费力地伸展。脊柱上附着的肌肉必须要保持非受限状态，这样才能实现组成脊椎的各部分的平衡关系。而这正是整体深层组织按摩所想要达到的目标。

脊柱的结构使得许多肌肉和韧带可以像网络一样附着在它上面，这使得它具有较大的灵活性和稳定性。脊柱能够向前或侧向屈曲、伸展和旋转。

## ▶ 肌肉骨骼的解剖和功能

### 脊柱

脊柱由 33 块骨组成：7 块颈椎、12 块胸椎、5 块腰椎，出生时还有 5 块骶椎和 4 块尾椎，其中骶椎和尾椎在人体生长发育过程中融合到一起，所以成人只有 24 节功能性椎骨，椎骨之间还有 23 块椎间盘（专栏 6-3 和图 6-21）。

除了 C1，椎骨都由两部分组成，即椎体和椎弓。椎弓是一个非常复杂的结构。棘突和横突位于椎弓上，它们为许多肌肉和韧带提供了附着点。椎体和椎弓之间的开口为椎孔，椎孔贯穿脊柱形成了一条通道，称为椎管，脊髓就位于椎管中。在水平面上，堆叠的脊椎也会形成双侧洞孔，称为椎间孔，椎间孔内有脊神经穿过，属于周围神经系统的一部分。

脊椎之间由椎间盘隔开。椎间盘由两部分组成，髓核和纤维环。椎间盘具有缓冲作用，有助于在椎体之间均匀地传递重量，并吸收行走、跑步、弹跳和扭转时产生的垂直压力和剪切压力的冲击。腰椎和颈椎之间的椎间盘相对较厚，允许椎体间有较大的活动余地，而胸椎之间的椎间盘相对较小，这就减少了胸椎之间的活动余地。若相邻椎体对位正确，那么椎间盘受压均匀，重量就能平稳地向下传递。

脊柱的主要功能之一，是为头骨、胸骨和骨盆提供支撑和固定作用。脊柱有 4 个生理弯曲，用以抵消上述单个部位所施加在脊柱上的不均匀的体积与重量（图 6-22）。颈椎和腰椎呈凹形，胸椎和骶椎呈凸形。这种结构在整个脊柱中创造了重量转移和减震的连续性。这些出现弯曲的椎体关节部位（C7 ~ T1，T12 ~ L1，L5 ~ S1）承受了最大的重量负荷，因此它们必须能够最好地排列在脊柱上，使之成为一种整合且无压力的结构单位。

专栏 6-3 | 背部和脊柱的基本解剖

| 肌肉 | 骨骼及骨性标志 |
| --- | --- |
| 斜方肌 | 脊柱 |
| 背阔肌 | 棘突 |
| 竖脊肌 | 横突 |
| 小菱形肌 | 椎弓板槽 |
| 大菱形肌 | 肩胛骨 |
| 肋间肌 | 肋骨 |
| 腰方肌 | 髂嵴 |
| 骶韧带 | 骶骨 |
| | 尾骨 |

俯视图

前

棘突

椎弓板

上关节面

椎弓根

横突

椎孔

椎体

A

后

胸锁乳突肌

上斜方肌

中斜方肌

三角肌

大圆肌

肱三头肌

下斜方肌

腹外斜肌

背阔肌

腰背筋膜

David Rini

B

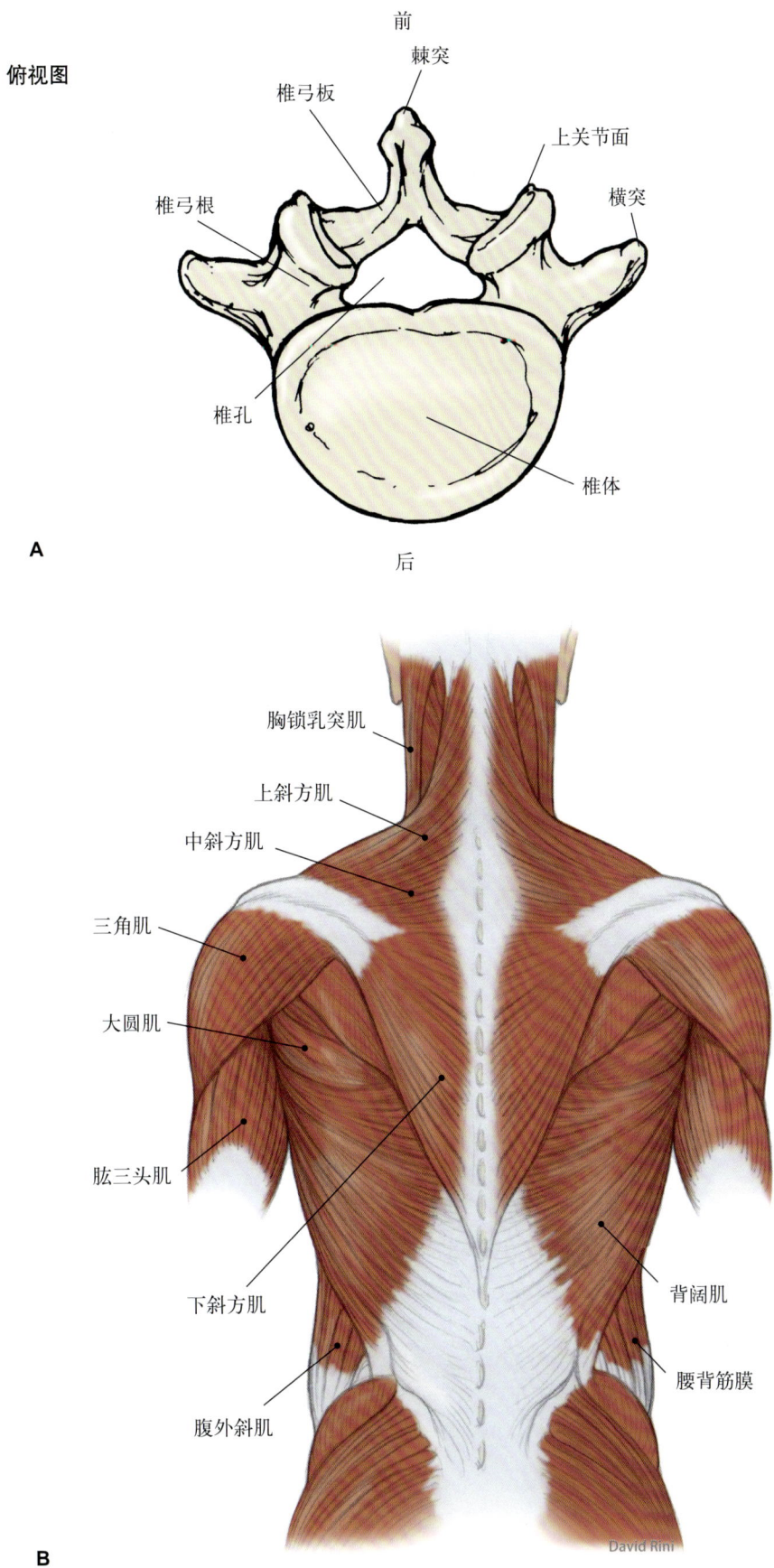

图6-21 A.腰椎俯视图；B.背部浅层肌肉中最容易形成触发点的区域

C

D

头半棘肌
头最长肌
颈最长肌
颈髂肋肌

胸髂肋肌
胸最长肌
胸棘肌

腰最长肌
腰髂肋肌

竖脊肌

RIni
after Mader

半棘肌

回旋肌

多裂肌

DAR

E

棘上韧带
髂后上棘
坐骨大孔
坐股韧带
骶结节韧带
骶尾背侧韧带
坐骨小孔
髂腰韧带
骶髂背侧韧带
骶棘韧带 / 坐骨棘
坐骨结节

DAR

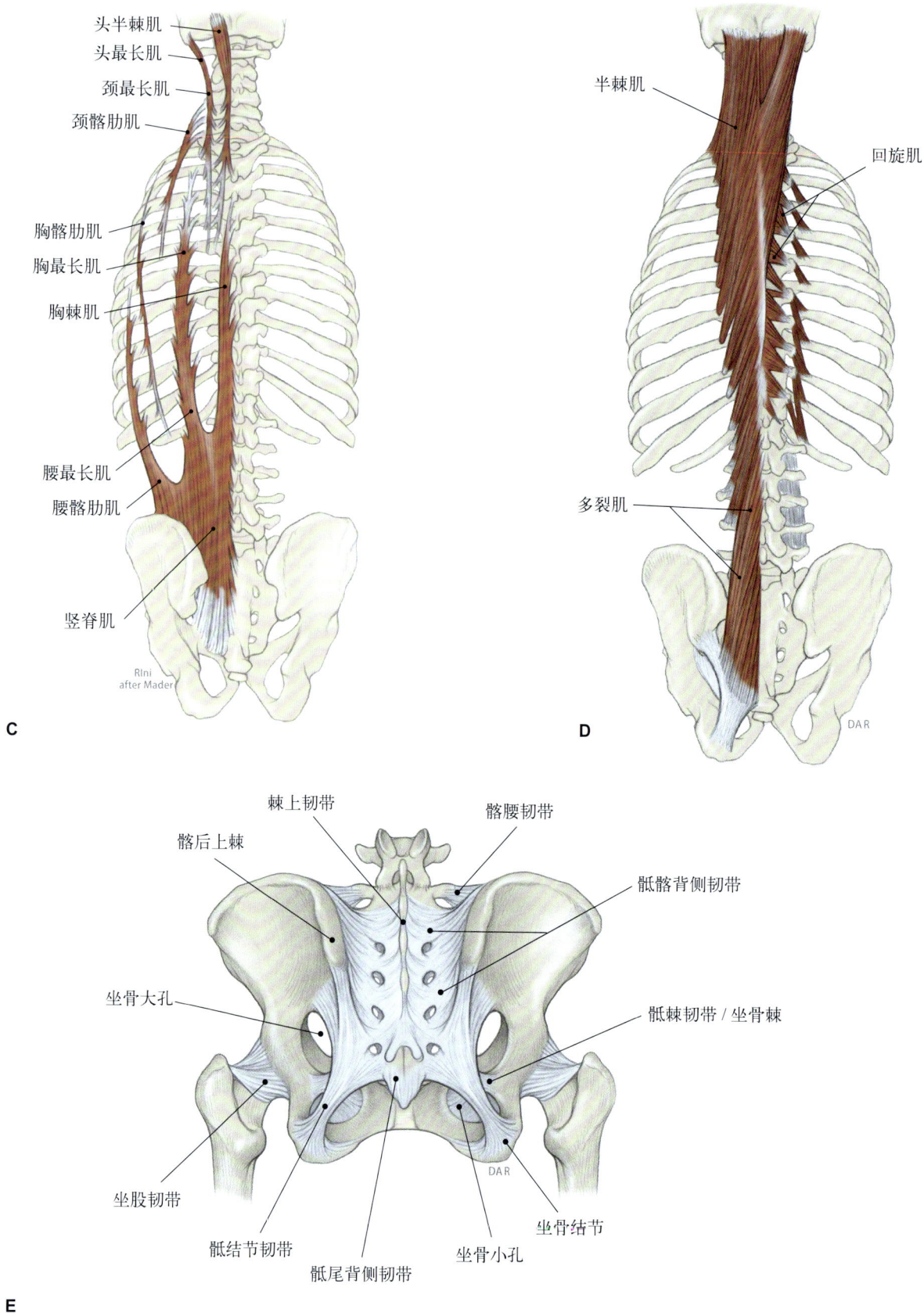

图6-21（续） C.背部中层肌肉；D.背部深层肌肉；E.骶韧带

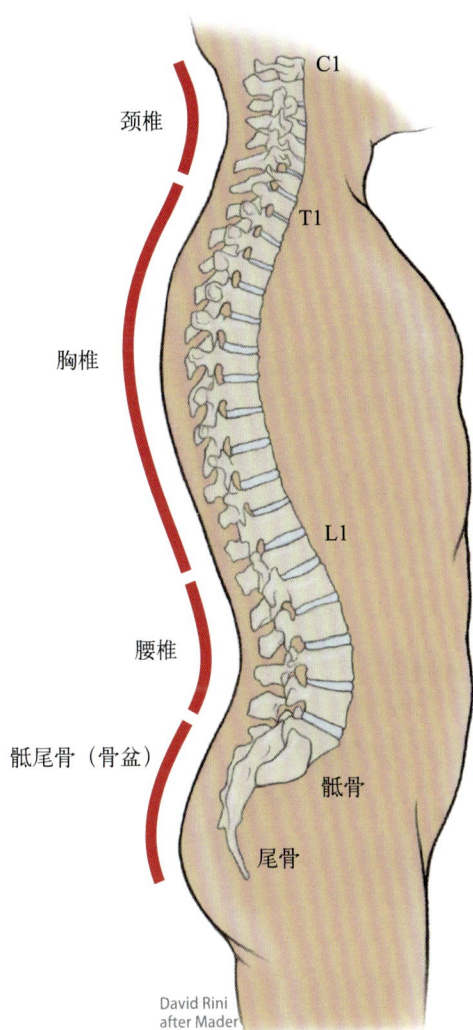

图6-22 脊柱的4个生理弯曲

从力学角度而言，躯干的所有骨骼重量应该尽量集中于身体的中轴线上，也应该尽量相互靠近以便能够最小化脊柱所承载的由体重造成的压力负荷。这是维持正确姿势和动作的一个重要因素。为了实现这种平衡，背部软组织必须能够自由地收缩与伸展，以适应维持这种动态平衡所必需的所有重量和运动的变化。

脊柱经常被描述为一组柱状结构，但实际上这种描述并不完全准确。柱状应该指的是组成结构内部互相压缩形成的中心轴可以造成垂直负重。这种柱状结构不应该需要外力来分担重量。而脊柱其实并不是这样的力学结构。因为生理弯曲的存在，脊柱并不是严格地与身体中轴线成为一条直线，同时，它自己也不能维持自身的平衡状态。脊柱必须

依靠附着在其周围的肌肉、肌腱、韧带等的帮助，通过它们对力量的不断地转移和重新分配，来保持姿势平衡。

张拉整体的概念为脊柱和背部软组织之间的关系提供了有用的描述。在张拉整体结构中，重量通过张拉结构（如肌肉、肌腱、韧带）而不是通过收缩结构（如骨骼）传递（图6-23）。收缩结构在其中是为了给张拉结构做支撑点，以维持结构中必要的形状和力的分布。

在背部，脊柱、肋骨、头骨和骨盆都是支撑点，以维持肌肉和其他附着组织的正常长度。因此，骨骼被软组织组成的网包围着。当肌肉长期收缩或功能不良时，它们就不能有效分配重量，脊柱开始受到挤压，并会受伤。

脊柱长期受压会造成许多腰背部疾病。韧带和椎间盘承担了转移重量的工作，而这本来应该由肌肉完成。如果韧带不得不长期支撑超负荷的重量，就可能会发炎甚至撕裂。椎间盘长期受压，可能会失去弹性和缓冲脊椎的能力。在这个过程中，椎间盘会对附近的神经组织造成压力，从而产生疼痛和不适。

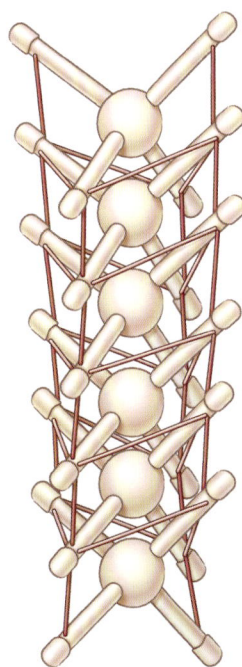

图6-23 骨骼、韧带和肌肉之间的关系可以用张拉整体结构来表示

## 脊柱肌肉

使脊柱移动的肌肉可分为两组：椎旁浅层肌和椎旁深层肌。椎旁浅层肌被称为竖脊肌（图 6-21C）。竖脊肌由 3 块肌肉组成——髂肋肌、最长肌、棘肌。根据它们在脊柱上的位置，这些肌肉被细分为颈段、胸段、腰段。它们贯穿整个背部，一直延伸到骶骨。

最长肌和髂肋肌是这组肌肉中最强壮的，也是最容易受伤和产生触发点的。棘肌是一块相对较弱小的肌肉，处于最内侧，附着在 L2～T2 的棘突上。竖脊肌可以伸展脊柱，而髂肋肌和最长肌也可使脊柱侧屈。

椎旁深层肌，也被称为横突棘肌，连接椎骨的横突和棘突，呈层状，向上倾斜。由浅至深为半棘肌、多裂肌和回旋肌（图 6-21D）。

半棘肌跨越 5～6 块椎骨，多裂肌跨越 3 块椎骨，回旋肌与相邻的椎骨相连。这 3 块肌肉可以伸展、侧屈和旋转椎体，也可以拉长脊柱。这些肌肉大部分时间都很活跃，因为随着身体姿势的改变，它们负责维持脊柱的力线，即使是躺下时。

背部深层组织按摩的一个重要目的是通过重建有效的肌肉功能来减轻脊柱受压和其他应力。按摩疗法配合适当的锻炼，有助于缓解许多背部问题。

## ▶ 背部问题来源

背痛是一种复杂的多因素疾病。脊柱关节不稳定是造成背痛的原因之一。在日常活动中，椎间盘和韧带仅仅为施加在脊柱关节上的力提供最小限度的支持。相邻的椎体之间通过轻微的滑动和倾斜运动，不断地适应身体的许多运动。椎体之间过度的摩擦会破坏关节面的完整性，导致组织损伤、关节炎和潜在的神经损伤。

广泛、剧烈和有冲击力的动作可能会使脊柱承受数百磅（1 磅 = 0.45 千克）的力量。支撑脊柱关节抵抗这种应力的主要是韧带和椎旁深层肌肉，它们连接着前文所述的脊椎以及躯干的其他

稳定肌。如果这些韧带或肌肉受伤或拉伤，很可能会出现背痛。

年龄、长期的不良姿势、创伤及其他因素可能导致椎间盘损伤。髓核可能膨胀甚至破裂。这种损伤通常伴随着长期的、严重的炎症反应。如果椎间盘严重损伤造成各种脊髓受压的情况，或者穿过椎间孔的脊神经根受压，都会引发严重的疼痛。

除了提供支持，椎间盘和韧带的主要功能之一是通过神经系统的本体感受器来感知脊椎的位置。当脊椎关节受到压力时，椎骨之间的距离就会超过安全距离，此时，来自神经系统的信息就会激活稳定肌来支持受到压力的脊柱区域。脊柱最重要的稳定肌是多裂肌、腹横肌、腰方肌和腰大肌。

脊柱创伤以及随着年龄增长的正常磨损，会引起椎间盘和韧带损伤，从而干扰其向神经系统发送位置感知信息的能力。此时，稳定肌的功能就会降低，从而造成脊柱失稳及其相关问题。由于缺乏来自稳定肌的支持，导致控制脊柱移动的浅层肌肉（竖脊肌）被迫收缩，从而形成保护性夹板动作，以防止进一步损伤虚弱区。这种现象通常被称为肌肉痉挛。

慢性背痛是一种常见且治疗费用较高的疾病，每年影响数百万成人。治疗背痛最成功的方法通常为综合疗法，包括软组织推拿、脊柱按摩、整骨治疗、物理治疗、运动和拉伸。除非其他方法治疗无效，否则通常应避免手术治疗。

整体深层组织按摩疗法特别强调关注身体后部的多裂肌和身体前部的腹横肌，其可作为很多情况下背痛的有效治疗方法。针对稳定肌群的识别和控制的操作项目，以及提供有关脊柱力学的教育信息，在缓解慢性背痛方面起着非常重要的作用。

### 背痛的可能因素

- 不恰当的站姿和坐姿会导致脊柱周围软组织的劳损。许多人喜欢穿高跟鞋，这会使身体向前倾斜。为了保持直立，上背部则会向后仰，导致腰椎弯曲增加，从而使软组织受压。

- 驼背坐姿是一种常见的不良习惯。这个姿势使腰椎失去了正常的曲线。在这个姿势中，脊椎无法再对齐，从而对周围的韧带和肌肉造成压力。不幸的是，大多数家具的设计都不符合脊柱力学。随着时间的推移，许多久坐办公的人发现自己脊椎损伤非常严重。

- 缺乏活动或缺乏体位的变化可导致背痛和其他问题；这可能比姿势问题更严重。

- 不正确的搬抬重物的方法是背部受伤的主要原因。在任何一种搬抬重物的活动中，脊柱都应该始终保持其整体性。最新的关于正确搬抬重物的指南中强调了在最开始阶段将重物靠近搬抬者的重要性，即建议如有可能一定要将重物尽量靠近大腿中部和胸部中部的核心"力量区"进行搬抬。同样重要的是，在搬抬重物的过程中，要尽量避免扭转、抻取或者其他不舒适的姿势。

- 腹部肌肉有助于支撑腰背部。当腹部肌肉力量较弱时，可能不足以抵抗腰背部劳损。如果腰大肌紧张，也会导致腰背部紧张和受压。短而受限的腘绳肌会将骨盆向下拉，这会减少腰椎弯曲，并对腰背部的韧带施加压力。

- 一个突然的、意外的动作或力量，如在湿地板上滑倒，甚至打喷嚏（特别是背部已经虚弱的情况下），都可能导致肌肉痉挛和撕裂。

## 脊柱的危险部位

肾脏是位于脊柱外侧的拳头大小的器官。它们部分受到第12肋骨的保护。右肾略低于左肾。这一区域的深层压力可能导致椎旁肌肉绷紧（图6-24）。

## 疾病列举

1. 姿势偏差。是脊柱力线形变的积累所造成的。功能偏差通常涉及软组织，而结构偏差可能意味着骨变形。姿势偏差包括脊柱后凸、脊柱前凸、脊柱侧凸。

2. 椎间盘破裂。是指椎间盘组织的任何退化，可能导致对脊髓或神经根的机械压力。这些问题可能包括椎间盘退变性疾病、椎间盘内破裂或椎间盘突出。关于椎间盘损伤的更多信息可以在第10章中找到。

3. 肌肉痉挛。是对背部损伤的一种保护性反应，而不是造成背部损伤的原因，但它们可能成为疼痛和限制的持续来源。

有关这些情况的详细信息，请参阅附录A。

## 姿势评估

患者背对按摩师站立，以便观察背部。

1. 想象一条垂直线顺着脊柱向下，将背部分为左、右两部分（图6-25）。

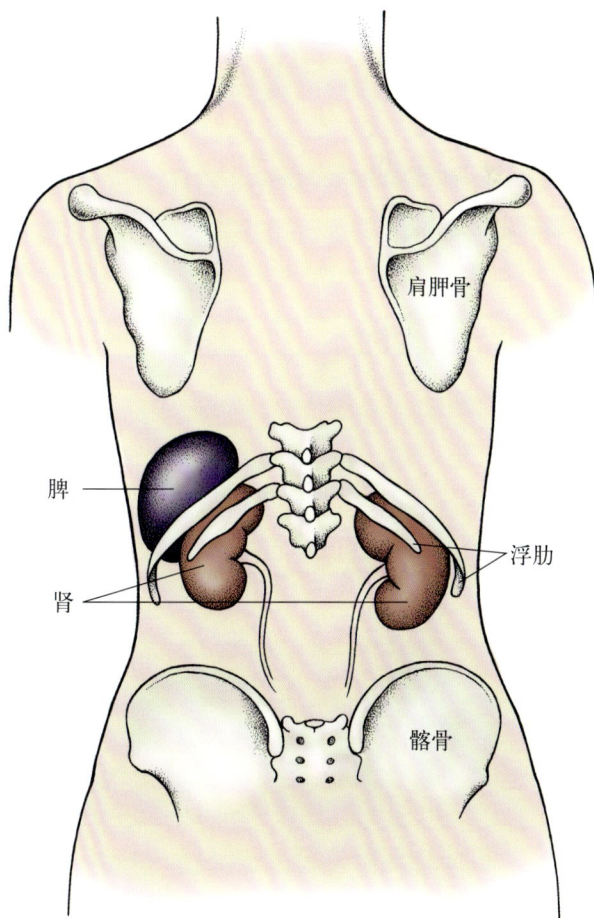

脾

肾

肩胛骨

浮肋

髂骨

图6-24 脊柱的危险部位

- 检查左右两侧肌肉组织的平衡情况。
- 观察肌肉发育情况。

2.检查脊柱的生理弯曲（图6-26）。

- 骶椎的。
- 腰椎的。
- 胸椎的。
- 颈椎的。

3.注意是否有椎骨凸出或凹陷。这可以通过观察或触摸棘突来确定。

4.检查两侧髂嵴高度是否一致。

5.寻找脊柱侧凸。左右两侧肌肉组织缺乏对称性可能是这种情况的一种表现。为了确认这一点，用你的手指沿着背部滑过棘突，检查是否有侧向偏差。

有关脊柱异常弯曲和可能涉及肌肉的描述请参见表6-2。

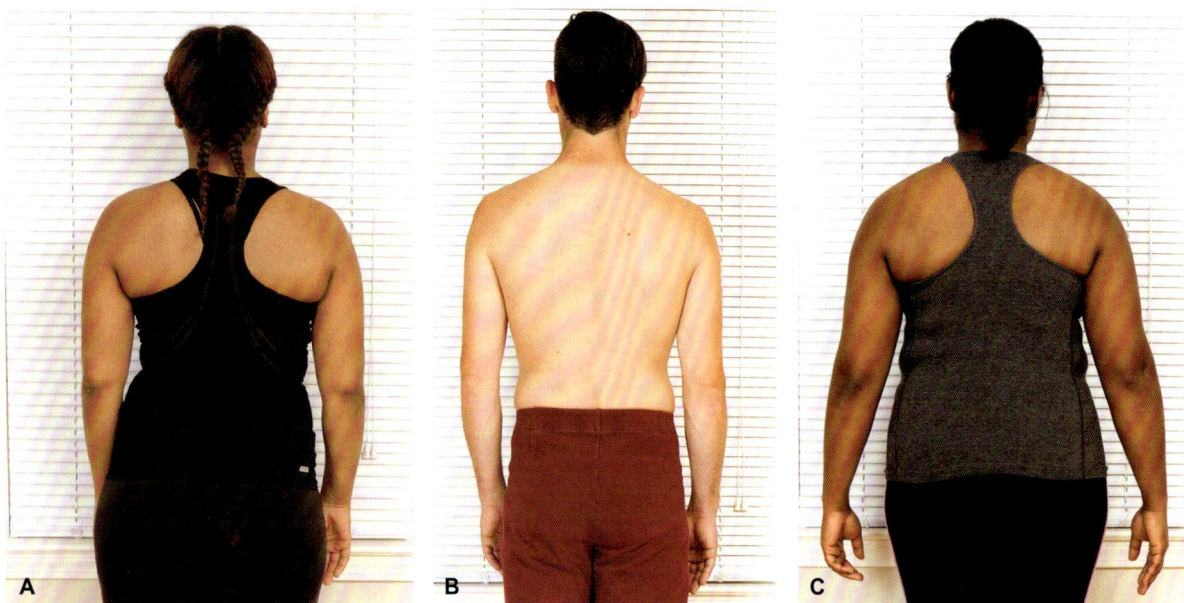

图6-25 后视图（A～C）

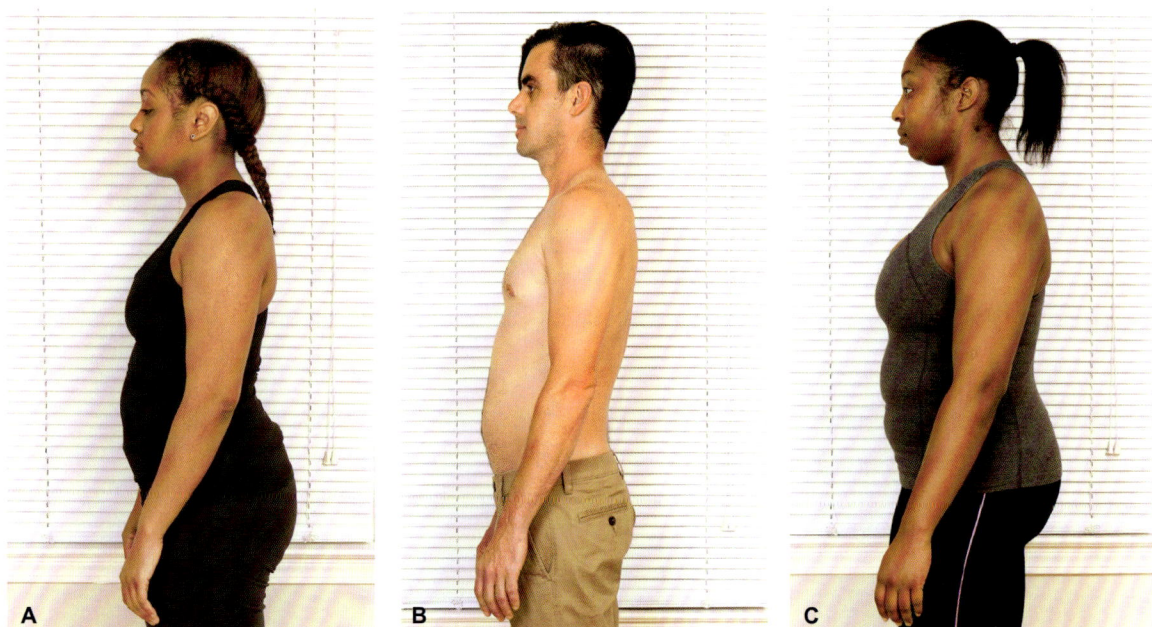

图6-26 侧视图（A～C）

表6-2 背部身体阅读

| 姿势类型 | 可能发生缩短的肌肉 |
| --- | --- |
| 脊柱侧凸 | 脊柱曲线凹侧的肌肉：<br>竖脊肌<br>椎旁肌<br>检查下列肌肉的横向平衡：<br>髂腰肌<br>腰方肌<br>肱二头肌 |
| 脊柱后凸 | 头伸肌<br>颈伸肌<br>胸小肌<br>三角肌前部 |
| 脊柱前凸 | 髂肌<br>腰大肌<br>股直肌<br>腰方肌 |

## 健康整体观

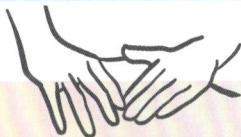

脊柱是人体的主要支撑结构。一个人的性格力量，通常是根据我们的姿势所表现出来的力量来判断的。我们总是形容一个勇敢忠诚的人"有骨气"，而形容软弱不堪的人"没骨气"。

婴儿的脊柱很灵活，因为此时脊柱周围的肌肉还没有发展出支撑脊柱的力量，而且平衡脊柱的曲线还没形成。

新生儿几乎是完全无助的，他们无法坐起来，也无法通过脊柱支撑头部和胸部的重量。婴儿早期的踢腿和扭动对骨盆和腰背部肌肉组织的发育是必要的。婴儿通过运动探索和发挥自己的力量，逐渐发展出核心支撑力量。即使是哭喊这种行为，也是一种重要的运动，可以增强稳定腰椎曲线所需的肌肉，这样婴儿就可以抬起头，然后逐渐坐起来，最终在不需要别人搀扶的情况下站起来。

幼小的婴儿在俯卧位时，无法抬起头。当婴儿终于能抬起头和躯干环顾四周的时候，他就已经取得了一项伟大的成就。随着对周围世界的探索，他们开始了作为独特的个体来表现自己的第一阶段。

伸肌的收缩控制着脊柱的抬起和拱形运动。扩胸和向后伸展双臂的动作，总是与快乐、自我表达联系在一起。Feldenkrais把伸肌称为"快乐肌"，因为人们总是用它们来表达自己快乐的情绪。

当我们打开和伸展身体时，就表明我们可以接受周围的世界并可以与之互动。屈肌的收缩会把我们的身体向前拉，并屈曲脊柱。这种姿势可能反映出退缩、胆怯和缺乏进取精神的感觉。

通过整体深层组织按摩疗法，可以打开紧绷的胸部肌肉，创造一种扩张和提升的感觉，还能给人带来自信、正能量和力量。

Ida Rolf博士把脊柱以及支撑脊柱的肌肉，称作身体的核心，这个核心代表了我们的安全感和我们的意志。如果脊柱以及脊柱周围的肌肉很弱，可能会有一种无法支撑自己的感觉，也会对自己缺乏信心。相反，如果脊柱以及支撑脊柱的肌肉是柔软而强壮的，我们可能会体验到一种独立和自力更生的感觉。

腰背部在骨盆和胸腔这两个坚实的骨骼结构之间架起了桥梁。腰椎周围没有骨骼的保护，所以是可移动的，但容易被损伤。当腰椎发生退行性病变时，及时在生活中查找原因也许比较明智，这可能与他的财务状况、工作、家庭生活以及人际关系有关。

上背部与肩胛具有直接的结构关系。愤怒感甚或是暴怒感会给这个部位造成较大的压力积累。这种状态下，人们总倾向于用上背部肌肉来做出使手臂向后"蓄力"以图挥拳打人的这种攻击性动作。在这里，我们也可以采用一种军事学的立场，来将力量和硬度联系起来。胸部曲线与心脏中心相匹配，当心脏的中心关闭的时候（硬度），一种敌对和愤慨的情绪便油然而生（力量）。

## ▶ 练习与自我调理

### 四肢着地做深呼吸

这个练习强化了腹横肌和多裂肌的稳定作用。

姿势：双膝和双手着地，脊柱保持与地面平行的中立位置（图6-27）。

练习：深吸气，让胸部扩张，腹部放松。呼气，向脊柱方向收紧肚脐，并使腹壁部分收缩。不要改变脊柱的位置。重复5～10次。如果出现背痛，努力收缩附着在损伤部位椎体上的多裂肌，并尝试放松其他部位的多裂肌。这种精确的肌肉隔离很难做到，但只要坚持锻炼，总会达到这个水平。

### 利用大球做练习

利用健身球来做背部的锻炼是非常有益的，因为在练习中若想使健身球保持在稳定位置，需要用到支撑脊柱的主要稳定肌。

- 单腿抬起（图6-28）。

姿势：坐在大球的顶端，双脚放在地面上。想象你的头顶正在被一根线向上拉着。让你的双臂垂在球的两侧，手靠在球上。

练习：深吸气，保持脊柱拉长。呼气，朝向脊柱前面拉紧肚脐，与此同时将右脚抬离地面数厘米。吸气，将右脚缓缓放回地面。用左脚重复这个动作。一共做5～10组。

- 后腿抬起（图6-29）。

姿势：俯卧在球上，双手向前触地，双腿向后伸展，脚趾接触地面。

练习：呼气，抬起右腿，脚尖指向地面。吸气，将右腿放回起始位置。用左腿重复这个动作。一共做5～10组。

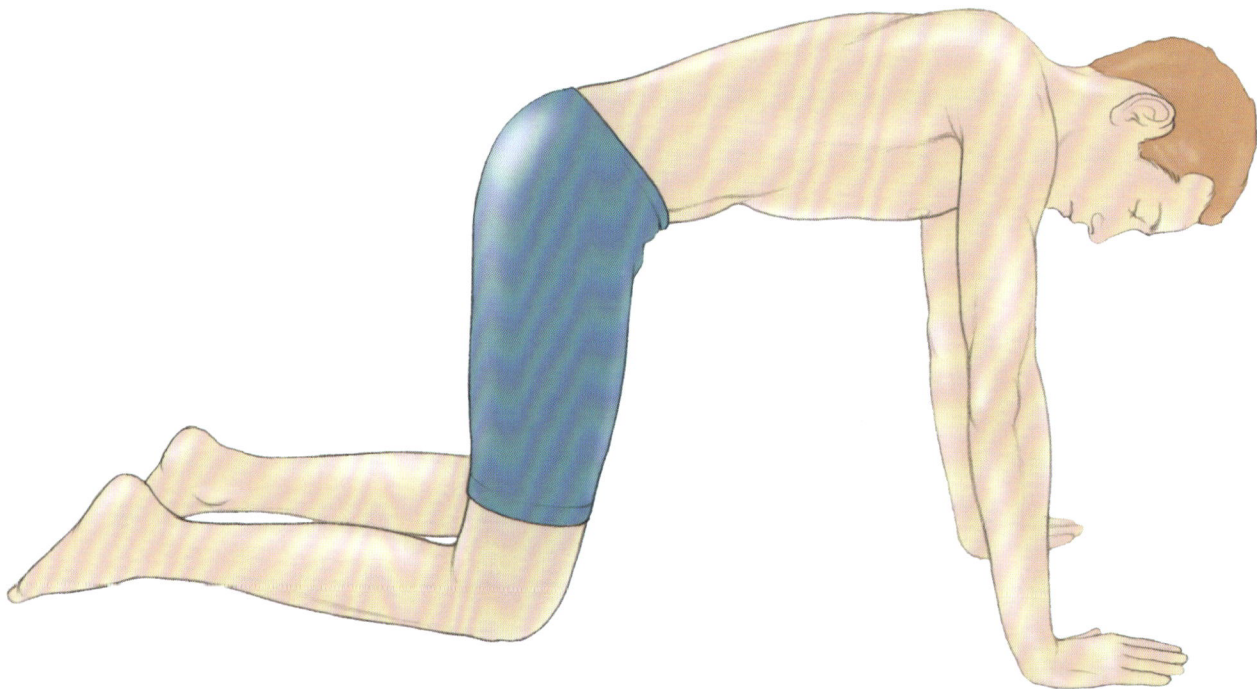

图6-27 以四肢着地的姿势呼气，隔离腹横肌和受影响的多裂肌

- 侧向拉伸腹部肌肉和腰方肌（图6-30）。

姿势：坐在球上，手臂放在身体两侧，手掌抵住球。

练习：吸气，将左臂举过头顶。呼气，将你的臀部向左移动，同时将你的左臂向左伸展，朝向脊柱前面拉紧肚脐。用右手支撑身体，以免从球上滑下来。保持这个姿势，连续做几次呼吸。放松，恢复端坐姿势，然后将左臂收回至体侧。换用右臂重复这个动作。

- 抬起脊柱（图6-31）。

姿势：仰卧，手臂放在身体两侧的地板上，双脚放在球上。

练习：吸气，双手手掌压向地板。呼气，当你将脚压向球时，将骨盆抬离地板数厘米。朝向脊柱前面拉紧肚脐。吸气，将臀部放回地面，重复数次。

- 向前弯曲（图6-32）。

姿势：坐在地板上，双腿向前伸展，将球放在两腿之间，双手手掌放在球上。

练习：吸气，将脊柱向着天花板拉伸。呼气，当你向前弯曲躯干时，用你的手滚动球。朝向脊柱前面拉紧肚脐。保持伸展姿势，连续做几次呼吸，并想象自己的头顶正在向球的方向伸展。

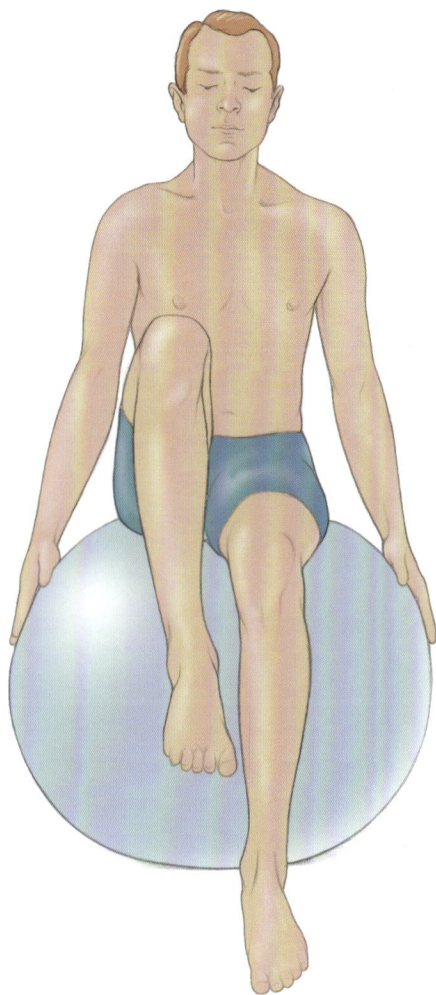

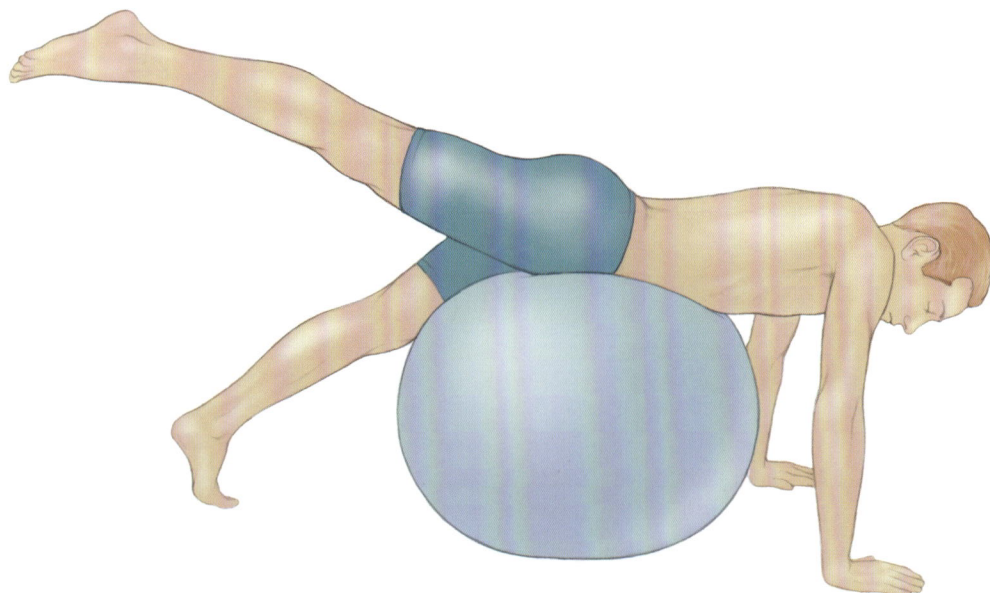

图6-28　单腿抬起

图6-29　后腿抬起

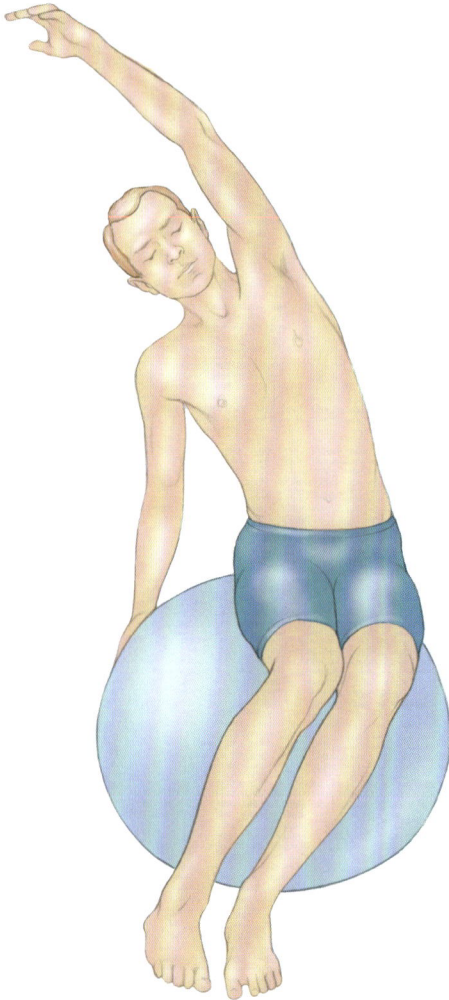

图6-30 在球上进行侧向拉伸运动

## 放松背部肌肉

仰卧位，在脊柱两侧各放一只网球，先从肩胛骨之间开始。深呼吸，让肌肉下沉到球上，同时想象自己的紧张正在缓解。然后将网球沿脊柱两侧下移，重复上述过程。直至将网球下移到骶骨。

## ▶ 背部和脊柱按摩常规流程

### 治疗目的

- 放松腰背部区域，该区域特别容易发生过度的紧张。
- 通过放松控制椎骨位置和运动的肌肉来拉长脊柱。
- 放松背部的呼吸肌。
- 平衡脊柱上的重量分布（头、胸和骨盆）。
- *治疗因为不良姿势或者腰背部受伤而过度紧张的肌肉组织。*

### 能量流疗法

体位

- 患者俯卧在按摩床上，在骨盆和（或）踝关节下方放置靠垫。

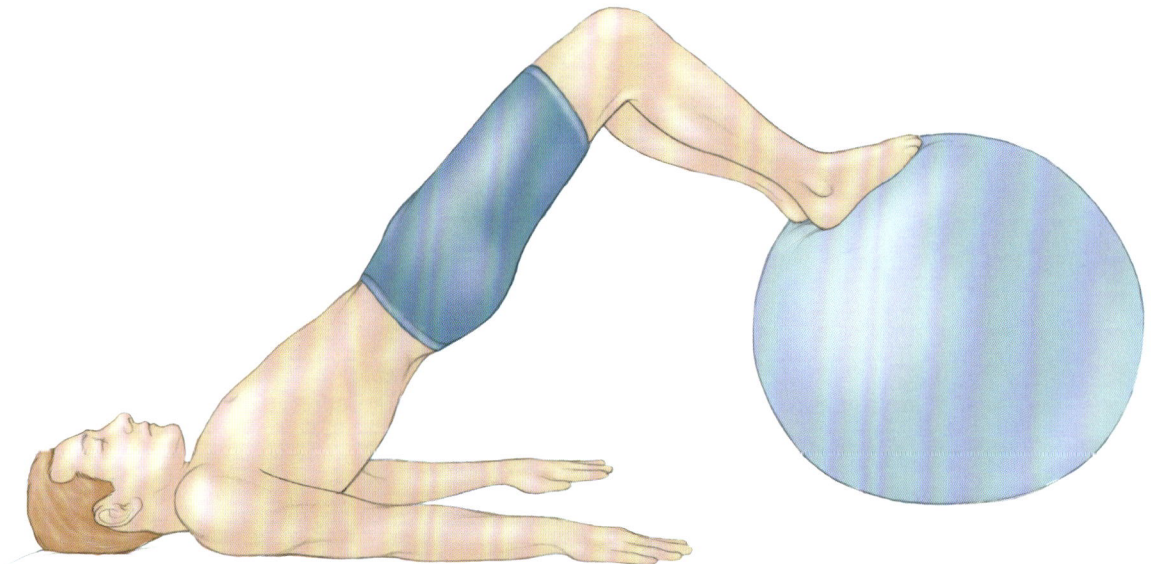

图6-31 抬起脊柱

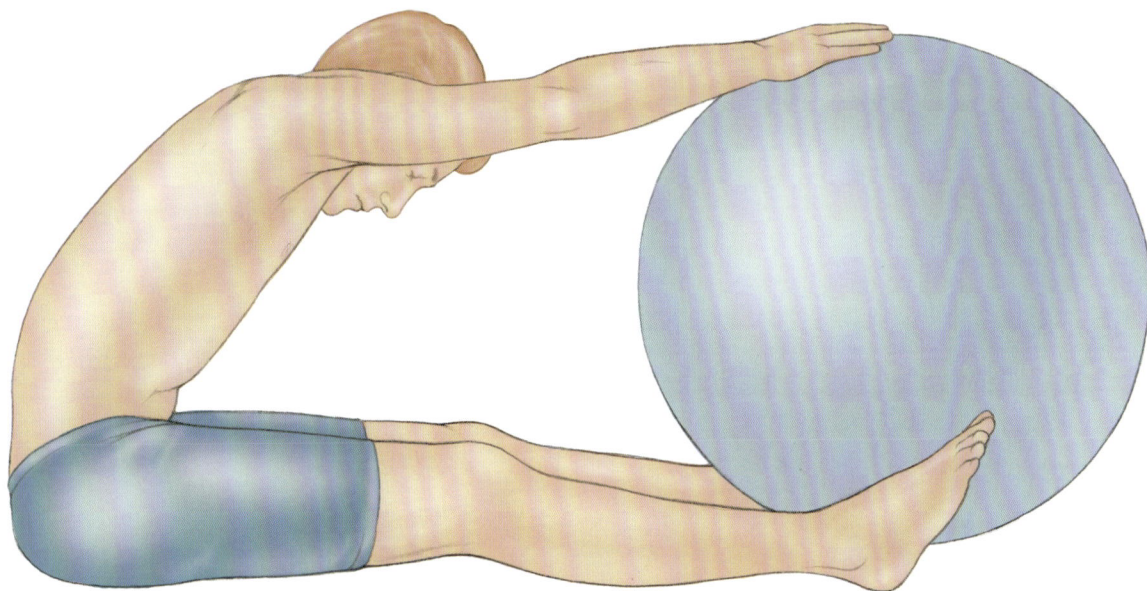

图6-32 向前弯曲

### 极性按摩

两手手掌分别放在骶骨和枕骨上。想象一下，在你的两手掌之间，脊柱正在减压和拉长。保持大约30秒。

### 日式指压按摩

#### 猫爪

将你的双手分别按在患者脊柱两侧，从肩膀水平开始，然后向下换个地方再做按压，好像你的双手在患者的背上行走一样。到达髂嵴后，再让双手回到肩部，重复做一次上述动作，只是双手更分开一些（图6-33）。

## 瑞典式按摩或跨纤维按摩

1. 用基本的轻抚手法按摩背部肌肉。

2. 站在按摩床一侧，面对患者背部。采用游泳手法，用前臂对患者的背部肌肉进行滚压和拉伸。注意不要按压棘突。

3. 用掌根或指间关节对竖脊肌做跨纤维按摩。

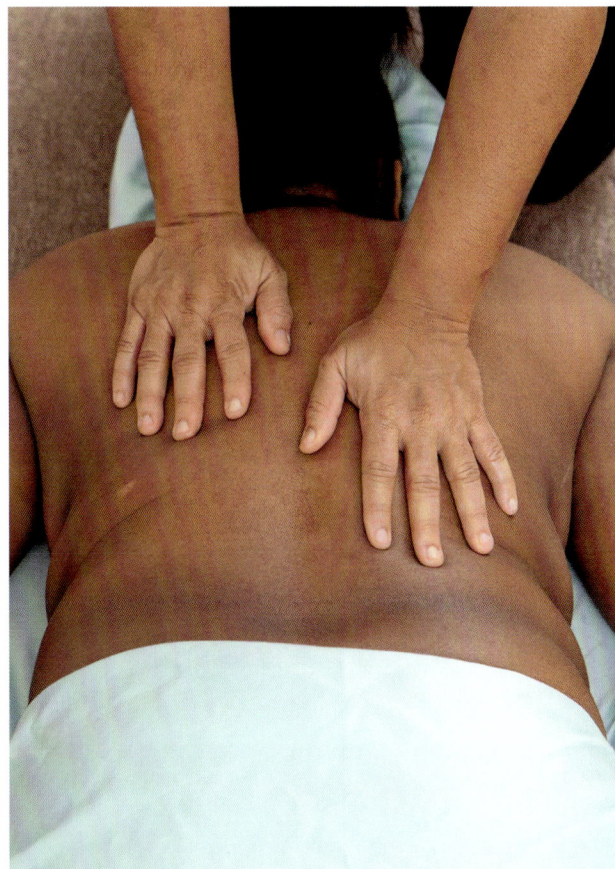

图6-33 猫爪

## 结缔组织按摩

### 肌筋膜松动法

利用手指或手掌沿着肋骨和椎体下缘滚压患者背部肌肉。应用肌筋膜扩展技术对不容易在骨骼上滑动的组织进行按摩治疗。

## 深层组织按摩或神经肌肉按摩

### 顺序

1. 竖脊肌群
2. 椎旁深层肌
3. 髂嵴
4. 骶韧带
5. 肋间肌

⊙ 触发点可能隐藏在背部的任何一块肌肉中，特别是那些受过损伤的肌肉组织。

观察患者的姿势和动作模式，注意脊柱上那些能够屈曲和触及的起始点。这些地方是压力点，也是触发点容易形成和结缔组织容易增厚的地方。

竖脊肌群（棘肌、最长肌、髂肋肌）
起点：

腰髂肋肌——髂嵴外缘，骶骨后表面。
胸髂肋肌——第 7 ~ 12 肋骨的上缘。
胸最长肌—— L1 ~ L5 的横突。
胸棘肌——T11 ~ T12 和 L1 ~ L2 的棘突。
止点：

腰髂肋肌——第 6 ~ 12 肋骨的肋角。
胸髂肋肌——C7 的横突，第 1 ~ 6 肋骨的肋角。
胸最长肌——L1 ~ L3 的副突，T1 ~ T12 的横突，第 2 ~ 12 肋骨的肋结节与肋角之间。
胸棘肌—— T1 ~ T4 的棘突。
作用：

腰髂肋肌、胸髂肋肌以及胸最长肌——伸展和侧屈脊柱，使肋骨凹陷。
胸棘肌——伸展和旋转脊柱。

⊙ 在最长肌和髂肋肌中最容易生成触发点。胸髂肋肌中的触发点有些位置较为靠上，这些触发点产生的疼痛可传至肩胛骨边缘或者肩胛骨之间；有些位置较为靠下，这些触发点产生的疼痛可能向下传至腰部、臀部和腹部。

按摩手法

- 用拉伸手法沿着与脊柱平行的方向，从上而下（从T1至髂嵴）按摩背部肌肉。用掌根、前臂或指间关节均可（图6-34）。按摩整个竖脊肌（包括3个部分）。
- 用肘部或拇指按摩肌肉群的边缘，从T1开始，到髂嵴结束。

椎旁深层肌（半棘肌、多裂肌、回旋肌）
起点：

胸半棘肌—— T6 ~ T10 的横突。
颈半棘肌——T1 ~ T5 的横突。
头半棘肌——C4 ~ C7 和 T1 ~ T6 的横突。
多裂肌——骶骨至 S4 椎孔，竖脊肌腱膜，髂后上棘，骶髂后韧带，T1 ~ T12 的横突，C4 ~ C7 的横突。
回旋肌——所有椎骨的横突。
止点：

胸半棘肌——C6 ~ C7 和 T1 ~ T4 的棘突。
颈半棘肌——C2 ~ C5 的棘突。
头半棘肌——枕骨，上下颈线之间。
多裂肌——起点上方 2 ~ 4 节椎骨的棘突。
回旋肌——下一节最高椎体的横突底部。
作用：伸展和旋转脊椎。

⊙ 胸半棘肌中的触发点通常表现为持续性的疼痛感。在下一层肌肉（多裂肌）中，牵涉痛常出现在与触发点在同一水平的椎体层面。在最深层的回旋肌中，触发点可能出现在任何位置，并且通常会在背部的相应位置产生疼痛带。

按摩手法

- 用拉伸手法沿着脊柱按摩棘突和横突之间的肌肉，从T1至骶骨（图6-35）。按摩过程中可使用拇指或者肘部。
- 在感觉肌肉致密、呈纤维状或坚硬的部位，使用静态按压法或短程拉伸法。
- 将双手拇指相对放在C7的侧面（图6-36），用拉伸手法沿着颈椎椎板凹槽，从C7按摩至枕骨。再用左右拨法，沿着肌纤维方向进行按摩治疗。

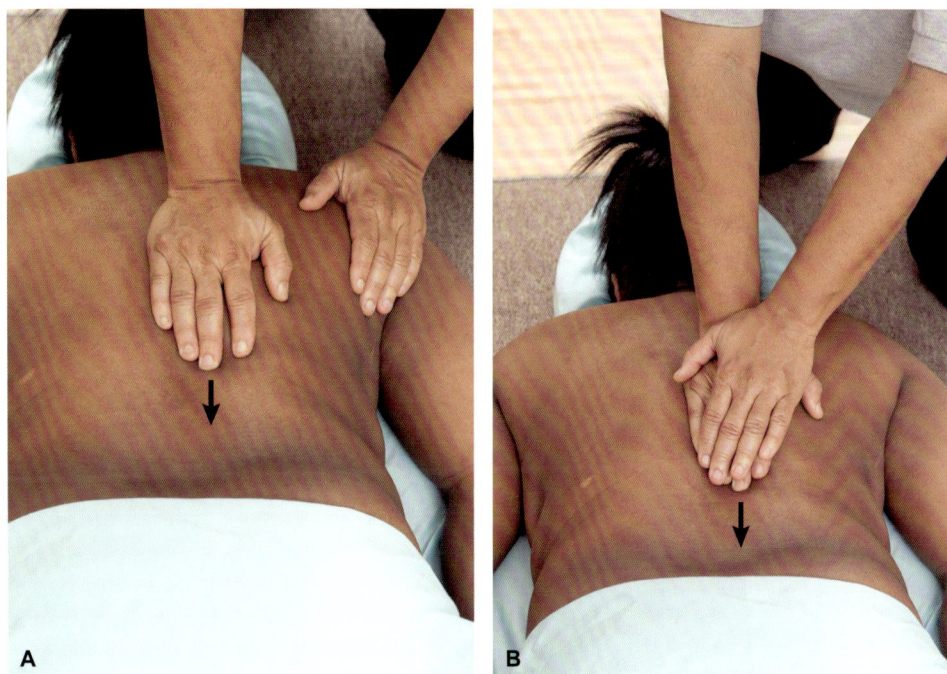

图6-34 用掌根对竖脊肌进行拉伸按摩（A和B）

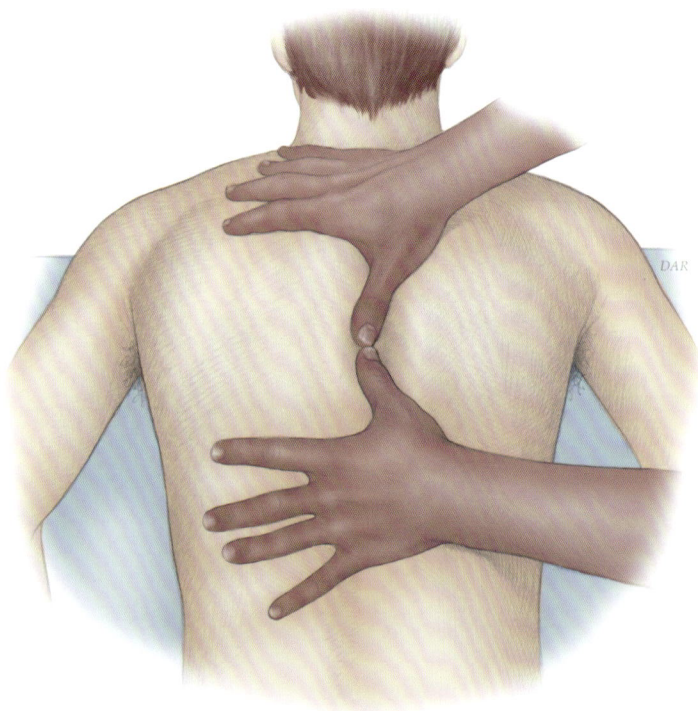

图6-35 将拇指放在棘突旁，以按摩椎旁深层肌

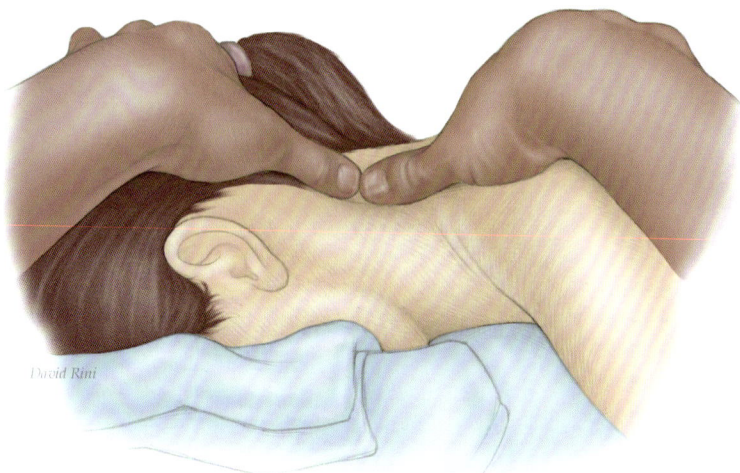

图6-36　放松颈椎椎旁肌时手的放置方法

*髂嵴和髂腰韧带*
**体位**

- 在患者骨盆下方放置一个靠垫，以按摩以下
  3个部位（髂嵴、髂腰韧带和骶韧带）。

*髂嵴上缘*
**按摩手法**

- 用拇指或肘部描画髂嵴的边缘，感受组织充
  血区域和（或）敏感部位。
- 对敏感部位使用静态按压法。对充血区域使
  用左右横拨法按摩以减轻它们的紧张感。

*胸腰筋膜*

◉　这条宽阔的筋膜带覆盖整个腰部，与髂
嵴相连并覆盖骶骨。应仔细检查该筋膜，
因为任何地方都有可能形成触发点。

*髂腰韧带*
**按摩手法**

- 找到腰椎与骨盆的连接处，将你的肘部放在
  上面，向内向下按压。肘部与髂骨大约成
  45°角（图6-37）。
- 保持静态按压，然后再实施简短的跨纤维
  按摩。

*骶韧带*
**按摩手法**

- 用指尖摩擦整个骶骨区域以热身。
- 用拇指或四指，在骶骨区域做深层组织的拉
  伸按摩（上下、左右或前两者相组合）（图
  6-38）。

*肋间肌*
**按摩手法**

- 站在按摩床一侧，即所按摩肋骨的对面。将
  你的手指放在肩胛骨下角。上下左右移动手
  指，寻找肋骨间的空隙。

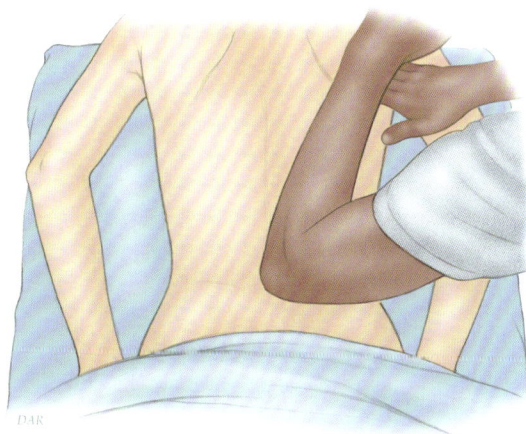

图6-37　按摩髂腰韧带时肘部的位置

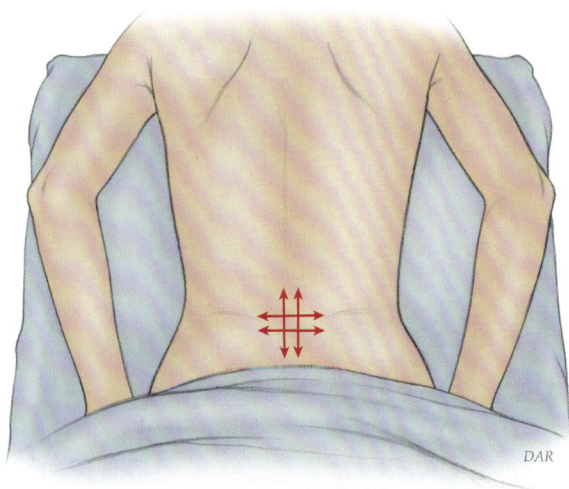

图6-38 骶骨按摩的方向

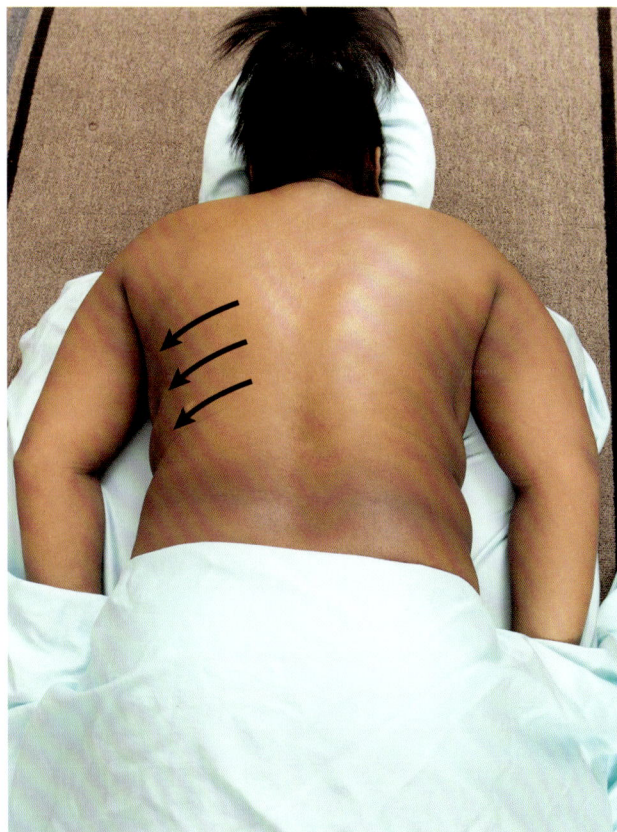

图6-39 按摩肋间肌的方向

- 用简短的前后触摸法，在肋骨间的软组织中寻找受限区域（例如，结节、条索、肿块）（图6-39）和触发点。在按摩肋间隙时，可使用拇指或指间关节，因为此处通常需要施加较大的压力。
- 持续按摩至第12肋骨。

拉伸运动

1. 将患者的膝关节放在他的胸前。用前臂压住患者的膝关节，缓慢地向前压，使大腿屈曲至胸前（图6-40），从而拉伸患者的腰背部肌肉。

2. 一只手伸过按摩床按住患者的肩膀，使其固定在按摩床上。另一只手缓慢地将患者的膝关节拉向自己并下压，从而扭转脊柱和背部的肌肉（图6-41）。

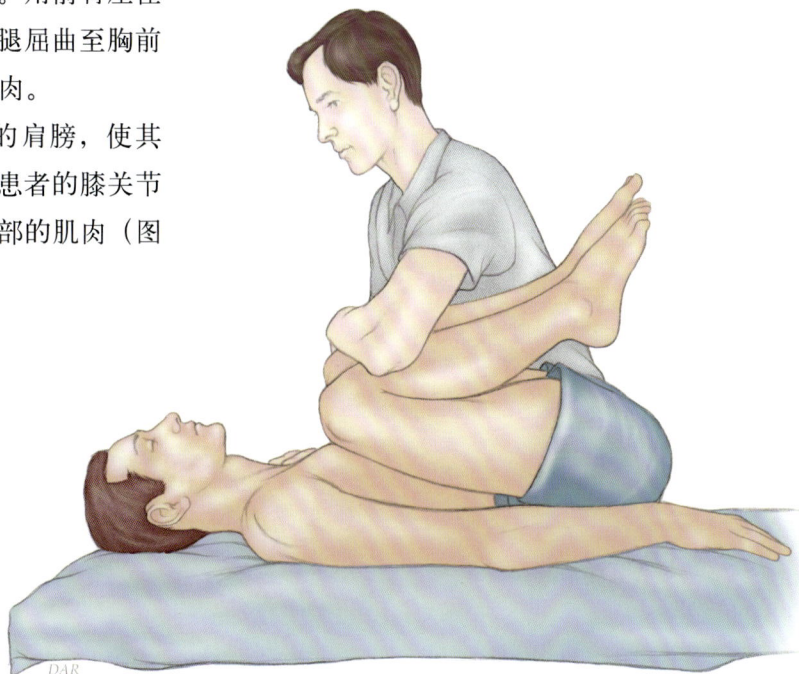

图6-40 拉伸患者的腰背部

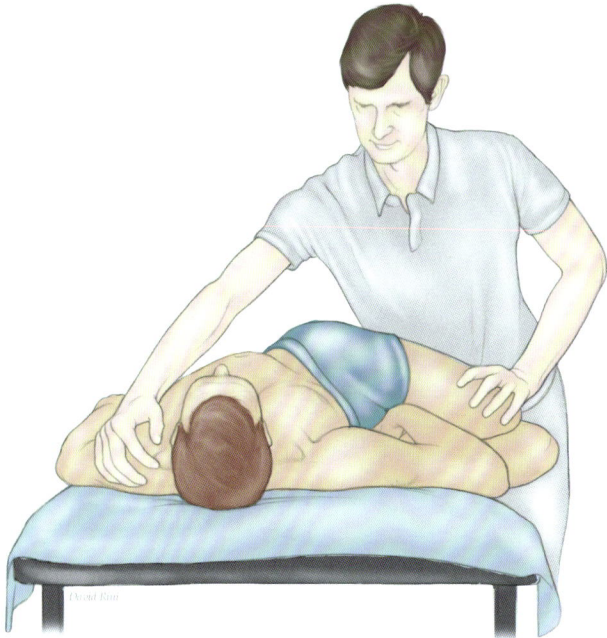

图6-41 扭转脊柱

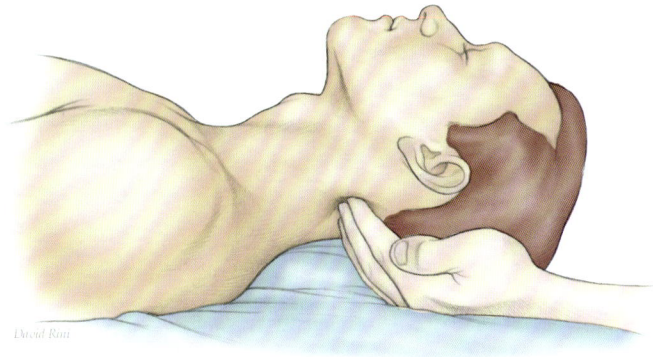

图6-42 按摩枕骨肌肉时手的位置

3. 嘱患者双膝贴胸。站在按摩床头端，双手托住患者的头。轻轻地牵引颈部，将患者的头拉向自己。然后将患者的头抬离按摩床，使其前额尽可能地靠近膝关节。这样可以伸展上背部肌肉。

整理

1. 枕骨肌肉。坐在按摩床头端，将手指滑动到患者枕骨边缘下方，微微抬起患者的头（图6-42）。等待肌肉变软，并且直到感觉枕骨两侧的肌肉松弛度类似为止。

2. 脊柱的足底反射区。用拇指沿足底内侧边缘按压穴位，从蹞趾开始直至脚跟。反射点在足底形成的曲线与脊柱曲线相对应（图6-43）。按压反射点 8 ～ 12 秒。

结束

坐在按摩床尾端，双手轻轻握住患者脚跟30 ～ 60 秒，然后慢慢地放下。

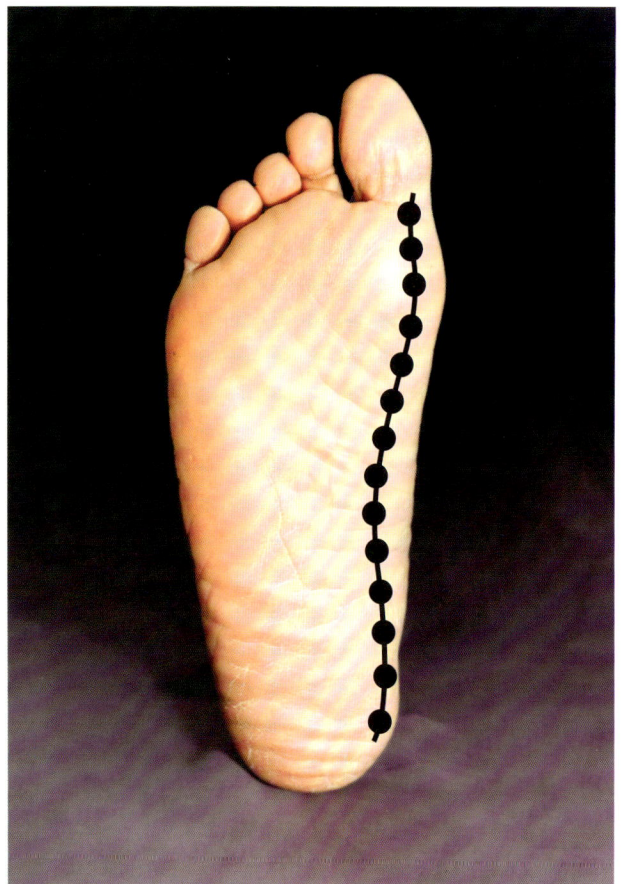

图6-43 脊柱的足底反射区

## 治疗案例

# 背部

Clint，男，29岁，从事房地产工作。多年来，他不定期地接受不同按摩师的按摩治疗。他希望通过按摩放松和缓解颈部、肩膀和后背肌肉的紧张。Clint身材高大，肌肉发达。他以前经常练习举重，4年前因腰部扭伤而放弃了，而且他发现举重会对他的颈部肌肉造成压力。最近，他感觉有必要重新开始锻炼了。他身体很好，唯一的身体问题就是4年前因举重受伤的腰背部肌肉仍然紧张。

Clint的上半身比下半身更强健。相对而言，他的肩膀和手臂的肌肉比臀部和大腿的肌肉更发达。他表现出轻微的骨盆后倾。他的竖脊肌很明显，尤其是右侧。他以前经常打棒球，这导致他的左右两侧肌肉不平衡，这也是单手运动的结果。由于斜方肌收缩以及其他头颈部伸肌短缩，他的脖子看起来很短。这次治疗的重点是通过减少竖脊肌和椎旁深层肌的张力来拉长脊柱。

在治疗过程中，对背部的初步检查显示，浅层肌肉组织相当放松，但沿着脊柱的深层肌肉就很紧缩。在按摩这些深层肌肉时，患者要求用力按压。不管使用多大的力度，他几乎感觉不到椎旁深层肌肉的任何感觉。这些肌肉麻木了。用肘部施加的深度按压并不能使这些收缩的肌肉变得放松。这些缺乏感觉和反应的肌肉似乎表明，这种紧张感可能是心理因素造成的。换句话说，患者可能在潜意识里生成一种防御状态，用以对抗某种不断升高的警觉感。

虽然患者要求在这些肌肉上施加非常深的压力，这样他才能有感觉，但是这些肌肉会通过进一步的收缩来对抗按摩施加的压力。这时可以告诉患者，这种深度按摩会起相反作用，所以无法达到预期效果。虽然患者的深层肌肉没有任何感觉，但当压力减轻时，这些肌肉就会稍微放松。

然后继续用深层组织按摩手法来按摩整个脊柱周围的肌肉。接着，患者翻身采取仰卧位，以便对其前颈部和胸部进行按摩，促进与脊柱部位肌肉的平衡。对患者腿部实施日式指压按摩，最后按摩脊柱的足底反射区。

这次按摩结束后，Clint说他非常紧张而无法放松。他的描述与背部软组织的评估相符。我们建议，如果有兴趣的话，他可以参加瑜伽课程，从中学习缓慢、持久的拉伸运动和协调的深呼吸，以此来缓解肌肉的深层压力。定期的瑜伽练习和深层组织按摩治疗有助于减轻沿着脊柱所累积起来的张力。Clint接受了我们的建议并打算开始练习瑜伽。

### 讨论题

1. 为一位背痛患者设计可行的治疗方案，假设疼痛是由肌肉引起的。

2. 在一项按摩治疗中，为了使整个脊柱的压力均匀分布而关注脊柱的治疗之外，还要治疗哪些部位？

3. 如果在一位患者的背部无论施加多大的压力，他都没有任何反应，那么按摩师应如何与他沟通？

4. 对于背部拉伤患者，应给予哪些自我调理的建议？

5. 当采取俯卧位时，脊柱过度弯曲（脊柱前凹、脊柱后凸或脊柱侧凸）的患者会有哪些可见的特征？

# 复习题

## 一、收获和反馈

**1.** 哪些肌肉与健康的呼吸运动关系最大？

A. 膈肌，腰大肌

B. 肋间肌，膈肌

C. 胸小肌，斜角肌

D. 斜角肌，胸大肌

**2.** 膈肌的形状像 _____ 。

A. 圆顶状

B. 鱼状

C. 三角形

D. 菱形

**3.** 以下哪个是前胸部的危险部位？

A. 颧弓

B. 剑突

C. 腹白线

D. 肚脐

**4.** 术语"张拉整体结构"有时被应用在对脊柱的描述中，这是什么意思？

A. 强度是通过垂直叠加来支撑的

B. 力量通过压缩和杠杆传递

C. 强度是通过承重应力来支撑的

D. 力量通过张力线传递

## 二、概念应用

**1.** 如果患者的胸廓呈圆桶状，肩膀回缩，胸骨隆起，哪些肌肉可能发生了短缩？

A. 背阔肌，胸大肌，三角肌前部

B. 膈肌，肋间内肌，腹斜肌

C. 肋间外肌，斜角肌，菱形肌

D. 斜角肌，胸小肌，胸大肌

**2.** 患者胸小肌明显缩短以至于胸廓呈圆桶状，下列哪种简单的活动有助于他在这个区域创造出更多的活动自由？

A. 对抗性的肱骨外旋

B. 对抗性的肱骨内旋

C. 利用门框拉伸

D. 四肢着地，深呼吸

**3.** 为背痛患者进行深层组织按摩治疗最主要的是按摩 _____ 。

A. 斜方肌和胸大肌

B. 膈肌和腰大肌

C. 背阔肌和大圆肌

D. 多裂肌和腹横肌

**4.** 应该按照什么顺序对前胸部进行神经肌肉按摩治疗？

A. 膈肌，前锯肌，胸小肌，斜角肌

B. 胸大肌，肋间肌，膈肌，上后锯肌和下后锯肌

C. 胸大肌，胸小肌，锁骨下肌，斜角肌

D. 肋间肌，膈肌，髂腰肌，肠壁

**5.** 最可能造成背痛的原因是什么？

A. 创伤

B. 不良的姿势习惯

C. 遗传性

D. 久坐和缺乏运动

## 三、解决问题：讨论要点

**1.** 阅读 Clint 的案例。假设他又想进行下一阶段的治疗，你会给出怎样的治疗方案？具体说明你计划针对哪些结构进行治疗及其理由。和班里与你意见不同的同学讨论上述问题。

**2.** 你的患者是一位中年女性，她有慢性轻度咳嗽，但没有确诊疾病或感染。现在她的后背正中右侧有一处疼痛，以至于她无法深呼吸、弯腰和伸够，甚至做很多日常活动时都感到疼痛。运用深层组织按摩疗法，说出你的治疗方案。

## 第 7 章

# 上肢调整

## 学习目标

完成本章阅读、课堂教学及指定的作业后，学生应该能够：

- 掌握与手臂、肩和手部相关的整体深层组织按摩疗法的关键术语和概念
- 识别相关区域的解剖特征，包括
  - 骨性标识
  - 肌肉和筋膜结构
  - 危险部位
- 识别与手臂、肩、手部疼痛或功能障碍相关的常见姿势和动作模式
- 选择合适体位并使用靠垫，为患者提供安全且

舒适的手臂、肩和手部的整体深层组织按摩
- 在执业范围内，为患者提供手臂、肩和手部的自我调理建议
- 安全、有效地执行整体深层组织按摩常规流程
- 为每位患者制订个体化的深层组织按摩方案，以解决手臂、肩和手部的问题
- 为每位患者制订个体化的深层组织按摩方案，以解决全身问题

## 肩、手臂和手

### ▶ 概述

肩、手臂和手构成上肢。这是一个非常重要的部位，因为我们主要是通过肩 – 臂复合体来表达自我并与世界接触的。这是人们表达态度和进行自我表达的方式。

在功能上，上肢带骨（也称肩带骨）形成了支撑手臂的基础，允许手臂在各个方向上灵活地活动。在结构上，上肢带骨包括肩胛骨和锁骨。这些骨头是肱骨活动的基础。

上肢带骨和下肢带骨（也称骨盆带）具有类似的功能：它们都能支持和固定四肢。它们之间主要的区别是，骨盆是一个更坚硬的结构。与上肢带骨不同，下肢带骨是融合在一起的，限制了它的活动。上肢带骨在后面是打开的，因为肩胛骨没有连接在一起。

这种结构使得手臂在肩关节处的运动比腿部在髋关节处的运动自由得多。

为了保持身体的平衡和最佳功能状态，上肢带骨和骨盆需要相互对齐。上肢带骨和手臂的肌肉应该能够自由调整，以适应下半身运动所产生的重量转移。上肢带骨的作用就像一副轭套，靠颈部和头部的肌肉来悬挂在胸廓上。手臂应在肩关节处松垂，可自由摆动。肩部肌肉的紧张会导致上背部和颈部僵硬，从而导致整个身体的失衡和紧张状态。

当上肢肌肉协调时，肩关节的中心位于身体的两侧，肩关节处成为上半身最宽的地方。

上肢带骨的功能对按摩师来说非常重要，因为当上肢所有的关节都保持平衡时，通过手指和手施加的力将通过手腕向上到达前臂和肱骨，并穿过肩胛骨到达躯干。从这里，力将通过椎骨到达骶骨，并穿过

髋骨到达髋关节，然后再通过下肢骨传给脚踝和脚。这样，力就能顺利地传达至身体各个部位，消除那些由于软组织绷紧扭转而形成的条索，并推拉那些错位的关节。

针对上肢带骨、手臂和手的整体深层组织按摩有助于消除肩胛骨和锁骨不均衡的拉力，同时平衡肩关节中的肱骨。上肢带骨处软组织重组改善了手臂的运动，增加了呼吸能力，并降低了该部位受伤的风险。

## ▶ 肌肉骨骼的解剖和功能

请参阅专栏 7-1，了解肌肉骨骼的解剖和功能。

### 肩

上肢带骨由锁骨和肩胛骨组成，主要通过软组织固定。上肢带骨与中轴骨唯一的连接是锁骨内侧端与胸骨相连的地方。锁骨支撑着肩关节，使肩胛骨远离胸壁，从而使肩胛骨可以自由独立地移动。锁骨不仅能够协助肩胛骨与胸壁保持一定的距离，同时，它也可以防止上肢带骨对循环和呼吸等重要作用的影响，而且可以保护臂丛神经从喙突下面穿

至腋窝。锁骨还可缓冲来自肩部和手臂的冲击，保护胸骨和肋骨免受直接冲击的影响。

肱骨和肩胛骨通过球窝关节连接。肱骨的圆头与肩胛骨一侧的凹陷（关节窝）相合。这个窝较浅，不像髋臼那么深。肱骨通过韧带和肩袖肌肉固定在关节内。与其他关节相比，盂肱关节具有更少的骨和韧带支持。这种结构使得它的活动范围较大，但是稳定性和保护性差：肩关节容易受伤。

手臂的运动由附着在肩关节周围和肱骨上的一系列肌肉控制（图 7-1A）。这些肌肉呈轮状，以肩关节为中心散开，在广泛区域内连接骨骼，一直到骶骨和髋骨。因此，手臂的力量和动作部分依赖于躯干和腿部的支持和协调作用。如果手臂没有身体其他部分的支撑而独立运动，会造成紧张，从而导致受伤。

控制手臂运动的肌肉也包括那些必须固定肩胛骨的肌肉。重要的是，肩胛骨可以自由活动，并与肱骨的所有动作相结合，但是肩胛骨也必须通过肌肉固定在体壁上，为肱骨头提供杠杆作用。

在背部，斜方肌和菱形肌帮助支撑肩胛骨（图 7-1A）。上斜方肌在下斜方肌的辅助下可抬高肩膀。

在肩胛提肌的附着点附近容易形成触发点，这通常是因为长期抬高肩膀所致。然而，更有可能的是，这种疼痛是由头部长期前倾引起的。当头部前倾时，

---

**专栏 7-1 | 肩和手臂的基本解剖**

| 肌肉 | 骨骼及骨性标识 |
|---|---|
| 斜方肌 | 肩胛骨 |
| 冈上肌 | 肩胛冈 |
| 冈下肌 | 肩峰 |
| 小圆肌 | 肱部 |
| 大圆肌 | 鹰嘴 |
| 背阔肌 | 鹰嘴窝 |
| 三角肌 | 三角肌粗隆 |
| 肱二头肌 | 外上髁 |
| 肱二头肌 | 内上髁 |
| 肱肌 | 尺骨 |
| 前臂伸肌和屈肌 | 桡骨 |
| 手部肌肉 | 腕骨和掌骨 |
| | 指骨 |

肩胛提肌紧张,将颈部向后拉。肩胛骨必须保持稳定,以稳定肌肉的牵拉作用,这会引起肩胛提肌附着处的紧张。恢复头部在颈部的恰当位置可以减轻肌肉压力,从而减少肩胛提肌的拉力。

菱形肌与前锯肌是一对拮抗肌,前者能使肩胛骨收回,而后者可使肩胛骨伸展。当控制肩胛骨位置的肌肉组织平衡时,菱形肌与锁骨位于同一水平面上。当菱形肌薄弱时,它们就不能将肩胛骨的椎缘固定在体壁上,肩胛骨的下部将从背部抬起。

从脊柱、胸骨和肋骨发出的几块大肌肉有助于手臂的运动。这些肌肉包括斜方肌、背阔肌和胸大肌。这种安排是有利的,因为它将手臂产生的力量分布在整个脊柱上,有助于脊柱稳定。

肱骨头周围的韧带囊非常松散,这使得手臂的活动范围较大。由于韧带囊的松弛,所以并不能保证肱骨头总在关节中。因此,由肩关节周围的4块肌肉的肌腱来协助进行保护,这些肌肉被称为肩袖。构成肩袖的肌肉是冈上肌、冈下肌、小圆肌和肩胛下肌。它们与关节上方的肱二头肌长头肌腱和关节下方的肱三头肌长头肌腱共同实现这一加固作用。所有这些肌肉的平衡对于肱骨在肩关节中的适当位置是至关重要的。

肱骨的主要外展肌是三角肌。然而,由于它位于肱骨的上端,当手臂靠在身体的一侧时,三角肌缺乏启动外展的杠杆。而冈上肌则可以引发外展,当手臂从身体一侧外展到离身体约 30 cm 时,将由三角肌负责维持这个姿势。

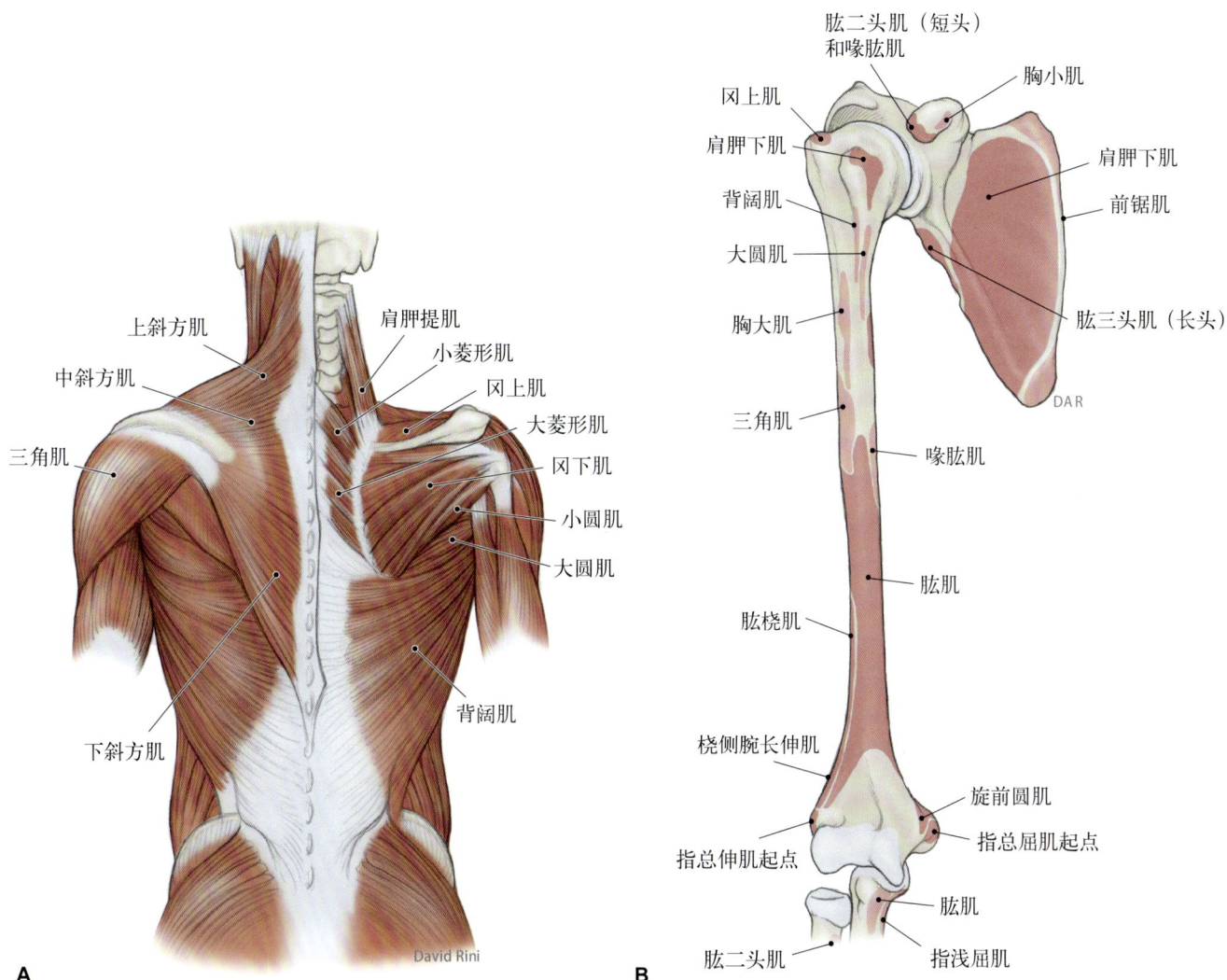

图7-1 A.肩胛骨和手臂的肌肉(后视图);B.肩胛骨和手臂肌肉的附着点(前视图)

C

冈上肌
斜方肌
肩胛提肌
三角肌
小菱形肌
冈下肌
小圆肌
冈下肌
肱三头肌（长头）
肱三头肌（外侧头）
大菱形肌
三角肌
肱肌
DAR
肱三头肌（内侧头）
肱三头肌

D

伸肌总腱
屈肌总腱
肱二头肌
肱肌
旋后肌
指浅屈肌
指深屈肌
拇长屈肌
旋前方肌
旋前方肌
拇收肌（斜头）
拇收肌（横头）
拇长展肌
小指对掌肌
对掌肌
小指短屈肌
拇短肌
拇收肌
骨间肌
拇长屈肌
指浅屈肌
DAR
指深屈肌

E

拇收肌（横头）
蚓状肌
小指对掌肌
拇短屈肌
小指短屈肌
拇短展肌
小指展肌
拇对掌肌

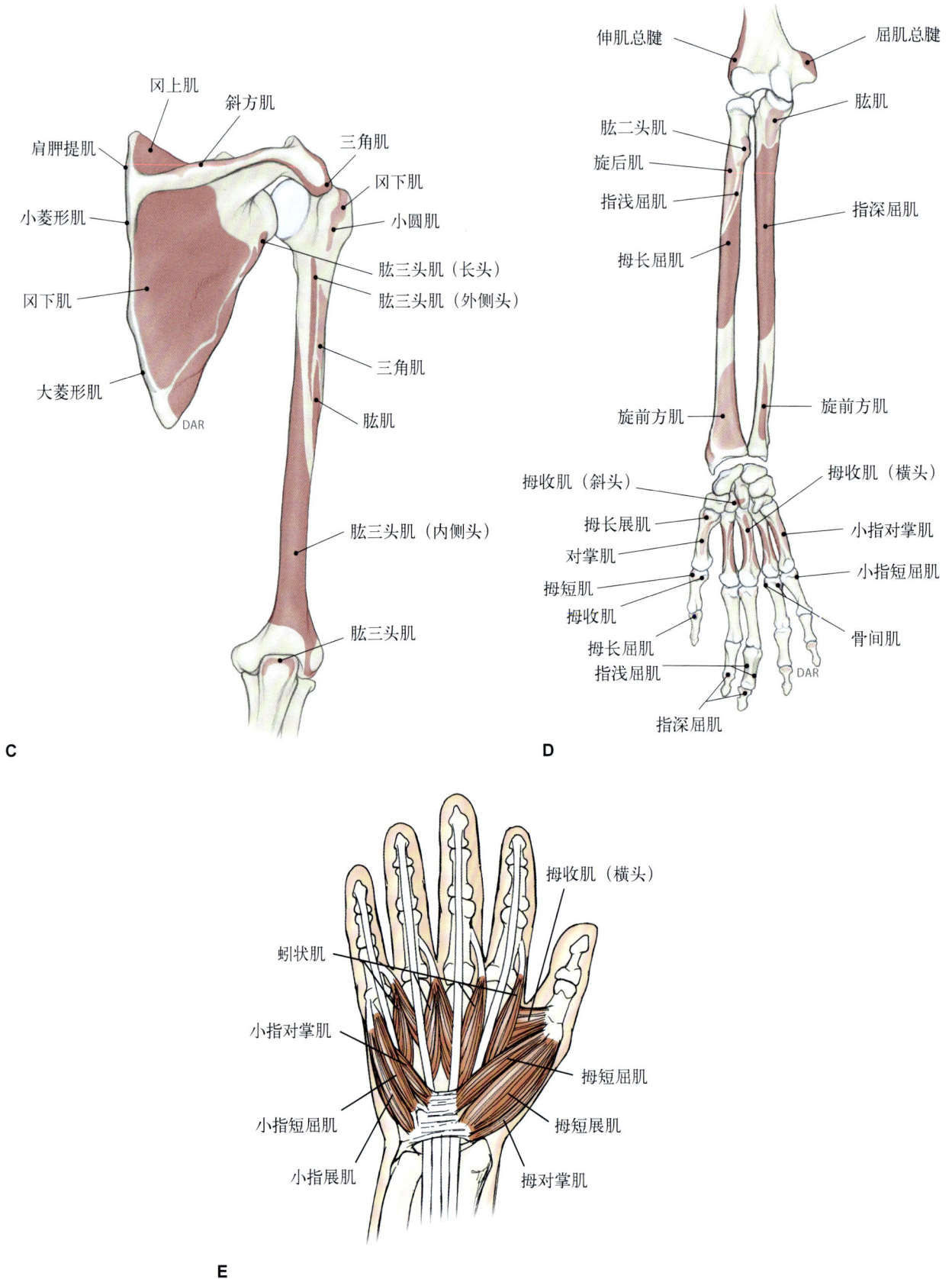

图7-1（续）C.肩胛骨和手臂肌肉的附着点（后视图）；D.前臂和手部肌肉的附着点（前视图）；E.手部肌肉（前视图）

冈下肌负责肱骨的外旋。它与肩胛下肌是一对拮抗肌，肩胛下肌负责手臂内旋。这两块肌肉都有助于稳定关节窝中的肱骨，而且还可以防止手臂向前或向后过度摆动。

小圆肌辅助冈下肌外旋和稳定与肩胛骨相对的肱骨头。大圆肌主要辅助背阔肌实现屈曲手臂的内旋和外展。大圆肌和背阔肌形成了腋窝纹的后部，即腋窝的后壁。

胸小肌一端连着肩胛骨，另一端连接着胸廓的前侧。它可使肩胛骨向前、向下和向内移动。胸小肌发生短缩的特点是圆肩或驼背。臂丛神经外侧束和腋动脉穿过胸小肌下方。在胸小肌长期收缩的情况下，当手臂外展和外旋时，它可能会对供应手臂的血流和神经造成影响。在这个体位，胸小肌无法伸长，从而会压迫这些神经血管。

## 前臂和手

前臂包括2块骨骼：尺骨和桡骨（图7-1D）。桡骨能够通过连接2块骨头的韧带环围绕尺骨近端旋转。当肱二头肌旋起前臂和手并屈曲肘关节时，这个韧带环还可以防止桡骨被肱二头肌拉离尺骨。桡骨和尺骨通过交织的骨间膜连接在一起。这给前臂增加了额外的强度，同时比由一块大骨骼构成的结构轻得多。

肱肌位于肱二头肌的深处，二者相比，肱肌是前臂较强的屈肌。肱三头肌是它们的拮抗肌。肱三头肌通常比肱二头肌和肱肌弱，而且由于需要反复屈曲和伸直前臂，肱三头肌容易过度使用而受伤。因此，需要加强肘关节的平衡运动。

手通过腕关节与前臂相连，腕关节形成于桡骨、尺骨和8块小腕骨之间。这种设计创造了许多小的滑动关节，使手腕具有很大的灵活性。人类手的一个独特特征是拇指对生，这意味着拇指能够触摸其余四指，也可以实现对抗式抓握、精确控制和精细运动。

大多数控制手的肌肉位于前臂。伸肌在伸肌总腱处合并，并附着于肱骨外上髁。屈肌在屈肌总腱处合并，并附着于肱骨内上髁。

## ▶ 上肢的危险部位

- 臂丛神经：臂丛神经由C5～T1发出，在斜角肌的前部和中部之间穿行，在锁骨和肩峰喙突下方穿出到达腋窝部。有一部分臂丛神经比较容易出现损伤，它们主要位于颈部的侧面、胸大肌和三角肌之间的凹槽处及腋窝部（图7-2）。
- 其他神经卡压部位。
  - 桡神经走行在手臂后侧，当肱骨受到压迫或刺激时，桡神经容易受伤。
  - "麻筋儿"指的是肘部的尺骨端，因为尺神经是从尺骨和肱骨内上髁之间的小沟中穿行的，因此"麻筋儿"就容易在尺神经受刺激后产生酸麻感。
  - 正中神经在肘窝中易受损伤。

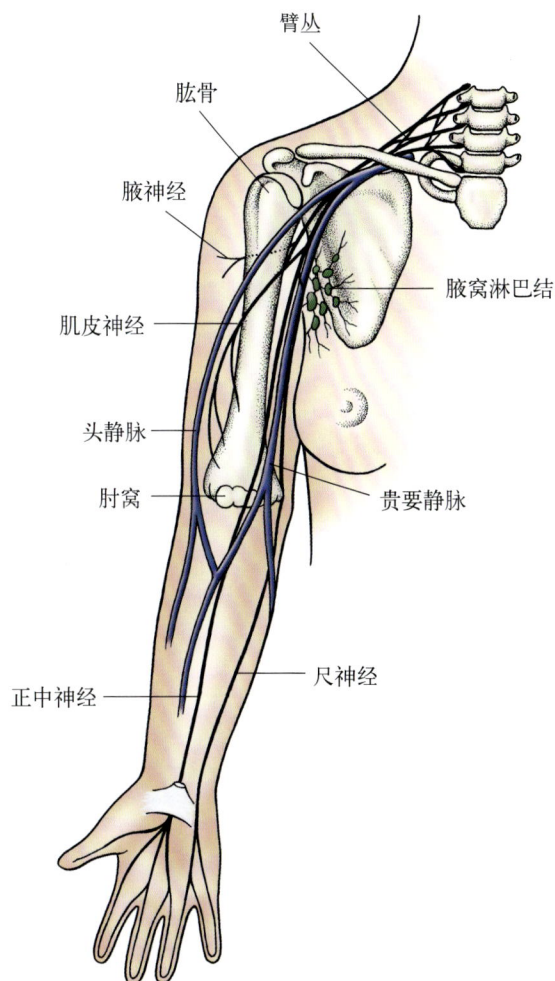

图7-2 上肢的危险部位

# ▶ 疾病列举

## 肩

1. 滑囊炎。这是肩峰下滑囊的急性或慢性炎症，滑囊是肱骨头撞击肩峰下部的缓冲结构。

2. 骨关节炎。这是一种常见的关节疾病。肩部的骨关节炎可能由长期错误使用手臂、外伤或上肢带骨错位引起。

3. 肩袖损伤。肩袖肌肉经常受伤，而且引发不同模式的疼痛，因此患者经常难以描述肩部损伤是怎么发生的。

4. 肩部分离。通常是由连接锁骨和肩峰的韧带撕裂造成的。

5. 肩关节脱位。肱骨在关节窝处被韧带弹性固定。肱骨从关节窝中脱出是比较容易的，也会引发疼痛并导致韧带刺激和慢性拉伸状态，同时会伴随横跨肩关节肌肉的疼痛和痉挛。

6. 神经卡压综合征。当臂丛的任何部分受到紧张的肌肉或筋膜的机械压迫时，就会出现神经卡压综合征。此外，某个神经的任何部分受到刺激都可能在整个神经中产生水肿，这也就会让其他部分受到影响。神经卡压综合征包括胸廓出口综合征、腕管综合征、旋前圆肌综合征和多卡综合征。

## 前臂和手

1. 网球肘（外上髁炎）。附着于肱骨外上髁的前臂伸肌群，由于过度使用发生的慢性损伤性肌腱炎。

2. 高尔夫球肘（内上髁炎）。当位于肱骨内上髁的腕屈肌止点受到刺激并可能发生炎症时，就会发生这种情况。

有关这些疾病的更多信息，请参阅附录 A。

## 健康整体观

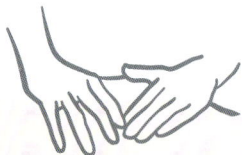

### 肩负重担

以前，我们用一条两头系有绳子或链条的扁担，悬挂吊桶或一些捆绑物，这样我们就能够搬运重物。我们通常把扁担放在我们的肩膀上。有趣的是，上肢带骨的形状和位置与扁担相似。虽然现在我们不再常用扁担来搬运重物，但肩膀本身在心理上仍然发挥着这种功能：在我们的思想和情感中，肩膀经常背负着沉重的负担。

上肢带骨的肌肉也反映着我们是否有能力承担生活中的所有负担。我们常常会看到一个人弯着腰，就好像被一些无形的、巨大的负担压得喘不过气来。

如前所述，肩关节比其他任何关节都更依赖于肌肉的活动。因为肌肉由神经系统控制，而神经系统最终由大脑控制，所以一个人的肩膀姿势与他的信念和态度之间有明显的关系。一个有趣的实验是站在镜子前，把你的肩膀和手臂摆成不同的姿势，观察你的形象和你的感觉是如何随着身体姿势的不同而改变的。

我们的肩、手臂和手反映了我们如何与世界互动，我们的肩膀可以向后打开，也可以向内关闭以保护我们。我们的双臂可以选择推开或拥抱他人。紧握的双手表示拒绝，但是张开的双手可以给予或接受能量。按摩时就需要用到手，中国气功和印度瑜伽证明手中存在能量。

你的肩膀、手臂和双手是如何展现你自己的呢？

## ▶ 姿势评估（图 7-3）

1. 检查锁骨的位置。它们与水平线之间的角度是多少？

2. 比较左右肩的高度。观察从肩膀到每只耳朵的距离是否一致。

3. 比较两臂的长度。观察双手指尖能够伸到大腿哪个位置？

4. 注意锁骨周围的凹陷。

5. 让患者从两侧举起双臂，手臂是否能独立于上肢带骨运动？（应该可以独立）

6. 注意上肢带骨周围的肌肉是否受限或紧张。

7. 手臂自然下垂的状态是什么样的？

- 手臂是伸直的还是弯曲的？
- 双手朝向哪里？
- 手臂距身体两侧的距离是多少？双侧是一样的吗？

8. 从侧面观察肩峰与耳、臀、膝关节和脚踝的力线。

9. 从后方观察肩胛骨的位置，它们是 ＿＿＿＿

- 前伸的？
- 后缩的？
- 下降的？
- 升高的？
- 向上或向下旋转的？
- 放松并且位于适当的位置？

10. 观察影响肩胛骨的肌肉组织状况。

关于上肢带骨扭曲及其涉及的肌肉的描述，请参见表7-1。表7-2列出了负责上肢各种动作的肌肉。

## ▶ 练习与自我调理

### 肩

1. 拉伸胸小肌和胸大肌锁骨段。站在门口，双臂向上伸展，张开的宽度比肩宽稍宽。将你的手掌放在门框顶部，身体向前倾，臀部和胸部也一起向前，直到你感到肩被拉伸。拉伸时，屏住呼吸，坚持几秒。

2. 拉伸三角肌前部和胸大肌胸骨段。站在梳妆台或桌子前，背对着它。手臂伸到身后，肘部弯曲，将手掌放在桌子上，手指朝向你。将肩胛骨和肘部朝向彼此挤压，慢慢弯曲膝关节，下沉，就像坐在椅子上一样，直到你感到肩部区域被拉伸。配合自然呼吸释放肩部的紧张感。

3. 坐位下锻炼。以下肩部练习可以在坐着时进行。

- 加强上斜方肌的力量。当你吸气时，双肩朝耳朵方向耸起。保持几秒，可以在手中握一些东西来增加阻力。
- 拉伸上斜方肌。呼气，慢慢放下肩膀，感受肌肉紧张的缓解。
- 收缩菱形肌。吸气，双肩向后收紧，将肩胛骨向脊椎的边缘挤压。
- 拉伸菱形肌。呼气，向前挤压肩的外侧缘，感受肩胛骨间空间的伸展。
- 拉伸肩袖。慢慢地让肩膀做环形运动，吸气半圈，呼气半圈。重复几次，然后做反向运动。

4. 伸展肩袖肌肉、胸大肌和背阔肌。侧躺，双膝屈曲，头靠在下面的手臂上。上面的手臂伸直放在胸前的地板上，手掌朝下。上面的手臂慢慢地环绕身体，并用手指在地板上画出圆圈。当手臂环绕至头顶时，让手臂自然旋转，手掌朝上。在感觉紧张或受限的位置暂停，想象呼吸进入肩膀的感觉。重复几次，然后反向画圆圈。翻身至对侧，重复整个练习。

### 手臂

加强肱二头肌、肱肌和肱三头肌的力量。面朝墙站立，双臂伸展，手掌靠墙。身体靠在墙上，只屈曲你的手臂，像做俯卧撑一样，身体保持挺直。改变推动速度和倾斜程度，可有效加强手臂肌肉。重复几次。

### 手腕

1. 加强腕伸肌和腕屈肌的力量。为了加强你的腕部力量，你可以尝试像与人握手一样握紧一个扫

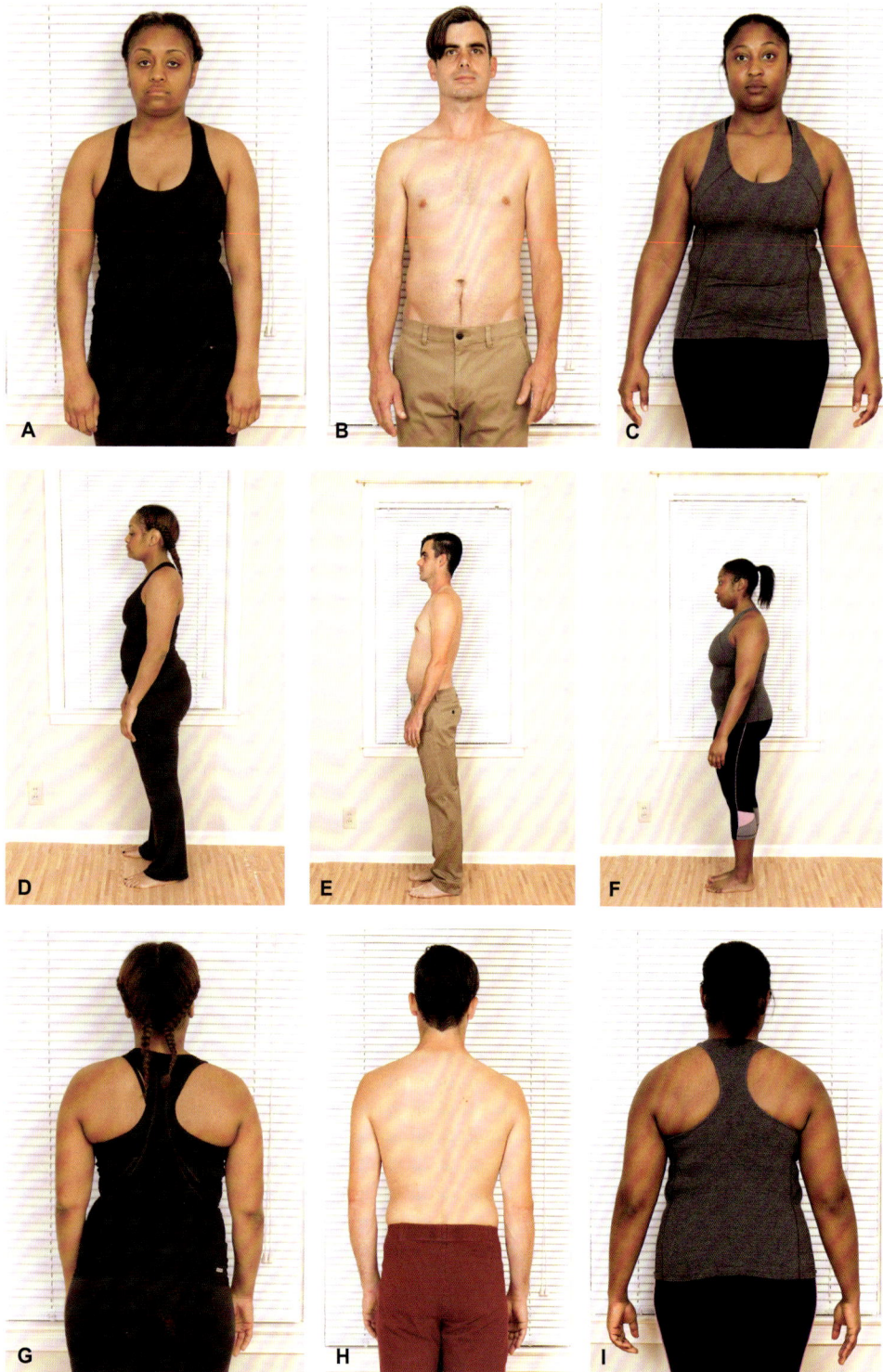

图7-3 上半身姿势评估（A～I）

帚柄，缓慢地用腕部运动来使扫帚上下运动。如果想减轻训练重量，就将手更靠近扫帚头部；而想要增加训练重量，就将手更靠近手柄末端。

2.拉伸腕屈肌。盘腿坐在地板上，从髋关节开始稍微前倾。双臂在身前完全伸展，手掌放在地板上，

手指转向你的脚踝，将掌根轻轻地压向地板，坚持至少10秒。

3.拉伸腕伸肌。与上述相同的姿势，将手背放在地板上，然后轻轻地向下按压，直到你感觉到手腕背部有轻微的拉伸感，坚持5～10秒。

表 7-1　上肢带骨身体解读

续

| 姿势类型 | 可能发生缩短的肌肉 |
|---|---|
| 肩膀抬起——单肩或双肩升高 | 斜角肌<br>上斜方肌<br>下斜方肌 |
| 圆肩——肩向内侧旋转 | 胸大肌<br>胸小肌<br>三角肌前部<br>大圆肌<br>前锯肌 |
| 缩肩——肩胛骨被往后拉，像翅膀一样 | 菱形肌<br>斜方肌<br>小圆肌<br>冈下肌<br>背阔肌 |

表 7-2　肩和手臂的活动度

| 活动 | 肌肉 |
|---|---|
| **肩关节** | |
| 屈曲（活动度 170°） | 三角肌前部<br>肱二头肌<br>胸大肌<br>喙肱肌 |
| 伸展（活动度 60°） | 三角肌后部<br>大圆肌<br>背阔肌<br>肱三头肌 |
| 外展（活动度 170°） | 冈上肌<br>三角肌<br>肱二头肌 |
| 内收（活动度 50°） | 肱二头肌<br>胸大肌<br>大圆肌<br>喙肱肌<br>背阔肌<br>肱三头肌 |
| 内旋（活动度 70°） | 三角肌前部<br>胸大肌<br>肩胛下肌<br>大圆肌<br>背阔肌 |

| 活动 | 肌肉 |
|---|---|
| 外旋（活动度 90°） | 冈下肌<br>小圆肌<br>三角肌后部 |
| **肘部** | |
| 屈曲（活动度 150°） | 肱二头肌<br>肱肌<br>肱桡肌<br>桡侧腕伸肌<br>旋前圆肌<br>尺侧腕屈肌<br>桡侧腕屈肌 |
| 伸展（活动度 0°） | 肱三头肌<br>肘肌 |
| **前臂** | |
| 旋后（活动度 90°） | 肱二头肌<br>肱桡肌<br>旋后肌 |
| 旋前（活动度 90°） | 肱桡肌<br>旋前圆肌<br>旋前方肌 |
| **腕关节** | |
| 屈曲（活动度 80°） | 桡侧腕屈肌<br>尺侧腕屈肌 |
| 伸展（活动度 70°） | 桡侧腕伸肌<br>尺侧腕伸肌 |

## 手

交替加强和拉伸手部肌肉。呼气，双手攥拳。吸气，慢慢地打开手指，仿佛有橡皮筋缠在手指上。

## ▶ 肩部按摩常规流程

### 治疗目的

- 平衡肩胛骨与锁骨及肱骨的关系。
- 缓解影响肩胛骨的肌肉紧张。
- 帮助缓解肩胛区因功能障碍和不平衡引起的疼痛。

● 探索可能导致肩胛肌肉产生疼痛的运动模式和习惯。

## 能量流疗法

### 体位

● 患者俯卧位，在脚踝下面放一个靠垫。
● 按摩师站在靠近患者肩膀的位置。

### 极性按摩

用一只手的示指（负极）接触肩胛骨的上角，另一只手的中指（正极）接触肩胛骨的下角。想象肩胛骨自由地漂浮在下面的肋骨上。允许肩胛骨稍微移动。持续 30 秒或更长时间。

### 日式指压按摩

1. 用拇指或肘部沿肩胛骨椎缘按压穴位。从膀胱经的外侧分支开始向肩胛骨边缘的中部轻轻按摩。

2. 用你的外侧手握住患者肩部，内侧手的手掌朝上，其手指沿着肩胛骨椎缘的下部靠近下角。当用外侧手包裹肩部时，内侧手的手指滑向肩胛骨的边缘下方（图7-4）。注意，只有感到肌肉组织相当放松时，才能尝试做这个动作。

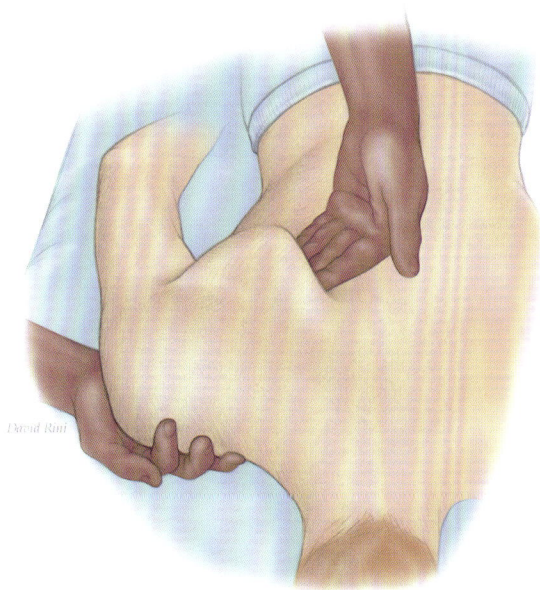

图7-4　日式指压按摩肩胛骨

## 瑞典式按摩或跨纤维按摩

1. 使用"三次按压"轻抚法对肩胛骨进行按摩。从胸椎的上部开始，分别向外按摩肩胛骨的上部、中部和下部各区域。在每次按摩中，双手交替操作。

2. 使用四指指尖和拇指的桡侧面在上背部和肩部进行跨纤维按摩。

## 结缔组织按摩

1. 在肌筋膜松动法中，使用手指或者手掌滑动按摩肩胛骨和肋骨部位的上背部肌肉。注意那些不能自由移动的区域。

2. 将肌筋膜拉伸法应用于紧张、僵硬的肌肉组织。

## 深层组织按摩或神经肌肉按摩

### 顺序

1. 斜方肌（上、中、下）
2. 肩胛提肌（附着点）
3. 菱形肌
4. 肩胛下肌
5. 胸小肌
6. 前锯肌

斜方肌
上斜方肌
起点：上项线的内侧 1/3 和枕外隆凸、项韧带、C1 ~ C5 的棘突。
止点：锁骨的外侧 1/3。
作用：提高和向上旋转肩胛骨，头部后伸。
按摩手法
● 使用手指，在颈后从枕骨向下至C7实施拉伸按摩。在颈底部，将手指换为指间关节或掌根，并继续向外按摩肩锁关节（图7-5）。

定位触发点最好采用筛查法。使患者头部向检查侧屈曲可使肌纤维触诊更容易。

触发点可能位于肌肉边缘，略高于锁骨外侧。该触发点产生的疼痛可由后颈部向上延伸至乳突。这块肌肉中的触发点是导致紧张性头痛的主要因素。另一些触发点可能位于冈上肌和肩胛提肌。

- 用拇指和四指捏住上斜方肌肌腹进行筛查，并滚动肌纤维感受紧张带，找到触发点后立即按摩治疗（图7-6）。

**中斜方肌**

起点：C6 ～ T3 的棘间韧带和棘突。

止点：肩峰和肩胛冈上缘。

作用：肩胛骨的内收。

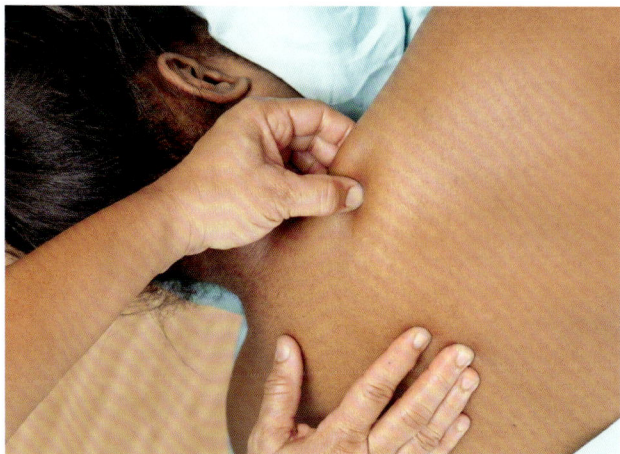

图7-6 仔细寻找，确定上斜方肌中的触发点

中斜方肌常见的触发点可能位于肩胛骨上缘，靠近肩峰。该触发点产生的疼痛可波及肩膀的顶部。

**按摩手法**

- 站在按摩床一侧，面对患者待处理的肩膀。用指间关节进行拉伸按摩。
- 覆盖T1～T3之间的部位，横向按摩中斜方肌，止于肩胛冈上缘外侧。

**下斜方肌**

起点：T4 ～ T12 的棘间韧带和棘突。

止点：肩胛冈内侧的结节。

作用：肩胛骨的后缩和向上旋转。

应仔细检查中斜方肌和下斜方肌的外侧缘有无触发点。这些肌肉中的触发点最好通过触摸肋骨部位的肌纤维来确定。

**按摩手法**

- 站在按摩床的一侧，面对患者的头部。用前臂进行一系列拉伸按摩。从T4开始，沿对角线向上按摩至肩胛冈内侧的结节。
- 重复上述按摩方法直至按摩整个下斜方肌。最后一次按摩从T12开始（图7-7）。

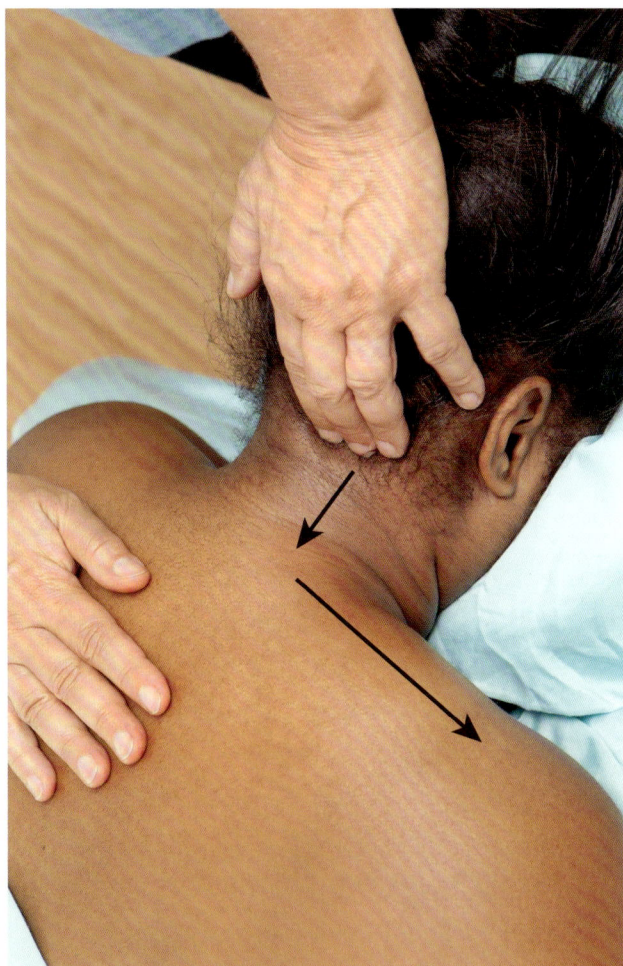

图7-5 从枕骨到肩峰，用拉伸手法按摩上斜方肌

肩胛提肌（止点）

起点：C1 ~ C4 的横突的后结节。

止点：肩胛骨上角。

作用：肩胛骨的抬高与内收，产生旋转力以使肩胛骨的外侧角向下移动。

◉ 轻轻触诊肩胛骨上角外侧（约 1 cm）的肌纤维，此处的触发点最常见。该触发点产生的疼痛可累及颈部周围区域。

按摩手法

• 坐或站在按摩床头端。患者的肘部屈曲，手掌放在肩膀旁边。用你的外侧手握住患者的手肘，将另一只手的拇指放在肩胛骨上角的下缘。

• 将患者的手臂拉向按摩床的头端，这可以提升肩胛骨的上角。使用拇指指腹对肩胛骨上角下方的肩胛提肌做跨纤维按摩，触诊肌腱是否有压痛（图7-8）。

菱形肌

小菱形肌

起点：项韧带和 C7 ~ T1 的棘突。

止点：肩胛骨内侧缘。

作用：肩胛骨的内收；肩胛骨的抬高；旋转肩胛骨，使外侧角向下。

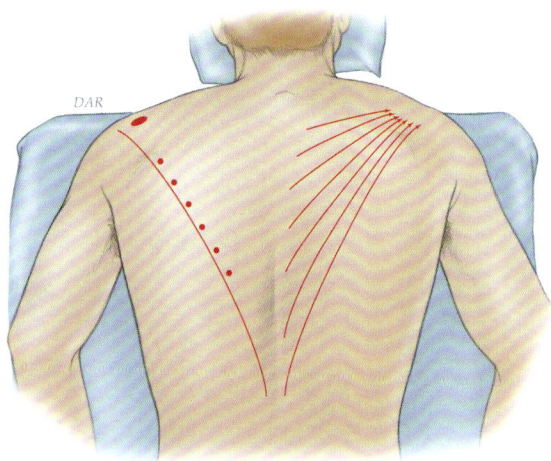

图7-7 用拉伸手法按摩中下部斜方肌，从其起点（T4~T12）到其止点（肩胛骨对应的脊柱部）

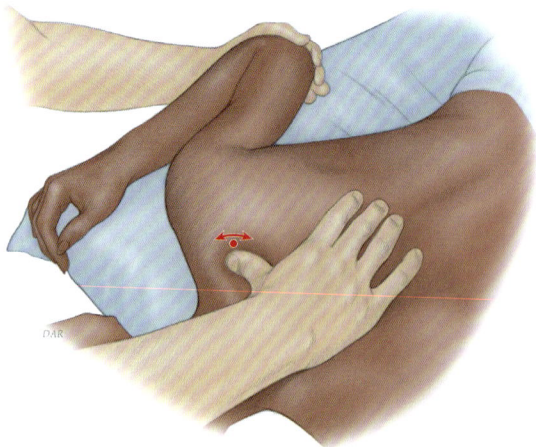

图7-8 对肩胛骨上角下方的肩胛提肌做跨纤维按摩

大菱形肌

起点：棘上韧带和 T2 ~ T5 的棘突。

止点：肩胛骨内侧缘。

作用：肩胛骨的内收；肩胛骨的抬高；旋转肩胛骨，使外侧角向下。

◉ 检查肩胛骨的内侧缘，以确定有无触发点。此处触发点的疼痛模式是局部疼痛，且沿肩胛骨边缘发生。

按摩手法

• 使用拇指或肘部，沿着C7~T5棘突侧面的菱形肌起点进行小幅度的上下拨法按摩（图7-9A）。

• 用指间关节沿着菱形肌的肌腹进行拉伸按摩（图7-9B）。按摩整个C7~T5区域。

• 站在按摩床的一侧，面对患者的肩胛骨。可以让患者屈肘将前臂放在背部，抬起肩胛骨；也可以在按摩的肩膀下方放折叠的毛巾，使肩胛骨抬起。使用拇指或肘部，沿着肩胛骨的内侧缘对菱形肌止点进行小幅度的上下拨法按摩（图7-9C）。

肩胛下肌

起点：肩胛骨前表面腋窝边缘的肩胛下窝。

止点：肱骨小结节和肩关节前囊。

作用：肩膀的内侧旋转；通过将肱骨头保持在关节窝中来稳定肩关节（盂肱关节）。

敏感点，行小幅度的左右拨法按摩。在这些肌纤维中通常存在触发点，所以要慢慢地寻找，并注意患者给的反馈。

⚠️ 警告：动作要慢，而且要靠近肩胛骨边缘。腋下有许多无肌肉保护的血管和神经，其中包括腋动脉、肱动脉、头静脉和臂丛神经。

- 在患者仰卧位的情况下，也可以按摩这块肌肉。肱骨外展90°，同时前臂屈曲90°。沿着肋骨向后滑动你的手指，直至感觉到肩胛骨的内侧表面。用四指慢慢按压肩胛骨的前部，并对肩胛下肌行小幅度的左右拨法和上下拨法按摩。

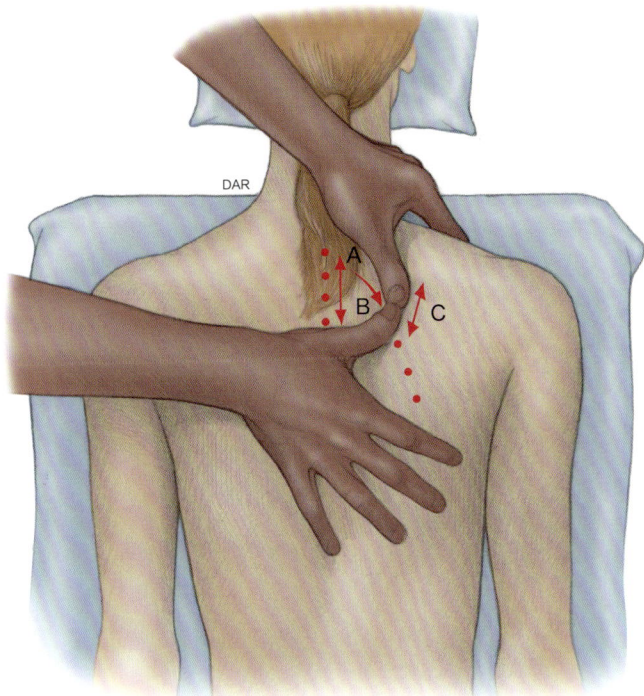

图7-9　按摩菱形肌。A. 内侧附着点（C7～T5）；B. 肌腹（从棘突到肩胛骨内侧缘）；C. 外侧附着点（肩胛骨内侧缘）

## 体位

- 患者侧卧位，下腿伸直，上腿膝关节屈曲90°。在膝关节下方放置靠垫。头部下方可放置小枕头或折叠的毛巾。
- 按摩师站在患者的肩部后方。

◎ 外侧肌纤维中很可能含有触发点。这些触发点会将疼痛放射至肩膀后部，有时还会沿手臂向下放射。

## 按摩手法

- 为了按摩患者右侧的肌肉，请将右手手指放在患者肩胛骨内侧前方的肋骨上，左手抓住患者前臂靠近肘部的地方。向上拉起患者的手臂，以伸展肩胛骨，并使肩胛骨的中部表面更多地暴露出来（图7-10），按摩左侧的时候，换用另一只手。
- 沿着肋骨向后移动手指，直到能够感觉到肩胛骨的前表面。手指沿着肩胛骨寻找酸疼的

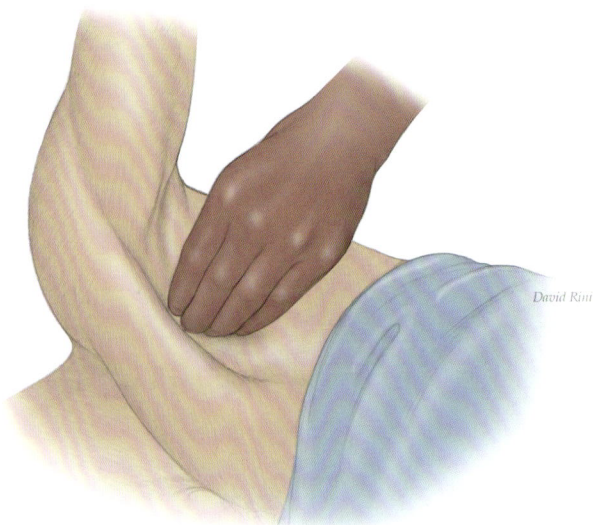

图7-10　沿着肩胛骨的外侧前表面，摸到肩胛下肌

## 胸小肌

起点：第3～5肋骨的上缘和外缘。

止点：肩胛骨喙突。

作用：拉伸肩胛骨（用向下拉的动作把肩胛骨向前拉伸）；用力吸气时抬高肋骨，同时固定肩胛骨。

## 体位

- 患者侧卧位，上面的手臂放在胸前的靠垫上。
- 按摩师站在患者的背后，与患者胸部平齐。

胸小肌上的触发点比较容易在其附着的第5肋骨的部分触及。这也是触诊胸小肌时最容易触及的部分。这些触发点容易使三角肌的前部出现牵涉痛区。而当我们在三角肌上发现了触发点，那一般在胸大肌上也会发现其余触发点。

### 按摩手法

- 用手指在胸大肌上实施圆周形擦法按摩，以此来放松胸大肌。
- 将手指放在胸大肌下方，触摸肋骨（图7-11）。从胸小肌的起点到止点，沿着肌肉的长度方向滑动手指。动作要慢，找到触发点时暂停，并做静力按压。用另一只手将患者放在胸前靠垫上的手臂举起来，这样做更容易接触到胸小肌。

### 前锯肌

起点：第1~8或第1~9肋骨的外缘。

止点：肩胛骨脊柱缘的前（肋）面。

作用：肩胛骨外展；肩胛骨向上旋转；将肩胛骨的内侧缘固定于胸壁。

### 体位

- 患者侧卧位，上面的手臂放在胸前的靠垫上，或者举过头顶。
- 按摩师站在患者的背后。

仔细检查第5肋骨与第6肋骨上的肌肉（大致与乳头平行）。牵涉痛区就在触发点附近。但要注意，即使这块肌肉不存在触发点也可能会有很严重的压痛。

### 按摩手法

- 用掌根对一侧胸部按摩时要施加压力。
- 从肩胛骨的腋缘到肌肉在肋骨（第1~8肋骨）上的起点，用掌根实施拉伸按摩。重复几次，直至按摩整块肌肉。

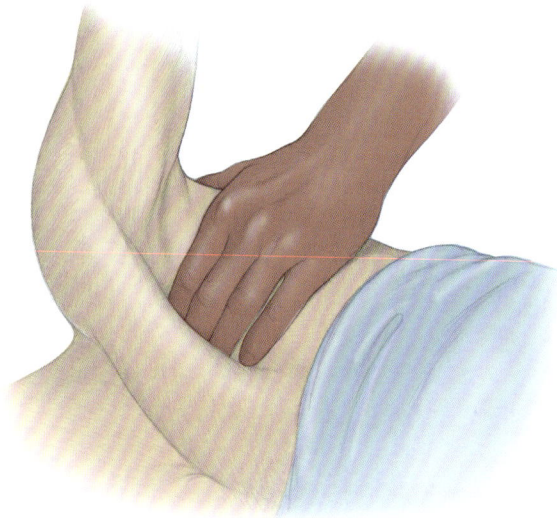

图7-11　从胸大肌下方触摸到胸小肌

- 对肋骨上的肌肉实施小幅度的上下拨法和左右拨法按摩（图7-12）。
- 找到触发点后暂停并治疗触发点。

### 拉伸运动

体位

- 患者仰卧位。
- 按摩师站在按摩床一侧，面对患者的肩膀。

1. 按摩师双手抓住患者前臂靠近肘部的位置。使患者的上臂垂直于台面，前臂与肱骨成直角并面向患者的胸部（图7-13）。

2. 将患者的手臂向上拉，使肩胛骨前伸。肱骨内收可伸展肩胛肌肉。

### 整理

1. 对胸部区域做日式指压按摩（用指尖按摩肋间隙）。

2. 按摩胸大肌中的触发点。

3. 向两个方向转动患者的手臂。

### 结束

按摩师坐在按摩床的尾端，轻轻地握住患者的脚跟，保持30~60秒。慢慢把手拿开，完成整个疗程。

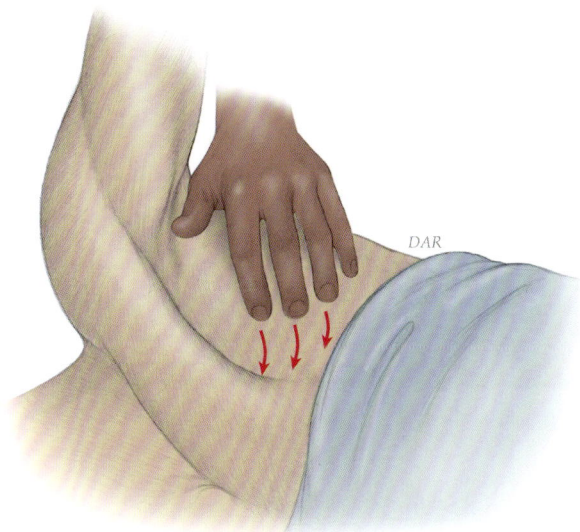

图7-12 按摩第1~8肋骨上方的前锯肌

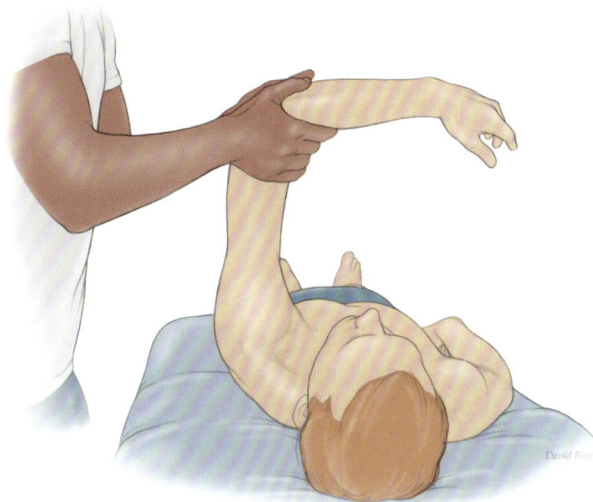

图7-13 拉伸肩胛肌肉

## ▶ 肩部和上臂按摩常规流程

## 治疗目的

- 缓解可能会引起肩部位置不正的肌肉拉伤
- 实现肩关节中肱骨的最大活动范围
- 减缓由于姿势不良和动作不当而引起的肌肉紧张
- 减缓或消除由于软组织受伤或功能障碍而引起的疼痛

## 能量流疗法

### 体位

- 患者仰卧位，双臂平放体侧。
- 按摩师站在按摩床一侧，靠近患者肩膀。

### 极性按摩

将右手掌（正极）放在患者肩关节的后面（负极）；将左手掌（负极）放在患者肩关节的前面（正极）。两只手沿着穿过肩关节中心的垂直轴对齐。感受患者肩部的任何细小的运动或调整，让你的手随着一起运动。保持1分钟以上。

### 日式指压按摩

用双手从同一个方向抓住患者的上臂。挤压上臂，并且从肩开始轻轻地向内侧滚碾手臂直到手腕（图7-14）。在此按摩过程中刺激了手臂上的阴经（肺经、心包经、心经）和阳经（大肠经和小肠经）。

## 瑞典式按摩或跨纤维按摩

1. 用轻抚法从手腕按摩到患者的肩。
2. 用揉捏法从肘部按摩到肩。
3. 用掌根在肩部实施圆周形擦法按摩。

## 结缔组织按摩

### 肌筋膜拉伸法

先将患者的手臂从体侧稍微挪开一点，然后用你的双手从同一个方向抓住患者的上臂（肘部稍靠上一点）。掌根贴在手臂的中线上。随着肌筋膜组织的软化，慢慢将手掌分开，用掌根拉伸手臂组织。继续沿着手臂水平向上进行按摩，直至按摩到肩部的顶端为止。

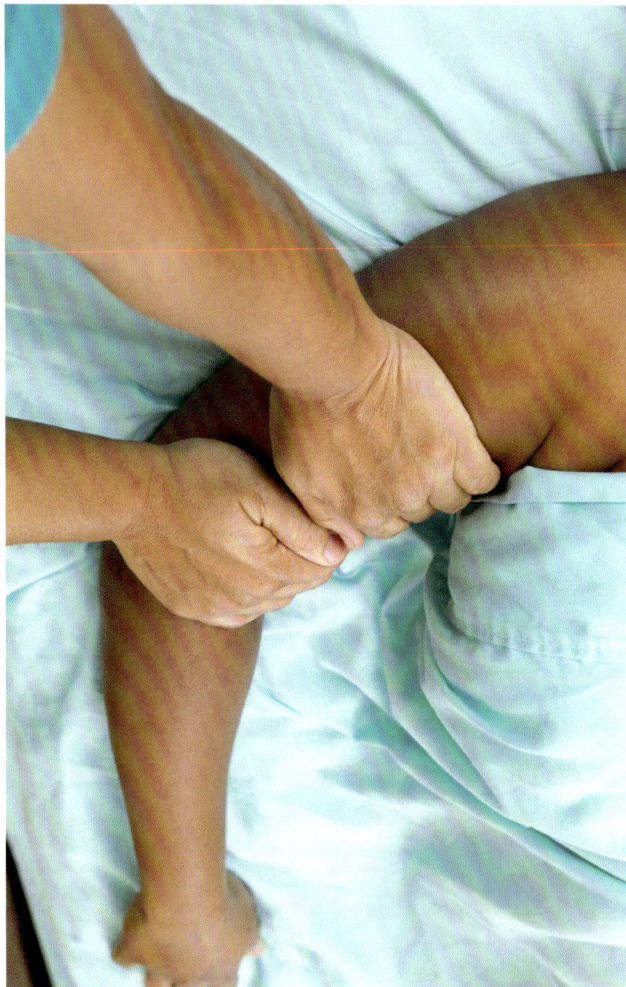

图7-14    对上臂实施日式指压按摩

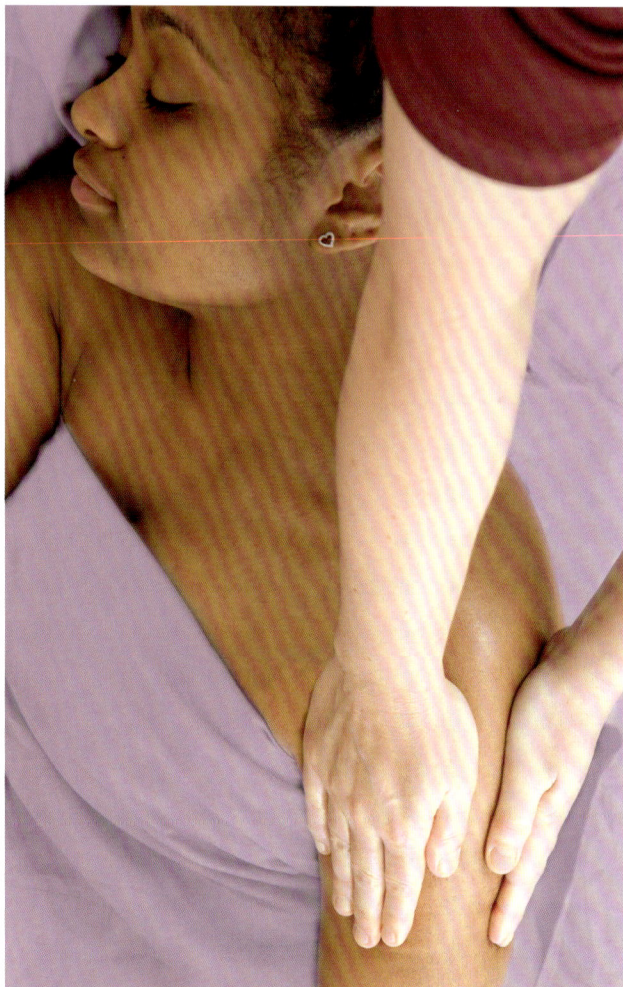

图7-15    对三角肌进行深层组织按摩时，按摩师双手的起始位置

## 深层组织按摩或神经肌肉按摩

### 体位

- 患者侧卧位，两膝之间夹一个枕头，并在患者头部放一个小支撑，上方的手臂放在患者体侧。
- 按摩师站在按摩床的头端，双手捧住患者肩部（图7-15）。

### 顺序

1. 三角肌
2. 冈上肌
3. 冈下肌
4. 小圆肌
5. 大圆肌和背阔肌
6. 肱三头肌
7. 肱二头肌
8. 肱肌

### 三角肌

三角肌后部

起点：肩胛骨后缘的棘突下缘。

止点：肱骨外侧中段的三角肌粗隆。

作用：肱骨的外展和外旋。

沿着肌肉边缘的后部寻找触发点。其牵涉痛区可累及整个三角肌后部，有时还会沿着手臂向下传递。

按摩手法

- 用一只手的指间关节或掌根以拉伸手法从肩胛冈的下缘按摩到肱骨的三角肌粗隆。另一只手一直放在肩膀的前面为按摩提供支撑。
- 站在患者肩后方寻找触发点。双手抓住患者的肩，双手四指在前，拇指在三角肌后部相抵（图7-16）。沿着整个肌肉实施小幅度的前后拨法和左右拨法按摩以寻找紧张带。

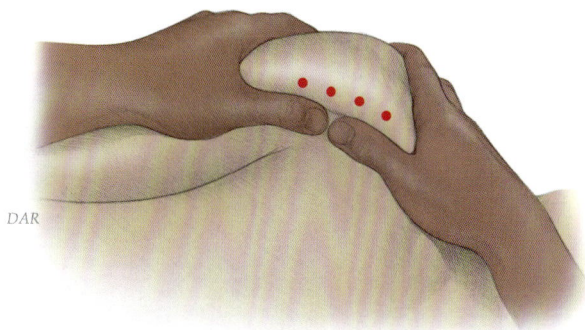

**图7-16**　沿三角肌后部内侧边缘寻找触发点

## 三角肌中部

起点：肩峰的外侧缘。

止点：肱骨外侧中段的三角肌粗隆。

作用：肱骨的外展。

> 三角肌中部不像三角肌前部和后部那样容易产生触发点。触发点可能位于肌肉上部，即肩峰下方。

按摩手法

- 按摩师站在按摩床的头端，双手捧住患者的肩。用指间关节或掌根，从肩峰开始到肱骨三角肌粗隆为止，对上部肱骨的中间部进行按摩。
- 为了寻找触发点，双手继续捧住患者的肩，拇指的两侧相接触。沿着整个肌肉长度，从肩峰到三角肌粗隆，实施小幅度的前后拨法和左右拨法按摩（图7-17）。

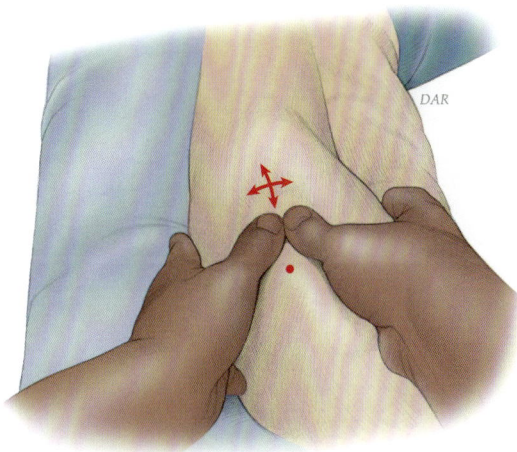

**图7-17**　在三角肌中部寻找触发点

按摩手法

- 用掌根，从锁骨外侧1/3到三角肌粗隆进行拉伸按摩。
- 站在患者肩的前方寻找触发点。用双手抓住患者的肩，双手四指扣住背部，拇指尖在三角肌前部相接触（图7-18）。应用此方法寻找整个肌肉长度中的触发点。

## 三角肌前部

起点：锁骨外侧1/3的前表面。

止点：肱骨外侧中段的三角肌粗隆。

作用：肱骨的内旋。

> 举起手臂，大致在覆盖肱骨头部的肌肉处，寻找靠近肌肉前部的触发点。这些触发点引起的疼痛可能累及三角肌前部和中部，也可能沿着手臂向下传递。

## 冈上肌

起点：冈上窝。

止点：肱骨大结节的上关节面，肩关节囊。

作用：肩外展；稳定肩关节中的肱骨头。

体位

- 按摩师站在按摩床的头端，面对患者的肩。双手捧住患者的肩，拇指放在肩胛冈的上缘，一个拇指压在另一个拇指上面，以增加压力。

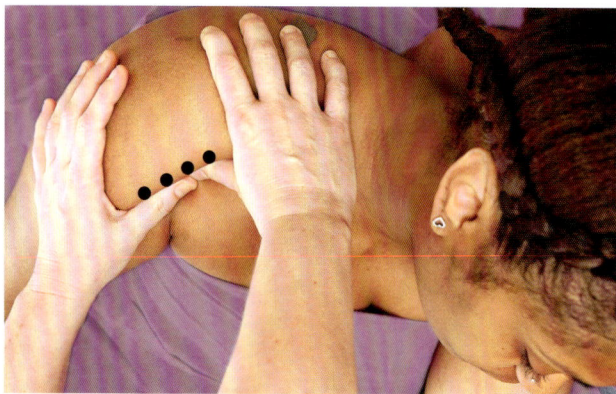

图7-18    沿着三角肌前部的前缘寻找触发点

◉    沿着肩胛冈的上缘寻找触发点。这些触发点产生的疼痛可累及三角肌中部，也可沿着手臂向下传递。触发点通常位于锁骨和肩胛骨之间。牵涉痛区为整个三角肌。

### 按摩手法

- 沿着肩胛骨上缘向肩锁关节做拉伸按摩（图7-19）。将拇指轻轻放在肩胛冈上缘，进行反复的按摩。
- 触诊肌肉探查触发点，找到触发点后，用按摩手法对其进行治疗。

### 冈下肌

起点：冈下窝。

止点：肱骨大结节的关节面中部，肩关节囊。

作用：肩外旋；稳定肩关节中的肱骨头。

◉    触发点很容易在这块肌肉中形成。要密切注意肩胛冈下方约1 cm处的肌纤维。

这些触发点产生的疼痛可累及三角肌，也可沿着手臂向下传递。此外，触发点也可以在肩胛骨的内侧缘被找到，它产生的疼痛可累及肩胛骨的内侧缘。

### 按摩手法

- 用指间关节或肘部，从肩胛骨的内侧缘到肱骨头部行拉伸按摩。按摩覆盖整个肌肉，针对条索状组织进行反复按摩。在进

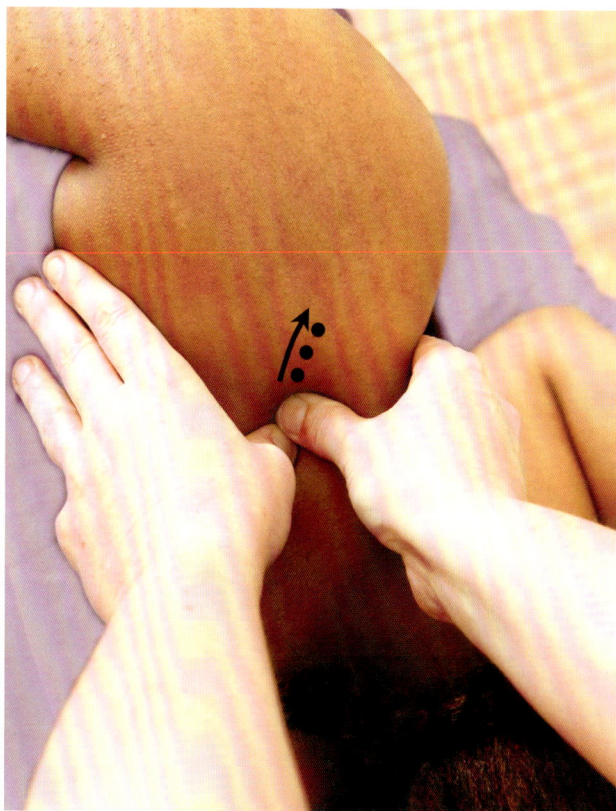

图7-19    从冈上肌的起点到止点，对其实施拉伸按摩

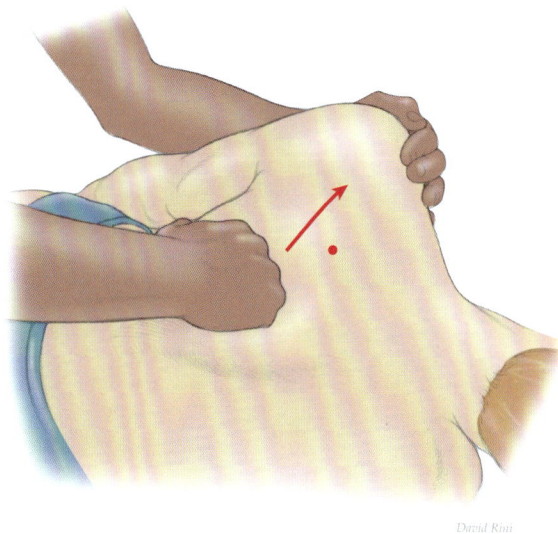

图7-20    从冈下肌的起点到止点，对其实施拉伸按摩

行按摩时，用另一只手扶住肩前部，以保持稳定（图7-20）。

- 可以在患者胸前放置一个靠垫，以免在按摩中施加压力时上身出现移动。
- 为了更有效地定位触发点，可将患者转为俯卧位，上臂外展，与身体成90°，前臂下

垂。此时按摩师可利用拇指探查触发点并进行治疗。

### 小圆肌

起点：肩胛骨腋缘背面的上 2/3 处。

止点：肱骨大结节的下关节面，肩关节囊。

作用：肱骨外旋；肩内收；稳定肩关节中的肱骨头。

### 体位

- 患者侧卧位，将要按摩的一侧朝上。
- 按摩师站在按摩床一侧，即站在患者的肩后。如果要按摩患者右侧，按摩师的右手拇指沿着肩胛骨的腋缘放置，左手拇指则放在患者的右肩上方。（如果按摩左侧，按摩师的两只手则反过来。）

> 小圆肌中通常无触发点，触发点更可能在小圆肌的协同肌——冈下肌中形成。

### 按摩手法

- 按摩师先将拇指放在肩胛骨腋缘的上1/3处，然后沿着骨骼的边缘进行按摩，顺着肌纤维一直按摩至肱骨头（图7-21）。
- 在疼痛的地方停下来，给予治疗。

### 大圆肌和背阔肌

### 大圆肌

起点：肩胛骨背面靠近下角的外侧。

止点：肱二头肌内侧沟。

作用：手臂内旋、内收和伸展。

> 触摸时很容易混淆大圆肌和背阔肌。大圆肌更靠近肩胛骨的内侧边缘。触发点通常位于肩胛骨的边缘。牵涉痛区常位于三角肌后部和肱三头肌长头处。

### 背阔肌

起点：T6 ~ T12 的棘突，L1 ~ L5 的棘突，棘上韧带，髂嵴后 1/3，第 9 ~ 12 肋骨，肩胛骨下角。

止点：肱二头肌腱沟的底部。

作用：手臂的伸展、内收和内旋；有助于深呼吸。

> 当使用筛查技术探查触发点时，我们会发现背阔肌是最浅表的肌肉。检查上部，特别是三角肌后部附近。在腋窝褶皱处发现的触发点，其产生的疼痛可累及后背中部。

### 按摩手法

- 按摩师站在患者肩后，沿腋窝后缘抓住肌肉，拇指放在背后，四指伸入腋窝。
- 彻底筛查肌纤维，摸一摸是否存在紧张带或者粘连的组织（图7-22）。发现触发点并立即采取治疗。

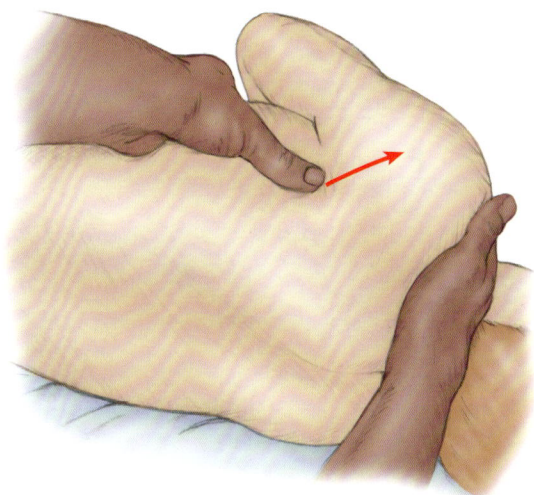

图7-21　从小圆肌的起点到止点，对其实施拉伸按摩

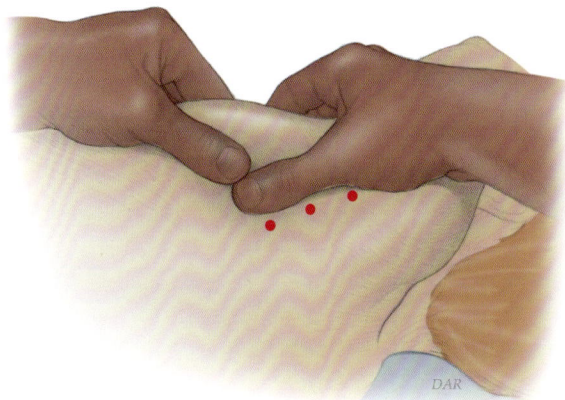

图7-22　筛查背阔肌和大圆肌中的触发点

拉伸运动

患者侧卧位。将患者的手臂举过头顶，使上臂压住自己的耳朵，前臂屈曲。抓住肘部附近，向内旋转肱骨，并让前臂和手下垂（图7-23）。如果还需要进一步的拉伸，按压肱骨直到感觉足够的拉伸。

肱三头肌

起点：

　　长头——肩胛骨关节盂下结节。

　　外侧头——肱骨后面上半段。

　　内侧头——肱骨后面下半段。

止点：尺骨鹰嘴突的后面。

作用：前臂伸展；当手臂外展时，长头有助于内收。

体位

- 患者俯卧位。双臂外展，与身体成90°，前臂从按摩床两侧垂下。
- 按摩师站在按摩床一侧，靠近患者的肩。

⊙　触发点通常位于靠近肘部的肱三头肌外侧缘。导致网球肘疼痛的触发点位于肌肉内侧部分（即肱骨外上髁上方4～6 cm）。可以用拇指沿着这个区域的紧张带寻找触发点。此触发点产生的疼痛可累及外上髁，并可沿前臂桡侧向下传递。

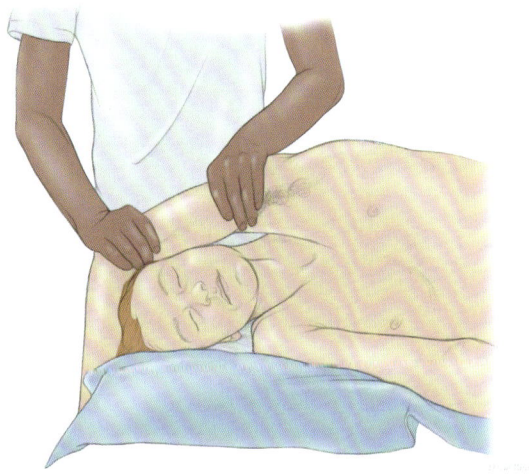

图7-23　拉伸大圆肌、小圆肌、背阔肌和肩胛下肌

按摩手法

- 用掌根或指间关节，从肘部至肱骨头实施拉伸按摩。
- 用拇指向上按摩肱三头肌中间的肌肉（图7-24）。
- 用拇指和四指抓住肱三头肌的边缘，将肱三头肌提起并挤压。检查是否存在触发点。

肱二头肌

起点：

　　短头——肩胛骨喙突的顶点。

　　长头——肩胛骨的盂上结节。

止点：桡骨粗隆，肱二头肌腱膜与前臂屈肌深筋膜的融合。

作用：前臂屈曲和旋后；在前臂不动的情况下，手臂在肩关节处微屈。

体位

- 患者仰卧位。待按摩的手臂平放在按摩床上，掌心朝上。
- 按摩师站在按摩床的头端，面朝患者的肩。

⊙　在肱二头肌的下1/3中，两个头都可能含有触发点。这些触发点产生的疼痛可能累及整个肱二头肌，甚至会向上传递到三角肌前部。拉伸肱二头肌的肌纤维很容易找到这些触发点。具体做法是，抓住患者的手腕，将手臂从按摩床上稍微抬离一些，保持前臂充分伸展，然后用另一只手感受肱二头肌中的紧张带。

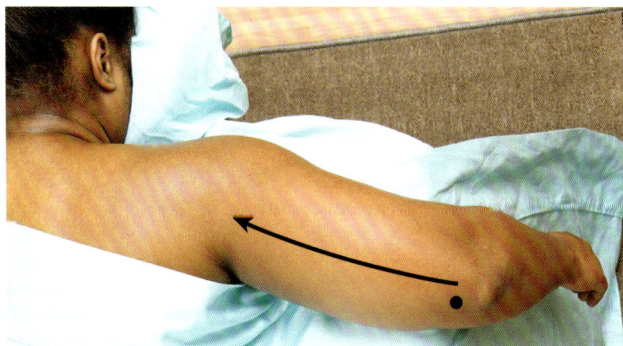

图7-24　肱三头肌的按摩方向：从止点（鹰嘴突）到起点（肱骨上部）

按摩手法
- 用掌根或指间关节，从肘部至肩关节实施拉伸按摩。
- 用拇指向上按摩肱二头肌中间的肌肉（图7-25）。
- 用拇指和四指抓起肱二头肌的边缘，将肱二头肌提起并挤压。检查是否存在触发点。

肱肌
起点：肱骨前面的下2/3。
止点：尺骨粗隆和冠突。
作用：前臂屈曲。
体位
- 患者仰卧位，待按摩手臂的肘部屈曲约45°。
- 按摩师站在按摩床一侧，一只手抓住患者屈曲手臂的手腕。

触发点通常位于肱肌远端，靠近肘部。它们产生的疼痛主要累及拇指根部。

按摩手法
- 肱肌在肱二头肌的深层。想要摸到肱肌，应该从肱骨内侧把手指按压到肱二头肌深层，大约在上臂中间（图7-26）。
- 沿着肌纤维的方向一直到肘部，用四指实施左右拨法按摩，让肌肉伸长并得到休息。

拉伸运动

体位
- 患者仰卧位。
- 按摩师站在按摩床的头端。

1. 肱三头肌。将患者的双臂举过头顶，上臂贴近患者的耳朵，前臂垂下按摩床。按摩师握住靠近肘部的肱骨，并向下按压，与此同时，患者将手掌伸向按摩床下方，使前臂进一步屈曲（图7-27）。

2. 肱二头肌和肱肌。患者仰卧在按摩床的边缘，手臂垂下按摩床。按摩师抓住患者的手腕并向地板方向伸展，同时患者的手向下和向后伸（图7-28）。

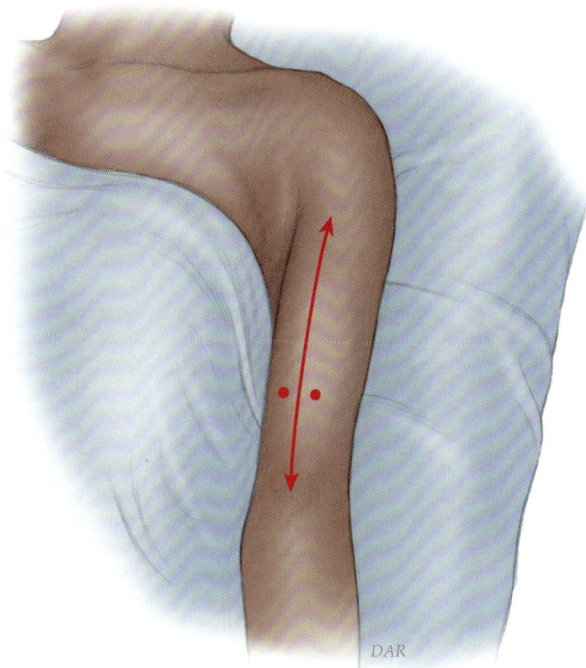

图7-25 肱二头肌按摩的方向：从止点（桡骨粗隆）到起点（肩胛骨喙突）

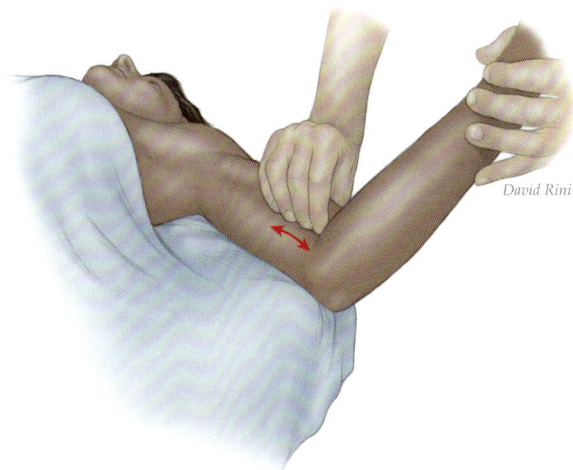

图7-26 触摸肱二头肌下方的肱肌

整理

1. 活动身体两侧的肩关节、髋关节和踝关节，以帮助平衡这些关节上的肌肉。

2. 用拇指按压肩的足底反射区（图7-29）。

结束

按摩师坐在按摩床的尾端，用双手轻轻握住患

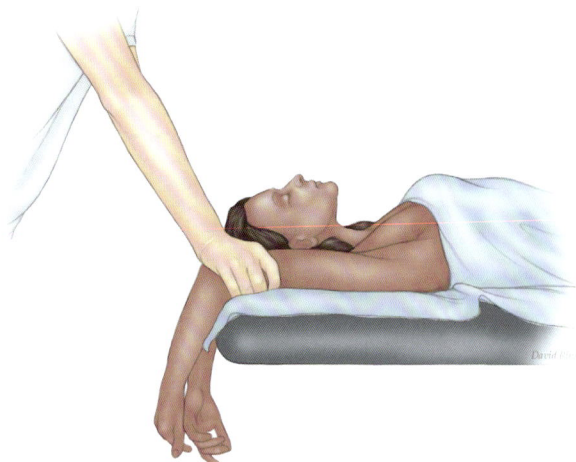

图7-27　拉伸肱三头肌

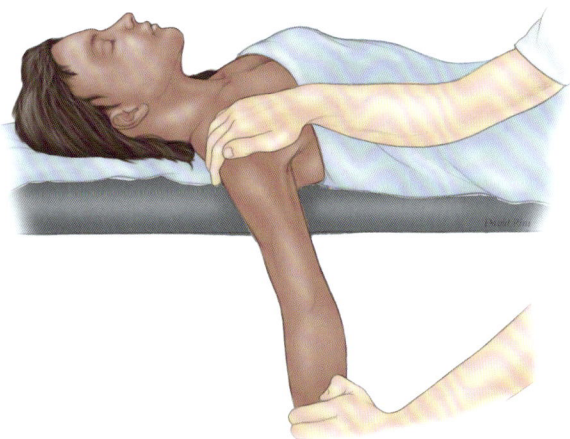

图7-28　拉伸肱二头肌

者的脚跟，保持 30～60 秒。然后慢慢放开，完成整个疗程。

## ▶ 前臂和手按摩常规流程

### 治疗目的

- 减轻前臂或手部肌肉的紧张和疼痛。这种紧张和疼痛通常是由于在工作或其他活动中过度使用手而造成的。
- 提高手的灵巧性和协调能力。
- 通过对手部的按摩来促进全身放松。

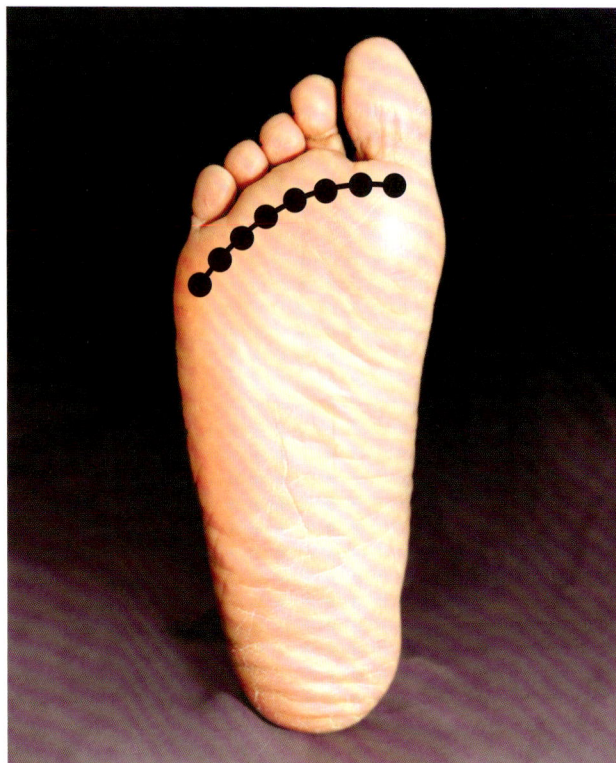

图7-29　肩的足底反射区

### 能量流疗法

#### 体位

- 患者仰卧位，手臂放在身体两侧。
- 按摩师站在按摩床的一侧，面朝患者的前臂。

#### 极性按摩

按摩师用手掌轻轻接触患者的手腕和肘部，想象患者的前臂在不断地伸长和放松，持续 30 秒。

#### 日式指压按摩

1. 双手抓住患者肘关节下方的前臂，并从肘部向腕部按压。这个动作刺激的经络与上臂的日式指压按摩相同。

2. 将患者的肘关节屈曲 90°，将你的手指与患者的手指交叉握住。用你的另一只手从患者手腕下方抓住患者的前臂，分别屈曲、伸展和转动患者的手（图 7-30）。打开手腕部区域，可刺激手臂经络中的能量（气）流。

## 瑞典式按摩或跨纤维按摩

1. 用轻抚法从手腕按摩到肘部。
2. 用拇指滑动按摩手掌和手背。
3. 用揉捏法按摩前臂肌肉。
4. 用拇指的桡侧面对手和前臂肌肉做跨纤维按摩。

## 结缔组织按摩

### 肌筋膜拉伸法

1. 用你的双手握住患者手掌两侧，拇指按压患者手背，四指扣住患者掌心。将四指慢慢地从掌心滑向两侧，以此来伸展手掌上的软组织。
2. 将患者的肘关节屈曲90°。用你的双手抓住患者的手腕，四指扣住前臂掌侧的中线。慢慢地从中线向两侧滑动四指，伸展肌筋膜。然后一直重复动作直到按摩至肘部。对前臂的另一侧重复此按摩。

## 深层组织按摩或神经肌肉按摩

### 顺序

1. 手掌——浅层肌肉、蚓状肌、骨间肌。
2. 手掌鱼际——拇收肌、拇短屈肌、拇对掌肌。

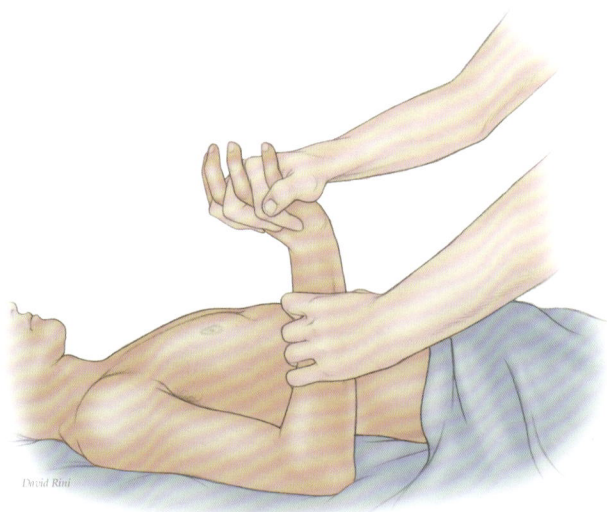

图7-30 手腕部日式指压按摩时手的位置

3. 手指——指屈肌、指伸肌、韧带、滑膜囊。
4. 手背——指伸肌腱、骨间肌。
5. 手腕——指屈肌腱和韧带、指伸肌腱和韧带、旋前方肌。
6. 前臂。
a. 前面（手掌面）——旋前圆肌、桡侧腕屈肌、掌长肌、尺侧腕屈肌、指浅屈肌、拇长屈肌、指深屈肌、肱桡肌。
b. 背面（手背面）——桡侧腕长伸肌、桡侧腕短伸肌、尺侧腕伸肌、指伸肌、小指伸肌、旋后肌、拇长展肌、拇短伸肌、拇长伸肌、示指伸肌。
7. 肘部。
a. 外上髁——桡侧腕长伸肌、桡侧腕短伸肌、指伸肌和旋后肌的附着处。
b. 内上髁——屈肌总腱、肱肌和旋前圆肌的附着处。

### 手掌

**体位**

- 患者仰卧位，双臂放在体侧，掌心朝上。
- 按摩师站在按摩床的一侧，靠近患者的手。

**骨间肌**

**骨间掌侧肌**

**起点：**

（1）第2掌骨整个尺侧

（2）第4掌骨整个桡侧

（3）第5掌骨整个桡侧

**止点：**

（1）示指近节指骨的尺侧

（2）环指近节指骨的尺侧

（3）第5掌骨整个桡侧

**作用：五指并拢**

**骨间背侧肌**

**起点：**

（1）外侧头：第1掌骨尺侧近端；内侧头：第2掌骨整个桡侧

（2）第2掌骨和第3掌骨的相邻侧

（3）第3掌骨和第4掌骨的相邻侧

（4）第4掌骨和第5掌骨的相邻侧

止点：

（1）示指近节指骨的桡侧

（2）中指近节指骨的桡侧

（3）中指近节指骨的尺侧

（4）环指近节指骨的尺侧

作用：五指展开。

为确定触发点，嘱患者将手指伸开，从而使掌骨分开。用你的拇指和示指挤压骨间隙。触发点周围通常有小结节，触发点产生的疼痛可累及邻近的手指。

按摩手法

- 从掌根到手指，用拳头实施纵向拉伸按摩，然后再实施横向拉伸按摩（从第5掌骨到第1掌骨）（图7-31）。
- 用拇指或示指指尖沿着手指肌腱的侧面，对蚓状肌进行拉伸按摩（图7-32）。

鱼际部位的肌肉

拇收肌、拇短屈肌、拇对掌肌

按摩手法

- 用你的拇指，在鱼际的最凸起处进行上下拨法或左右拨法按摩，检查敏感点和紧张带（图7-33）。

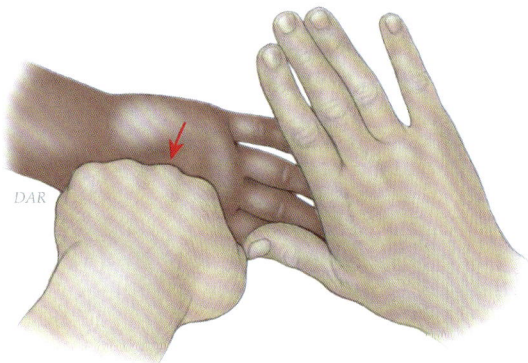

图7-32　在手指肌腱之间按摩蚓状肌

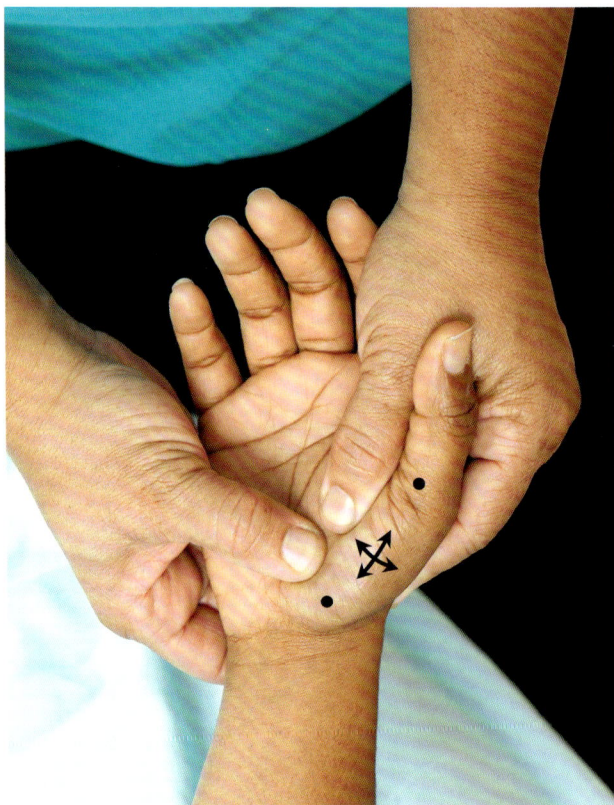

图7-31　从第5掌骨到第1掌骨，实施拉伸按摩

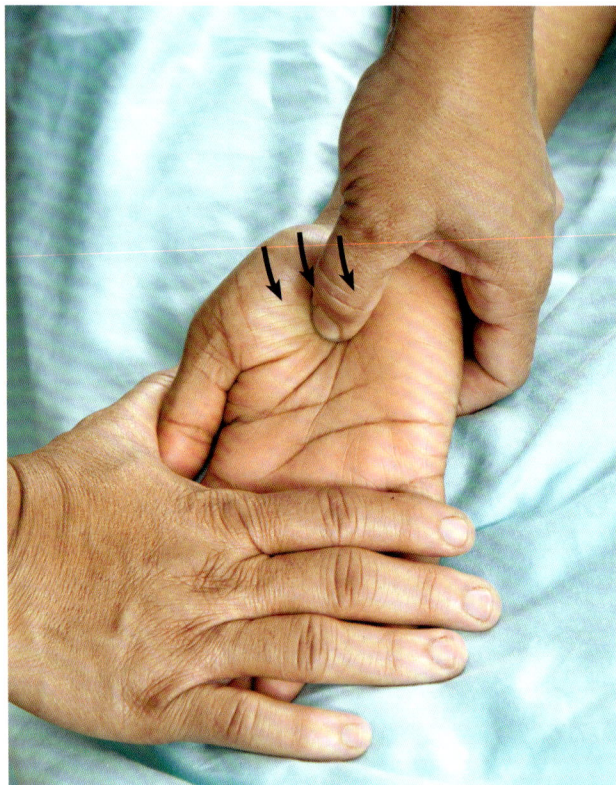

图7-33　鱼际的深层组织按摩

拇收肌

起点：

斜头——第2掌骨和第3掌骨基底部、头状骨、小多角骨。

横头——第3掌骨掌侧远2/3处。

止点：拇指近节指骨的尺侧。

作用：拇指内收。

⊙ 可通过挤压拇指和示指之间的筋膜来定位该肌肉中的触发点。这些触发点产生的疼痛可累及拇指，特别是靠近手腕的外侧缘。

拇短屈肌

起点：屈肌支持带和大多角骨、第1掌骨。

止点：拇指近节指骨。

作用：第一掌指间关节屈曲。

⊙ 用你的拇指尖抵住患者的掌骨头。然后让患者屈曲拇指数次，感觉其中的敏感点并实施按压，而牵涉痛的区域就在触发点周围的局部。

拇对掌肌

起点：屈肌支持带和大多角骨结节。

止点：第1掌骨整个桡侧。

作用：拉动第1掌骨向前和向内侧运动，使拇指与四指相对。

⊙ 用你的拇指尖滚压鱼际肌纤维，探查紧张带和敏感点。它们引起的疼痛可能累及拇指内侧和手腕桡侧。

手指

准备工作

按照下列顺序，从拇指近节指骨开始，一直按摩到拇指尖。然后按顺序重复按摩其余四指。

按摩手法

- 用你的拇指尖和示指尖夹住患者手指的两侧。然后在手指骨的两个关节之间，上下移动你的两个指尖。
- 用你的拇指尖和示指尖夹住患者手指的前后两面，重复这一按摩手法。

手背

按摩手法

- 用你的拇指在患者的手背实施扇形按摩。
- 用你的示指尖在指伸肌腱之间的骨间肌上实施小幅度的上下拨法按摩（图7-34）。

手腕（指屈肌腱和指伸肌腱）

按摩手法

- 用你的拇指对患者手腕的手掌面和手背面实施扇形按摩（图7-35A）。
- 用你的拇指对患者手腕的手掌面和手背面实施上下拨法或左右拨法按摩（图7-35B）。

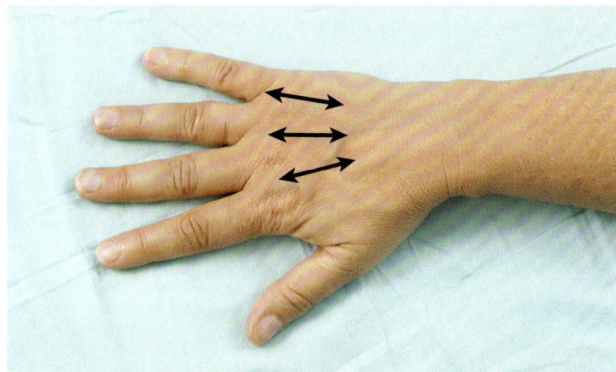

图7-34 骨间背侧肌的按摩方向

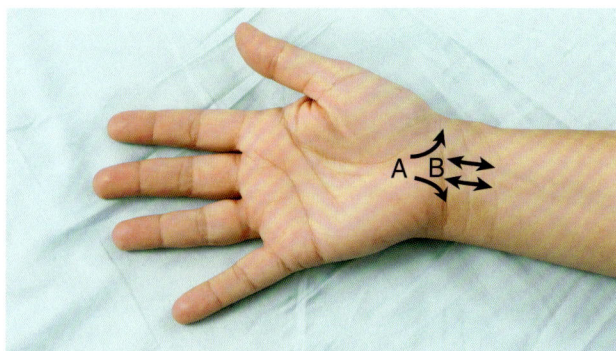

图7-35 对手腕部的指屈肌腱实施扇形按摩（A）和上下拨法按摩（B）

前臂

**手和手指伸肌**

🔆 触发点可能隐藏在肌肉的远端，接近肘部。触发点产生的疼痛可能累及肱骨外上髁，并沿着前臂向下传递至手腕和手。

**手和手指屈肌**

🔆 触发点通常位于一条横贯肌群的直线上，大约从肘部到前臂的 1/3 处。最好用跨纤维按摩法探查肌纤维中的触发点，并感受肌纤维中的紧张带。它们产生的疼痛常累及手腕和手指。

**按摩手法**

- 用你的指间关节，从手腕到肘部实施拉伸按摩（图 7-36A）。先按摩前臂的手掌面，然后按摩手背面。
- 利用拇指、指间关节或肘部按摩前臂肌肉，从而将前臂粘连的肌肉分开（图 7-36B）。
- 用拇指或肘部对肌腹实施小幅度的上下拨法和左右拨法按摩（图 7-36C），以此来治疗敏感点或触发点。
- 旋转患者前臂，使掌心朝下。用双手的拇指和示指提起肱桡肌，滚动肌纤维，同时检查敏感点和触发点（图 7-37）。

肘部

**旋后肌**

起点：肱骨外上髁、桡侧副韧带、环状韧带，尺骨背面的旋后肌嵴。

止点：桡骨上 1/3 的背侧和内侧。

作用：前臂和手旋后。

🔆 触发点可能位于肌肉在外上髁的附着处。产生的疼痛可累及外上髁，也可能放射至虎口。

**旋前圆肌**

起点：肱骨头—肱骨外侧髁上嵴、肱骨内上髁。尺骨头—尺骨冠突。

止点：旋前肌粗隆。

作用：前臂旋前。

⚠️ 警告：正中神经在旋前圆肌两头之间穿行。这里的卡压会引起类似腕管综合征的症状。

🔆 触发点可能位于肌肉在内上髁的附着处。疼痛可累及手腕桡侧的深处，也可能放射至整个前臂。

**按摩手法**

- 用你的拇指在外上髁附近实施上下拨法和左右拨法按摩及静态按压。治疗桡侧腕长伸

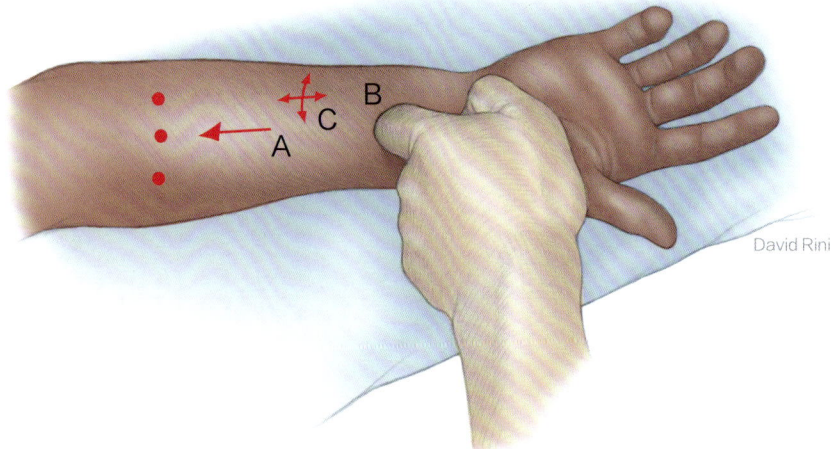

David Rini

图7-36　在前臂按摩手和手指屈肌的位置和方向

警告：因为这些肌肉的附着处接近桡神经，所以在治疗的时候一定要小心。如果患者感受到强烈的触电感，应立即停止按摩，并改变拇指的位置。

肌、桡侧腕短伸肌、旋后肌和指伸肌的附着处（图7-38）。让患者将手尽量伸展，使得这些肌腱更容易被触诊。

• 用你的拇指在内上髁附近实施上下拨法和左右拨法按摩及静态按压。治疗屈肌总腱、肱肌和旋前圆肌的附着处。让患者将手尽量屈曲，使得这些肌腱更容易被确诊。因为内上髁附近有正中神经，所以上述注意事项同样也适用。

拉伸运动

1. 患者把双手放于胸前，五指张开掌心相对。然后十指指尖相触，掌心内压，直至感觉手掌和手指得到充分伸展为止。这个动作至少保持约10秒。

2. 将你的手掌放在患者的手指掌面，伸展患者的手，直至患者感觉到自己的手和手指屈肌被拉伸为止（图7-39）。（如果患者的手臂保持完全伸直，那么效果会更好。）

3. 将你的手掌放在患者的手指背面，屈曲患者的手，直到患者感到自己的手和手指伸肌得到拉伸为止（图7-40）。

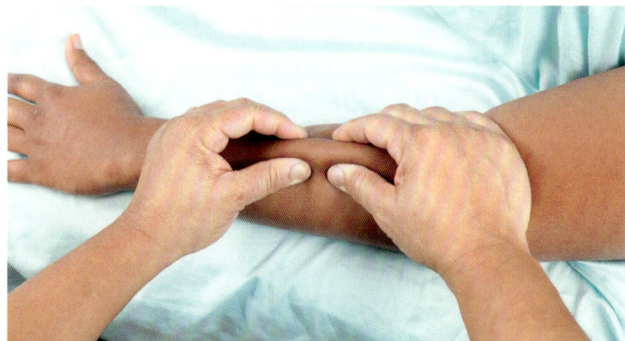

图7-37 滚动肱桡肌肌纤维

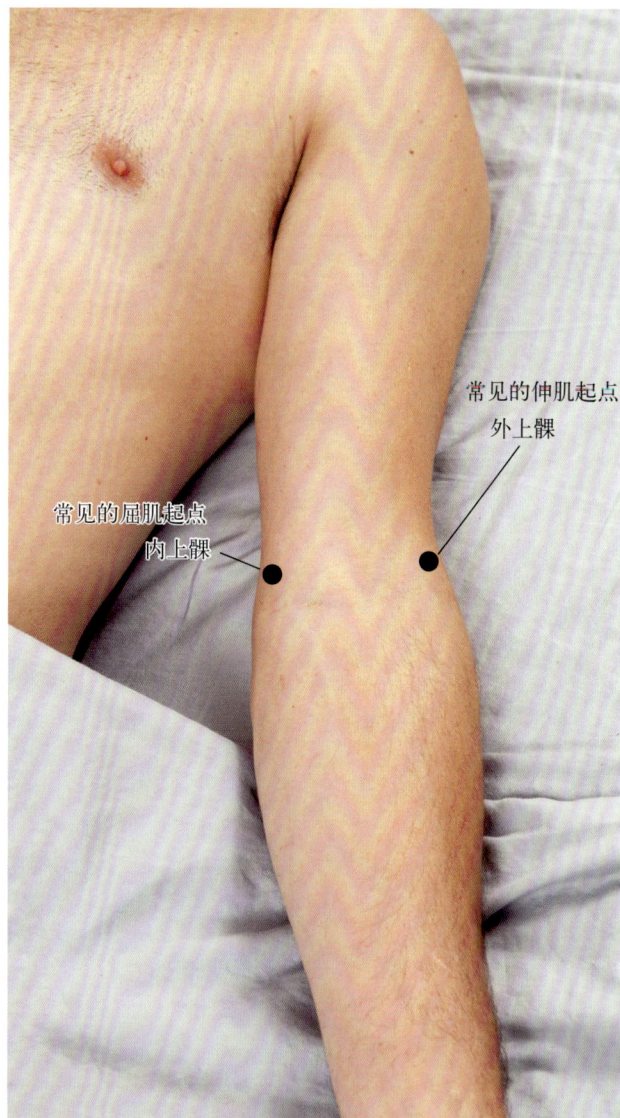

图7-38 前臂肌肉附着点的位置

整理

1. "拔"手指（这是一种日式指压按摩技术），有助于释放因为前臂和手部肌肉做功所积累的能量。这种能量积累的表现之一就是"汗手"。要做好这个动作，首先要用中指和示指夹住患者手指根部的前后面（图7-41）。然后轻轻向指尖滑动，直至从指尖滑出去。从拇指开始依次做到小指。

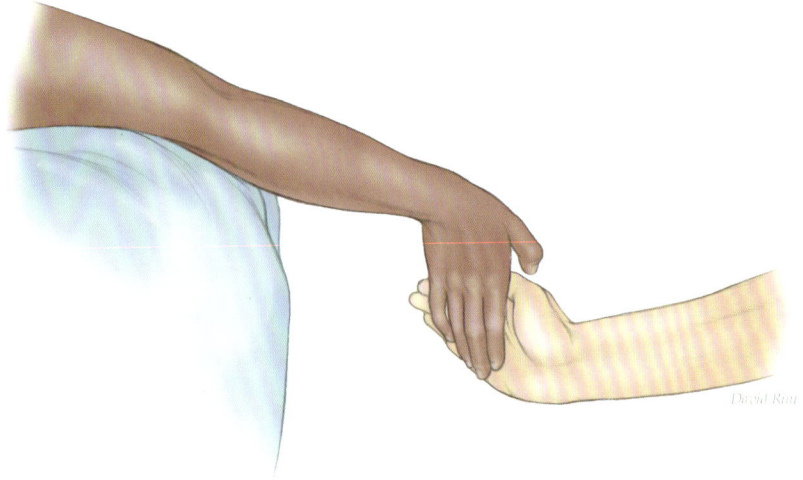

图7-39    拉伸手和手指屈肌

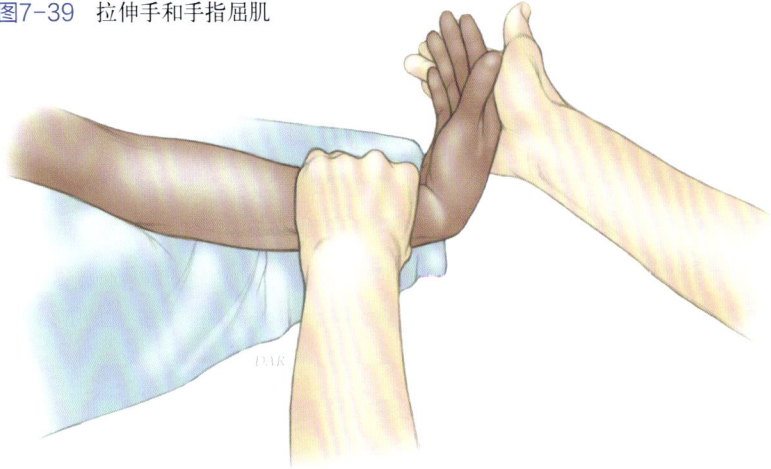

图7-40    拉伸手和手指伸肌

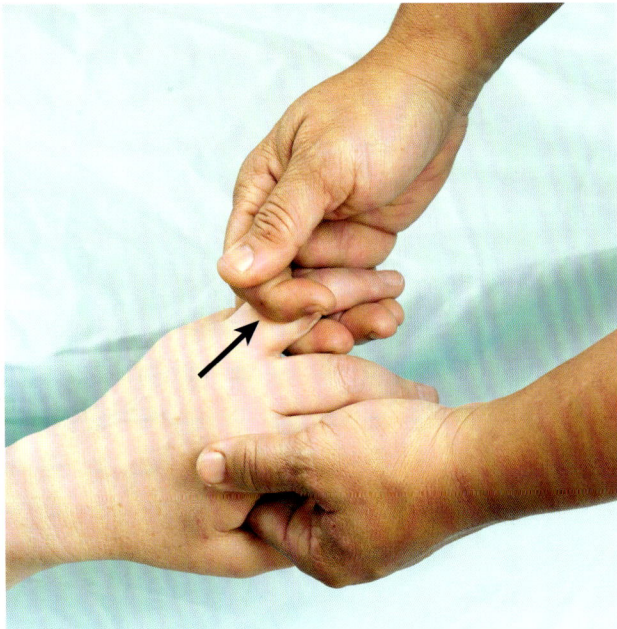

图7-41    日式指压按摩疗法——"拔"手指

2. 做一次彻底的足底按摩效果会更好，会使患者有一种整体放松的感觉。

结束

坐在按摩床的尾端，用双手轻轻地握住患者的足跟，保持 30 ~ 60 秒。然后慢慢把手拿开，完成整个疗程。

## 治疗案例

### 肩部和手臂

患者是 43 岁的按摩师，名叫 Doris，她已经从事专业按摩治疗 10 年。在过去的几个月里，她出现了持续的颈部、肩部和上背部的僵硬与疼痛。按摩后，她的僵硬愈发加重。在之前的 2 周里，她的右前臂肌肉剧痛明显。这使得她用右臂按压变得愈发困难，而当她用右手推按的时候，前臂的疼痛变得极为强烈。

Doris 是一个文弱的女性。她骨架纤细，并且肌肉组织不发达。她上背部有一些驼背，肩胛骨有些外翻、手臂内旋而上胸部凹陷，同时，她也存在头前伸体位。基于对她姿势的观察和对她自我情况描述的倾听，她似乎缺乏其从事的工作所要求的身体力学技能。她也许是因为在进行按摩治疗的时候，过度采用了手臂和背部肌肉进行按压发力，而并未掌握通过其整个身体的前倾来分配力量。

现有和未来的深层组织疗法治疗阶段会关注肩胛骨部位肌肉的放松，以及减轻颈部、锁骨周围、前锯肌、胸小肌以及整个前臂和手部肌肉的紧张。她将需要一段时间的整合深部组织按摩疗法治疗，以解决由于姿势不良以及不正确的身体力学所造成的各种问题。

因为 Doris 的肩胛骨外翻、胸部凹陷和手臂的内旋，因此，第一个治疗重点针对了她的前锯肌、胸大肌、胸小肌和三角肌前部等部位。在治疗的过程中，我们发现了很多触发点，尤其是胸小肌的外侧部分则更为多见。在对她的右前臂进行治疗的时候，我们发现她的伸肌总腱酸痛感明显且可能存在炎症。我们推荐患者使用冰敷治疗。我们针对她的前臂肌肉组织边缘进行了细致的探查和治疗。经过治疗，患者感觉她双手的活动度有较大的提高，双手鱼际的肌肉有些酸痛，但右侧稍微明显些。

治疗结束后，我们讨论了 Doris 在做按摩时喜欢使用右臂和右手的情况。Doris 还过度使用她的手臂和手部肌肉来施加压力，而非通过使用其身体重量来施加压力。我们建议在她肌肉中因错误发力所造成的条索状物消除之前，先不要增加按摩工作量。另外，建议她下个月开始每周接受两次深层组织按摩，并且每天拉伸胸部、肩部、手臂和手部的肌肉。我们也将对她进行辅导，使她掌握正确的人体力学知识。当她上半身的损伤适当恢复且形成更好的肩胛带力线时，她将会开始适度的负重训练，以增强力量并提高对整个身体的动觉意识。

**讨论题**

1. 根据上面的患者病历，请你描述一些能够帮助改善肌肉虚弱和姿势不良的训练方法。

2. 从身体力学角度，当你遇到某个肌肉壮硕的男按摩师仅仅依赖他强壮的肩部和手臂肌肉给患者进行按摩治疗时，你会给他提供哪些建议？

3. 当一个患者主诉开车时无法掌握方向盘，作为按摩师你将怎样对其进行治疗？

## 复习题

### 一、收获和反馈

1. 肩胛带包括 _____。

A. 胸骨，锁骨和肩胛骨

B. 肩胛骨和肱骨

C. 锁骨，肱骨和肩胛骨

D. 锁骨和肩胛骨

**2.** 肩部和躯干链接的位置在?

　A. 在肩胛脊关节处

　B. 在盂肱关节处

　C. 在胸锁关节处

　D. 在肩锁关节处

**3.** 盂肱关节囊最好的描述是?

　A. 较松的,在肩部有较大活动范围的

　B. 由内交叉韧带支撑以稳定肱骨

　C. 较紧的,能够给肱骨以重要支撑

　D. 由外副韧带支撑以稳定肱骨

**4.** 最强壮的前臂屈肌是?

　A. 桡侧腕屈肌

　B. 肱肌

　C. 肱二头肌

　D. 掌屈肌

**5.** "麻筋儿"指的是伤害到哪里了?

　A. 肘窝内的正中神经

　B. 颈部外侧的臂丛神经

　C. 肱三头肌后部的桡神经

　D. 肱骨内上髁的尺神经

## 二、概念应用

**1.** 如果患者出现圆肩,那么其哪些肌肉可能出现短缩?

　A. 胸大肌、胸小肌、前三角肌

　B. 菱形肌、斜方肌、背阔肌

　C. 肩胛下肌、小圆肌、冈下肌

　D. 后三角肌、菱形肌、胸大肌

**2.** 在治疗床上采用何种姿势能够最好的拉伸大圆肌、小圆肌、背阔肌和肩胛下肌?

　A. 仰卧,手臂外展

　B. 俯卧,手臂外展

　C. 侧卧,手臂外展

　D. 侧卧,手臂外展环绕身体

**3.** 哪种按摩方法对于寻找和治疗上斜方肌中的触发点最为有效?

　A. 日式指压法松解肩胛骨

　B. 筛按法治疗上斜方肌

　C. 从枕骨到肩峰进行拉伸按摩

　D. 在肩胛骨上角进行跨纤维按摩

**4.** 你会怎样建议你的患者拉伸三头肌?

　A. 训练她进行修订版俯卧撑的练习,即使用墙壁来进行训练,并在过程中根据阻力情况调整她的身体角度和速度

　B. 训练她进行修订版俯卧撑的练习,即使用医用橡皮管或者运动弹力带绑在门把手上以增加阻力

　C. 鼓励她在搬抬较轻的重物时采用轻快的步行,用以锻炼手臂

　D. 鼓励她拜访有合格训练师的体育馆,以寻求他们帮助其实现力量训练的目标

**5.** 当治疗肩部时,应该采用哪种治疗顺序?

　A. 俯卧位,首先治疗背阔肌,然后顺序治疗三角肌、斜方肌和冈上肌

　B. 侧卧位,首先治疗三角肌,然后顺序治疗冈上肌、冈下肌、小圆肌和背阔肌

　C. 侧卧位,首先治疗背阔肌,然后顺序治疗大圆肌、小圆肌和斜方肌

　D. 俯卧位,首先治疗斜方肌,然后顺序治疗冈上肌、三角肌和肱肌

## 三、解决问题:讨论要点

**1.** 阿米莉亚是一名22岁的幼儿园老师。她要进行长期大量的弯腰和抬举动作,而且她经常单手提很重的书包。她主诉手腕和肩膀疼痛。布鲁斯是一个55岁的男人,每天要在办公桌前用电脑和鼠标工作好几个小时。他的主诉也是肩膀和手腕疼痛。使用本章中描述的治疗方案为上述两个患者分别设计一套治疗计划。虽然,他们的治疗方案中会有类似之处,但请你预测这两个患者需要的方法会有什么不同?

**2.** 请阅读"治疗案例"中的名为 Doris 的患者部分。选择一个"讨论主题",与同学一起针对以下问题给出解决方案。作为一名按摩治疗师,你怎样才能避免发生类似 Doris 所经历的问题呢?

## 第 8 章

# 建立稳固基础

## 学习目标

完成本章阅读、课堂教学及指定的作业后，学生应该能够：

- 应用与足部、小腿和膝部相关的整体深层组织疗法的关键术语和概念
- 识别足部、小腿和膝部的解剖特征，包括：
  - 骨性标识
  - 肌肉和筋膜结构
  - 危险或需要注意的部位
- 识别与足部、小腿和膝部疼痛或功能障碍相关的姿势或动作模式
- 选择合适体位并使用靠垫，为患者提供安全且

舒适的足部、小腿和膝部的整体深层组织按摩
- 在执业范围内，为患者提供足部、小腿和膝部的自我调理建议
- 安全、有效地执行整体深层组织按摩常规流程
- 为每位患者制订个体化的整体深层组织按摩方案，以解决足部、小腿和膝部的问题
- 为每位患者制订个体化的整体深层组织按摩方案，以解决全身问题

## 足、小腿和膝关节

### ▶ 概述

下肢负责用最小的力将体重从上肢传递到地面。它们也是身体的运动结构，为身体活动提供空间。为了完成承重和行走等多项任务，膝关节和足部就需要具备复杂的结构。下肢的肌肉、肌腱、骨骼和韧带的平衡对于下肢的有效运作至关重要。膝关节、小腿和足部的深层组织按摩，是在正确的骨骼排列基础上，致力于重建整体协调的肌肉运动。身体的这些部位失调，就会导致身体其他部分的紧张和不稳定。

足部为我们身体的直立提供了一个稳定的平台，这个平台承载着身体的全部重量。与身体的其他部分相比，足部的表面积较小，因此，这可能会给有效的重量分配和支撑带来问题。这个难题可以通过

足弓（足部的拱形构造）来解决。在建筑上，拱形可以把集中在一个小区域内的重量均匀地分布到一个宽大的表面上。足部的情况也一样，我们的身体就好比是一根直立的柱子，全部的重量都集中在踝关节上，然后通过足部传递到地面上。

当身体的重量在足部达到最佳平衡时，重量就会从距骨分散传递到足部的每一块骨头。体重在足部的均匀分布可以通过留在沙地上的足印的对称图形观察。沙地足印的照片以及与之相对应的各种体重分布的类型，可以在 Rolf 的著作中找到。如果足弓垮塌了，那么身体的重量就会过多地集中在足的内侧或外侧。这会引起足印的扭曲和鞋底的不均匀磨损。不管足弓的垮塌是单纯因为足部的原因，还是因为身体其他部位的变化，都会引起体重在全身各部分的再分布，进而引起各种代偿效应并失去原

有的平衡。这样就引起了各个关节，特别是膝关节的紧张和疼痛，并且使肌肉的功能降低。

足弓由小腿肌肉支撑和稳定，小腿肌肉附着在沿着脚底的各个地方，它们拉起了足的跖面，就像斜拉桥上的钢缆，从上面吊住了跖面上的足弓。小腿肌无力时无法对足提供有效支撑，我们往往从小腿的外形和比例上就可以发现这种情况。腿部异常增粗表明缺乏液体流动。这可能是心脏或肾脏疾病等液体管理系统问题的迹象，但也可能是肌肉张力差的泵送作用效率低下的结果。通过整体深层组织按摩疗法，使腿部肌肉学习有效的动作模式，塌陷的足弓可能会被加强和抬高。这种对足部和腿部肌肉的再训练会使整个身体更好地协调行动。

腿部的所有关节是以接力的方式工作的，也就是说，髋关节、膝关节和踝关节在大部分运动中是全部屈曲或全部伸展的。虽然这3个关节并没有联动装置，但我们还是可以把它们看作是一个运动单位。当进行下肢屈曲运动时，这3个关节最好呈彼此对齐的方式来进行工作，每个关节链接部与垂直站立的身体形成一个水平的平台。这样的结构安排使得腿部的肌肉在做屈曲运动时积蓄能量，就好像准备起跳一样，使得关节伸展时能够有效地将能量释放出来。深层组织的工作可以帮助恢复这种平衡的排列。

## ▶ 肌肉骨骼的解剖和功能

有关肌肉骨骼解剖和功能的摘要，请参阅专栏 8-1。

### 足部

我们应该把踝和足看作是同一个单元，因为它们的功能是相互依赖、相辅相成的。从结构上看，它们有点像腕和手，它们的功能也有许多相似之处。足部由一系列可以承重的足弓构成。足部也可以像弹簧一样，将身体推离地面并前进。而要完成这些功能，足部必须既坚强又灵活。我们的足部由26块骨、31个关节和20块肌肉组成（图8-1）。足部的骨头由一系列韧带（100多个）连接起来。这些韧带加强了足弓，限制了关节的运动，从而使足部能够保持其完整性。

主要的足弓有3个，内侧纵弓、外侧纵弓和足横弓。内侧纵弓在行走和跑步时主要负责推动足向前前进，由跟骨、距骨、足舟骨、3块楔骨以及第 1 ~ 3 跖骨和趾骨组成。外侧纵弓由跟骨、骰骨以及第4跖骨、第 5 跖骨及趾骨组成，它的任务主要是承担和分散体重，并通过提升和平衡支撑着内侧纵弓。一旦外侧纵弓垮塌，大部分体重就会施加在足外侧，

---

## 专栏 8-1 │ 足、小腿和膝关节的基本解剖

**肌肉**
足趾肌腱
长屈肌、短屈肌、外展肌的止点
足跖面的肌肉
足背面的肌肉
踝骨韧带
趾长屈肌
小腿侧面肌肉——胫骨前肌、趾长伸肌及腓骨肌群
腓肠肌
比目鱼肌
膝关节——韧带和肌腱

**骨骼及骨性标识**
足部的骨骼——趾骨、跖骨、骰骨、足舟骨和距骨
胫骨
外踝
内踝
腓骨
腓骨头

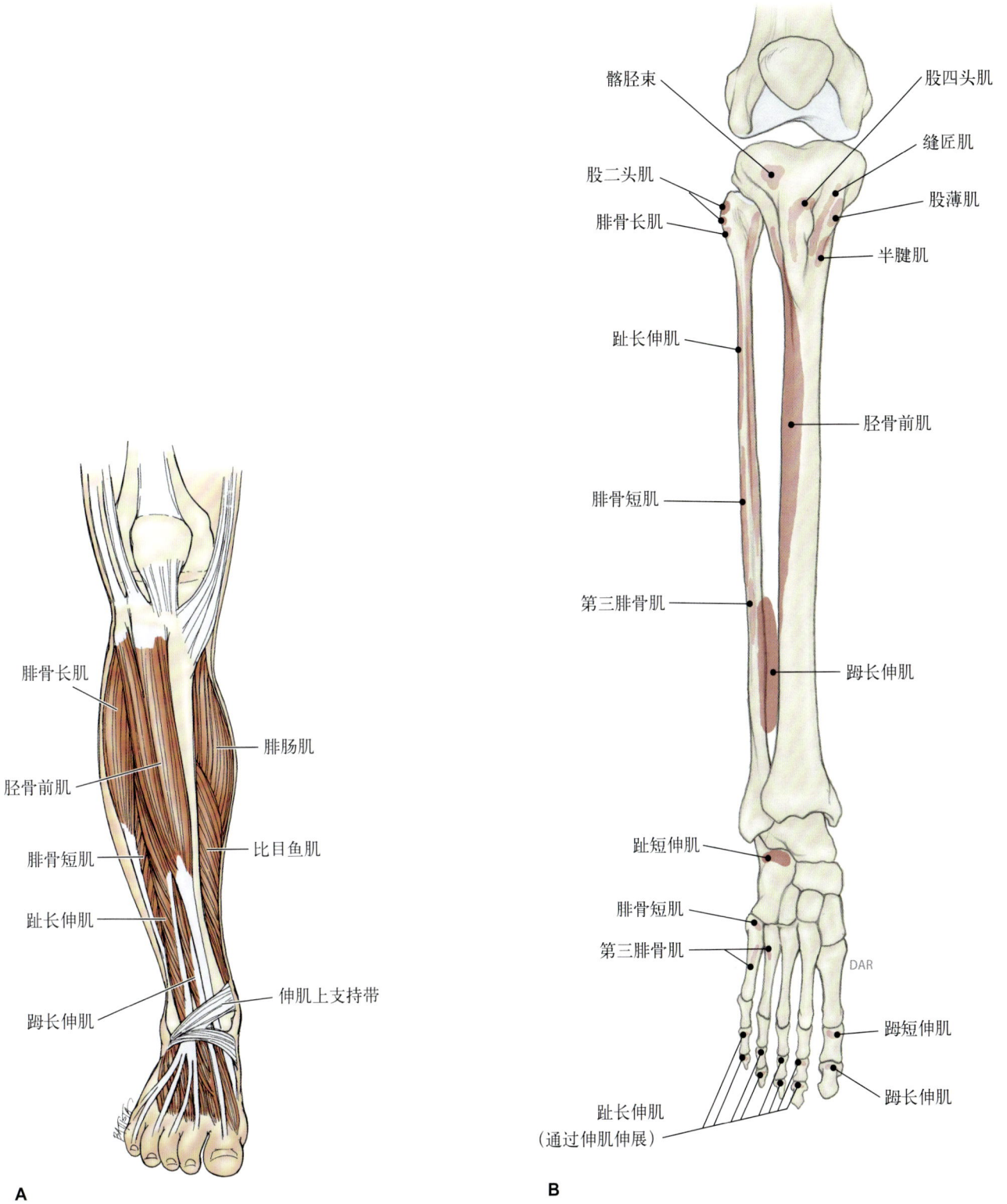

腓骨长肌
胫骨前肌
腓骨短肌
趾长伸肌
跖长伸肌

腓肠肌
比目鱼肌
伸肌上支持带

**A**

髂胫束
股二头肌
腓骨长肌
趾长伸肌
腓骨短肌
第三腓骨肌

趾短伸肌
腓骨短肌
第三腓骨肌

趾长伸肌
（通过伸肌伸展）

股四头肌
缝匠肌
股薄肌
半腱肌

胫骨前肌

跖长伸肌

跖短伸肌
跖长伸肌

DAR

**B**

图8-1 A.牵动足和足趾的浅层肌肉群，前面观；B.小腿和足部肌肉的起止点，前面观

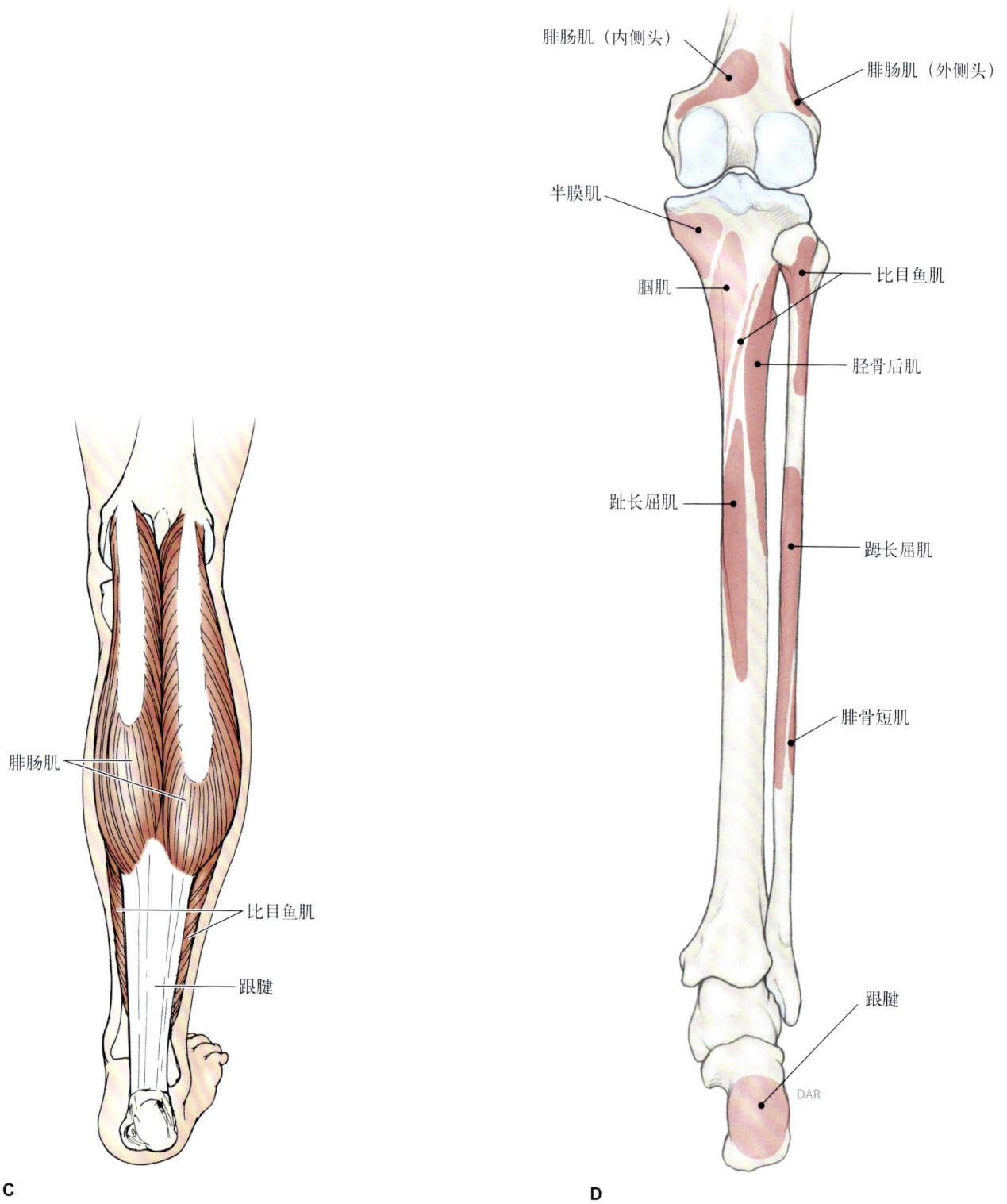

腓肠肌（内侧头）

腓肠肌（外侧头）

半膜肌

腘肌

比目鱼肌

胫骨后肌

趾长屈肌

踇长屈肌

腓骨短肌

跟腱

DAR

腓肠肌

比目鱼肌

跟腱

C

D

图8-1（续） C.牵动足和踇趾的浅层肌肉群，后面观；D.小腿和足部肌肉的起止点，后面观

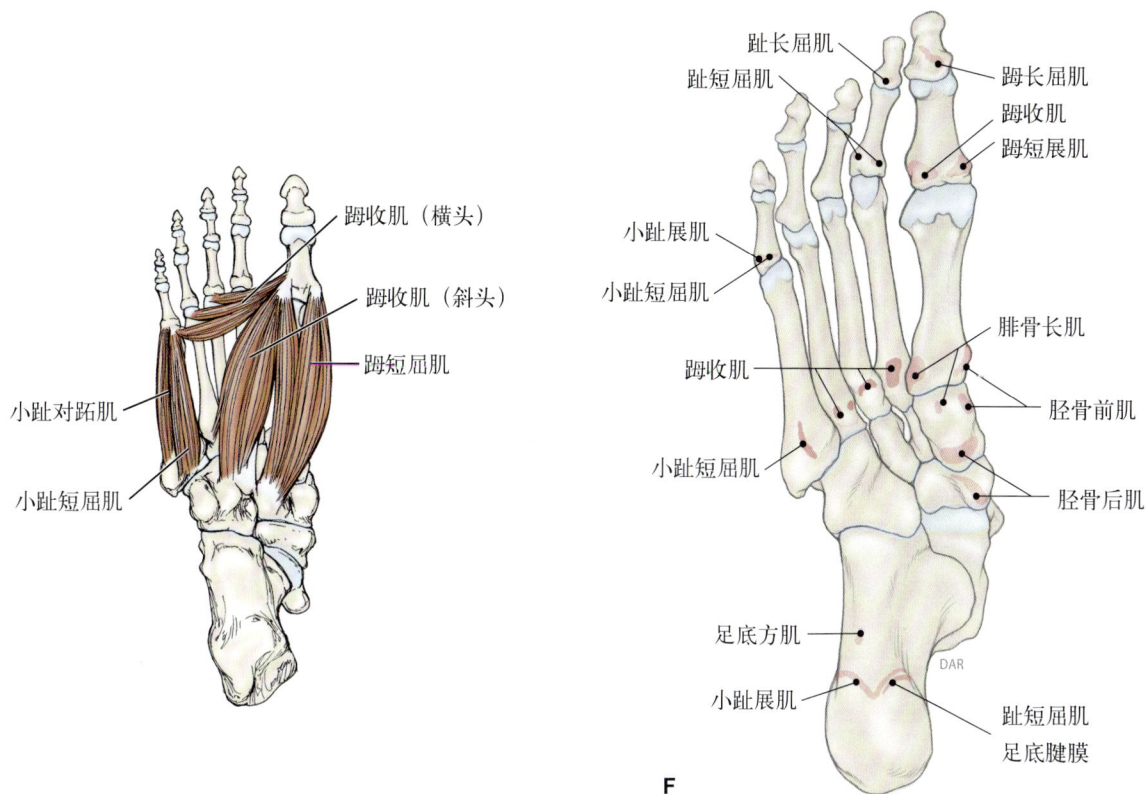

趾长屈肌
趾短屈肌
蹬长屈肌
蹬收肌
蹬短展肌
小趾展肌
小趾短屈肌
腓骨长肌
蹬收肌
胫骨前肌
小趾短屈肌
胫骨后肌
足底方肌
小趾展肌
趾短屈肌
足底腱膜

蹬收肌（横头）
蹬收肌（斜头）
蹬短屈肌
小趾对蹬肌
小趾短屈肌

**E**

**F**

**图8-1（续）** E. 足跖面上的三层肌肉；F. 足跖面上肌肉的起止点

会失去下肢的整体平衡功能，并且踝关节外侧损伤的风险增加。第 3 个足弓实际上是横跨足底的足横弓，它们由跗骨、跖骨以及周围的肌肉和韧带所构成。

　　所有这些足弓都依赖于强有力的肌肉提供的稳定作用以及韧带提供的支撑作用。这些肌肉中的大部分都附着在胫骨和腓骨上，提供了长力矩的支撑。长和短的足底韧带均对维持足弓的形状至关重要。它们把形成纵弓两端的骨骼连接在一起，起到了弓弦的作用，同时还能在重量施加在足部时，防止骨骼过度滑离。

　　足跖面的浅层内在肌是蹬短伸肌、蹬展肌、趾短屈肌以及小趾展肌（图 8-1B）。足背面唯一的固有肌就是趾短伸肌。总的来说，当一个人用一条腿保持平衡时，这些肌肉起到稳定足部的作用，用于行走和跑步。趾短屈肌的作用是让足做出"抓"的动作，即趾间关节屈曲，看起来像要用足抓住地面。这个姿势表明身体上部出现了紧张或不稳定的情况。而走路时足部感到酸痛，则表明固有肌中存在着触发点。

　　深层的内在肌包括足底方肌、蚓状肌、蹬短屈肌、蹬收肌、小趾短屈肌和骨间肌（图 8-1E）。这些肌肉的主要功能是在行走时调节和稳定足部的骨骼。它们驱动并引导着足趾，对足部的骨骼提供平衡的拉力，使足正确地向前移动，同时足趾既不会张得太开，也不至于互相叠压。足趾运动受限或过度活动以及足趾上出现胖肿，都可能表明固有肌出现了紧张。

## 踝关节

　　胫骨安放在距骨之上形成踝关节，内踝是胫骨的突出部分，其与处于腓骨较低位置的外踝，共同形成了与距骨相匹配的枪式侧壁，覆盖在距骨上，形成一个纯铰链关节。

　　距骨和位于它下面的跟骨相连接，将从胫骨传递过来的重力转移到跟骨上，这样就形成了另一个可以内翻和外翻的关节（能使足的内侧抬高或降低）。这个关节在保持足部的完整性方面非常重要，因为足弓的强度在很大程度上取决于跟骨的位置。当跟骨从距骨下方滑向一侧时，会导致内弓下降，胫骨向内侧旋转。在内侧足弓异常高的情况下，跟骨在距骨下向内拉，减少了脚的长度，并将重量扔到脚的外侧。过高的足弓会造成踝关节过度松弛，从而使足部的柔韧性出现问题。这是因为，只有正常的踝关节柔韧性才能适应更为灵活的足部运动所引起的各种变化。

## 小腿

小腿的骨骼包括胫骨和腓骨。胫骨比股骨支撑更多的重量，但胫骨更小。腓骨不是承重骨，通过骨间膜与胫骨相连，它对胫骨起到了加强作用，并提高了小腿的弹性和灵活性，同时还为下肢许多重要的肌肉提供了附着处。

下列肌群控制着足部的动作，但它们的起点位于小腿的不同位置（图 8-1B）。跑长伸肌控制着跑趾和足的伸展和背屈，而趾长伸肌控制着其余四趾的伸展。它们都起到了重要的作用，可以防止在走路的过程中整个足部重重地"砸"在地上。而夜间的足趾抽筋也是因为上述肌肉发生了痉挛。

跑长屈肌使大脚趾屈曲，并使踝关节跖屈和足部内翻，也能帮助支撑内侧足弓。趾长屈肌使其余四趾屈曲和踝关节跖屈，并为足弓提供支撑。当一个人踮着脚尖站立时，这两块肌肉都能提供稳定性。

胫骨前肌是足部最强的背屈肌，它也使足部内翻（图 8-1A）。它在跑步和跳跃运动中非常活跃。胫骨前肌附着于第一跖骨和内侧楔骨的基部，支持内侧弓。过度使用该肌肉是胫前疼痛的主要原因之一。有规律地拉伸腓肠肌和比目鱼肌，即腿后部的拮抗肌，有助于保持胫骨前肌的适当平衡。

腓骨长肌和腓骨短肌负责足的跖屈和外翻，并支撑着外侧纵弓（图 8-1A）。它们的动作与胫骨前肌相反。这些肌肉的协调作用对于防止足侧翻至关重要。

腓肠肌贯穿踝关节和膝关节两个关节（图8-1C）。当膝关节伸展或轻微屈曲时，它是踝关节的强大跖屈肌。该肌肉也使膝关节屈曲，并且当膝关节屈曲时，腓肠肌可以使膝关节向内侧旋转。当膝关节屈曲时，腓肠肌太松弛而不能有效地进行跖屈。

比目鱼肌深至腓肠肌。这两块肌肉在踝关节运动方面呈一个整体发挥作用，它们共同融合成跟腱。比目鱼肌较为广泛地附着在胫骨和腓骨的后侧。

## 膝关节

胫骨和股骨的关节形成膝关节。股骨的两个凸髁与胫骨的两个凹髁相匹配，由于髁的大小不均匀，允许屈曲、伸展和屈曲开始时的轻微旋转运动。股骨在胫骨上以滚动和滑动运动的组合运动。通过加强软骨、肌肉和韧带防止胫骨滑脱。

有 4 条韧带加固着膝关节。其中前、后交叉韧带在关节囊内呈"X"形，内、外侧副韧带在关节囊外连接股骨与小腿。此外，半月板是环形的软骨，位于胫骨头上，作为缓冲垫，一方面使得重力均匀分布，另一方面也吸收了股骨和胫骨之间的冲击。

髌骨是一块小的三角形骨，位于膝关节的前面，包裹在股四头肌的肌腱中。它起到了保护膝关节的作用，并通过类似滑轮的作用，为股四头肌的动作提供了更大的力矩。

12 块肌肉直接影响膝关节的运动。其中 8 块既影响膝关节又影响另一个关节：腘绳肌群（股二头肌、半膜肌和半腱肌）、股直肌、缝匠肌和股薄肌都作用于膝关节和髋关节，而腓肠肌和跖肌作用于膝关节和踝关节。股肌群（内侧肌、中间肌和外侧肌）沿着腘肌仅穿过膝关节，在髋关节和踝关节没有活动。所有这些肌肉都需要平衡和协调，以便髋关节、膝关节和踝关节的正常功能发生，所有这些肌肉都应该与控制髋关节和足弓的肌肉一起检查，以确保膝关节的无应力运动。

## ▶ 下肢的危险部位

腘窝部：膝关节后侧有腘静脉、腘动脉和胫神经（坐骨神经的延伸）。小隐静脉穿行在腓肠肌两头之间。当膝关节伸直时，这些结构受到一定程度的保护；但当膝关节屈曲时（比如脚踝被垫枕支撑时），这些部位更容易被触及，因此治疗时必须谨慎对待这一区域（图8-2）。

　　小腿内侧：大隐静脉和隐神经沿着胫骨内侧走行。大隐静脉常发生静脉曲张，因此，此部位可能形成血栓（图8-3）。

　　小腿外侧：腓神经就在腓骨头的后面。对此部位的深度刺激可引起神经疼痛，并辐射到足部（图8-4）。

### ▶ 疾病列举

#### 足部和踝关节

　　1. 扁平足。扁平足是一种足弓下垂的畸形，可能是先天性韧带问题，也可能是肌肉的问题。足弓

下垂的人可以从腓骨肌的锻炼和加强小腿内侧屈肌的锻炼中受益，例如，用脚趾捡弹珠。

　　2. 胼胝（又称"老茧"）。它表示此部位受到了压迫或磨损，往往是由鞋子不合适造成的。减少牵拉脚趾或跖骨的肌肉张力可能有助于减缓老茧的生长，或减少老茧的积累。

　　3. 踇囊炎。它是常发生在跖趾关节部位的变形疾患。最常发生在大脚趾，那里的趾骨被推向外侧；也可能发生在小脚趾，那里的趾骨被推向内侧。无论发生在哪个位置，保护关节外侧的滑囊都会发炎并产生疼痛，该部位还可能长出厚厚的老茧，形成一个大肿块。踇囊炎可能是一种先天性问题，但也与穿着使脚掌成为主要承重面以及鞋头狭窄的鞋子有关。踇囊炎很容易因深度按摩和运动而恶化，所以必须避免过度刺激。

　　4. 槌状趾和其他足趾变形（爪状趾、卷曲趾）。描述了脚趾伸肌和屈肌之间失去平衡的情况。趾骨

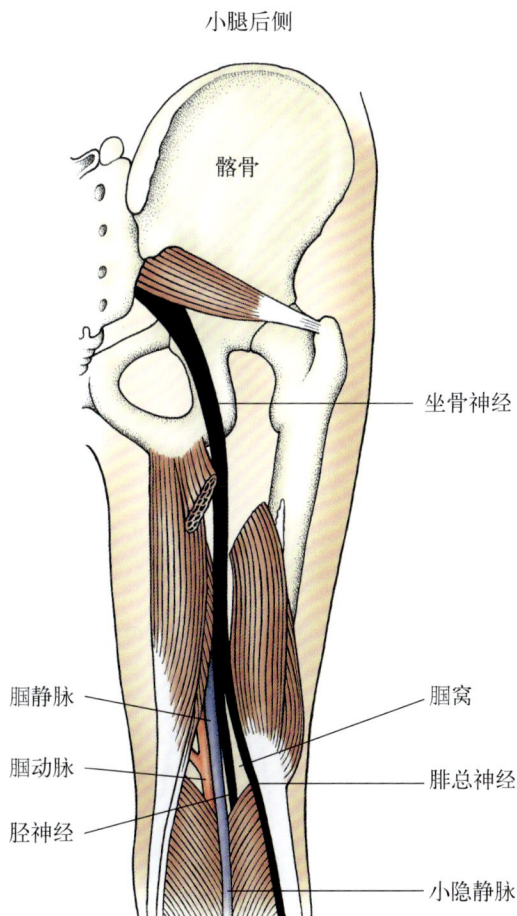

图8-2　腘窝的危险点

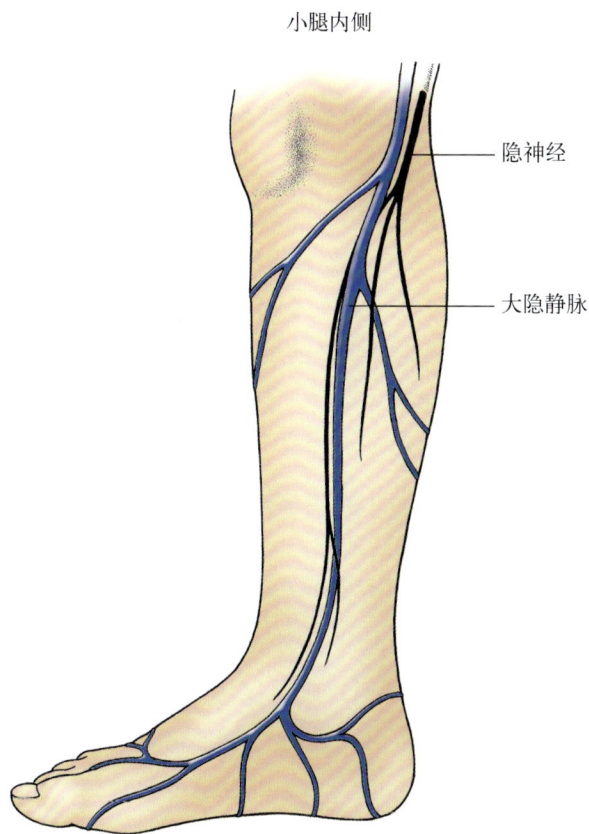

图8-3　小腿内侧的危险点

小腿外侧

股二头肌

腓总神经

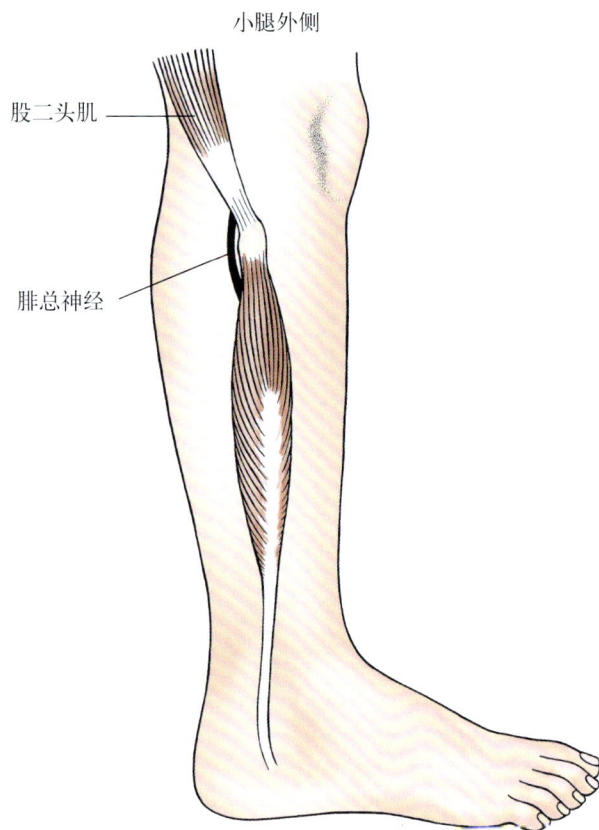

图8-4    小腿外侧的危险点

中的肌腱会永久性地变短并变得僵硬，它们的筋膜包裹层也会收缩以适应这种变化。这会影响步态和姿势。虽然按摩疗法可能能够预防或减缓这一过程，但它无法逆转这一过程。然而，按摩可能有助于缓解身体其他部位因疼痛而产生的代偿性反应。

5. 莫顿神经瘤。它是趾神经周围的筋膜增厚，经常与文中描述的其他足部问题一起出现。患有莫顿神经瘤的人，每次下台阶时，从足底到足趾，通常在第3趾骨和第4趾骨之间，都会有尖锐的电击样疼痛。足部深层按摩疗法，强调在趾骨之间创造更多的空间，有助于减缓莫顿神经瘤发展，但任何产生症状的按摩都必须停止。

6. 足底疣。生长在足底表面的疣。它们会很痛，还会让人跛行。区分胼胝与足底疣是很重要的，有时它们看起来很相似。胼胝仅出现在磨损的部位，但足底疣可能出现在足底的任何部位。建议患者去医院去除足底疣，因为切割或锉削可能会导致它们扩散，加重行走时疼痛。

7. 足底筋膜炎。是足底筋膜损伤所造成的质量较差的瘢痕组织形成及慢性的跟骨前部刺激。许多人的足底筋膜炎与年龄和体重有关。它也可能是由走路、跑步或跳跃时过度使用足造成。它是一种顽固的损伤，可能会持续数周或数月。推荐按摩腿部肌肉来保护足弓。

8. 踝关节扭伤。一种常见的损伤：前距腓韧带是身体中最常受伤的韧带，这是一种典型的外侧踝关节扭伤。踝关节扭伤有时会掩盖轻微的骨折，所以由初级保健提供者检查严重的扭伤是很重要的。在最初的肿胀消退后，按摩可能会有所帮助。活动度评估可以更具体地指示哪些韧带已经受损。

## 小腿

1. 胫前疼痛。小腿上与移动足部相关的任何肌肉，在过度使用或疲劳时可能会有轻微撕裂，导致疼痛和炎症。最常见的病症称为胫骨内侧应力综合征，也包括附着在胫骨上的比目鱼肌。治疗包括休息、冰敷和按摩。如果不及时治疗，胫前疼痛可能会导致胫骨应力性骨折：这是"跑步疼痛"的常见结果。

2. 跟腱炎。过度使用腓肠肌和比目鱼肌所引起的炎症反应。病情严重时，休息和冰敷是适当的疗法，但这种情况可能会得不到很好的恢复，导致慢性跟腱炎：慢性疼痛和长期虚弱。腓肠肌缩短是跟腱拉伤的常见原因。定期按摩、锻炼和拉伸肌肉是一种很好的治疗和预防措施。

3. 肌肉痉挛。频发于小腿肌肉，可能与脱水、过度兴奋（特别是在运动时）或营养失衡有关。为了缓解痉挛，可通过背屈踝关节来伸展肌肉，保持至少30秒。如果抽筋不消退，休息和冰敷是适当的疗法。

4. 筋膜间隔综合征。是一种医疗紧急情况，有时会在非常具有挑战性的运动赛事的终点发生。往往发生在异常坚韧甚至坚硬的小腿筋膜室。死亡肌肉组织的细胞碎片会导致永久性神经损伤、肌肉流失和肾衰竭，也称为活动性筋膜室综合征，随着锻炼而加重，随着休息而缓解。这表明一个人的筋膜紧张会限制血液和淋巴流向小腿的深层肌肉。在这种情况下，可以通过按摩疗法来改善筋膜的松弛度和局部液体的流动。

## 膝关节

1.膝关节疼痛。可能是腿部对线不良引起的。内侧疼痛可能是剪切作用的迹象。膝下髌韧带疼痛可能是由于膝关节过于深度的、前扑的动作或膝超伸导致的，通常伴随着膝关节后部韧带的疼痛。

2.髌股关节综合征。是髌骨软骨粗糙化的结果。这可能是由膝关节受到打击，股四头肌牵拉不均匀或膝关节周围肌张力差引起的。当膝关节屈曲时，伴随着摩擦声或吱吱声。如果不及时治疗，可能会进展为膝关节骨性关节炎，这可能会导致瘫痪。建议加强股四头肌的锻炼。

有关这些疾病的更多信息，请参阅附录 A。

## ▶ 姿势评估

1.检查小腿骨骼排列是否正确（图 8-5）。
* 从膝关节到足部的重力线是否贯穿通畅？
* 检查小腿形状：是否存在膝内翻、膝外翻等现象？

2.观察身体的重量集中在足部什么地方：前部、后部、内侧、外侧（图 8-6）？

3.比较右足和左足的朝向（图 8-7）。

4.描述足趾的外形和构造。
* 足趾是否聚集在一起？
* 足趾是否分开？
* 足趾是否卷曲在下面？

## 健康整体观

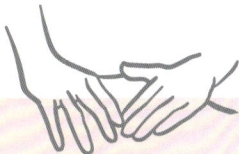

### 足部向前迈进，膝关节反而会变弱

足部和踝关节支撑并移动整个身体。它们也是身体与大地接触的部分。所以这个区域内任何形式的不平衡或者扭曲，都会引起我们的不安全感。试想，如果一个人连自己脚下的基础是否稳固都不能确定，那么在生活中还怎么做出强有力的姿态，或者表现出优雅潇洒的动作？一个步伐坚定的人，一个相信自己脚下有坚定支持的人，会散发出一种自信。这样的人明白自己在生活中的位置，脚踏实地干着自己的事情。

对足部的仔细检查，不仅可以揭示身体上的结构性失衡，还可以看出这个人是如何代偿自己的不安全感的。一个人的足部与地面接触的方式，也反映出他与周围人文环境的接触方式。当我们满怀信心地大步前进时，我们就"把最好的一只脚往前走"（把最好的一面展现出来）。另一方面，当我们犯了一个错误，这是一个"faux pas"——法语的"错误的一步"。

踝关节对移动双足至关重要。和所有关节一样，踝关节也具有调整和改变方向的能力。僵硬的踝关节会阻止足尖朝向不同的方向，以及走不同的道路。这种阻碍也会反映到生活中，就是限制人做出各种选择。无力和变形的踝关节会让人感觉无法完全站立，无法承担自己的体重。

膝关节是一个非常重要的关节，担负着支撑和传递重量的任务。同时也与各种各样的情绪密切地联系在一起。每当面对极大的情绪刺激时，我们往往会崩溃，双膝颤抖。恐惧会让一个人感到"膝盖发软"，而强大的喜悦和兴奋也会造成同样的效果。相反，锁住的膝盖可能表示压力、僵硬、缺乏身体或精神的灵活性。

当膝关节、踝关节和足部在垂直轴上对齐，且足尖直指前方时，能量流和力量就可以在下肢顺利流动。

对身体姿势的解释是主观的，其中可能有许多细微差别。然而，这些解释只是提供了一些可能性，而不能作为对人格或行为的通用分类。

- 跚趾是否向外翻？

5. 检查足部是否有跚囊炎、胼胝和水疱，这些表示足部有压力点。

6. 观察足弓（图 8-8）。

- 是否过高？

- 是否过低？

7. 观察踝关节的不平衡和无力现象。比较左右踝关节。踝关节是否在同一水平面？

8. 描述膝关节的位置。

- 膝关节处于锁住还是超伸状态？

- 膝关节是否屈曲？

- 髌骨位置是否过高？

- 膝关节内侧是否有突出物？如果有，则提示软组织紧张。

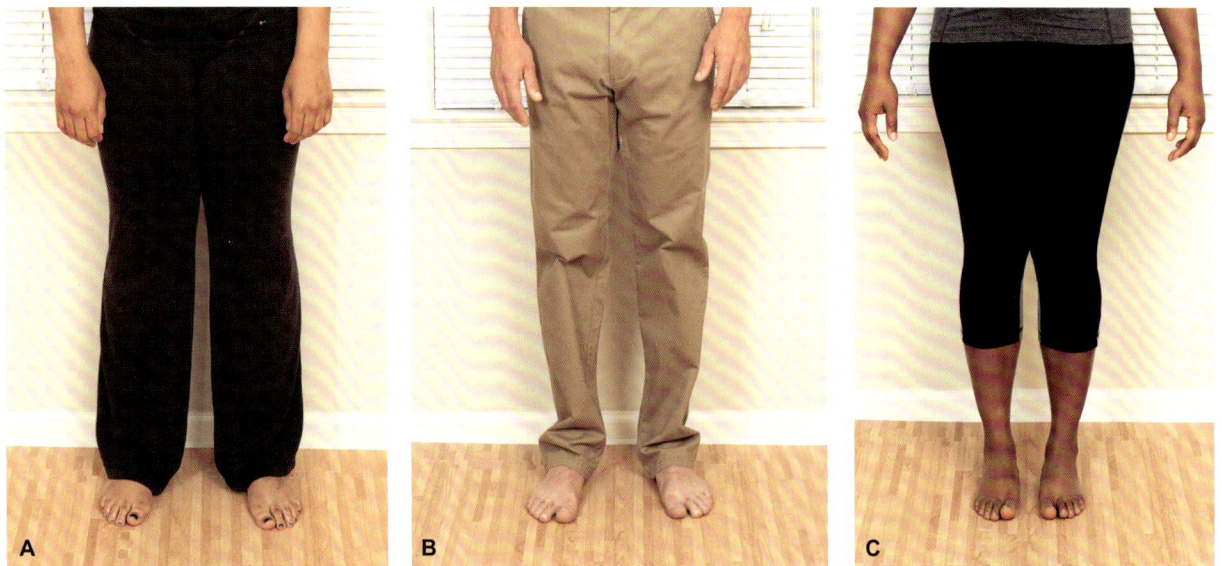

图 8-5 身体外观评估：前视图

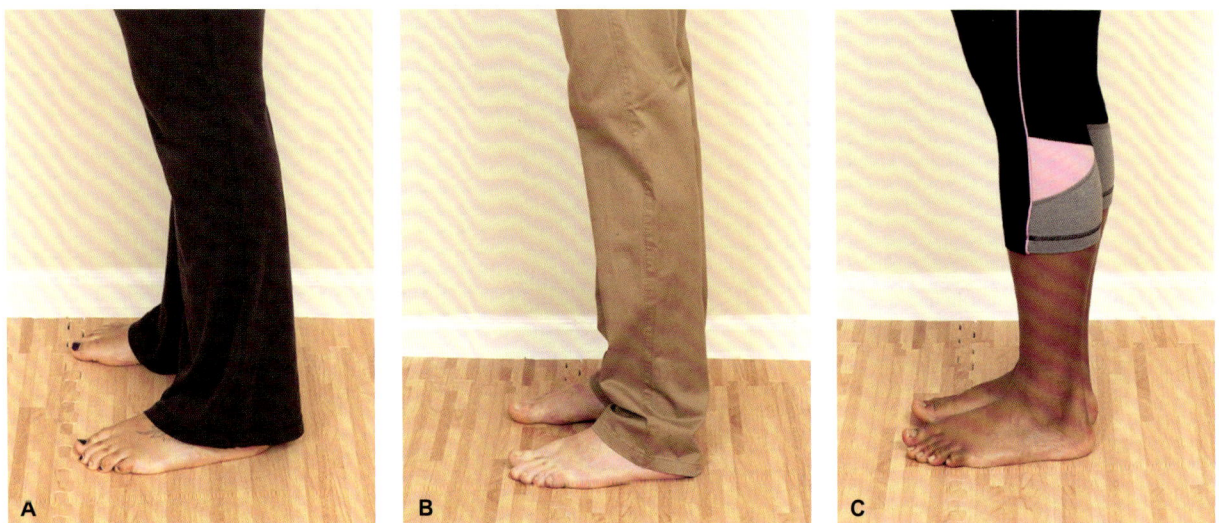

图 8-6 身体外观评估：侧视图

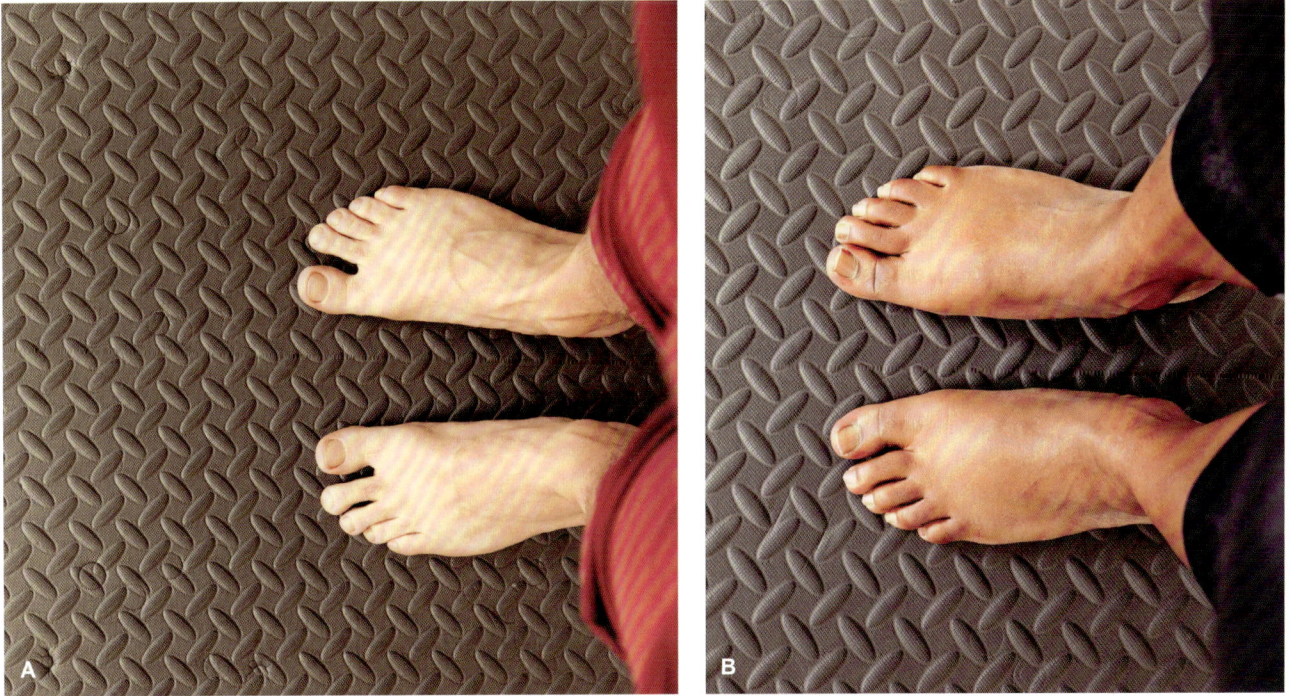

图8-7 身体外观评估：俯视图

9. 检查腿后部的形状和肌肉线条（图 8-9）。

- 小腿肌肉状况如何？两条小腿的形状和粗细是否一致？两腿之间有什么不一致的地方？
- 两跟腱是否垂直于地面，是否有偏离？

参考表 8-1 了解常见的足部畸形和可能涉及的肌肉，参考表 8-2 了解膝关节和踝关节的活动范围（ROM）。

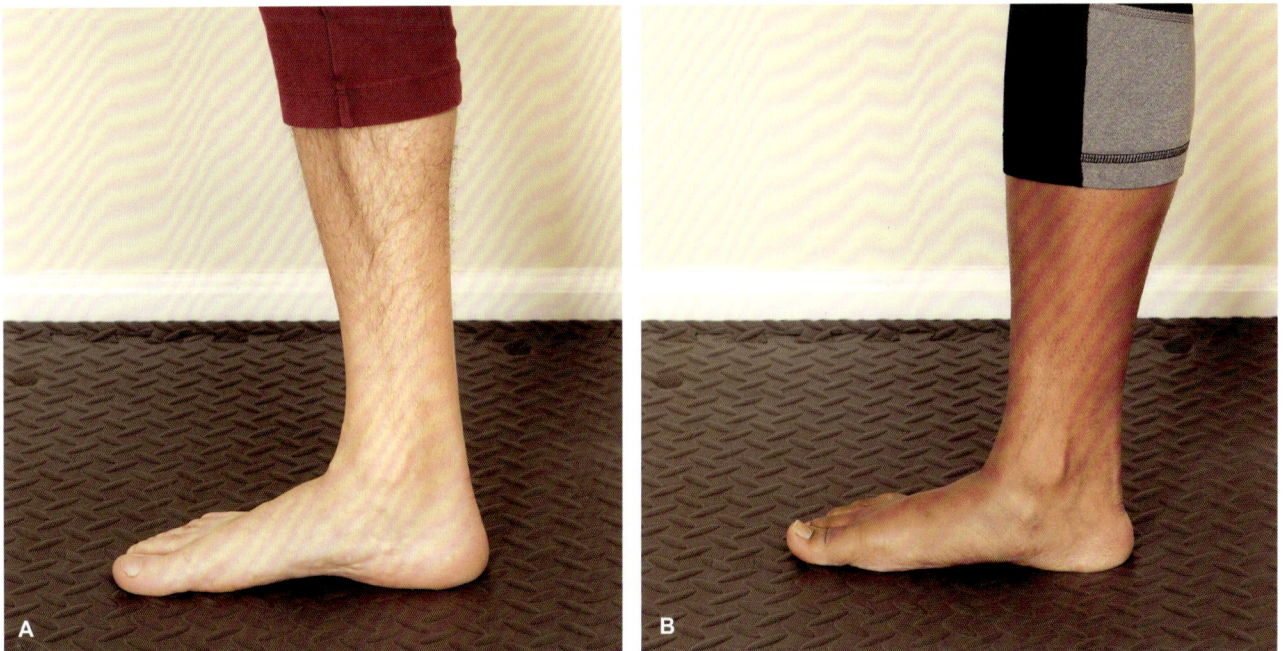

图8-8 足部侧视图

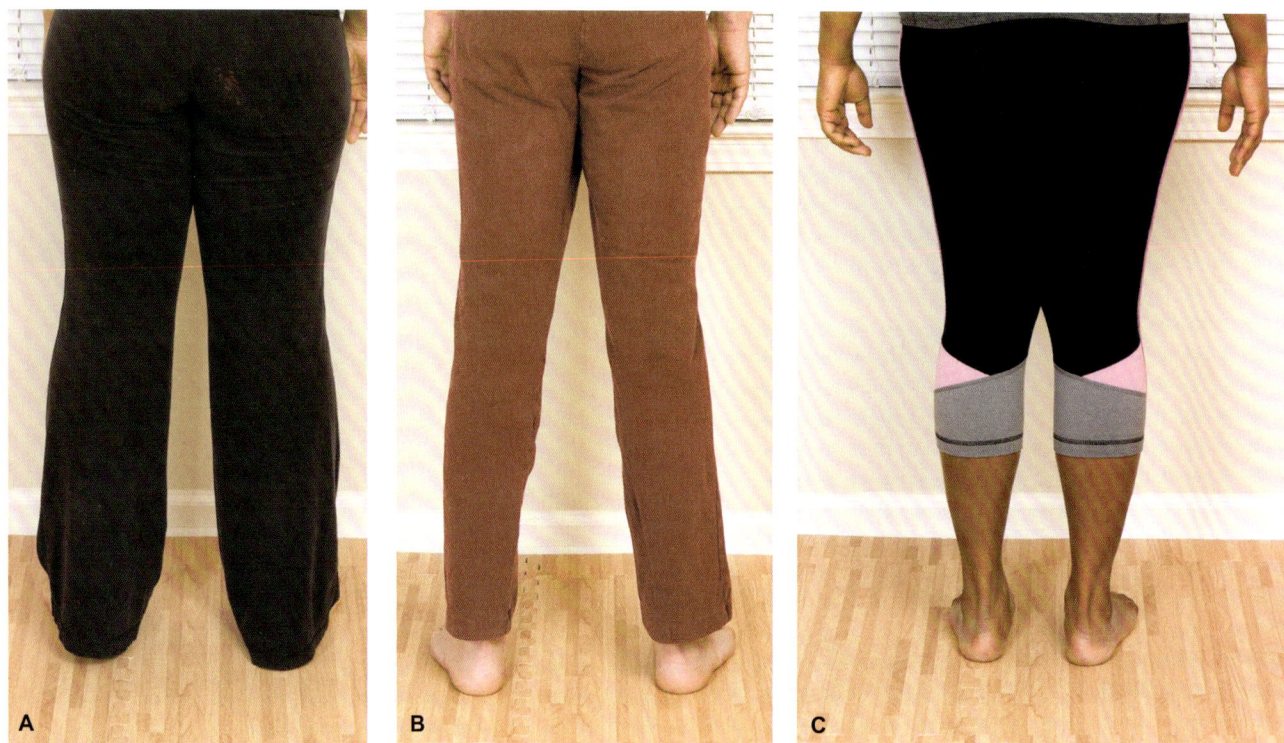

图8-9   身体外观评估：后视图

## ▶ 练习与自我调理

### 足部和踝关节

仰卧，双膝屈曲。双足互相平行，足底贴在地面上。右膝上抬，收于胸前。双手抱膝（图 8-10）。

1. 足部画圈运动（交替拉伸和强化足部所有驱动踝关节的肌肉）。慢慢地转动整个足部，画出一个完整的圆圈，就像在空气中画出一个完整的钟面，在上半圈吸气，在下半圈呼气。每个方向重复 3 遍（图 8-11）。

2. 足部屈伸运动（交替拉伸和强化足部的内在肌肉及踝关节部位的跖屈肌和背屈肌群）。开始时让足部处于充分跖屈的位置，然后加上阻力让全部足趾向前伸，每一个足趾关节都要运动到。完成后，再使足部充分背屈。将这个动作重复 2 遍以上（图 8-12）。

3. 足趾的抓地训练（交替拉伸和强化足趾的伸肌和屈肌）。以足和足趾的背屈开始，想象着足趾

### 表8-1   足部的形态特征

| 体位姿势 | 可能缩短的肌肉 |
|---|---|
| 鸽足——双腿向中线旋转，足内翻；膝关节外翻 | 内收肌、臀中肌、臀小肌和阔筋膜张肌 |
| 鸭足——双腿向外侧旋转，足外翻；膝关节内翻 | 臀大肌、梨状肌、回旋肌和髂腰肌 |
| 足背过高 | 胫骨前肌、胫骨后肌 |
| 足弓塌陷 | 腓肠肌 |
| 槌状趾 | 趾屈肌群、趾伸肌群 |

下面放着一根铅笔，呼气，想象着用足趾用力握紧下面的铅笔（图 8-13）。吸气，放开屈曲的足趾。重复练习 3 次。

4. 换一侧重复上面 3 个动作。

### 小腿肌肉

在墙根下放两本厚书。面壁站立时，将脚掌放在书的边缘上。双手扶墙，支撑住身体。

1. 用足趾做踮足动作（强化腓肠肌、比目鱼肌、胫骨后肌、腓骨长肌、腓骨短肌及踇长屈肌）。慢慢抬高足跟，到最高点后保持住姿势，默数 3 秒。然后慢慢放下，直至足跟和书处于同一平面上。重复这个动作几次。

2. 伸展小腿肌肉（伸展腓肠肌、比目鱼肌及其他跖屈肌肉）。将足跟慢慢往下放，直到快碰到地板，感觉自己小腿上的肌肉充分伸展为止。保持这个姿势至少 20 秒。

### ▶ 足、小腿和膝关节按摩常规流程

#### 治疗目的

- 平衡控制足部活动的肌肉，使体重分配和走路姿势都得到改善。
- 减轻足部肌肉的紧张和不均衡的牵拉，减少踇囊炎、胼胝及其他足部功能不良等的发生。
- 平衡膝关节周围的肌肉，使膝关节能够正常运动，从而消除膝关节周围软组织的紧张和应力。
- 缓解小腿肌肉的疼痛，包括痉挛、胫前疼痛以及触发点疼痛。

#### 能量疗法

##### 体位

- 患者仰卧位。可以在膝关节下放置枕头。
- 按摩师站在按摩床的尾端。

##### 极性按摩

从小趾开始，按摩师用拇指和示指抓住患者的足趾，保持 10 秒以后放开，到踇趾结束。根据极性按摩理论，每一个足趾的趾尖是从头到足的垂直力线的顶点。这些能量流影响着我们的生理和心理的各项功能。根据阿育吠陀医学（印度草药和传统医学按摩），从小趾到踇趾，能量流分别被标记为土、水、火、风、天。握住每一个足趾是为了帮助清除这五个能量通道上的所有阻塞。

表 8-2 膝关节和踝关节的活动范围（ROM）

| 动作 | 肌肉 |
| --- | --- |
| **膝关节** | |
| 屈曲（135°） | 股二头肌 |
| | 半腱肌 |
| | 半膜肌 |
| | 缝匠肌 |
| | 股薄肌 |
| | 腓肠肌 |
| | 腘肌 |
| 伸展（0°） | 股四头肌 |
| | 阔筋膜张肌 |
| 内旋（10°） | 半腱肌 |
| | 半膜肌 |
| | 腘肌 |
| | 耻骨肌 |
| | 缝匠肌 |
| 外旋（10°） | 股二头肌 |
| **踝关节** | |
| 背屈（10°） | 胫骨前肌 |
| | 踇长伸肌 |
| | 第三腓骨肌 |
| | 趾长伸肌 |
| 跖屈（65°） | 腓肠肌 |
| | 比目鱼肌 |
| | 腓骨短肌 |
| | 腓骨长肌 |
| | 胫骨后肌 |
| | 趾长屈肌 |
| 足内翻（5°） | 胫骨前肌 |
| | 胫骨后肌 |
| 足外翻（5°） | 腓骨长肌 |
| | 腓骨短肌 |
| | 第三腓骨肌 |

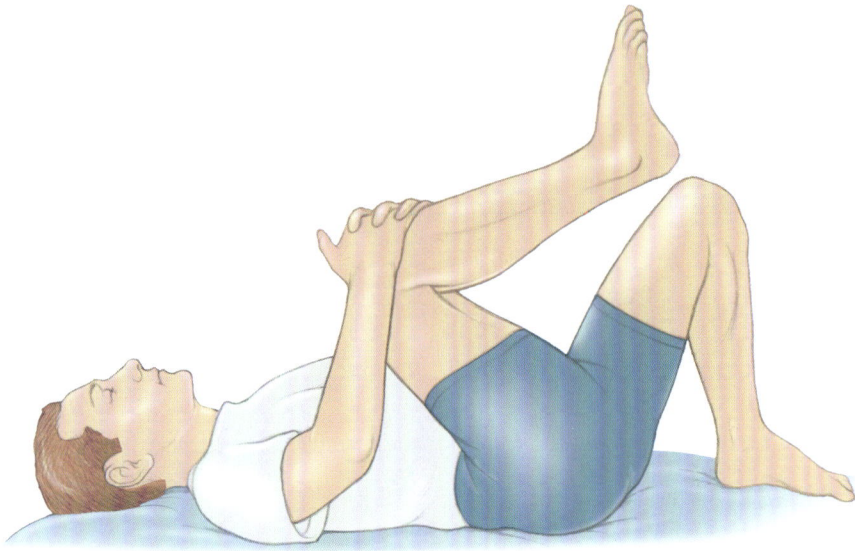

图8-10　进行足部练习的身体姿势

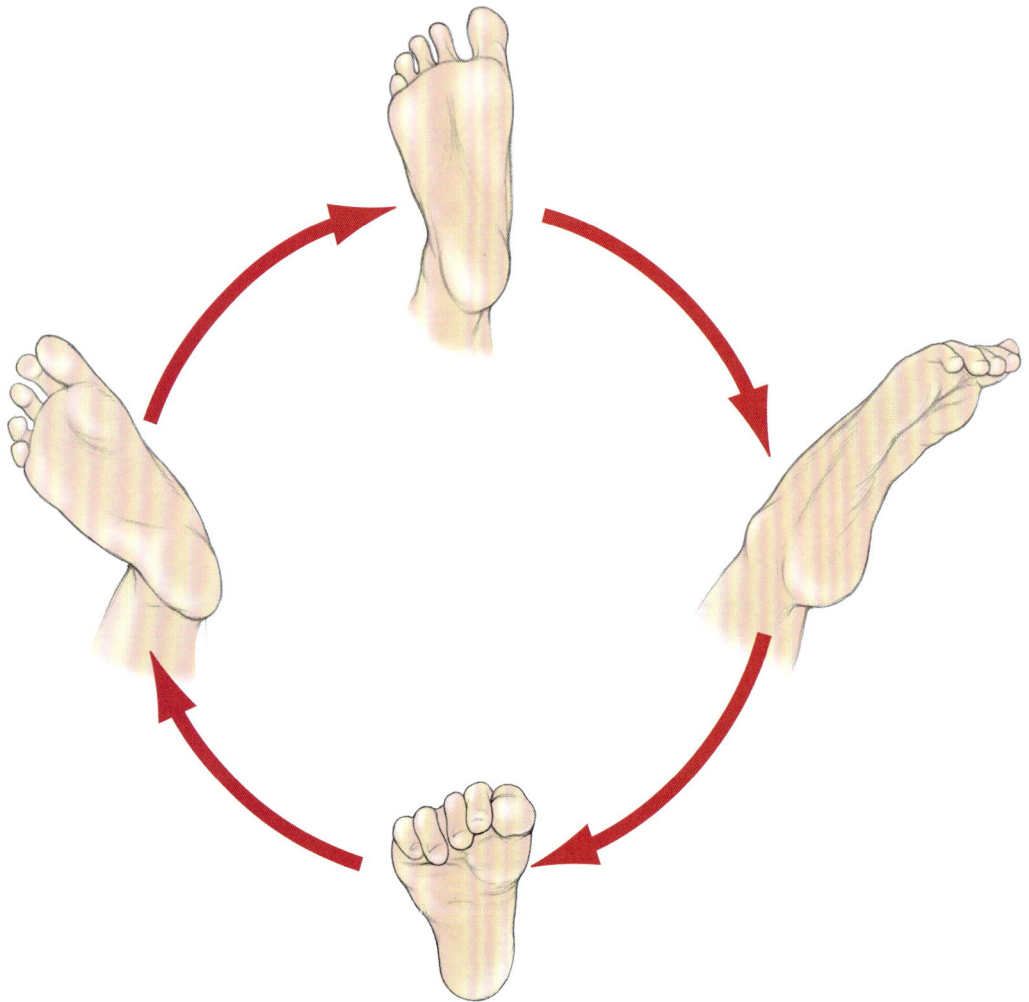

图8-11　足部画圈运动顺序

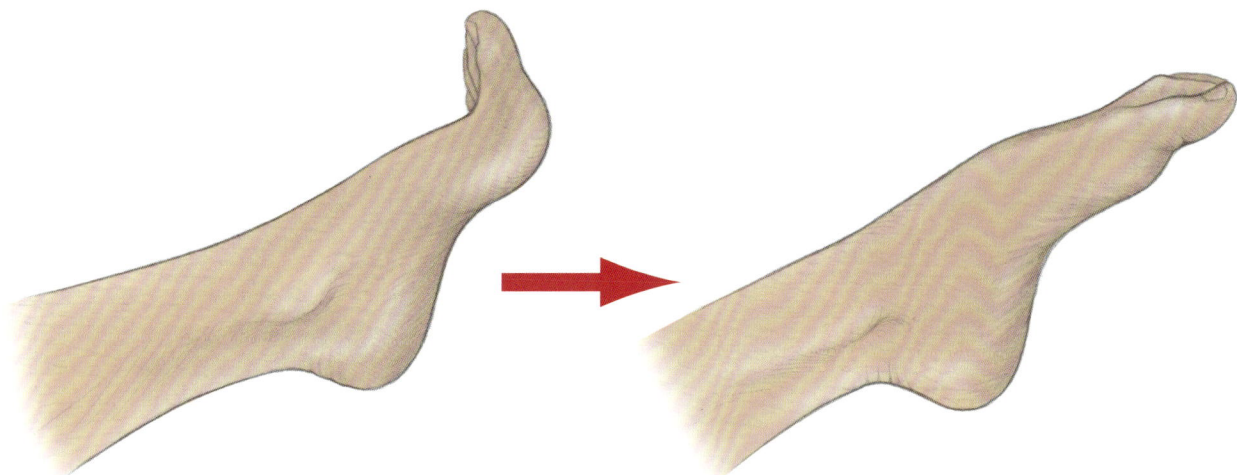

图8-12 屈曲练习中足部的动作顺序

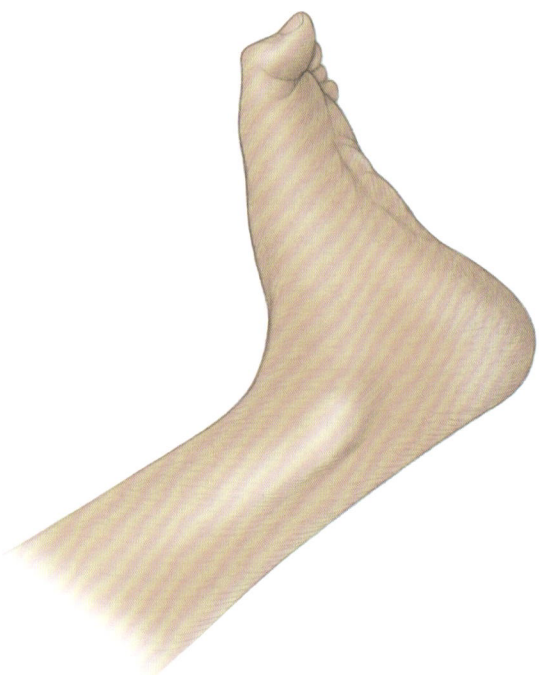

图8-13 趾屈加强足弓

### 日式指压按摩

1. 双手捧住腿的两侧，从膝关节按压到踝关节。这样能够刺激"气"在腿部经络中的流动。腿外侧是阳经，主管胆和膀胱。腿内侧是阴经，主管脾、肝和肾。

2. 继续按压足的两侧，直到足趾（图 8-14）。

## 瑞典式按摩或跨纤维按摩

1. 用轻抚法交替按摩足部的跖面和背面。

2. 用指间关节揉搓足部跖面。

3. 用拇指滑动按摩足部背面。

4. 用轻抚法和导流法从踝关节按摩到膝关节。

5. 将双手拇指放在小腿腓肠肌处，拇指指尖扣住腓肠肌的两头之间，然后，两手向腓肠肌的两侧外侧缘方向拉伸。从踝关节以上几厘米开始，一次一次地向上按摩，覆盖整个腓肠肌，直到膝关节。

6. 在膝关节周围做拇指滑动按摩。

## 结缔组织按摩

### 肌筋膜拉伸法

1. 按摩师站在按摩床的一侧，面对患者足背。双手从两侧抓住患者的足，指尖放在跖面的中线，并用力扣住，然后从中线向两边扩展。

2. 按摩师站在按摩床的尾端，用手指向腿部深部用力，然后，缓缓地向着踝关节方向滑动。

3. 按摩师将掌根按在患者踝关节上方腿后部的中线上。慢慢地向两边扩展。沿着水平方向，一次一次地向上按摩，直到膝关节。

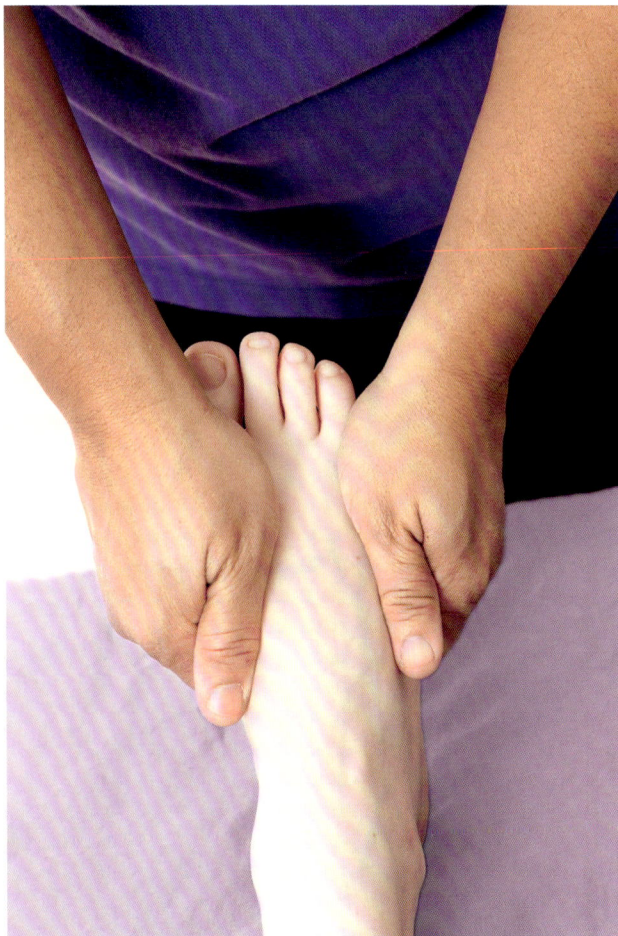

图8-14　足部指压按摩

## 深层组织按摩或神经肌肉按摩

### 顺序

1. 足趾肌腱。
2. 踇长屈肌、踇短屈肌、踇展肌的止点。
3. 足底肌肉。
a. 第一层：小趾展肌、趾短屈肌和踇展肌。
b. 第二层：踇长屈肌、趾长屈肌、4 块蚓状肌和足底方肌。
c. 第三层：小趾短屈肌、踇收肌和踇短屈肌。
d. 第四层：3 块跖面骨间肌、4 块背面骨间肌；腓骨长肌和胫骨后肌的肌腱。
4. 足背肌肉。
a. 肌腱：胫骨前肌、踇长伸肌、趾长伸肌和第三腓骨肌。

b. 肌肉：骨间肌、踇短伸肌、趾短伸肌。
5. 踝关节韧带：前面部分。
6. 小腿内侧肌肉：趾长屈肌、比目鱼肌和腓肠肌。
7. 小腿外侧肌肉：胫骨前肌、踇长伸肌、趾长伸肌、腓骨长肌、腓骨短肌、第三腓骨肌和比目鱼肌。
8. 踝关节韧带：后面部分。
9. 腓肠肌。
10. 比目鱼肌和小腿后部深层肌肉。
11. 膝关节：韧带和肌腱。

### 足趾肌腱

- 按摩师站在按摩床的尾端，用拇指和示指抓住患者踇趾近节趾骨的前后两面（图8-15）。对趾伸肌腱和趾屈肌腱做小幅度的上下弹拨按摩。对远端趾骨重复同样的动作。
- 对其余4趾重复同样的按摩，顺序从第2趾的趾骨底开始，到小趾结束。

### 踇长屈肌、踇短屈肌、踇展肌以及踇收肌的止点

#### 踇长屈肌
踇长屈肌的止点位于足部跖面的远节趾骨关节的趾骨底。
按摩手法
- 用拇指或示指的指尖对止点做静态按压和跨纤维按摩。

#### 踇短屈肌
它在内侧的止点位于踇趾近节趾骨底的内侧，外侧止点位于踇趾近节趾骨底的外侧。

#### 踇展肌
踇展肌的止点位于踇趾近节趾骨底的内侧。

#### 踇收肌
踇收肌的止点位于踇趾近节趾骨底的外侧。

- 要按摩到骨间肌，需要用拇指或示指的指间关节，沿着足趾肌腱的两侧从足趾根部按摩到足跟，并对敏感点做静态按压（图8-17）。

触发点通常出现在踇短屈肌和踇展肌中，它们的止点位于踇趾趾骨底的内侧。踇短屈肌触发点的牵涉痛区在第一跖骨的头部，可能会延伸到大脚趾。踇展肌触发点的牵涉痛可以贯穿整个脚掌。

**足背肌肉**
**趾短伸肌**

起点：跟骨前面和外侧面、距跟外侧韧带及伸肌韧带。

止点：第2～5趾近节趾骨的趾骨底。

作用：伸展第2～5趾。

**按摩手法**

- 用拇指或示指的指间关节，沿着足趾肌腱的两侧，从足趾根部按摩到踝关节（图8-18）。

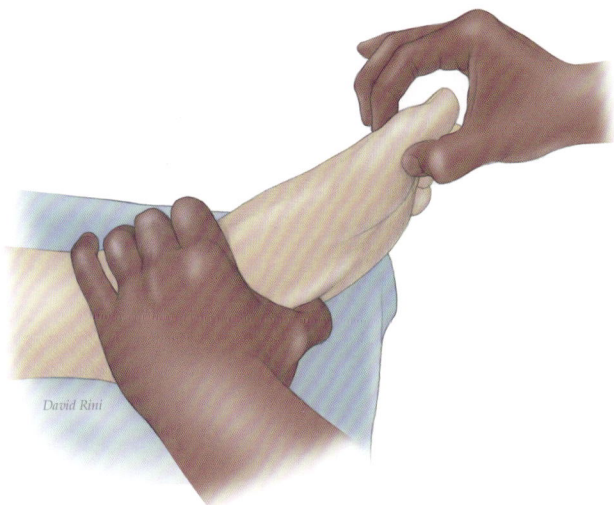

图8-15　按摩趾伸肌腱和趾屈肌腱

**按摩手法**

- 要按摩以上肌肉的止点，需要用拇指和示指从两侧夹住踇趾的底部。用感觉找到敏感点。
- 对敏感区域进行静态按压和跨纤维按摩。

**足底肌肉**
**体位**

- 按摩师坐在按摩床尾端的椅子上，一只手抓住患者的足趾，使这只足保持背屈。

**踇短屈肌**

起点：骰骨的内侧，楔骨的外侧。

止点：踇趾近节趾骨底的内、外侧。

作用：屈曲踇趾近节趾骨。

**踇展肌**

起点：跟骨粗隆、屈肌支持带和足底腱膜。

止点：踇趾近节趾骨的内侧趾骨底。

作用：外展踇趾。

**按摩手法**

- 一手微握拳，从足趾根部按摩到足跟（图8-16）。

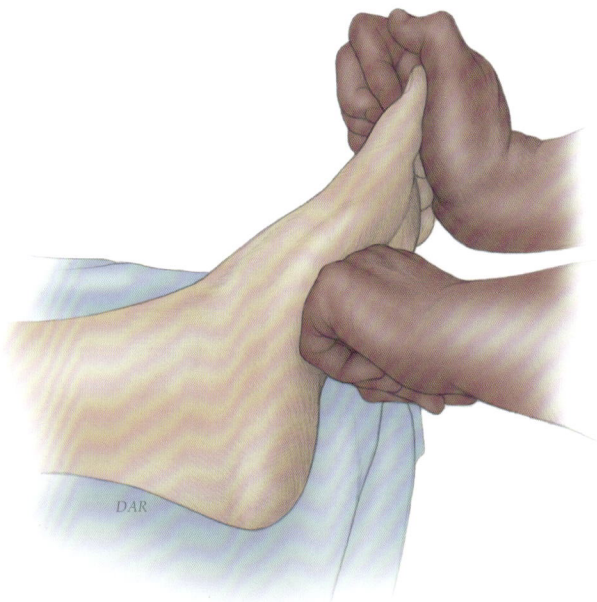

图8-16　足底肌肉的深层组织按摩

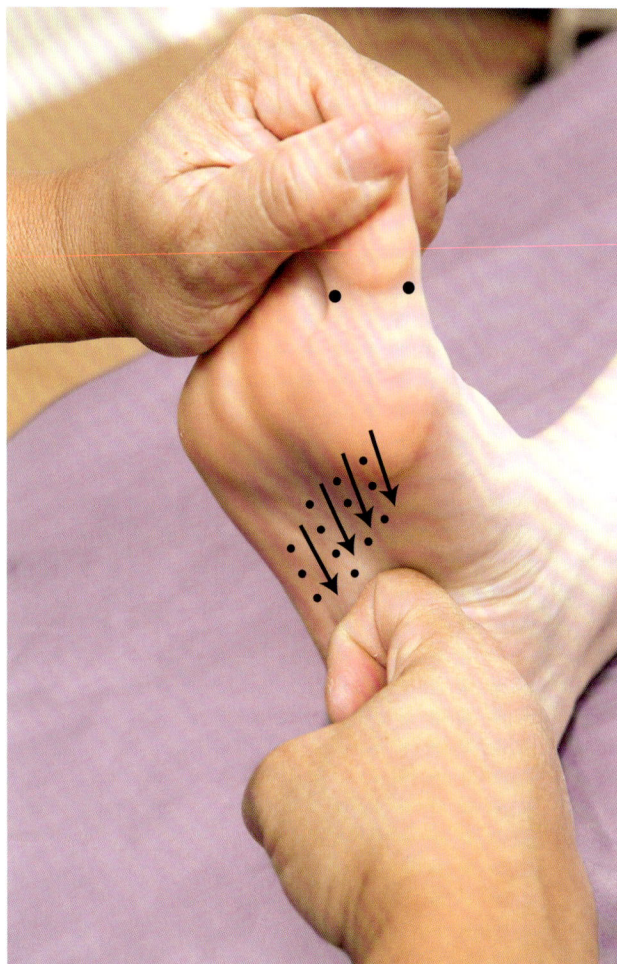

图 8-17 按摩足趾肌腱之间的蚓状肌

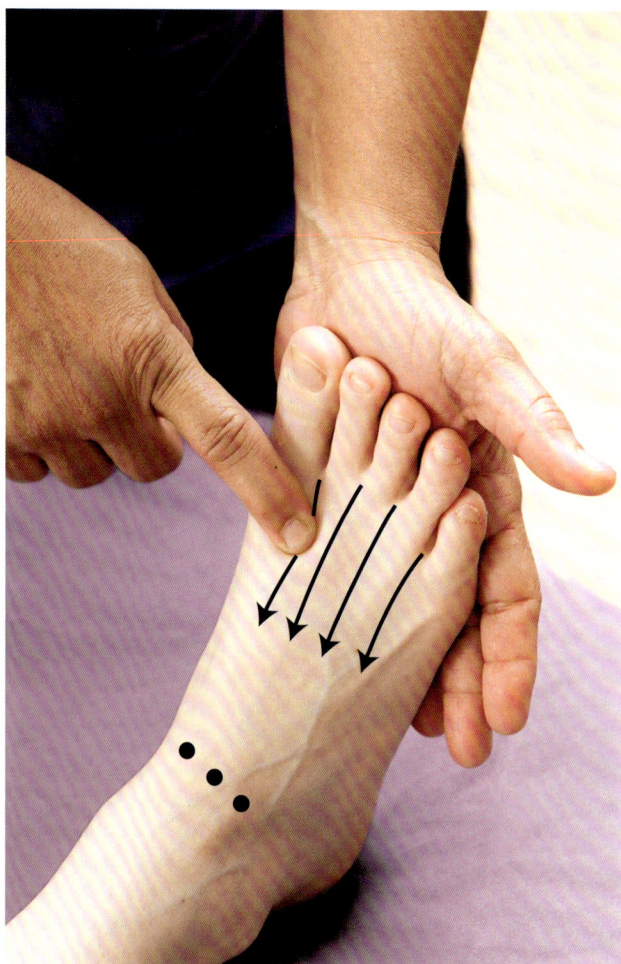

图 8-18 趾短伸肌深层组织按摩的方向

检查触发点时，要探查踝关节折痕处的趾短伸肌的压痛情况。这些触发点的疼痛会放射到整个足背，但踝关节附近最痛。

踝关节韧带——前面部分
按摩手法

- 按摩师将双手拇指按压在患者踝关节的中线处。两拇指同时用小幅度的上下弹拨按摩手法，按摩腱鞘上方的韧带（图 8-19）。
- 两拇指稍向外，重复上述动作。

小腿内侧肌肉（趾长屈肌、比目鱼肌、腓肠肌）

体位

- 按摩师站在按摩床的一侧，双手手指放在患

者胫骨内侧边缘，内踝的后面。
按摩手法

- 用手指指尖以环绕摩擦手法，沿着胫骨边缘按摩胫骨内侧的肌肉，从内踝按摩到膝关节。
- 用双手指尖采用小幅度的上下弹拨和左右弹拨手法，按摩胫骨边缘肌肉的内侧边际，从内踝按摩到膝关节（图 8-20）。

⚠️ 警告：小心按压小腿内侧，以免损伤小隐静脉。静脉曲张时禁止在此处按摩。

小腿外侧肌肉（胫骨前肌、蹈长伸肌、趾长伸肌、腓骨长肌、腓骨短肌、第三腓骨肌和比目鱼肌）

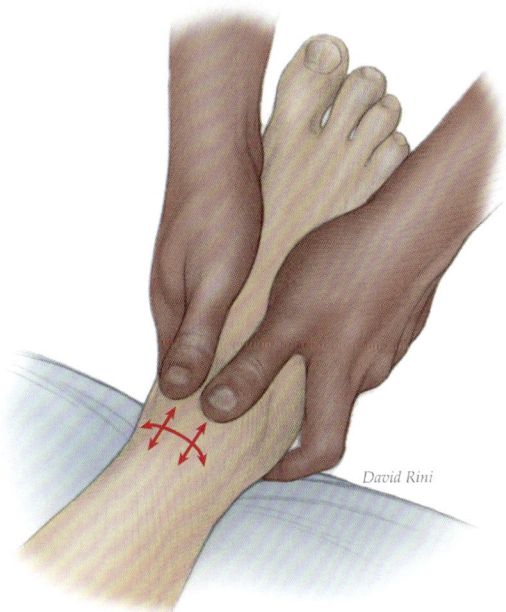

触发点经常位于胫骨前肌的上 1/3 位置。牵涉痛区从踝关节前面向内侧发展，并覆盖整个大脚趾。

腓骨长肌

起点：腓骨外侧干的头部和上 2/3 处。

止点：第一跖骨底外侧跖面，楔骨跖面外侧。

作用：使足外翻；协助踝关节的跖屈；支撑足横弓。

在腓骨头下 2.5 cm 处检查腓骨长肌的肌纤维。牵涉痛区在腓骨外踝附近，沿足外侧扩展。

图8-19 踝关节韧带的按摩方向

胫骨前肌

起点：胫骨外侧髁和胫骨外侧近 2/3 处，骨间膜。

止点：内侧楔骨内侧和足底内侧面，第一跖骨底。

作用：背屈踝关节，内翻距跟关节和跗骨间关节。

注：检查胫骨前肌时，患者采取仰卧位比较方便。

腓骨短肌

起点：腓骨外侧面的远侧 2/3 处。

止点：第 5 跖骨外侧的粗隆。

作用：使足外翻；协助踝关节跖屈。

第三腓骨肌

起点：腓骨内侧面的远端 1/3 处。

止点：第 5 跖骨基部的背表面。

作用：踝关节背屈；协助足部外翻。

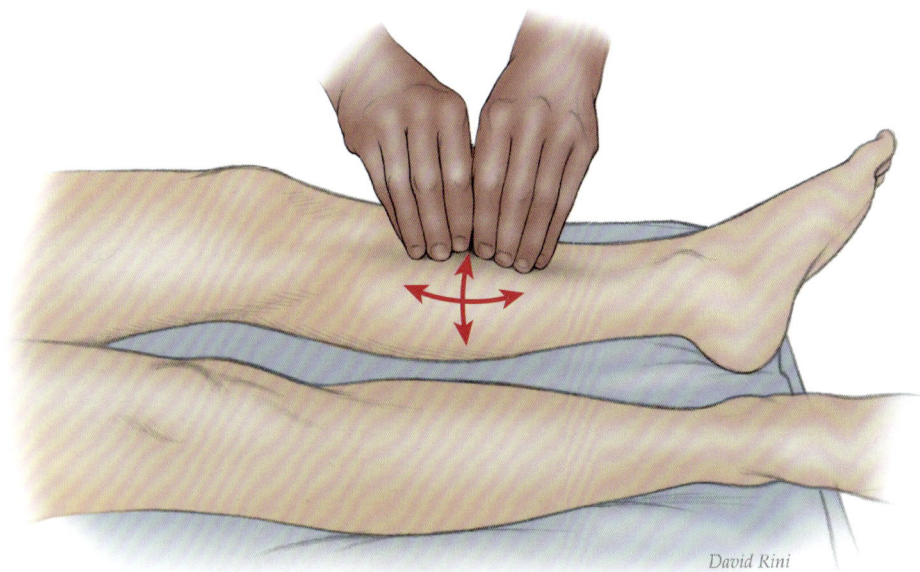

图 8-20 小腿内侧肌肉的深层组织按摩方向

体位

- 患者仰卧位。

按摩手法

- 找到外踝上的腓骨长肌肌腱和腓骨短肌肌腱，用指间关节或者拇指针对每块肌肉的肌腱做小幅度的上下弹拨手法按摩。
- 胫骨前肌的按摩。用肘关节对胫骨外侧面（从踝关节到胫骨外侧髁）进行拉伸按摩（图8-21）。

体位

- 患者侧卧，屈髋屈膝。
- 腿下应放置一个枕头，防止臀部向前滚动。

按摩手法

- 按摩腓骨肌。用肘关节从外踝到腓骨头进行拉伸按摩（图8-22）。

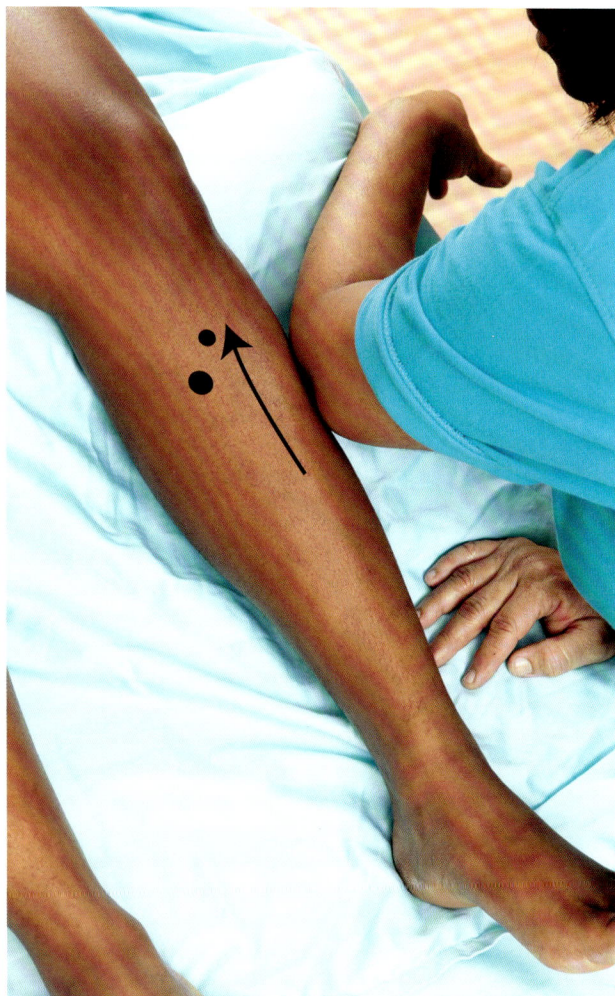

图8-22　腓骨肌的拉伸按摩

- 用肘关节沿着小腿外侧肌肉边缘进行弹拨手法按摩，从踝关节一直按摩到膝关节。
- 用肘关节做横跨肌纤维的按摩运动可以定位触发点。

小腿后侧肌肉

体位

- 患者俯卧位，如果需要的话可在踝关节下方放置枕头。
- 按摩师站在按摩床一侧。

按摩手法

- 按摩师采用上述按摩小腿前侧的手法，对患者小腿后侧肌群进行预热。

踝关节韧带——后面部分

按摩手法

- 将双手拇指放在跟腱的任意一侧，在韧带上做小幅度的上下弹拨手法按摩，使跟腱在深部肌腱上滑动。
- 两拇指轻轻地向两侧分拨，重复该按摩手法。在踝关节内外侧继续重复该按摩手法，并不断扩大两拇指间的距离。

腓肠肌

起点：

　　外侧头——股骨外上髁和后表面。

　　内侧头——股骨内上髁的腘窝面。

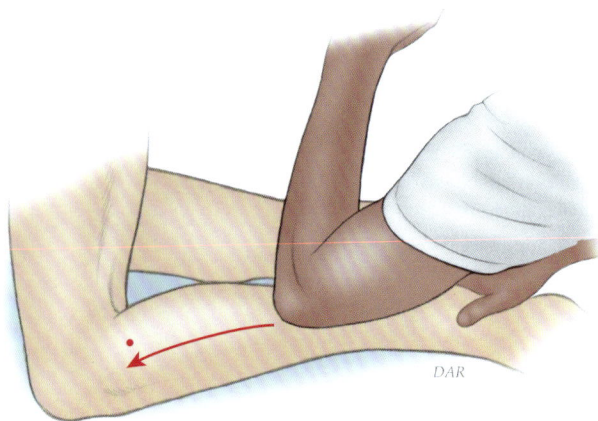

图8-21　胫骨前肌的拉伸按摩

大多数触发点可对称分布在腓肠肌的上象限，即内侧头和外侧头之间。牵涉痛的区域大部分以局部为主，偶尔向肌肉的上部或膝关节上方放射。位于肌肉内侧头中线的触发点大多与足背和沿小腿后内侧的疼痛有关。

止点：通过跟腱附着于跟骨的中间后表面。

作用：足跖屈运动；协助膝关节屈曲。

按摩手法

- 用前臂或者指间关节做从跟骨到小腿中部的拉伸按摩（图8-23A）。
- 重新将前臂或者指间关节置于腓肠肌外侧起点，继续做到膝关节的拉伸按摩。在内侧起点做相同的按摩（图8-23B）。
- 用拇指在小腿后侧中线进行拉伸按摩来分拨腓肠肌的起点（图8-23C）。

⚠️ 警告：永远不要在腘窝处做按摩。应按摩膝关节的两侧，将力量放于腓肠肌肌纤维上。

- 用拇指触压肌腹的触发点，行小幅度的上下弹拨和左右弹拨按摩手法。每个触发点都应予以治疗。

比目鱼肌和小腿后部深层肌肉

比目鱼肌

起点：胫骨干内侧的中1/3，腓骨头和腓骨后侧面的近1/3，胫骨与腓骨之间的纤维连接处。

止点：通过跟腱（还有腓肠肌）附着于跟骨后侧。

作用：足跖屈运动，稳定身体站立姿势，防止向前摔倒。

检查比目鱼肌的最佳方式是将患者的腿弯曲90°，使比目鱼肌与腓肠肌脱离。最常见的触发点是在比目鱼肌内侧，恰好在跟腱上方，常与跟腱和足跟的疼痛有关，但疼痛也可能辐射至比目鱼肌内侧缘。

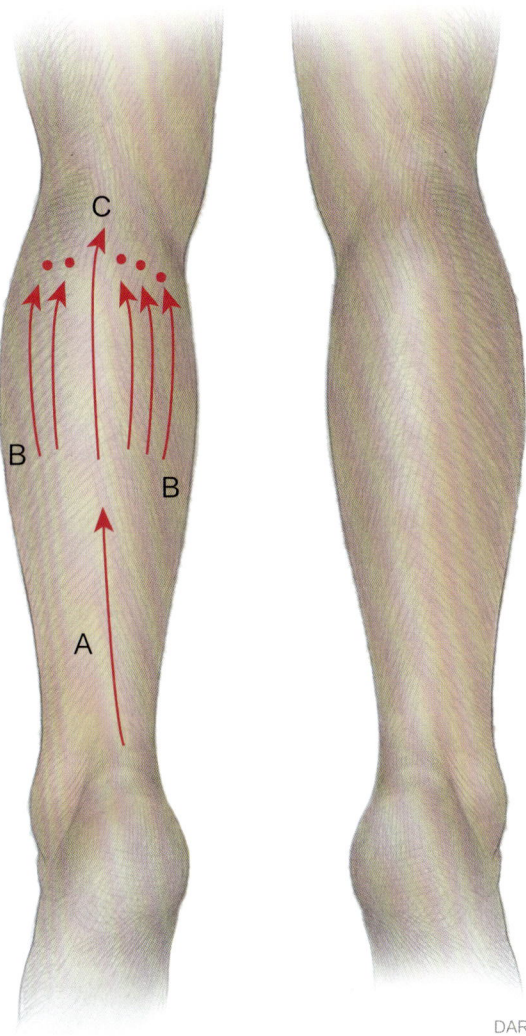

图8-23 腓肠肌的按摩顺序

按摩手法

- 将拇指或者其他手指的指尖放于跟腱两侧，从踝关节到膝关节沿着腓肠肌进行小幅度的上下弹拨按摩。寻找紧张和敏感的区域做深层肌肉按摩。
- 当重按腓肠肌时，比目鱼肌上的触发点可被触及。

膝关节

体位

- 患者仰卧位，膝下垫一枕头。
- 按摩师站在按摩床的一侧。

按摩手法

采用静态按压、上下弹拨和左右弹拨的按摩手法来治疗下述附着点（图 8-24）。

- 鹅足（缝匠肌、股薄肌、半腱肌、半膜肌的止点）——位于胫骨头和髌骨内侧缘。
- 股二头肌和腓骨长肌——位于小腿外侧的腓骨头。
- 股四头肌——位于胫骨头的中心，较胫骨粗隆靠上。
- 髌韧带——将拇指置于胫骨粗隆上方，在髌骨下边缘的韧带附着点处，行小幅度的上下弹拨和左右弹拨按摩手法。

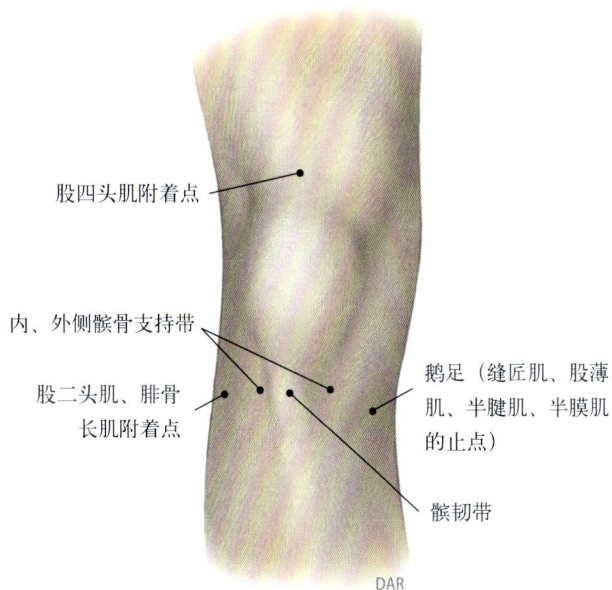

图 8-24　膝关节肌肉的附着点

股四头肌附着点

内、外侧髌骨支持带

股二头肌、腓骨长肌附着点

鹅足（缝匠肌、股薄肌、半腱肌、半膜肌的止点）

髌韧带

- 内外侧髌骨支持带——将拇指置于髌韧带的任意一侧。行上下弹拨与左右弹拨的按摩手法，并沿着韧带滑动。在疼痛点做暂时的停顿。

## 拉伸运动

1. 站在按摩床的尾端，一只手抓住患者的足尖，同时另一只手握住足跟。使足趾做数次屈伸运动。

2. 使患者足背屈，并保持数秒。

3. 使患者足跖屈，并保持数秒。（第 2、3 步可在患者膝关节屈曲 90° 时任意取仰卧位或俯卧位进行）

4. 用双手夹住患者的足部，使患者足内翻并保持数秒，再使足外翻并保持数秒。

## 整理

1. 充分按摩手与前臂，因为这些区域在足和小腿有相应的反射区域。

2. 在这之后进行头颈部按摩将有助于平衡身体的上部。

## 结束

站在按摩床的头端，用双手轻托患者头部并保持至少 30 秒，使患者放松并感受按摩的效果。

# 治疗案例

## 足部和小腿

患者 Eugene，男，50 岁，是一家连锁快餐店的总经理。他经常在店里走来走去打理生意。他想寻求深层组织按摩治疗，因为他的脚和小腿变得非常疼痛和肿胀，尤其是工作周结束时，这严重影响到了他的日常工作。

姿势评估测试显示 Eugene 有扁平足，这会导致膝关节内侧缘向内倾，使得内侧副韧带受压。他有明显的脊柱前凸和肩胛骨下压。他的锁骨角向下倾斜、手臂向前悬挂。同时，Eugene 的头也明显前倾，下颌异常地高。为了彻底解决他半身的问题，建议采取一系列的深层组织按摩疗法来调整全身。单独进行足部和小腿按摩，并不能解决其足部问题，因为他全身姿势不平衡。每次治疗都会按摩足部。然而，在本案例中详细介绍了他的第四个疗程，即强调了下肢肌肉的治疗。Eugene 的脚很僵硬，难以活动，踝关节活动也有所受限。在第一次治疗后，他开始学习一些可以提高足部灵活性的动作。

足部的治疗从按摩足部的固有肌开始，深层组织按摩提示有细小的颗粒状肿块堆积在足趾肌腱周围，并且当按压足底时很多区域会表现出紧张感。在按摩师协助下的足趾屈伸运动以及跖屈、背屈、内翻、外翻运动可以拉伸足部肌肉和筋膜。

内侧足弓低致使患者站立时双足外翻。因此，腓侧肌肉（负责使足部外翻）高度收缩，这使得Eugene感觉此部位极为僵硬。用肘关节缓慢而深入地按摩这些肌肉。腓骨长肌和腓骨短肌得到了很大程度的松解。为了降低腓骨肌的张力，患者接受了加强胫骨前肌的锻炼，这还可以提升内侧足弓。这一动作可以平衡腓侧肌肉。治疗结束后，安排了训练课程。Eugene被指导坐在椅子上，整个腿部在臀部、膝关节和脚踝处保持屈曲状态，并被要求在屈曲的足部挂一个装着两个汤罐的小礼品袋。然后，令他慢慢地将脚向内侧翻转（将跖面向内转动）并保持3秒。左右两侧足部各重复10次这个动作。

同时也要按摩腓肠肌和比目鱼肌。按摩时腓肠肌的头十分敏感，广泛的瑞典式按摩和摩擦按摩都可以用来放松肌肉。由于肌肉太敏感，无法承受持续的直接压力，所以采用了交叉纤维按摩而不是深层组织拉伸按摩。膝关节周围的肌肉附着点都要给予按摩，鹅足的肌肉附着点格外敏感。

对足部和腿部进行深层组织按摩后，还应进行肩部、颈部和头部的按摩。此外，还建议患者在家进行护理（例如工作一天后将腿抬高，并用温水泡脚）。

## 讨论题

1. 描述一个内侧足弓塌陷患者，其腿部和骨盆的可能形态。

2. 当患者站立时将大部分重量放在足跟。足部和腿部的哪些肌肉可能缩短了？

3. 你会怎么向患者解释足部护理的重要性？

4. 一双设计良好的鞋子应该具有哪些特点？

5. 有哪些迹象表明患者可能患有足底筋膜炎？

# 复习题

## 一、收获和反馈

**1.** 什么时候身体的重量在足部得到最佳平衡？

A. 当重量分布在足舟状骨和楔骨与横弓之间

B. 当重量集中在跟骨上

C. 当重量分布在距骨与纵弓之间

D. 当重量分布在距骨与其他的足部骨骼之间

**2.** 哪些是组成踝关节的骨头？

A. 内、外侧踝

B. 胫骨和腓骨

C. 距骨和胫骨

D. 距骨和跟骨

**3.** 足部最强的背屈和跖屈肌肉是？

A. 胫骨前肌

B. 胫骨后肌

C. 腓骨长肌

D. 腓骨短肌

**4.** 什么时候腘窝的结构是最脆弱的？

A. 膝关节伸展时

B. 膝关节屈曲时

C. 膝关节内旋时

D. 膝关节中立时

## 二、概念应用

**1.** 当足弓不正常时哪个关节最有可能受损?

A. 骶髂关节

B. 踝关节

C. 髋关节

D. 膝关节

**2.** 如果一个人的脚向一侧偏,最可能发生缩短的肌肉是?

A. 胫骨前肌、胫骨后肌、腓骨长肌

B. 腰大肌、臀大肌、梨状肌

C. 内收肌、臀中肌、阔筋膜张肌

D. 深趾屈肌、足固有肌

**3.** 如果想加强小腿的肌肉,什么训练是最佳的?

A. 踮脚尖

B. 拉伸小腿

C. 足趾抓紧

D. 足部画圈

**4.** 按摩比目鱼肌的最佳策略是?

A. 患者仰卧位,膝关节屈曲,从腓肠肌前侧开始治疗

B. 患者俯卧位,充分伸展腿部,使腓肠肌尽可能狭窄

C. 患者俯卧位,膝关节屈曲 90°,松解腓肠肌

D. 患者侧卧位,在接近按摩床的腿的内侧触摸比目鱼肌

**5.** 对于足部和腿部的深层组织按摩,推荐的按摩顺序是什么?

A. 足趾屈肌,然后是足趾伸肌,最后是韧带

B. 足趾筋膜,然后是小腿外侧肌肉,最后是小腿内侧肌肉

C. 足底肌肉,然后是足背肌肉,最后是小腿内侧肌肉

D. 足趾筋膜,然后是足趾屈肌和跗短伸肌,最后是足底肌肉

## 三、解决问题:讨论要点

**1.** Cecilia,42 岁,喜欢穿窄头高跟鞋。她还有膝关节痛、背痛和跗囊炎。请运用第 8 章的知识,为她制订一个按摩方案。在你的预期中,哪一个部分最消耗时间?她需要怎样的调整?在单次的按摩治疗中你计划收到怎样的预期疗效?

**2.** 考虑到 Cecilia 不太可能放弃她喜欢的窄头高跟鞋,你能通过一系列的深层组织按摩疗法帮她达到怎样的治疗效果?

## 第9章

# 稳定核心

完成本章阅读、课堂教学及指定的作业后，学生应该能够：

- 应用与大腿、臀部、骨盆以及腹部相关的整体深层组织按摩疗法的关键术语和概念
- 识别大腿、臀部、骨盆、腹部的解剖特征，包括
  - 骨性标识
  - 肌肉和筋膜结构
  - 危险或需要注意的部位
- 识别与大腿、臀部、骨盆、腹部疼痛或功能障碍相关的姿势或动作模式
- 选择合适体位并使用靠垫，为患者提供安全且

舒适的大腿、臀部、骨盆、腹部的整体深层组织按摩
- 在执业范围内，为患者提供大腿、臀部、骨盆、腹部的自我调理建议
- 安全、有效地执行整体深层组织按摩常规流程
- 为每位患者制订个体化的整体深层组织按摩方案，以解决大腿、臀部、骨盆和腹部的问题
- 为每位患者制订个体化的整体深层组织按摩方案，以解决全身问题

本章重点在于重建与骨盆运动有关的肌肉的平衡。这些肌肉包括大腿上的肌肉、腹部肌肉和骨盆肌肉。为区分解剖与功能的不同之处，我们将大腿/臀部区与腹部/骨盆区分开讨论。但通常，这两个区域是作为一个整体共同促进影响骨盆位置和运动的肌群的协调性。

本章提及的四个常规疗法应该被看作是一个渐进式的治疗过程。为了达到最好的效果，以及防止骨盆区域不平衡，治疗师应该按照推荐的顺序操作。深部的腰大肌和髂肌只有在腹部表面肌肉和大腿肌肉放松后才能按摩。过早对髂腰肌按摩会给患者造成不适，且会影响后续治疗的有效性。

本章提及的四个治疗操作在疗程紧凑时疗效最佳，两种治疗间隔不要超过2周，这样前一个治疗的疗效可以有效持续到后一个治疗。配合本书讲到的练习和拉伸运动，疗效更好。深层组织按摩师也会教患者这些练习方法，这样他们就可以更好地整合肌肉的变化，增强治疗过程中的核心意识。

治疗顺序如下。

1. 大腿后方肌群及臀部肌群。

2. 腹部肌群，包括它们在胸廓及骨盆的起止点，以及按摩肠部区域。

3. 大腿内外侧肌群。

4. 大腿前部肌群及髋屈肌，包括股直肌和髂腰肌。

# 大腿和臀部

## ▶ 概述

大腿包括股骨——人体最长、最强壮的骨，以及附着其上的肌肉。髋关节是连接股骨和骨盆的关节。它是球窝关节，可以做大范围运动，包括屈、伸、外展、内收、旋转以及环形运动。当我们站立或进行下肢运动时，大腿和臀部可保持身体稳定。大腿前部肌肉——股四头肌，是人体最有力的肌肉之一，与大腿侧面和后面的肌肉保持平衡。

共有 22 块肌肉参与臀部和膝部股骨的移动。其中 21 块肌肉附着于骨盆的不同部位。站立时，小腿是固定在足上方的。因此，大腿前部或后部肌肉缩短时，骨盆可能向某一方向倾斜过多。按摩大腿深部肌群的一个目的就是平衡肌肉运动，这样骨盆就可以保持在股骨上方，而不会被长期牵拉变得倾斜。

髋关节由强壮的韧带和肌肉加固。由于呈球窝形，髋关节可以做旋转和画圈运动。但在走路和跑步时，力直接作用于下方的活动范围较小的膝部和踝部。膝关节可以做屈伸运动，但很难缓冲来自其他方向的压力。髋关节将力量转换成一系列安全范围的运动。膝关节还必须缓冲走路和跑步时由地面上升至膝关节的反作用力。由于这些原因，良好的髋部力学可以使膝关节更健康。

当腿处于正常位置时，在大腿前侧，髋关节中心和膝关节中心可以连成一条垂线（图9-1）。这条垂线扭曲可能导致"X"形腿（膝外翻）或"O"形腿（膝内翻），这会增加双腿关节的压力（图9-2）。深层组织按摩师在按摩大腿肌群时应注意这条垂线，并注意其两侧肌肉的不对称之处。

## ▶ 肌肉骨骼的解剖和功能

股骨近端由股骨头、股骨颈和两个分别叫作大、小转子的突出组成。股骨头位于在一个叫作髋臼的圆窝里，髋臼由髂骨、耻骨、坐骨共同组成。髋臼延长出一圈软骨，称为关节唇，关节唇包绕股骨头，使髋关节更稳定。关节唇外延是一个厚厚的袖套状结构，叫关节囊，包绕股骨颈，加强并保护髋关节（专栏 9-1）。

7 条韧带包绕髋关节，起到加强和支持作用。其中最强有力的韧带是髂股韧带，又叫 Y 韧带。它一端附着于髋关节前、髂前下棘处，另一端附着于股骨大、小转子之间。坐股韧带位于关节后方，一端附着于髋臼下方的坐骨，另一端附着于股骨颈后方。在大腿运动时，这些韧带使股骨头牢牢地嵌于髋臼中。

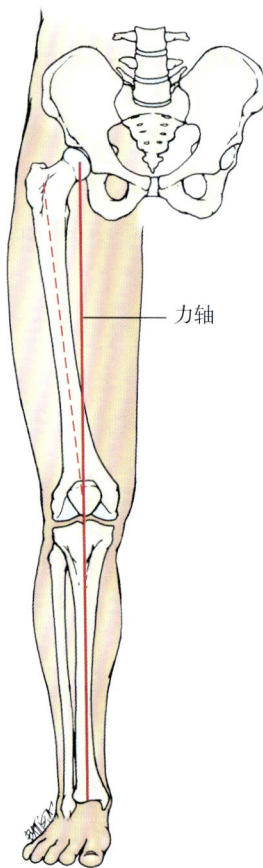

力轴

图9-1    下肢髋、膝、踝关节连成的轴线

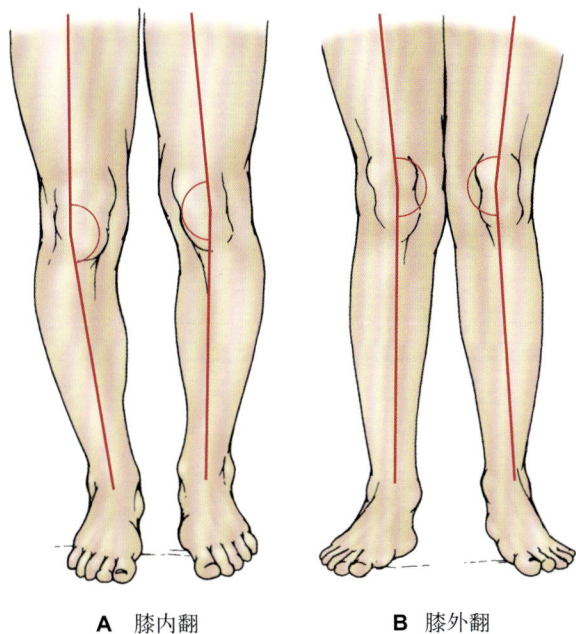

图9-2 膝内翻和膝外翻。A.膝内翻时，股骨与胫骨所在直线成角向内；B.膝外翻时，股骨与胫骨所在直线成角向外

**A 膝内翻**　　**B 膝外翻**

股骨颈在股骨的斜上方。这种构造使得骨盆与大腿保持一段距离，这样骨盆在大腿上方可有较大的活动范围。股骨颈这种构造的缺点是，它呈弯曲形态，比直线形态受力大，是大腿最易受损的地方。此外，股骨颈由松质骨构成，是骨质疏松导致骨骼变薄效应最显著的部位。老人常发生的"髋部骨折"

通常就是股骨颈损伤。

大转子是许多带动大腿运动的肌肉的附着点。6块深部外侧回旋肌和2块内侧回旋肌（臀中肌、臀小肌）都附着于大转子。这两组肌肉在股骨上的旋转方向是相反的。它们必须保持平衡，这样才能让股骨头在髋臼中全方位活动。肌肉牵拉不平衡会使股骨头轻度偏离原位，时间久了会引起髋关节炎。髋关节运动轻度受限会产生连带效应，导致膝关节受压、受力不平衡，有时还会累及踝关节。

大腿前侧肌肉属于屈肌，带动股骨向前运动（图9-3）。髋部主要的屈肌是髂腰肌和股直肌。股直肌参与膝关节伸展。第二类屈肌是缝匠肌和阔筋膜张肌。在所有这些肌肉中，髂腰肌最为重要。由于其位于身体中心，髂腰肌最有力，且起到了杠杆作用。应该说髂腰肌是髋关节屈曲运动的首发肌肉。在平衡的身体中，行走并非由腿部发起，而是由躯干发起。然后，运动通过腰大肌传递至腿。腰大肌一端附着于腰椎前部，另一端附着于股骨内侧面的小转子上。

步行平稳且协调需要腰大肌和股直肌之间相互平衡。通常，股直肌使髋关节过度屈曲，此时腰大肌会短缩，力量也会削弱。这会使腰部更加屈曲，并将胸廓向前下牵拉。于是，身体力线扭曲，同时全身运动也会不可避免地出现问题。

**专栏 9-1 ┃ 大腿和臀部的基础解剖**

**肌肉**

股四头肌——股直肌、股外侧肌、股内侧肌、股中间肌

内收肌——短收肌、长收肌、大收肌、股薄肌、耻骨肌

腘绳肌——股二头肌、半膜肌、半腱肌

外侧回旋肌——梨状肌、闭孔内肌、上孖肌、下孖肌、闭孔外肌、股方肌、臀大肌、臀中肌、臀小肌、阔筋膜张肌、髂胫束、缝匠肌

**骨骼及骨性标识**

髂前上棘（ASIS）
髂前下棘（AIIS）
骶骨
尾骨
坐骨结节
股骨
大转子
小转子
髌骨
胫骨
胫骨粗隆
腓骨
腓骨头

在髋关节屈曲时，如果腰大肌功能正常，以腰椎为核心的上、下半身会很协调。如果上述运动协调，每踏出一步，腰椎都会使骨盆轻微摆动。如果这些功能不正常，骨盆会很僵硬，表现为骨盆不随步伐运动，或不能适当缓冲腰部的震动。

不是所有地面都那么平整。我们也要能在不太平整的路面上行走。这就需要一个可以活动的骨盆。此外，附着在髋、踝关节两端的肌肉会在路面坚硬、柔软，甚至有些不平整时做出小而频繁的调整，从而使步伐流畅、优雅、轻松。如果没有这种协调运动，步伐会变得费力而不协调，还会通过双足及双腿给腰部带来不必要的压力。

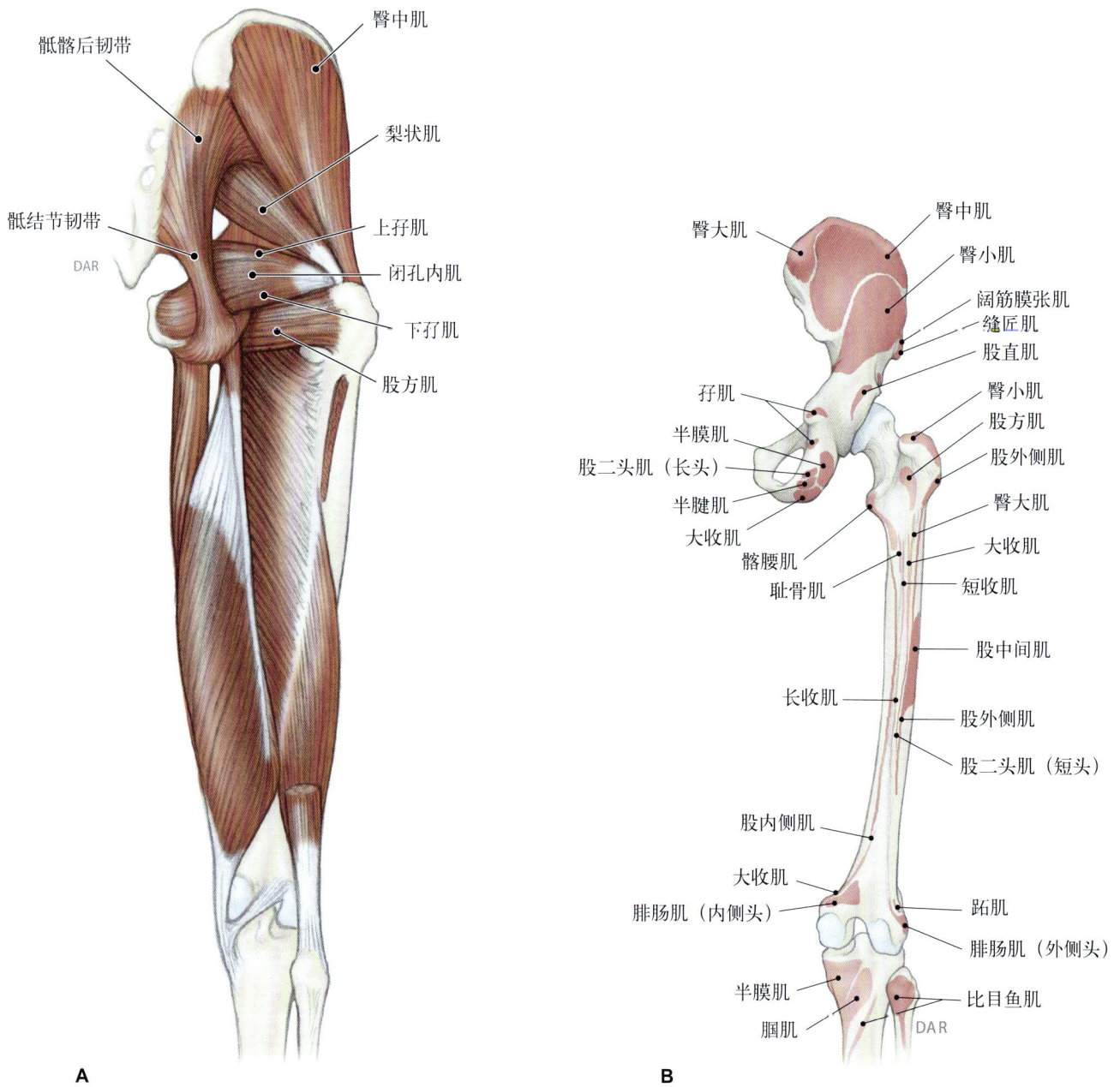

图9-3  A.大腿和髋关节后部肌肉；B.大腿和髋关节后部肌肉附着点

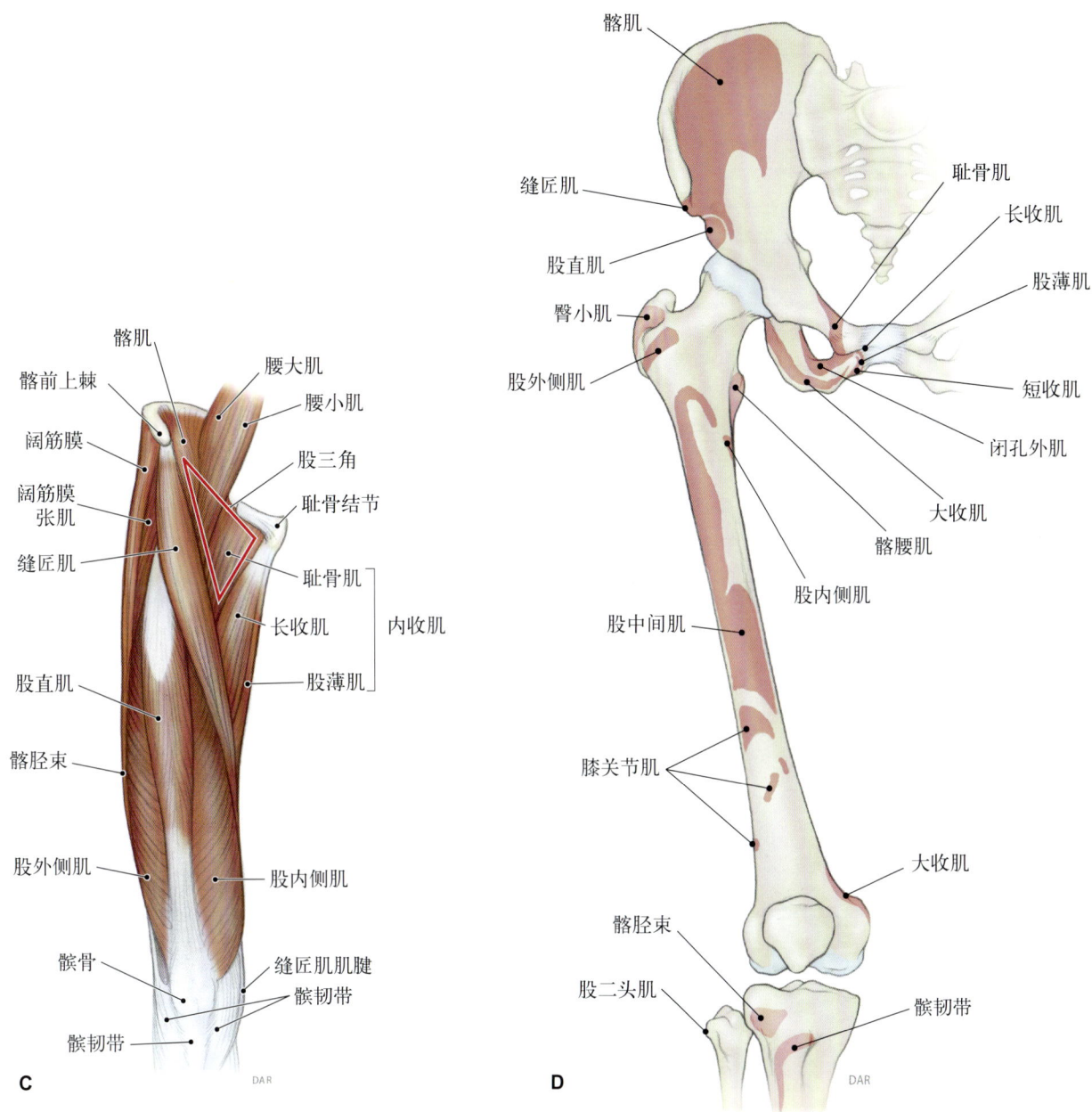

**图9-3（续）** C.大腿前部肌肉；D.大腿和骨盆肌肉附着点

当我们走在平整、坚硬的地面上时，膝关节前后摆动，双足就像摇椅的底座一样，重量从足跟移动到足趾。这一系列动作给脊椎带来轻微的波动，这样一来，身体通过增强向上泵液体的能力增强了生理功能，这些液体也包括流经脊髓的脑脊液。

与髋关节屈肌相对的是髋关节伸肌，包括腘绳肌和臀大肌。腘绳肌是双关节肌肉，起于坐骨结节，止于胫骨和腓骨。它们也是膝部的屈肌。它们的运动因髋关节前方的髂骨韧带而受到限制，活动范围只有45°。

髋关节主要的外展肌是臀中肌和臀小肌。髋关节屈曲时，阔筋膜张肌辅助外展。阔筋膜张肌最重要的功能是使髂胫束保持紧张状态。髂胫束在大腿外侧，帮助缓解作用在股骨上的拉力和张力。骨骼的结构特点使它能缓解压力，也就是应力，而不太擅长缓解张力，也就是拉长它的力，这种力是由肌肉和筋膜来缓解。因此，额外的支撑对加强大腿力量起到了关键的作用。

髋关节的内收肌是耻骨肌、短收肌、长收肌、大收肌和股薄肌。股薄肌是这组肌肉中唯一的双关节肌，止于胫骨骨干内侧面。更多有关髋关节活动范围的内容，见表9-1。

表9-1　髋关节活动范围（ROM）

| 动作 | 涉及的肌肉 |
| --- | --- |
| 屈曲（膝关节伸展）（90°） | 腰大肌 |
| | 缝匠肌 |
| | 耻骨肌 |
| | 长收肌 |
| | 短收肌 |
| | 大收肌（前面） |
| | 股直肌 |
| 伸展（45°） | 臀大肌 |
| | 股二头肌（长头） |
| | 半腱肌 |
| | 半膜肌 |
| | 大收肌 |
| | 股薄肌 |
| | 耻骨肌 |
| 外展（45°） | 臀中肌 |
| | 臀小肌 |
| | 髂腰肌 |
| | 阔筋膜张肌 |
| | 缝匠肌 |
| 内收（25°） | 短收肌 |
| | 长收肌 |
| | 大收肌 |
| | 股薄肌 |
| | 耻骨肌 |
| 内旋（坐位）（35°） | 臀中肌 |
| | 臀小肌 |
| | 阔筋膜张肌 |
| | 耻骨肌 |
| | 内收肌——长收肌、短收肌、大收肌 |
| 外旋（坐位）（40°） | 梨状肌 |
| | 上孖肌 |
| | 闭孔内肌 |
| | 下孖肌 |
| | 闭孔外肌 |
| | 股方肌 |
| | 臀大肌 |

## ▶ 大腿和髋关节的危险部位

- 股三角。股三角由腹股沟韧带、缝匠肌以及大腿内侧缘或长收肌共同形成。在这个区域内，腹股沟淋巴结、股神经、股动脉、股静脉易受损伤。大隐静脉在汇入股静脉前也循行于缝匠肌内侧（图9-4）。

- 坐骨切迹。这是髂骨上的一个切迹，梨状肌附着在此处。深压此处可刺激坐骨神经，疼痛会下行至腿。

- 腘窝。按摩腿部时，这个区域很重要（见第8章），它的上边是腘绳肌。在腘窝处，一部分坐骨神经、腘动脉、腘静脉以及小隐静脉都可触及。

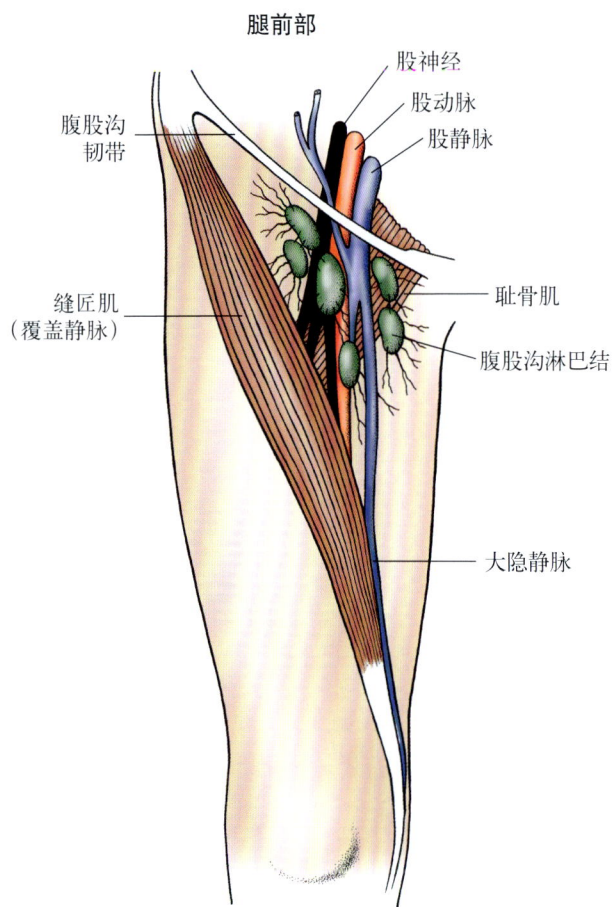

图9-4　股三角危险部位

## ▶ 疾病列举

1.肌肉劳损。肌肉轻微撕裂是大腿肌肉中常见的损伤。注意休息、适当拉伸、适当按摩是有效治疗的常用方法。

2.静脉曲张。常见于腿部浅表静脉。出现静脉曲张的原因是瓣膜损伤，而瓣膜的作用是克服血液重力，使血液流向心脏。遗传因素是一方面原因，久站，以及过度约束大、小腿（比如护膝太紧）都会增加患静脉曲张的风险。

最好的家庭护理方法是：每天将腿抬高一段时间，促进腿部血液回流。有人发现在患处交替使用冷热敷也有效。在静脉曲张处不可实施深层组织按摩，但如果皮肤健康的话，采用针对皮肤表面的较为宽幅度的轻度拉伸按摩方法是安全的。更多内容见附录A。

## ▶ 姿势评估

1.全面检查大腿前面的韧带（图9-5）
- 重力线是否笔直，是否位于大腿前面的髋关节中心与膝关节中心的连线上？

- 如果重力线偏离这条线，它向哪里偏离？

2.观察大腿形态及肌张力
- 肌肉发育程度如何？僵硬、痿软还是发育良好？
- 肌肉是否被牵拉至某一方向？
- 列举左右两侧大腿的不同之处。

3.大腿肌肉向哪个方向牵拉骨盆？涉及哪些肌肉？（图9-6）

4.全面检查大腿后面的韧带（图9-7）
- 大腿后侧重力线如何走行？
- 臀底部的臀线是否水平？

5.检查大腿和髋部后侧的肌肉（表9-1）
- 大腿后侧肌肉状况如何？发育良好、痿软还是紧张？
- 臀部肌肉形态和紧张程度如何？僵硬、松弛、受压、过度发育还是发育不良？
- 腘绳肌肌腱在膝后侧是否明显？在左右腿显现程度是否一致？
- 腘绳肌是否将骨盆下拉？
- 大腿后侧肌肉的发育程度是否与大腿前侧匹配？

### 健康整体观

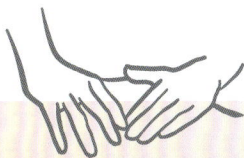

#### 大腿 —— 一个动力来源

就像小腿与足部一样，大腿也参与身体运动。大腿肌肉离身体中心更近，它们参与初始运动。大腿被称为身体的首动者。从一个人大腿的形态和发育程度可以看出他生活中的运动方式。股四头肌粗壮，肌纤维致密，肌力强劲，相较于其他肌群，它们可以承载更多重量。腘绳肌如果长期收缩，会将骨盆处的坐骨结节下拉，从而限制骨盆运动，并增加膝后部拉力。

这两组肌肉必须很好地协调配合才能有效协调膝关节的屈伸运动和骨盆的前后倾斜。腘绳肌一般都不如股四头肌有力，使得股四头肌向前牵拉骨盆的力量过大，导致腰部过伸。

紧绷的内收肌通常会导致机体呈现出一种防御和保护的姿势。大腿内侧的紧张状态也会阻碍骨盆区的活动度，造成排尿或排便出现问题。大腿外侧肌肉收缩通常伴随臀部肌肉收缩。这些肌肉有时因感情和情绪因素而僵硬。

通过整体深层组织按摩，髋部和大腿部肌肉会变得更协调，患者会觉得生活焕然一新。这种下肢在地面上站立姿势的重新恢复，能给患者带来支撑感、力量感和站在地面上的稳定感。由大腿充分发出力量可以激发出更为巨大的人体潜能，从而给人们的生活带来积极的变化。

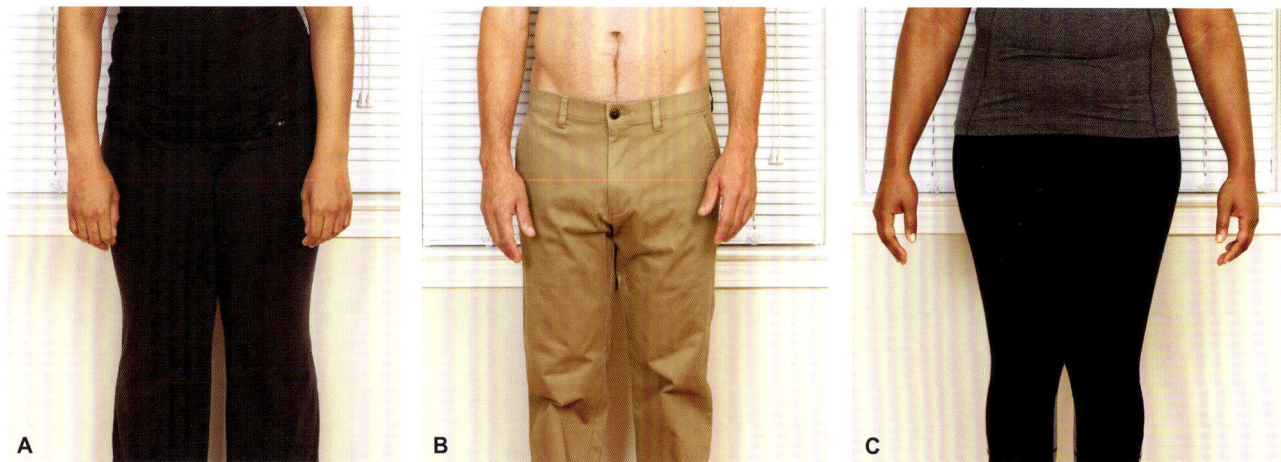

图9-5    姿势评估：大腿及膝部前面观

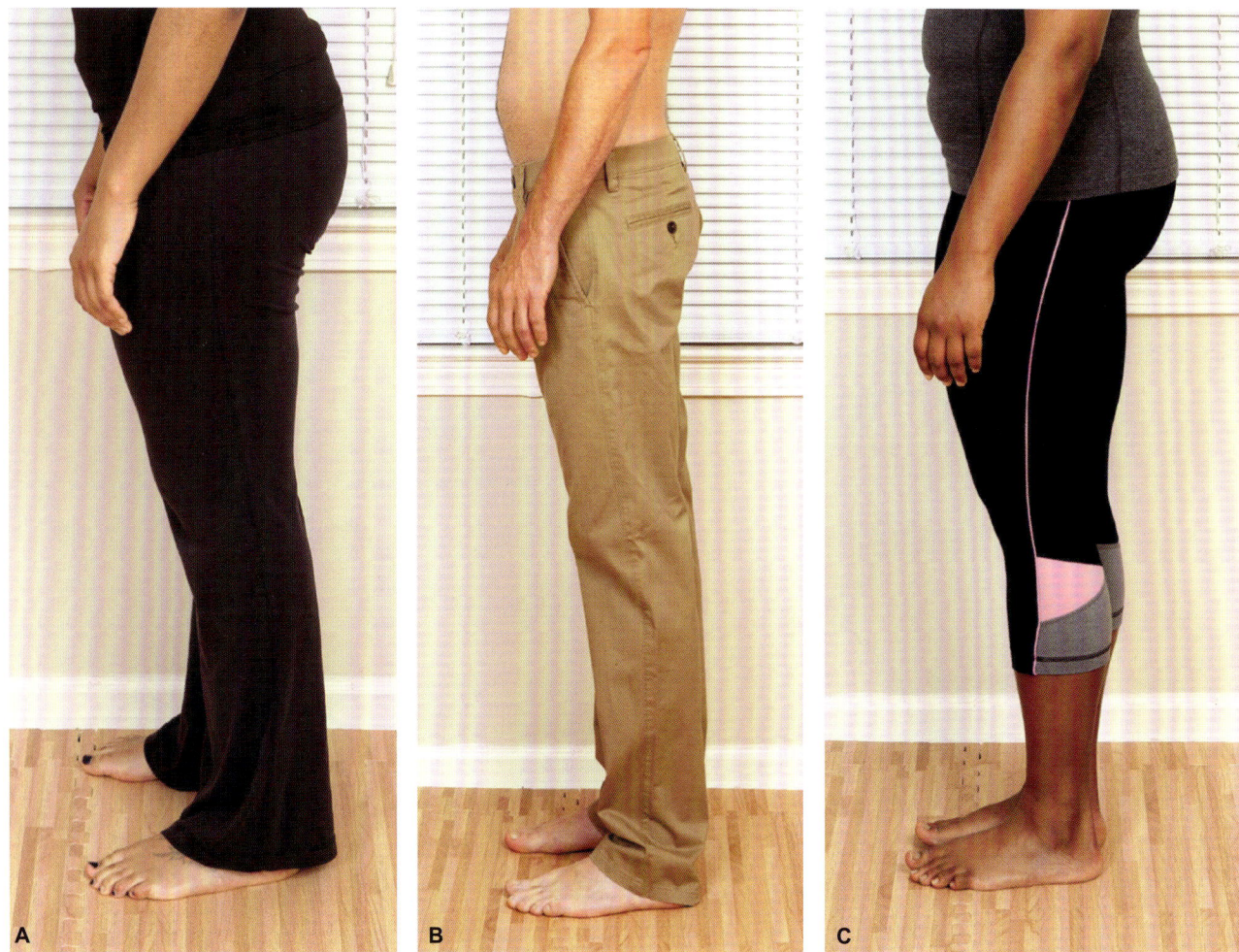

图9-6    姿势评估：大腿及骨盆侧面观

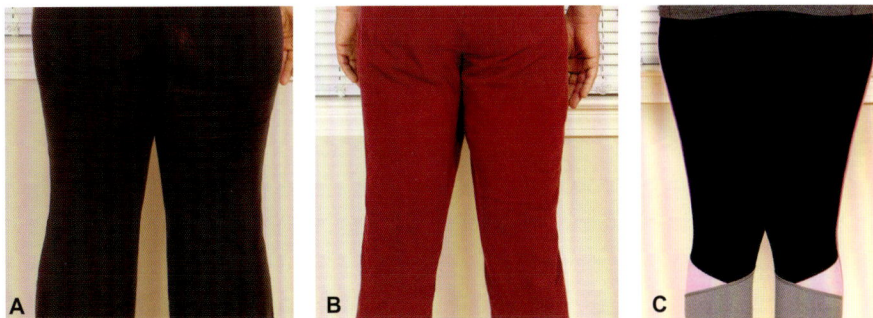

图9-7 姿势评估：大腿和骨盆后面观

## ▶ 练习与自我调理

### 内收肌

1. 大腿内侧提升（加强内收肌的力量）

**准备活动**

左侧卧位，左腿在下，沿地面完全伸展，右腿向前伸直与臀部平齐，右手置于胸前按压地板以支撑身体，左手支撑头部（图 9-8）。

**具体做法**

呼气同时右腿向上抬起，足背与地面保持平行。想象自己右大腿内侧与左大腿内侧相互挤压。吸气同时放下右腿。重复数次后左右交换。

2. 大腿内侧伸展（伸展内收肌）

**准备活动**

仰卧位，在身体前方两足底相抵，双腿逐渐靠近骨盆，用双手手掌合住足背，双膝向外（图 9-9）。

**具体做法**

呼气时将双足足跟拉向自己，同时尽力向外伸展双膝，直到感觉内收肌获得伸展为止，姿势至少需要保持 20 秒。

### 外展肌

1. 大腿外侧提升（加强臀中肌、臀小肌、阔筋膜张肌的力量）

**准备活动**

初始体位与大腿内侧提升所述相同，但下方的腿由伸展变为屈曲。上方的腿向前伸展与臀部平齐，足趾向下与地面呈 45°（图 9-10）。

**具体做法**

呼气时将上方的腿提起大约 60 cm，保持一段时间，然后吸气的同时放下上方的腿直至足趾碰到

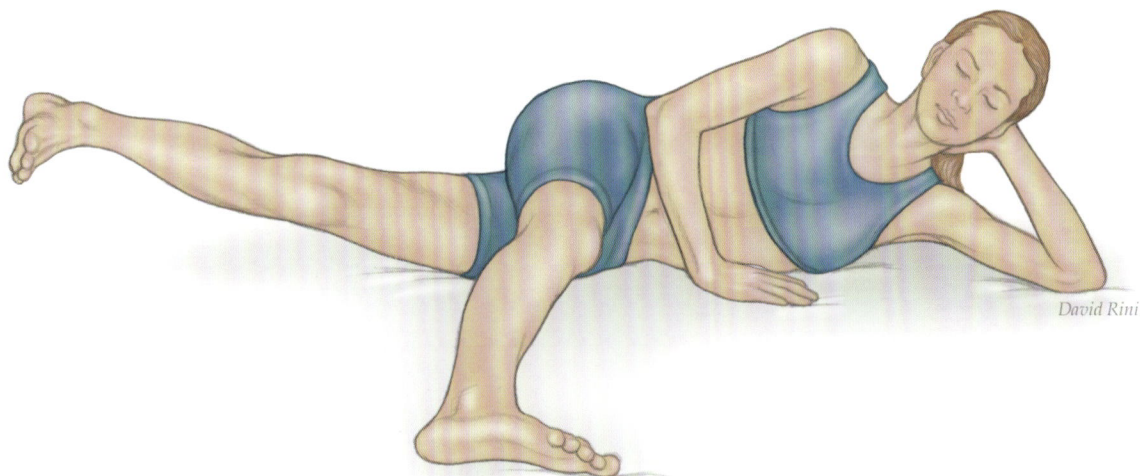

图9-8 大腿内侧提升

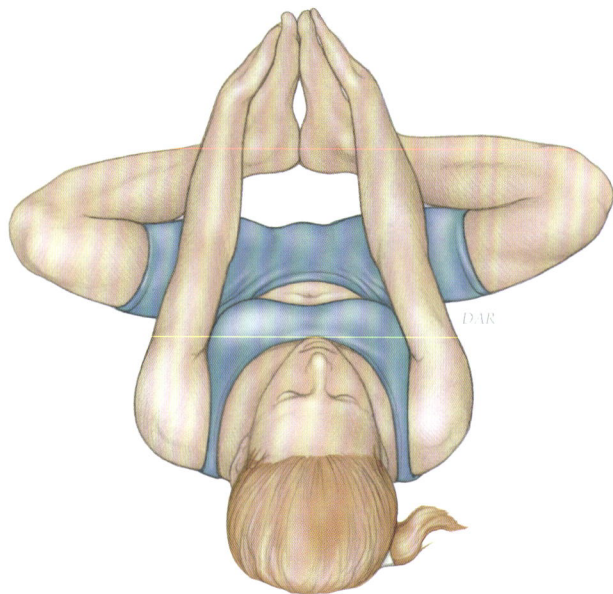

图9-9 大腿内侧伸展

地面。重复数次后左右交换。

2. 大腿外侧伸展（伸展臀中肌、臀小肌、阔筋膜张肌和梨状肌）

准备活动

仰卧位，双腿伸展，双臂外展于身体两侧并与肩平齐，右腿沿着地板环绕到左侧，并使右腿的方向指向左肩。

具体做法

左手向下抓住右踝关节，慢慢向左肩方向提拉，直到感觉右大腿外侧肌肉得到充分伸展为止。将此

姿势保持30秒，左右交换进行。

## 股四头肌

1. 强化股四头肌（加强股外侧肌、股中间肌、股内侧肌和股直肌的力量）

准备活动

身体坐直，双腿向前伸直。保持右腿伸直，右足背屈；屈曲左腿。左侧大腿贴近胸部，左足不离地面，双手抱住左膝（图9-11）。

具体做法

呼气时将右腿抬高几厘米，保持右腿伸直，此动作保持几秒；吸气时将右腿放回地面，调整姿势，保持坐直状态。重复数次后左右交换。

2. 伸展股四头肌（伸展股外侧肌、股中间肌、股内侧肌和股直肌）

准备活动

伸展右侧大腿，向左侧躺。用左手托住头部，并同时屈曲两侧小腿。

具体做法

抬起右腿，使右腿贴近胸部，右手向下抓住右踝关节。将右侧大腿慢慢向后拉直至右侧大腿中心有拉伸感为止（图9-12）。此动作保持20秒，调整身体姿势，左右交换。

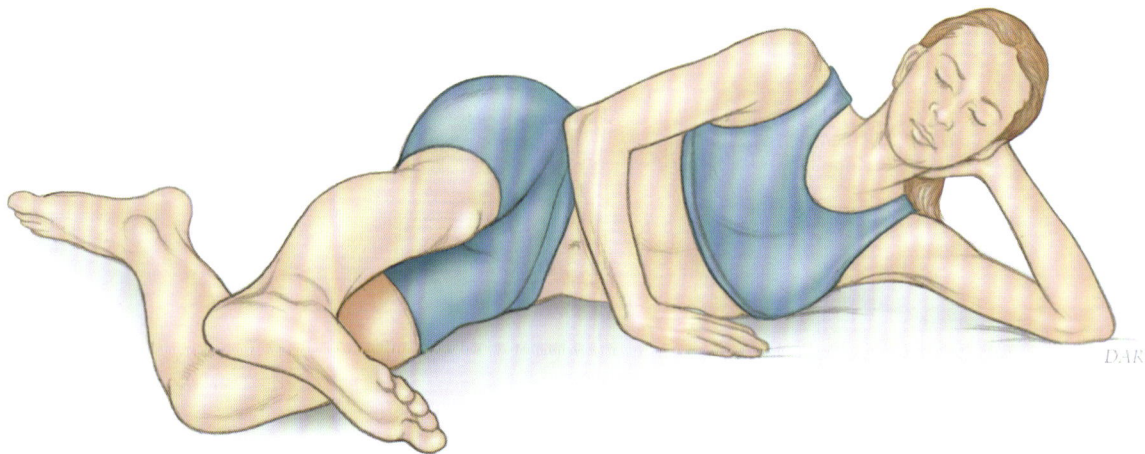

图9-10 大腿外侧提升

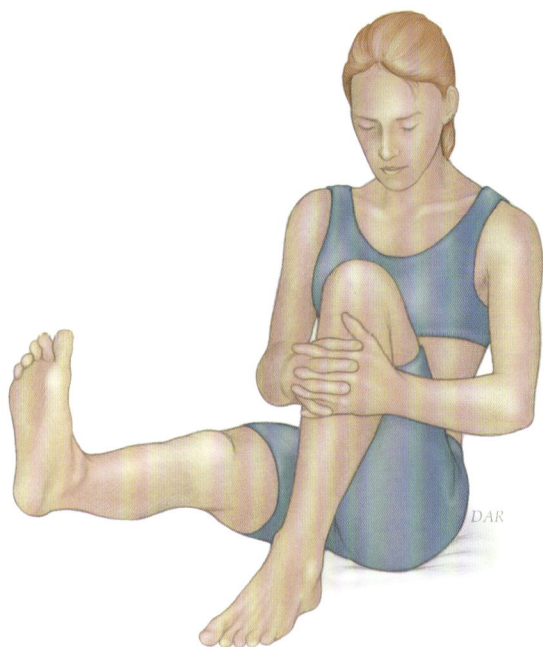

图9-11 强化股四头肌

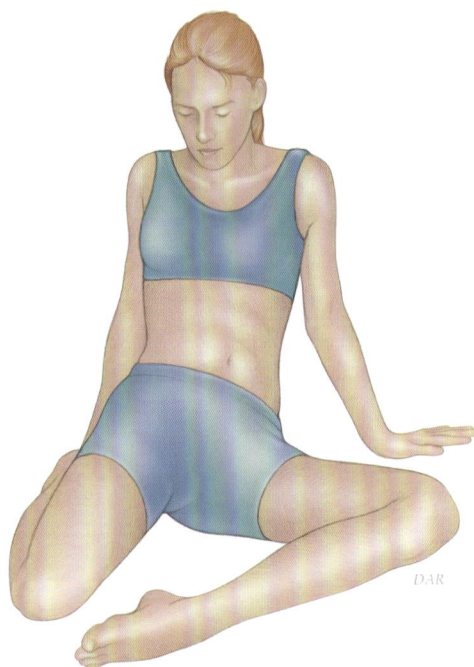

图9-12 伸展股四头肌

## 腘绳肌

**1. 强化腘绳肌（加强股二头肌、半腱肌和半膜肌的力量）**

**准备活动**

俯卧位，将头转向一边，屈曲右膝，把左足放在右踝后（图9-13）。

**具体做法**

试着用左足跟触碰臀部，同时用右小腿推压左踝来抵抗上述动作。在这种阻力下，做几次这种左小腿触碰臀部的动作。然后，将左侧腘绳肌的等长收缩保持30秒。

**2. 伸展腘绳肌（伸展股二头肌、半腱肌和半膜肌）**

**准备活动**

准备一条腰带或其他简单的带子，仰卧在地板上，右膝屈曲，右足放在地板上。屈曲左侧大腿使之贴近胸部，将手中的腰带套在左足的脚掌前部。

**具体做法**

呼气时慢慢向天花板方向伸展左腿，左足跟用力向上蹬，同时向下拉紧腰带使足部背屈（图9-14）。此动作保持30秒。

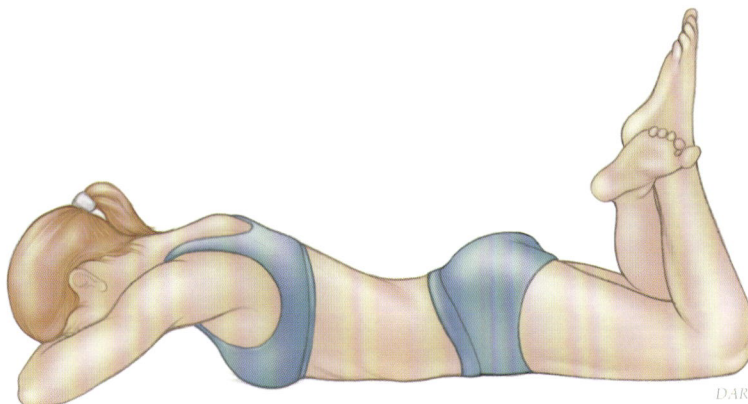

图9-13 强化腘绳肌

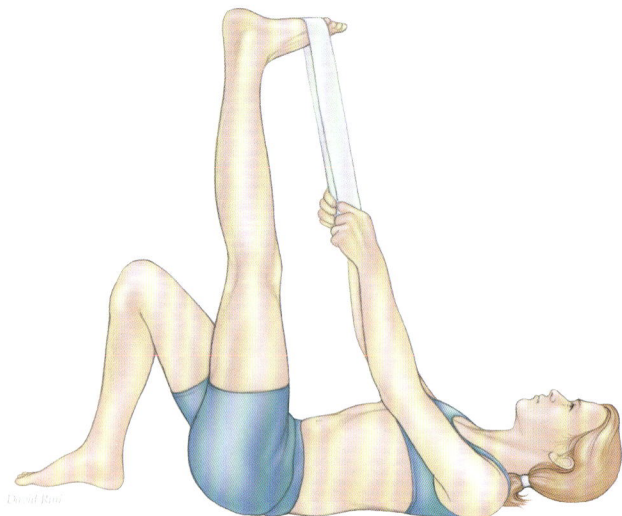

图9-14    伸展腘绳肌

## 臀部肌肉

### 1. 强化臀肌（加强臀大肌的力量）

**准备活动**

双膝与双前臂着地，右腿向后向外伸直，并使大踇趾着地。

**具体做法**

呼气时抬起右腿向后伸直，直到感觉臀部肌肉最大程度绷紧为止（图 9-15），在此过程中不要弯曲脊柱。放低右腿，再多重复几次。换另一侧腿，用左腿重复上述抬腿动作。

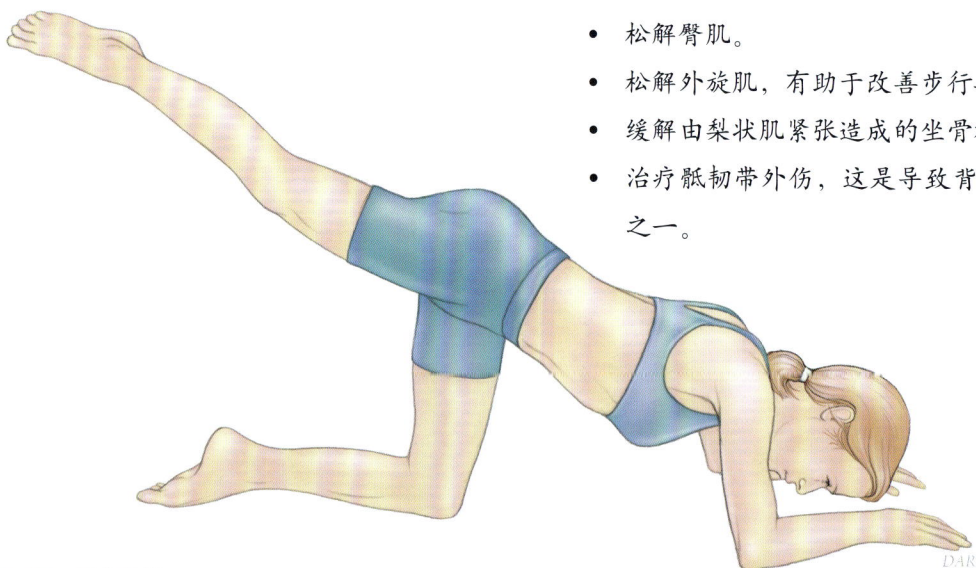

图9-15    强化臀肌

### 2. 伸展臀肌（伸展臀大肌和梨状肌）

**准备活动**

盘腿坐位，左足跟放在右足跟前面。从髋关节开始将身体稍稍前倾，双手放在腿前的地板上。

**具体做法**

呼气时双手向前滑动，使躯干贴于地面，直到感觉右侧髋关节充分伸展为止（图 9-16）。确保双侧髋关节与地面接触。保持此姿势 30 秒，同样方法伸展左侧髋关节。

### 3. 放松臀部肌肉

**准备活动**

仰卧位，双膝屈曲，两侧足底始终与地面接触。

**具体做法**

右侧大腿贴向胸部，双手抱膝。将呼吸意念置于右侧髋关节，缓慢地转动大腿过程中，使大腿肌肉始终保持放松状态，用手臂引导大腿的转动。在不同的方向上，做几次大腿的转动，然后换用左腿来重复几次这类的髋部转动。

## ▶ 大腿后侧与臀部肌肉按摩常规流程

## 治疗目的

- 减轻腘绳肌及其附着处的活动限制，这些限制会导致腰背问题，并使骨盆扭曲。
- 松解臀肌。
- 松解外旋肌，有助于改善步行姿势。
- 缓解由梨状肌紧张造成的坐骨神经痛。
- 治疗骶韧带外伤，这是导致背痛的常见原因之一。

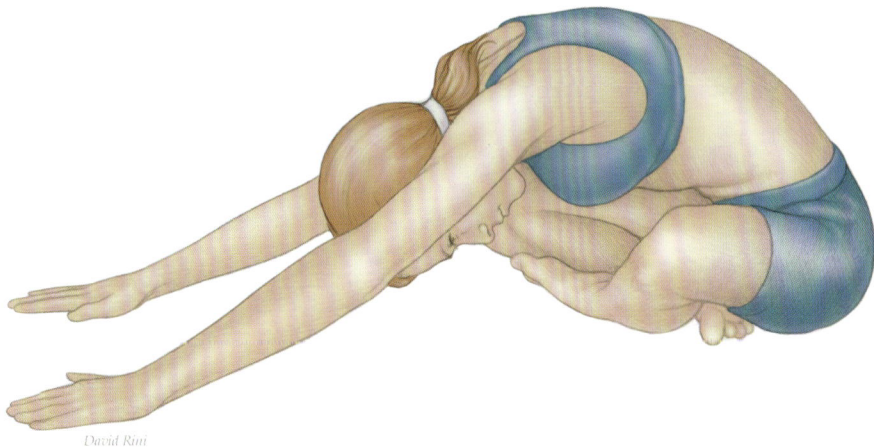

**图9-16** 伸展臀肌

- 平衡骶骨软组织，恢复其正常位置。这样会使全身得到放松，因为上半身和下半身在骶骨周围保持平衡。

## 能量流疗法

### 体位

- 患者俯卧于按摩床上，可在踝下放置靠垫。
- 按摩师站在按摩床左侧，面对患者背部。

### 极性按摩

#### 摇骶骨法

1. 按摩师用左手触摸患者上背部 C7 ~ T1 的部位，右手手掌按在骶骨处。用右手轻轻地摇动骶骨，同时，用左手保持上背部的稳定，持续操作 30 秒以上。

这一操作是通过放松骨盆处的肌肉来减轻腰椎关节部位的限制，从而帮助改善腰椎的活动度。

2. 按摩师左手（负极）触按患者骶骨（正极），右手（正极）触按患者背部（负极）。这种带有极性的操作连接了大腿和骨盆，使之变成一个整体。

a. 左手摇动骶骨。

b. 右手（正极）放在患者的右膝关节上（负极），左手再次摇动骶骨。

#### 日式指压按摩

1. 按压左大腿后侧，从臀部到膝关节。用同样的方法按摩另一条腿。这种按摩可以推动气穿过膀胱，沿着腿部后面运行。

2. 双手握拳，用拳在臀肌上滚动，推动气从骨盆后方运行至膀胱和胆囊。

## 瑞典式按摩或跨纤维按摩

1. 用轻抚法按摩大腿后侧和臀部。

2. 用揉捏法按摩大腿后侧和臀部。

3. 用摩擦法按摩大腿后侧和臀部。

4. 用拇指桡侧面和（或）掌根对腘绳肌和臀肌做跨纤维的弹拨按摩。

## 结缔组织按摩

### 肌筋膜拉伸法

1. 双手掌根从大腿后侧中线开始，向两侧拉伸。沿着水平线，从膝关节按摩至髋关节。

2. 用掌根和（或）指尖拉伸按摩臀部肌肉。

## 深层组织 / 神经肌肉按摩

### 顺序

1. 腘绳肌——肌腹附着点。

2. 臀大肌、臀中肌和臀小肌。

3. 外旋肌——梨状肌、闭孔内肌、闭孔外肌、上孖肌、下孖肌和股方肌。

4. 骶韧带——骶结节韧带和骶髂后韧带。

腘绳肌

股二头肌

起点：

　　　　长头——坐骨结节（前面和内侧，与半腱肌共用一根肌腱），骶骨结节韧带。

　　　　短头——股骨嵴上的外侧唇全长，外上髁近端 2/3 处。

止点：腓骨头外侧面，胫骨外侧髁。

作用：膝关节屈曲、膝关节外旋。

　　　　长头——髋关节外展。

半腱肌

起点：坐骨结节（前内侧面）。

止点：胫骨骨干内侧近端。

作用：膝关节屈曲、膝关节内旋、髋关节外展，辅助髋关节内旋。

半膜肌

起点：坐骨结节（上面和外侧面）。

止点：胫骨内侧髁后内侧面，股骨外侧髁（后侧纤维扩展组成部分腘斜韧带）。

作用：增加膝关节屈曲、膝关节内旋、髋关节伸展，辅助髋关节内旋。

◉　　　触发点多集中在膝关节上方 3 块腘绳肌的远端部位。沿着这些肌肉的边缘检查，一般能够找到触发点。牵涉痛的范围常能够达到臀部、坐骨结节周围和膝关节后侧。

体位

- 患者俯卧于按摩床上，可在踝关节下放置垫枕。
- 按摩师站在按摩床侧面，靠近患者膝关节处。

按摩手法

- 患者膝关节屈曲，按摩师沿着腘绳肌的肌腱从膝关节向下到其在小腿上的止点，用拇指或其余四指进行静态按压或跨纤维弹拨手法按摩（图9-17）。
- 按摩师用前臂以拉伸手法从患者膝关节按摩至坐骨结节，重复以上手法，分别按摩腘绳肌的3块肌肉。

- 用肘部分离3块腘绳肌。从膝关节开始，沿着每块腘绳肌的肌腱寻找每块肌肉在大腿后侧的边缘。从膝关节开始到坐骨结节为止，沿着每块肌肉的边缘进行按摩治疗。
- 用拇指或者指间关节，以小幅度的跨纤维弹拨手法按摩腘绳肌，从其起点按摩到坐骨结节处。

臀大肌、臀中肌和臀小肌

臀大肌

起点：后臀线和髂嵴，骶、尾骨的后表面，竖脊肌腱膜，骶结节韧带。

止点：阔筋膜张肌上的髂胫束，股骨上的臀肌粗隆。

作用：髋关节外展、髋关节外旋、止点固定不动时伸展躯干。

　　　　上部肌纤维——髋关节外展。

　　　　下部肌纤维——髋关节内收。

◉　　　臀大肌常见的第 1 个触发点一般位于坐骨结节上稍高的位置，牵涉痛区可以遍及整个臀部。第 2 个触发点可能位于骶骨下方，牵涉痛区主要沿着臀大肌底部的臀线展开。第 3 个触发点在臀大肌的内侧和前侧纤维处，靠近尾骨，牵涉痛区在尾骨附近，因此，该牵涉痛区被激活时，许多人常错误地认为是尾骨的问题。

按摩手法

- 按摩师站在按摩床侧面，靠近患者骨盆，用前臂、拳头或掌根以拉伸手法从骶骨和髂骨向股骨大转子做按摩（图9-18）。
- 针对紧绷的肌肉部位，用指尖或肘部进行跨纤维的滚法按摩，以治疗随时发现的触发点。

臀中肌

起点：髂骨外侧的髂嵴下方。

止点：股骨大转子外侧斜脊。

作用：髋关节外展。

　　　　前侧肌纤维——髋关节内旋。

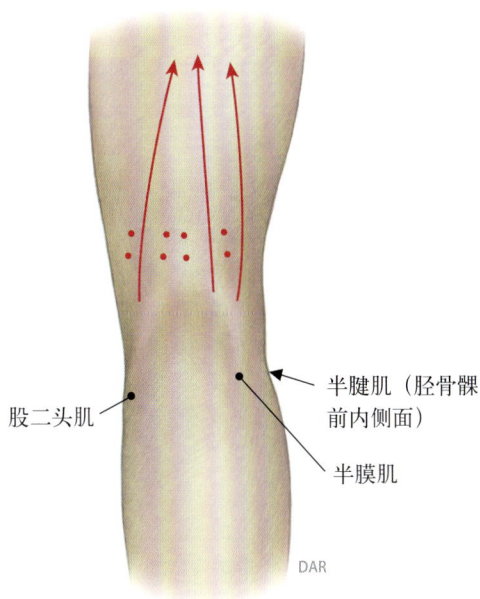

图9-17 腘绳肌起点与深层组织按摩方向

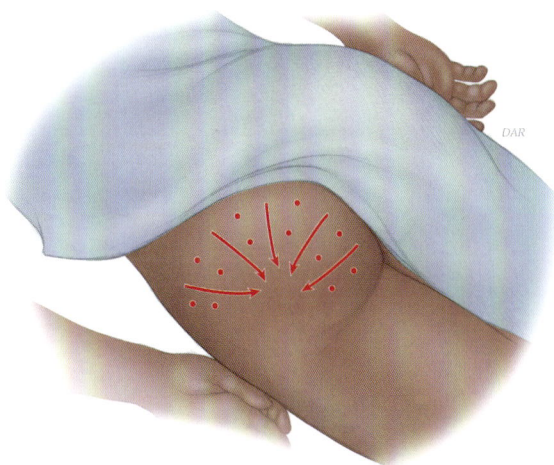

图9-18 深层组织疗法按摩臀肌的方向

臀中肌3个常见的触发点沿着髂嵴分布，在此肌肉的三个部分中，每个部分各有一个触发点。第1个触发点在髂嵴下方、骶髂关节附近。牵涉痛区是从髂嵴越过骶髂关节到骶骨。第2个触发点位于髂嵴中点（髂嵴前后等分点）下方。牵涉痛区常在臀部中央，甚至可到大腿外侧。第3个触发点与前两个相比不是很常见，一般靠近髂前上棘，在髂嵴下方。牵涉痛区可沿髂嵴到达下腰部和骶骨。

后侧肌纤维——髋关节外旋。臀中肌的作用是在步行时防止骨盆向外侧滑动或倾斜。

**臀小肌**

起点：髂骨外侧面中、下臀线之间。

止点：股骨大转子前侧边缘。

作用：髋关节外展和内旋。

臀小肌的触发点引起的是典型的深部且严重的疼痛，它引起小腿疼痛的程度远超过其他臀肌的触发点。臀小肌分前后两个部分，前部的触发点隐藏在与股骨大转子垂直的纤维中，牵涉痛区在臀部下方，可沿着大腿侧面向下，有时甚至可到达足踝。后部的触发点位于髂骨附近肌肉起点处的扇形区域中。牵涉痛区覆盖了整个臀部，并从大腿后侧穿过膝关节到达腓骨后侧区域。

**按摩手法**

- 用前臂、肘部或拳头以拉伸手法对肌肉中的条索样结构进行按摩治疗，从髂前上棘外侧按摩至股骨大转子下的股骨上段区域。
- 用指尖或肘部对紧绷的肌肉进行跨纤维的滚法按摩，用来治疗随时发现的触发点。

**外旋肌（梨状肌、闭孔内肌、闭孔外肌、上孖肌、下孖肌、股方肌）**

**梨状肌**

起点：骶骨前面，髂结节韧带处。

止点：股骨大转子内侧面上缘。

作用：髋关节外旋和外展。

**闭孔内肌**

起点：骨盆上坐骨孔的边缘，坐骨支，耻骨的上下支，闭孔膜耻骨表面。

止点：股骨大转子内侧面。

作用：髋关节外旋。

**上孖肌**

起点：坐骨棘臀面和坐骨结节。

止点：大转子上缘。

作用：髋关节外旋。

下孖肌

起点：坐骨结节表层上方。

止点：大转子上缘。

作用：髋关节外旋。

闭孔外肌

起点：坐骨闭孔内缘。

止点：股骨转子窝。

作用：髋关节外旋。

股方肌

起点：坐骨结节外侧。

止点：股骨转子间嵴。

作用：髋关节外旋。

按摩手法

- 用肘部或拇指，以小幅度的左右拨法从骶骨边缘按摩至位于骶骨前侧边缘处的梨状肌内侧部分（图9-19A）。

- 用肘、拳或掌根以拉伸手法从骶骨边缘按摩至大转子，沿着梨状肌从起点按摩至止点（图9-19B）。

⚠️ 警告：做这个动作时一定要小心，因为梨状肌覆盖整个坐骨切迹，而坐骨切迹中有从骨盆中穿出的坐骨神经走行通过。按压坐骨神经会引起剧烈的疼痛，并传递到大腿后侧，所以应避免按压坐骨神经。

- 用指尖或肘部对外旋肌群进行跨纤维的滚法按摩，从骶骨边缘按摩至股骨大转子，针对随时发现的触发点进行治疗。

- 用肘部或拇指对股骨大转子上附着的肌肉止点进行静态按压或跨纤维弹拨手法按摩（图9-19C）。

骶韧带

骶韧带是负责支撑骨盆内活动范围最大的关

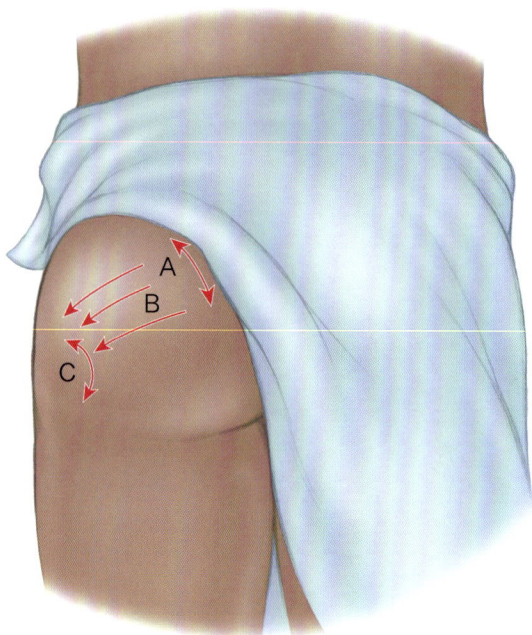

图9-19　梨状肌的按摩方向以及大转子处外旋肌的附着点

节——骶髂关节的韧带，这一作用使其经常受压或者发生扭转，由此可能会因受到刺激而发生炎症，造成腰背部和臀部疼痛，不是每一位患者都需要治疗骶髂韧带，但是对于需要治疗的人来说好的治疗方案尤为重要。

骶结节韧带

按摩手法

- 触压尾骨上方的骶骨外侧边缘，并触压同侧骨盆上的坐骨结节。骶结节韧带在这两点之间穿行（图9-20）。

- 从骶骨边缘外侧开始，用双手拇指推按臀肌，并逐渐向上部进行按压，直至手下感觉到一条紧绷的条索状组织。

- 慢慢移动手指对骶结节韧带进行左右弹拨手法按摩，检查触痛感明显之处，对疼痛部位采用静态按压的手法进行按摩治疗，保持8～12秒。

骶髂后韧带

此韧带损伤后引起的疼痛可放射至腰背部，甚至可到达患侧的腹股沟、大腿和小腿。

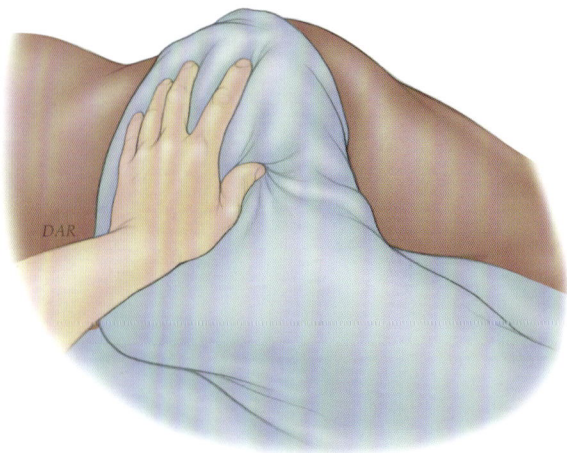

图9-20 触诊骶结节韧带

## 按摩手法

- 用拇指定位患者髂后上棘，用拇指指腹按压髂后上棘的下面（图9-21）。沿着髂骨边缘做小幅度的跨纤维弹拨手法按摩。
- 用指尖对整个髂骨部位进行小幅度的跨纤维弹拨手法按摩。

## 拉伸疗法

### 体位

- 患者仰卧位，一条腿伸直，另一条腿屈曲，足底置于床面上。

- 按摩师站在按摩床侧面，靠近患者足部。

1. 拉伸腘绳肌。用靠近床旁的内侧手抓住患者近侧足跟部，将患者腿部绷直向上推举离开床面，可以用你的肩膀作为额外的支撑。将另一只手放到患者同侧大腿的前面。向前向上推动患者足跟以拉伸患者腿部，并用另一只手或前臂推抵住患者大腿前面，从而使其膝关节绷直（图9-22）。

2. 拉伸臀大肌。患者膝部抵向其胸部，患者和按摩师的手都抱住患者的膝关节。令患者向其胸部收拢膝关节，同时按摩师施加额外的压力来增强拉伸效果（图9-23）。

3. 拉伸臀中肌和臀小肌。抓住患者一侧足踝，令患者腿部伸直并跨过其身体使之呈内收态。向外侧旋转患者腿部以使足趾和膝关节朝向上。朝向按摩床的方向即向下按压小腿，直到臀部有明显的拉伸感（图9-24）。

4. 拉伸外旋肌。患者屈曲拟拉伸膝关节和髋关节，另一侧的膝关节和髋关节也屈曲并用足底抵住按摩床。按摩师握住患者的膝关节和髋关节，向外旋转膝关节，并使患者的足部对抗其另一侧大腿。令患者足部保持现姿势，抓住其支撑腿的膝关节和踝关节，将其推向患者胸部，将被拉伸侧的足部叠放于患者的胸部与肩部之间。持续将大腿推向患者胸部，直到其外旋肌有明显的拉伸感（图9-25）。

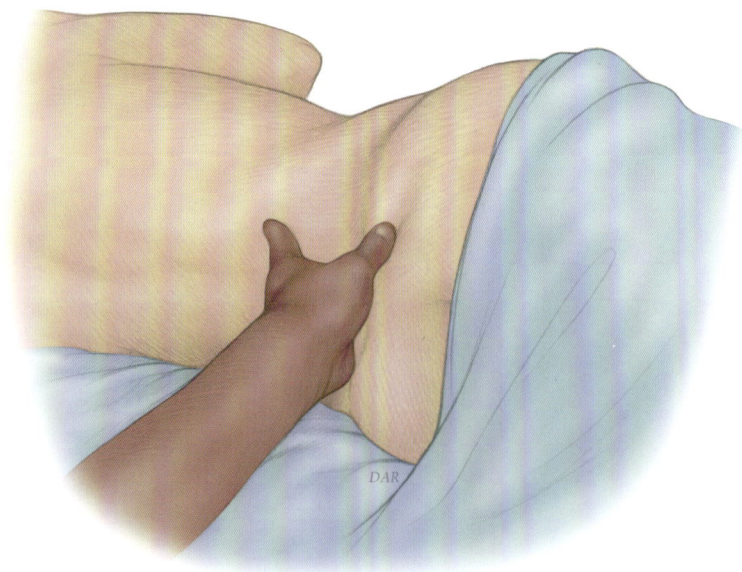

图9-21 触诊髂后上棘

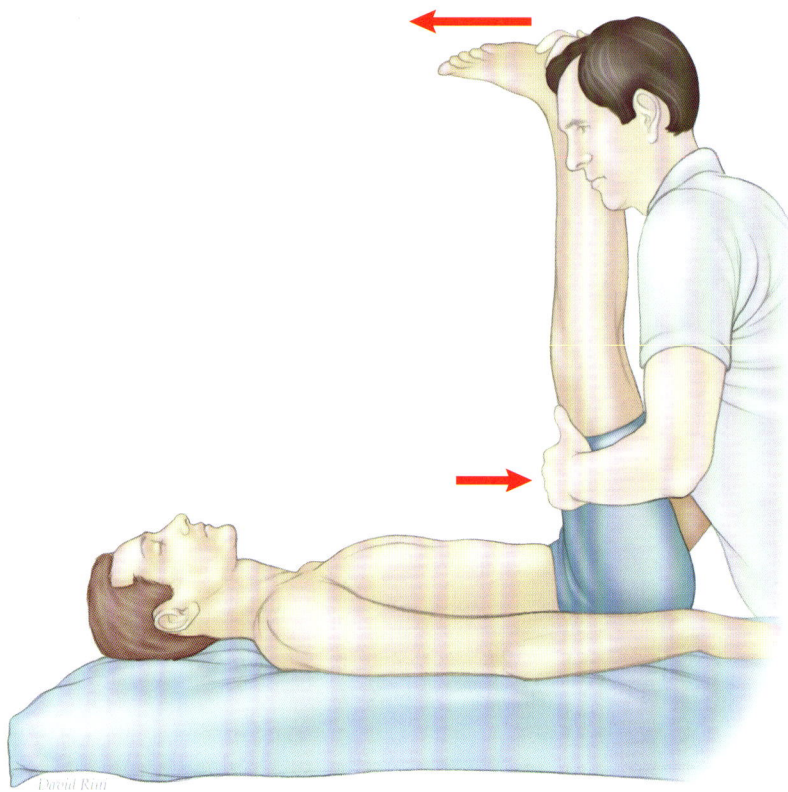

图9-22 拉伸腘绳肌

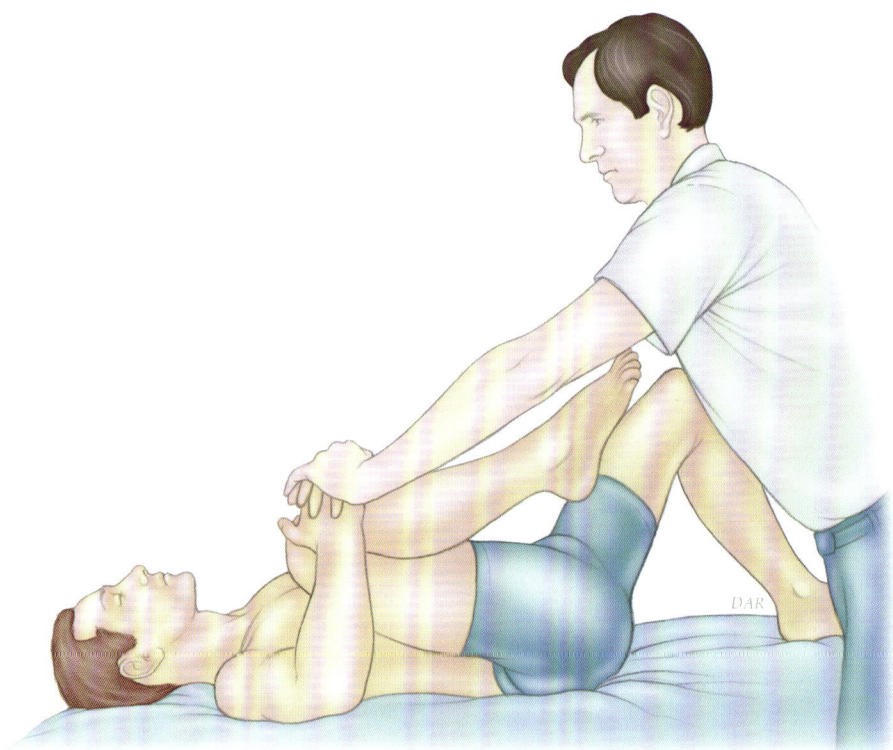

图9-23 拉伸臀大肌

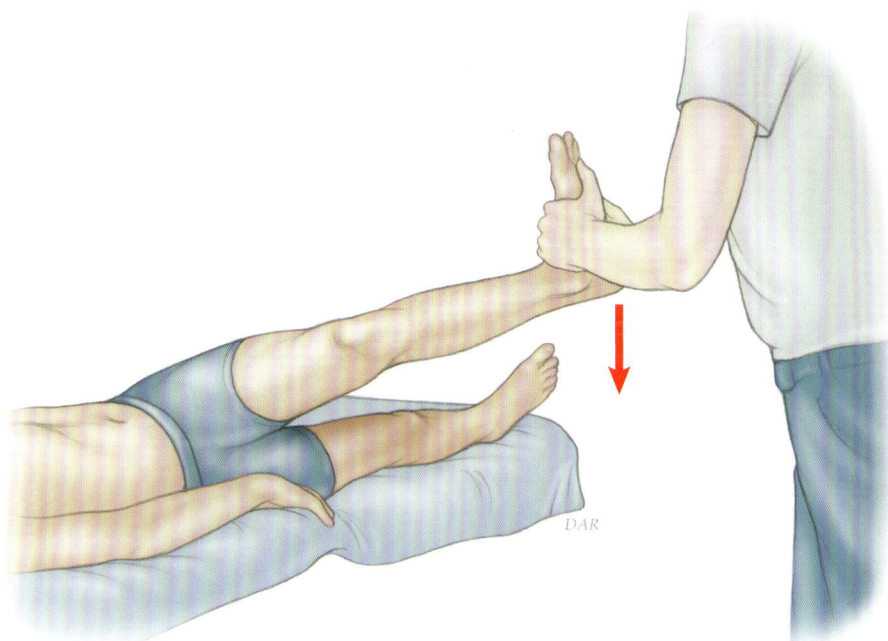

图9-24 拉伸臀中肌和臀小肌

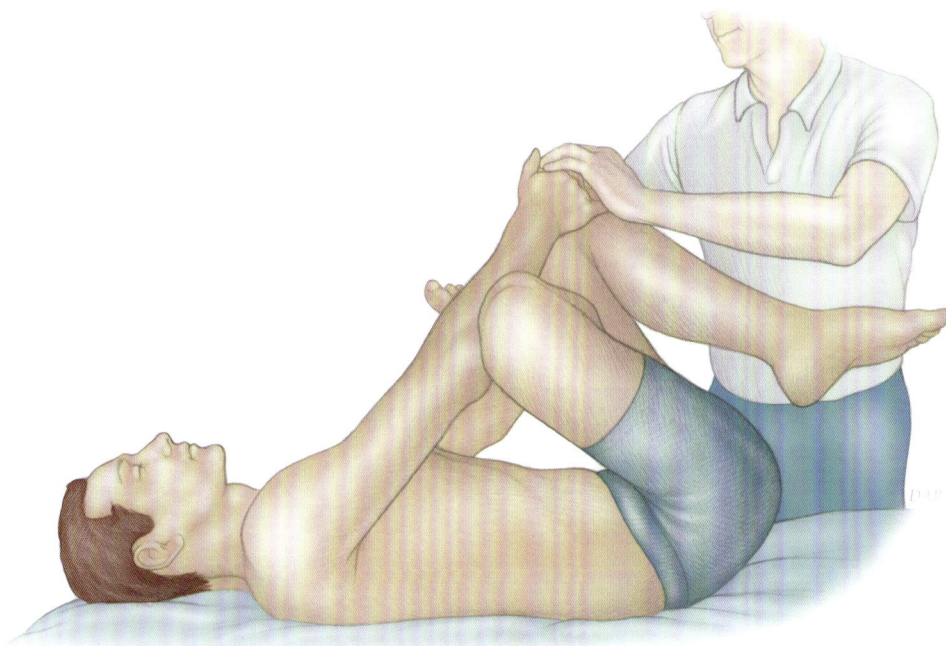

图9-25 拉伸外旋肌

整理

1. 本项治疗是针对腹直肌的补充治疗，当其短缩时会加重由于腘绳肌短缩所造成的骨盆后倾。

2. 针对头部和足部的极性平衡按摩可增强骶骨按摩矫正治疗的疗效。

结束

按摩师坐在按摩床头端，双手捧住患者头部，持续30秒以上，这可使患者感觉放松且增强疗效。而后按摩师走到按摩床尾端，将患者双足向上抬起，持续30秒以上，轻轻放下，本次治疗全部结束。

## 治疗案例

### 髋关节

本病例展示了外伤对软组织的常见影响。患者叫 Mia，是一位 31 岁的家庭主妇，曾经是一位芭蕾舞演员。她的左臀有一处旧伤，是她 16 岁时在舞蹈课做拉伸运动造成的。当时她的动作是横叉坐地，身体匍匐向前，几秒后她感到左侧股骨与髋关节错位，随后一阵剧痛袭来，传遍左大腿内侧。

受伤后的几个月里，Mia 经历了由左侧大腿内部向下传递的剧烈疼痛。随着时间推移，疼痛有所减轻，但左腿内侧还时不时地有钝痛折磨着她。由于股骨在髋臼内受限，导致她的左腿再也不能做转圈运动了。Mia 发现髋关节活动受限还影响到了膝关节，当她保持左侧膝关节与左足正确对齐时，却无法再屈曲左侧小腿了。而且在跳舞过后，她的膝关节会疼痛、肿胀。

左髋关节周围的肌肉逐渐僵硬，而且僵硬的肌肉越来越多，并向上发展到腰背部。我们发现 Mia 第 12 肋下方的髂肋肌外侧有一大块条索状组织，这块组织的触感就像一块新的肋骨。从前面观察 Mia 的髋关节，可以发现左髋关节较窄而且向后旋转。Mia 在走路时向左跛行，虽然幅度不大但可以观察到。

本次按摩的目的是改善左侧肌肉的排列。左髋关节周围的肌肉已经僵硬紧张多年，这些肌肉包括内收肌群、臀中肌、臀小肌和竖脊肌（特别是髂肋肌）。沿着这些肌肉的边缘做深层组织按摩，以减轻肌肉的粘连。结缔组织扩展技术和深层组织拉伸按摩疗法也被应用于结缔组织粘连的部位。深层组织技术减轻了髋部后侧的外旋肌的紧张。按摩师辅助拉伸患者的左侧髋关节，这部分治疗包括屈曲、内收和外展。同时，患者也被鼓励在疗程之间继续定期做这些伸展运动。

我们还建议患者去寻找整脊治疗师的帮助。调整左髋关节可以减轻关节周围的压力。虽然深层组织按摩并没有完全解决她的问题（左髋关节的活动限制并没有完全消除），但是在治疗之后，患者感受到左髋关节的活动范围扩大了很多，并愿意接受进一步的治疗。她认为继续进行深层组织按摩治疗对于自己左髋关节的康复有很大的帮助。

#### 讨论题

1. 描述几种评估髋关节活动受限的方法。

2. 制订一个扩大大腿外旋活动范围的锻炼计划。

3. 你会如何向患者解释为什么紊乱关节附近有组织粘连？

4. 如果患者走路时双腿和双脚外旋，那么她的哪些肌肉是短缩的？哪些肌肉是无力的？

5. 详细说明臀中肌的两种功能。

# 骨盆与腹部

### ▶ 概述

骨盆是身体的核心。从功能上来看，骨盆如同车轮的轮毂，脊椎和四肢就像轮辐一样安装在了轮毂上。骨盆主要起到了以下 4 个作用。

1. 容纳与保护重要器官。

2. 为控制躯干、腿和手臂的肌肉提供附着处。

3. 分散和吸收从下肢传来的各种震动，如步行引起的震动。

4. 将身体的重量分散至腿和足上。

骨盆的骨骼形成了一系列的拱形和曲线，当它们连接在一起时，最终形成了一个碗状结构。这种结构可以使身体的重量通过碗边传到下肢而不让碗里的内容物受到震动。骨盆是一个活动度非常高的结构，它可以根据身体上下各部位的运动改变自己的位置，以适应躯体重心的变化。骨盆可以在脊柱和大腿上部之间自由活动，其位置主要由肌肉运动来决定。

连接于骨盆的大腿肌肉和躯干肌肉必须保持平衡，才能保证骨盆处在合适的位置。当这些肌肉中的任何一块长期发生短缩时，会使得其他肌肉、韧带和筋膜出现代偿性的拉紧状态，从而导致臀部、腰部肌肉出现紧张和功能紊乱。识别和治疗骨盆部的慢性肌紧张是深层组织按摩师的首要目标。只有当身体的核心开始放松，整个躯体才能作为一个整体而相互协调。

骨盆最主要的肌肉是髂腰肌（包括髂肌、腰大肌）。腰大肌连接着脊柱和大腿，同时还通过膈肌纤维连接着胸腔和腿部。评估腰大肌的紧张度可帮助按摩师确定骨盆的位置。当腰大肌功能正常时，人体的运动起始于骨盆部，从而使运动有力、优雅且持久。

腹部在骨盆和胸腔之间，其整个区域都被肌肉和筋膜包裹。腹壁肌肉负责躯干向前或侧向屈曲以及躯干的旋转，还起到支撑和保护内脏的作用。这些肌肉连接着肋骨和骨盆的边缘。腹部肌肉与背部肌肉协同工作以保持骨盆的居中位置。

正确的骨盆位置对于保持腹部器官的健康和活力十分重要，错误的骨盆位置会压迫腹腔器官并降低其工作效率。肠道运动缓慢或者不规律者在人群中占了很大比例，而引起肠道功能紊乱的原因有：饮食习惯不良、缺乏锻炼、压力过大、水分摄入不足和腹部肌肉无力与失衡。按摩腹部有助于促进肠道的健康运动。

### ▶ 肌肉骨骼的解剖和功能

#### 骨盆

骨盆中有 2 块大的整合骨叫髋骨，左髋骨和右髋骨在前部以耻骨联合相连接，在后部与骶骨以骶髂关节相连接。骨盆由 3 对骨骼构成：髂骨、坐骨和耻骨。髂骨支撑着骶骨，位于骨盆的后正中部。髂骨和骶骨相连接的关节叫作骶髂关节，这是一个可滑动的滑膜关节。髂骨在骨盆后部呈扇形张开，并在逐渐向前降低的同时弯曲变细，最终与耻骨相连。耻骨以耻骨联合连接于骨盆前部，这是一个可以轻微活动的关节，其两骨之间为耻骨间盘。髂骨和耻骨无缝衔接于坐骨。髋臼是一个中空的腔，与髋关节相连，位于构成骨盆的 3 块骨骼的交界处。在髋臼中，髂骨、耻骨和坐骨各占 1/3。这样分配能使来自这 3 块骨骼的压力均匀地传递到髋关节上（图 9-26）。骨盆的基本解剖见专栏 9-2。

骶骨是人体骨骼的基石。上半身的重量聚集于骶骨，然后从骶髂关节通过髂骨传递至髋关节。如果此时人体处于站立位，重量就会从髋关节传递至大腿根部；如果此时人体处于坐位，重量就会传递到坐骨结节（位于坐骨底部的环状突起）。这种平衡的重量传递依赖的是软组织的交互作用，这种交互作用保证了关节的准确对齐。骶髂关节的任何轻微运动，包括轻微的旋转和后倾，都可能造成髂骨移位，但最常见的病变是骶骨的向前移位。

施加在骶骨上的重量使其在两侧髂骨之间的部分上举而导致前推，使其移动到 L5 的前方。这种移位

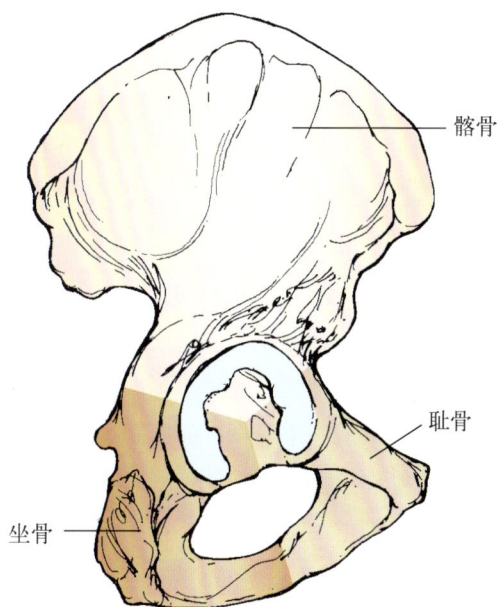

图9-26 髋臼由髂骨、耻骨、坐骨共同组成

专栏 9-2 | 骨盆的基本解剖

| 肌肉 | 骨骼及骨性标识 |
|---|---|
| 腰大肌和腰小肌 | 髂骨 |
| 髂肌 | 髂嵴 |
| 腹直肌 | 坐骨 |
| 腹内斜肌和腹外斜肌 | 耻骨联合 |
| 臀大肌、臀中肌和臀小肌 | 骶骨 |
| 腹股沟韧带 | 骶髂关节 |
| | 股骨小转子 |

的趋势可被包裹骶骨的强大韧带所抵消，这些韧带还可以防止骶骨随意滑动。梨状肌与骶骨前部的连接也有助于维持其稳定性。如果骶骨发生移位，会引起骶髂关节和韧带的刺激和疼痛，并中断人体重量向下方的传递。此时梨状肌收缩以帮助稳定髂骨，并将这种紧张感传递给其他外旋肌群。这种外旋也改变了穿过膝关节和足部的重量。在按摩时，按摩师应当避免用力下压患者的骶骨，此操作可能会导致骶骨前移而造成上述问题。

骨盆底部由肌肉和韧带组成，也称作骨盆底或盆膈。其中最主要的肌肉是肛提肌，它像吊带一样支撑着盆腔中的器官。肛提肌起于耻骨内和坐骨前，向后延伸至生殖器官和肛门，终止于尾骨后。包裹肛提肌的筋膜由大腿内侧的肌肉筋膜延伸而来，使得骨盆与大腿内侧联系紧密，这种联系方式使大腿内侧肌肉的紧张程度可以影响到骨盆内部结构的状态。骨盆底部的肌力、肌张力和弹性对保持身体健康起着至关重要的作用。而会阴可以成为盆腔内器官疼痛的触发点，这可能是造成慢性盆腔疼痛的原因之一。肛提肌是否能保持合适的肌张力又决定了能否顺利排尿和排便。尾骨骨折在人群中是非常常见的，这种创伤也可能导致会阴部产生病变。对于女性来说，如果盆底肌能够足够放松，那么分娩将会容易得多。骨盆底是婴儿出生前要通过的最后一道屏障，而此处过紧则可能导致产妇盆底肌撕裂。在分娩后，盆底肌能否恢复肌张力决定了产妇能否正常控制排尿。

髂腰肌由 3 块肌肉组成：髂肌、腰大肌。每块肌肉的功能都稍有不同（图 9-27E）。腰大肌起于 T12～L5 的椎体部，而后像绳索一样经过骨盆前部，终止于股骨小转子。

当髋关节稳定时，腰大肌的作用是屈曲躯干。例如，在做仰卧起坐时，由腰大肌与腹直肌共同完成这个动作。腰大肌应当负责屈曲脊柱，因为它与脊柱的位置关系符合最佳机械效益。腹部肌肉收缩则可以加大躯干屈曲程度。当运动功能紊乱时，腹直肌做功最多而腰大肌则保持静止。腰大肌的影响范围非常广泛。腰大肌在 T12 上的起点接近膈肌角，因此，腰部不适当的动作会影响到膈肌的运动，从而进一步影响到呼吸功能。由于骶神经丛从腰大肌中穿过，所以腰大肌的运动还可能影响到自主神经功能。此神经中有些神经又能控制腹部脏器，因此整个身心的健康都与腰大肌有密切的联系。

髂肌起于髂嵴和髂窝，经过骨盆前侧与腰大肌汇合，最后终止于股骨小转子。髂肌连接着骨盆和腿部，为髋关节的屈曲提供力量，比如参与跑步和踢腿的动作。这两块肌肉协同作用共同为骨盆提供了力量和稳定性。

腰小肌起于 T12，止于髂骨。它连接着脊柱和骨盆，起到了帮助躯干和腰椎屈曲的作用。

## 腹部

腹部肌肉包括腹直肌、腹外斜肌、腹内斜肌和腹横肌。除了起到支撑腹部器官的作用，它们还是重要的辅助呼吸肌。当用力呼气时它们共同收缩，吸气时则将膈肌再拉回来（见专栏 9-3）。

左右两侧的腹直肌构成了腹壁的中心，它们在耻骨处将胸腔和骨盆连接在一起（图 9-27A）。当腹

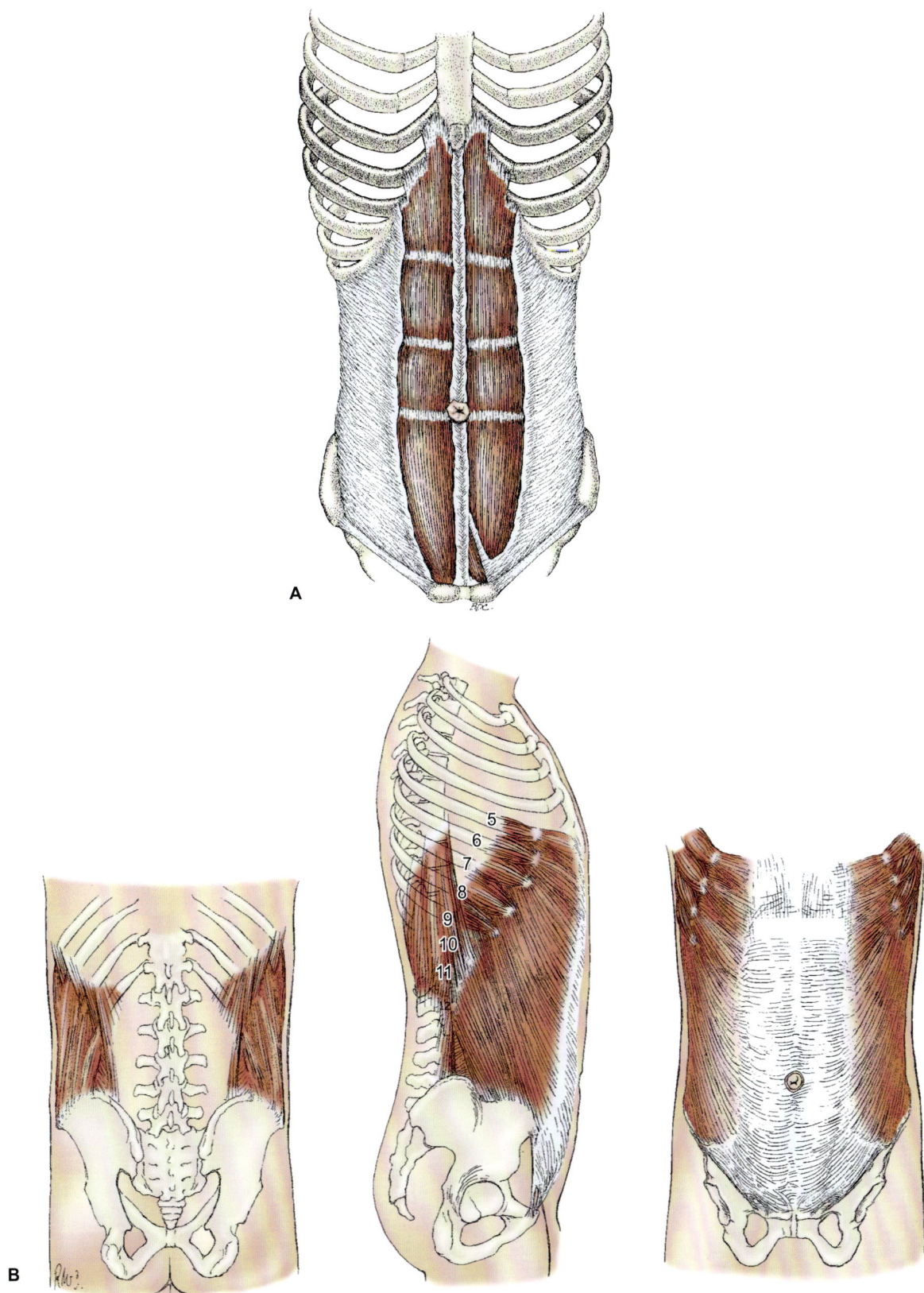

图9-27 腹部肌肉。A.腹直肌；B.腹外斜肌

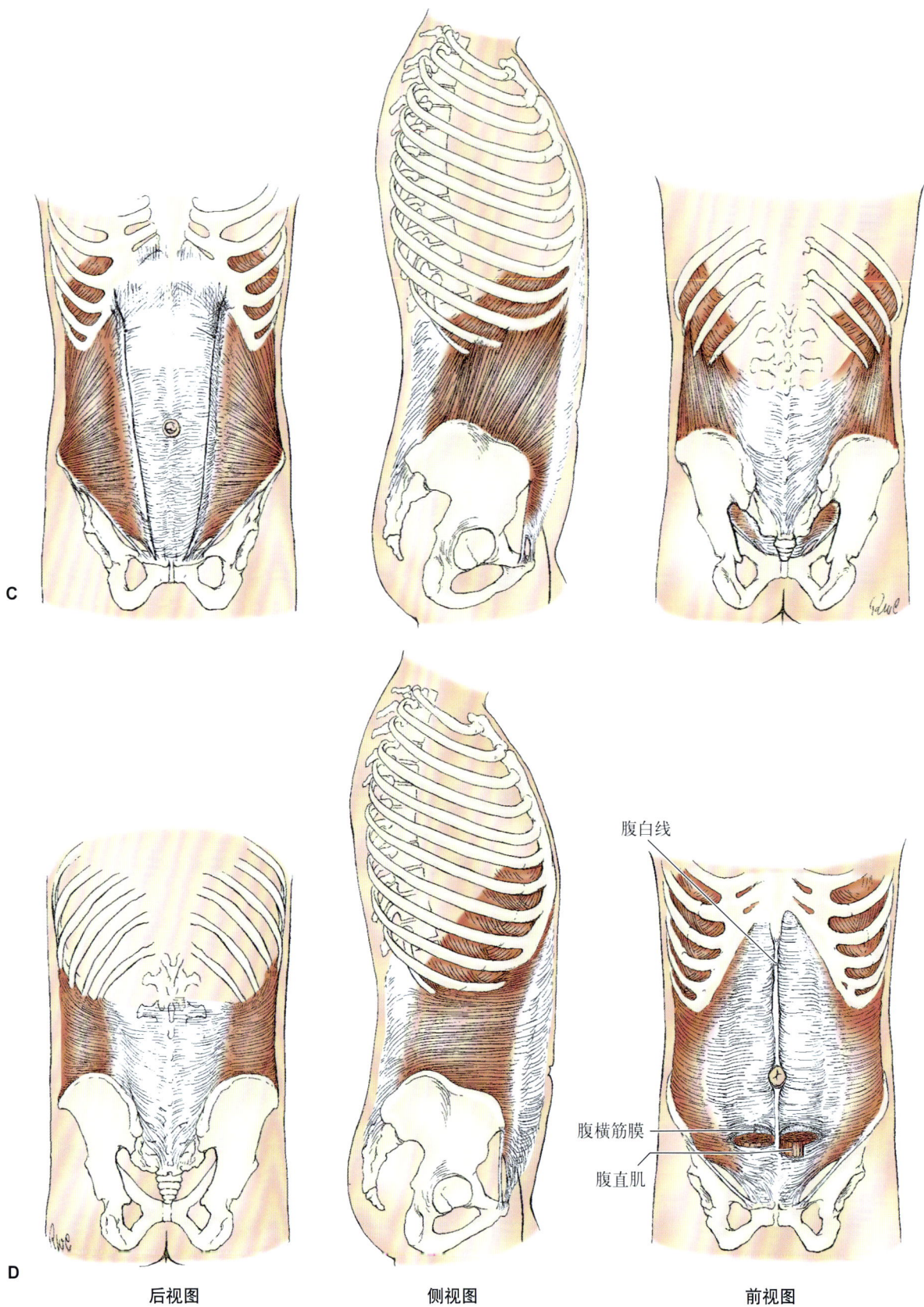

腹白线

腹横筋膜

腹直肌

后视图      侧视图      前视图

图9-27 腹部肌肉（续）。C.腹内斜肌；D.腹横肌

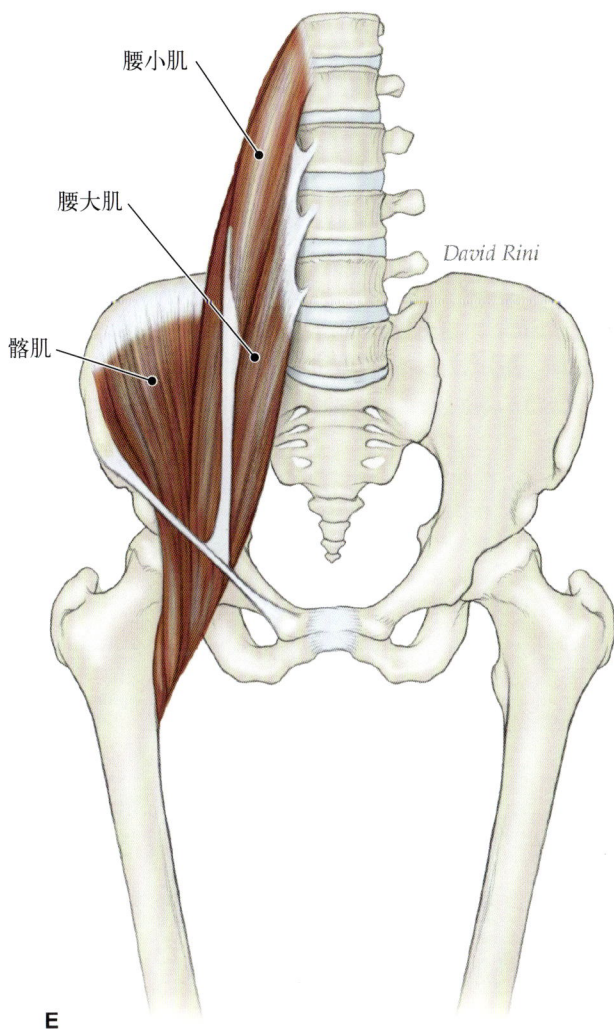

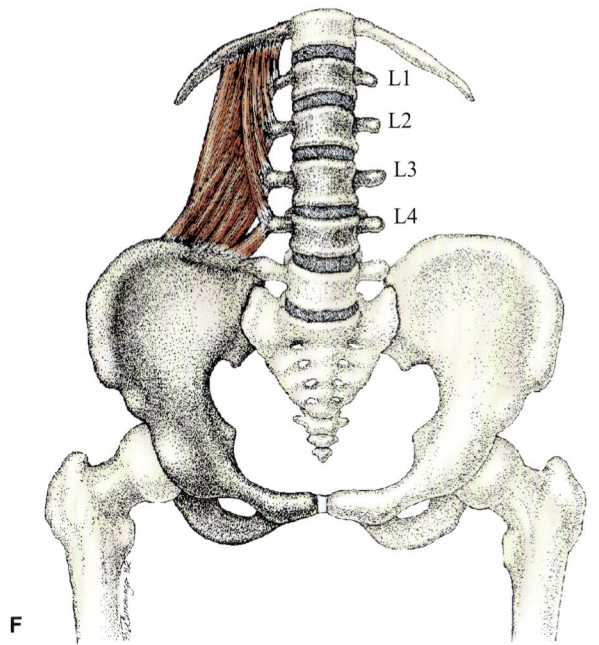

图9-27　腹部肌肉（续）。E. 髂腰肌群；F. 腰方肌

## 专栏 9-3 ｜ 腹部的基本解剖

| 肌肉 | 骨骼及骨性标识 |
|---|---|
| 腹直肌 | 肋软骨 |
| 腹外斜肌 | 髂骨 |
| 腹内斜肌 | 髂前上棘 |
| 腹横肌 | 耻骨 |
| | 腹股沟韧带 |
| | 小肠 |
| | 升结肠、横结肠、降结肠 |
| | 回盲瓣 |
| | 阑尾 |
| | 肝曲和脾曲 |
| | 乙状结肠和直肠 |
| | 主动脉 |

直肌收缩时，骨盆底向上运动，导致骨盆上部向后倾斜。如果此时人体处于站立位，那么在这个动作中腹直肌的拉动倾向正好与腰大肌相抗衡。在站立位时，腰大肌的收缩会向前拉动腰椎，造成骨盆上部向前倾斜。腹直肌和腰大肌之间的对抗能够抵消掉骨盆的倾斜趋势，这种对抗对于躯体能够保持正确的体位和能够做出协调的动作是必不可少的。

左右两侧腹外斜肌协同运动也可以使脊柱屈曲（图 9-27B）。单侧肌肉收缩时，它们可以使躯干侧向屈曲并向对侧旋转。腹外斜肌的纤维走行方向与人体中线成斜角，与肋间外肌方向相同。

腹内斜肌的作用与腹外斜肌相同，只不过当单侧肌肉收缩时，它们将躯干向同侧旋转（也就是说右侧腹内斜肌将躯干转向右侧，左侧腹内斜肌将躯干转向左侧）。腹内斜肌纤维的走行方向远离人体中线，与肋间内肌走行方向相同（图 9-27C）。

腹横肌是这三组肌肉中最深层的一组，其肌纤维呈水平向发展（图 9-27D）。当它收缩时会向下挤压腹腔内容物。用力收缩腹横肌会导致深呼气和呕吐。

分隔肋间外肌、肋间内肌和腹横肌的筋膜鞘向内侧融合，组成包裹左侧腹直肌和右侧腹直肌的筋膜鞘。

腰方肌组成腹后壁（图 9-27F），位于腰大肌后方。腰方肌由 3 部分组成，均起于髂嵴内侧唇和髂

腰韧带，止于第 12 肋下缘和 L1 ～ L4 的横突。整个腰方肌被胸腰筋膜所包裹。

腰方肌对腰椎起着强大的固定作用，可以防止腰椎向对侧过度侧屈。双侧腰方肌协同作用时可以起到拉伸脊柱的作用，而腰方肌过度收缩时，则会加深脊柱向前屈曲的程度。当单侧腰方肌收缩时，有助于脊柱向同侧屈曲。腰方肌还有一个作用是"髋关节挂钩"。在站立位时，如果一侧髂骨上界高于另一侧，那么这一侧的腰方肌是缩短的。

## ▶ 腹部的危险部位

- 剑突：任何突然向下的暴力都能使剑突骨折；骨折后的剑突可以刺伤肝脏。
- 浮肋：按摩几乎不可能损伤第 11 肋和第 12 肋，而在此部位的深层组织按摩可以将软组织压迫于浮肋上，令人非常不舒服。
- 腹股沟管：腹股沟管是男性的精索和血管进入骨盆腔的通道，此处是腹壁的薄弱点。如果面对有腹外疝病史的患者，必须要对此处特别小心，避免拉伸过度。
- 腹腔内器官和盆腔内器官：肝脏、脾脏、肾脏、大肠和卵巢都有可能被深层组织按摩损伤（图9-28）。

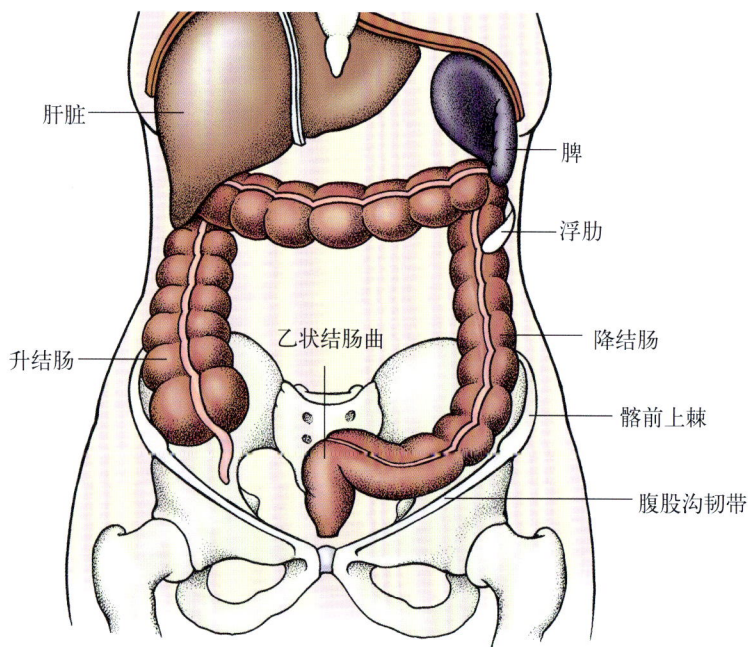

图9-28　腹腔和盆腔的危险部位

## ▶ 腹部疾病列举

1. 骨盆前倾。髂骨前倾导致腰椎弯曲度增加，从而导致腹部突出。如果把骨盆想象成一个装满水的碗，骨盆前倾将会使得水从人体的前方溢出来。骨盆前倾还会导致双侧髂腰肌和股直肌缩短，使椎间盘压缩和腰部软组织拉伤。此情况于腰椎过度前凸时可见。

2. 骨盆后倾。髂骨后倾导致臀部下垂，并且常常伴随臀肌收缩、腹直肌紧张和腘绳肌缩短。竖脊肌被下拉，导致腰椎弯曲度减小，这会进一步影响脊柱在重量传递中的作用。

3. 长短腿。这是一个用来描述骨盆侧倾的通用术语，是指看起来一条腿比另一条腿短，导致骨盆向腿短的一侧倾斜。然而在大多数病例中，倾斜的骨盆是由于脊柱弯曲或扭转造成的。一侧腿短常常表明此侧腰大肌和腰方肌紧张。

左右两侧腰大肌的长短不一也可以导致骨盆倾斜。腰大肌缩短的一侧骨盆会被向前下方拉伸。

4. 坐骨神经痛。坐骨神经受到刺激或者发炎时都会出现坐骨神经痛。坐骨神经由 L4 ～ S3 的神经组成。坐骨神经是人体中最粗的神经，经坐骨切迹进入骨盆，从腿后向下走行。脊柱疾病或者椎间盘损伤都会刺激坐骨神经。如果是这种情况，神经痛往往会放射到腿后甚至踝部。

在某些病例中，坐骨神经的刺激来源是臀部后方的梨状肌，坐骨神经从梨状肌下方经过（某些人的坐骨神经穿过梨状肌）。如果梨状肌僵硬是刺激坐骨神经的来源，那么疼痛往往发生在臀部或者大腿后部。

5. 腰大肌拉伤。腰大肌一般很难被损伤，但是它可能会被躯干或腹股沟的过伸动作所拉伤，比如从蹲踞位突然起跳这种动作。此种损伤常见于篮球运动员和排球运动员。要想检查腰大肌的损伤程度，可以令患者坐在桌子边缘，双脚离开地面自然下垂。此时将你的手放到要检查一侧的大腿上，用适当的力度下压的同时令患者努力抬高大腿。如果存在腰大肌损伤，患者会感到腹股沟区的疼痛。

另一种形式的腰大肌损伤会表现为腹股沟拉伤：此种损伤会刺激腰大肌在股骨小转子的止点。这种损伤常见于跨栏跑运动员和其他田径运动员。

6. 痛经。痛经的原因有许多种，其中包括子宫痉挛、来自骨盆韧带及筋膜的刺激和来自腹股沟及腰部的牵涉痛。痛经的女性往往不喜欢在经期做腹部按摩，但是如果她们在经期做过腹部按摩，那么她们平时就能够从腹部按摩中获得很大益处。对腰部和骶骨筋膜进行舒缓的按摩有利于减轻经期疼痛。这是一种罕见的牵涉疼痛弧案例，此时的发病与治疗是双向的：腹部器官的疼痛牵涉到腰部皮肤，而对腰部的舒缓按摩又能对过度工作的腹部器官产生治疗效果。

7. 性虐待。无论是男人还是女人，成人还是儿童，都有可能会遭受性虐待。因此，曾经受过这类虐待的人很有可能害怕自己的骨盆部被他人碰触。事实上，因为社会上一些对于下腹部的忌讳，以及我们对于性功能和排泄功能的偏见，这种碰触可能对任何人来讲都是异常敏感的。作为一个按摩师，需要对这份工作异常耐心，并且尊重患者的底线。在做按摩前需要患者同意按摩手法，并且如果患者在按摩期间改变主意，要做好改变按摩计划的准备。让患者完全同意下腹部被随意碰触可能要花一些时间，在此期间要保持耐心，并且让按摩顺其自然地进行。

对于那些曾经被虐待的患者或者有被虐待倾向的患者，应该循序渐进地向他们介绍腹部按摩的手法，详细说明如何碰触他们的腹部，这在患者同意做腹部按摩以前可能会花掉一些时间。第一次碰触腹部时应当尽量温柔；比如在患者放松时，隔着遮盖物触摸腹部。手法操作时用遮盖物遮盖患者腹部可增加患者的安全感。这种隔着遮盖物按摩的治疗可能会持续几个疗程。绝对不要在患者不愿意或者不允许的情况下做腹部按摩。

8. 便秘。当结肠运动减弱而且排泄物排出困难时会出现便秘。便秘的常见原因包括：压力过大、饮食不良、腹部肌肉无力和水分摄入不足。深层组织按摩有助于刺激肠道收缩，促进排泄物的排出。

9. 肠憩室炎。这是一种肠道炎症。憩室是结肠壁上的小结袋，里面装满了排泄物。它们是结肠用力向外排出粪便的产物。这些憩室发炎时会引起疼痛。这种情况下不宜做腹部深层组织按摩，因为这很有可能会加重病情。

10. 其他骨盆疾病。许多其他疾病也可以影响到骨盆肌肉的功能，或者能影响到骨盆或腹部按摩的安全性。这些疾病包括：未被诊断的疾病、卵巢囊肿、前列腺增生、怀孕、任何骨盆部的癌症和任何可能导致骨盆发生炎症的感染。按摩师在进行骨盆部或者腹部按摩以前需要了解患者的身体状况或疾病严重程度。

更多详细信息见附录 A。

## 健康整体观

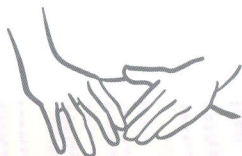

### 腹部是身体的核心

骨盆是身体的结构中心和杠杆支点。只有当身体的所有部位在骨盆周围保持稳定，身体才能保持平衡，肌肉才能发挥它的最大功效，神经系统的信号传递才能畅通无阻，从而驱使肌肉组织做出流畅、灵活、优雅的动作。

当我们以骨盆为中心用力时，可以无限制、无疼痛、高效、自由且优雅地活动。我们可以体验到身体对力量的自然驱使，并且享受这种平衡带来的活力。然而，我们当中只有少数人是以骨盆为功能中心的。在大多数情况下，我们所知的核心及动作的支配都来自身体更高的位置。对于智能处理过程的强调，将大多数人的认知向上引到头部。运动中的肌肉刺激又多发生在胸部和脊柱的胸段。这类肌肉募集其实造成无效的呼吸做功，同时也使我们放弃了那些发源于骨盆、髋部和大腿的更为有力和有效的肌肉运动发力。

盆腔包含着生殖器官和排泄器官，在许多文化中人们都倾向于否认这些器官的功能是健康生活的一部分。许多来自社会的约束和禁忌都集中在排泄行为和性行为上。从小时候起，我们就被教导要学会控制括约肌，以便在更合适的时间排泄。继而，我们在青年时代又被关于性欲与吸引力之间相互矛盾或不健康的信息所轰炸，而同时，我们的身体也在不断地变化和生长。这就形成了一种潜在的影响我们终生的模式，即将强烈的情绪释放与自我的控制感，与紧绷的盆底肌群、大腿内侧肌群、臀肌、深部外旋肌以及腰部相联系。本质上，我们因此自行斩断了与身体最有力部位的联系。

骨盆能在髋关节和腰椎之间自由活动。而骨盆的灵活性会被骨盆部的慢性肌紧张所限制。既然神经系统能控制着肌肉运动，那么我们的精神状态和信念必然会影响身体运动的自由性和限制性。因为骨盆的位置很大程度上取决于肌张力，因此，我们有巨大的能力来改变骨盆的位置和运动，以应对与此部位相关的情绪问题或者身体疾病。

腹壁是一个由肌肉和筋膜组成的圆柱体，覆盖着内脏。由于没有骨性结构的保护，腹部通常被认为是躯干的薄弱点且易受损伤。人们恐惧感的产生通常与腹部被碰触有关。一部分是由于腹部缺少防御，而另一部分则是因为自觉没有强健的腹部肌肉，无法达到杂志模特般的腹部效果。简而言之，暴露腹部会使很多人感到不受保护、不安全，甚至感到羞耻。这些对于腹部和骨盆按摩的情绪反应不能完全脱离我们关于自身的态度：我们的自我承认或自我判断。

许多人认为紧绷的、线条清晰的腹部是理想的。我们在电视广告和视频的怂恿下欣赏紧绷优美的腹部曲线。紧绷的腹部肌肉降低了我们的不安全感，因为它创造了一个防护盾，防止腹部受到外界威胁——无论是情感上的还是生理上的。

健康的腹部其实应该有一个稍圆的轮廓。它应该柔软灵活有张力，而非紧张僵硬或者松弛无力。紧绷或松弛无力会使得腹部突出并使腰椎和胸腔不能保持在一条直线上。

许多人骨盆部肌肉紧张、腹部肌肉虚弱、腰部肌肉僵硬劳损。当这些肌肉之间的平衡遭到破坏时，它们非常容易受损和发生疼痛。但是，当骨盆、腹部和腰部的肌肉相互协调能够保持躯干的直立性时，我们将有更多的力量和灵活性去适应日常生活中的各种需求。如果一个人骨盆平衡，则说明此人具有良好的身体平衡、充满自信且为人正直，这个人就能够体验到全身共同运动的感觉。

## ▶ 姿势评估

### 骨盆和腹部：前视图

1. 检查髂嵴的高度。观察两侧髂嵴是否在同一条水平线上（图 9-29A ～ C）？

2. 检查骨盆的旋转。如果一侧髂前上棘比另一侧更突出，这表明骨盆在此侧向前旋转。

3. 胸廓能否漂浮于髂嵴上方或者腰部是否受到挤压，使得腰部两侧向外膨出？

4. 当患者的膝关节屈曲时，膝关节是否与双脚在同一条直线上？二者的位置关系不正确会影响腰大肌的功能。

5. 与身体的其他部分相比，骨盆是否看起来过大或者过小？

6. 检查下肋的位置，观察它们是否：

- 挤压在一起，或者下垂？
- 向两侧分开，向上提升，或者向外突出？

7. 观察腹部外形。

- 收紧？
- 膨出？

8. 描述脂肪分布：是否大部分脂肪都分布在腹部（苹果型），或者分布在下腹部、臀部和大腿（梨型）？

9. 腹部是否随呼吸而移动？

### 骨盆：侧视图

1. 观察骨盆是否有倾斜？如果有，继续观察倾斜的方向和角度（图 9-30A ～ C）？

2. 在行走或站立时，骨盆能否自由前后摆动？如果不能，骨盆做哪个动作时受限？

更多相关信息请参阅表 9-2 。

### 腹部

腹部形态与肌肉的关系请参阅表 9-3 。

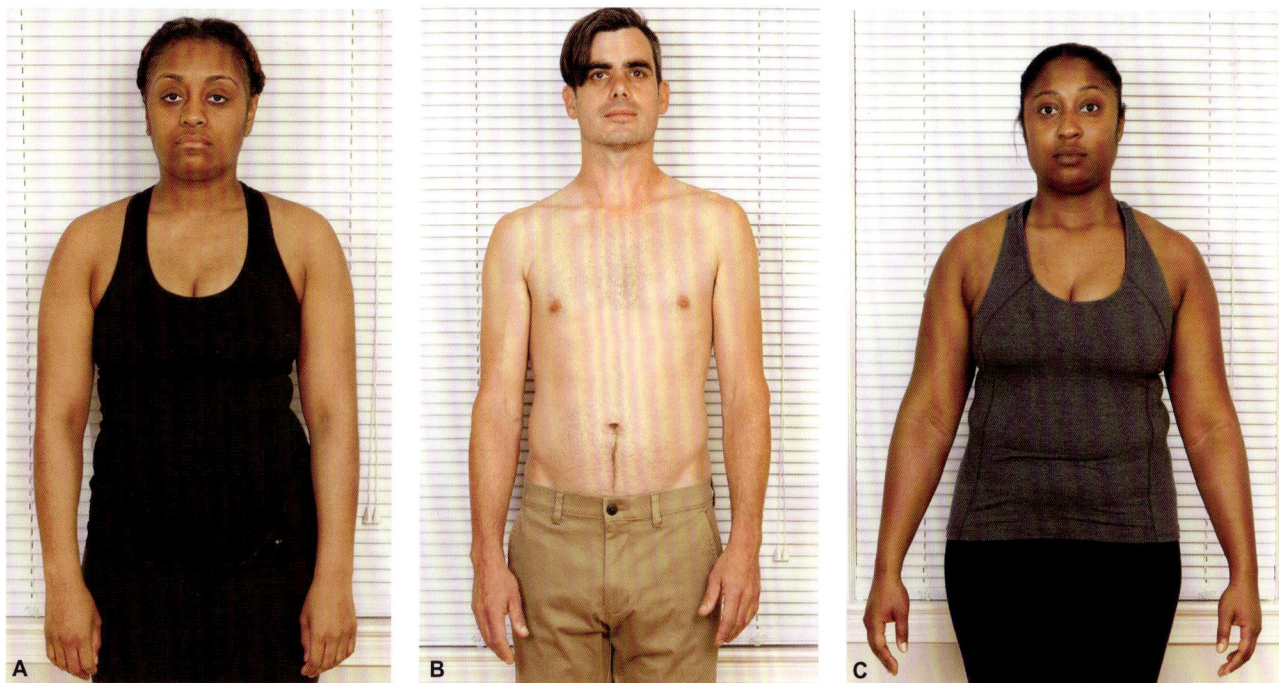

图9-29 姿势评估：腹部与骨盆部前视图（A～C）

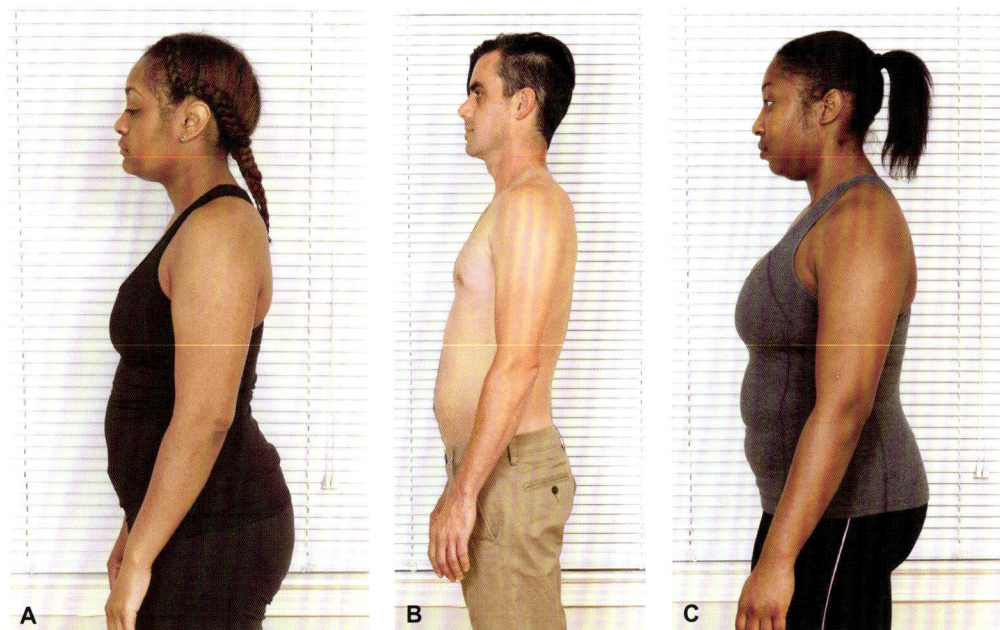

图9-30　姿势评估：腹部与骨盆部侧视图（A~C）

表9-2　骨盆位置与肌肉关系

| 症状 | 可能缩短的肌肉 |
| --- | --- |
| 前倾——髂嵴前倾 | 髂腰肌<br>股直肌<br>竖脊肌<br>腰方肌 |
| 后倾——髂嵴后倾 | 股直肌<br>臀大肌<br>外旋肌<br>腘绳肌 |
| 侧倾——一侧髂嵴高于<br>　　　另一侧 | 臀中肌<br>腰方肌<br>上侧的外展肌<br>下侧的外展肌 |

表9-3　腹部形态与肌肉关系

| 症状 | 可能缩短的肌肉 |
| --- | --- |
| 腹部膨出——向前突出<br>　且伴随骨盆前倾 | 腰方肌<br>髂腰肌群<br>股直肌<br>竖脊肌 |
| 上腹部紧张——股直肌<br>　过分清晰 | 腹直肌<br>腹横肌<br>腘绳肌 |
| "紧身带"——上腹部膨<br>　出，下腹部收缩，看<br>　起来像是穿了紧身带 | 腹内、外斜肌<br>骨盆底肌肉群 |

## ▶ 练习与自我调理

### 骨盆

**骨盆扩张（使腰部和骨盆部的肌肉联合运动）**

**准备活动**

患者坐在椅子的边缘处，双脚平放于地板上，或者盘腿坐于地板上。慢慢地、有意识地做每个动作。练习的目的是更好地了解骨盆区域。

**具体做法**

- 骨盆向后倾斜，腰部屈曲，使重心离开坐骨结节（图9-31A）。下巴自然下垂。而后恢复骨盆到直立的状态，重复上述动作多次。

- 骨盆向前倾斜，腰背部稍向前屈曲（图9-31B）。而后恢复骨盆到直立状态，重复上述动作多次。

- 将上述两个动作结合起来，组成一个流畅的前后动作，使骨盆不断地前后摆动。休息片刻后感受骨盆是否有变化。

- 开始时将体重均匀地分布在骨盆底部，而后稍

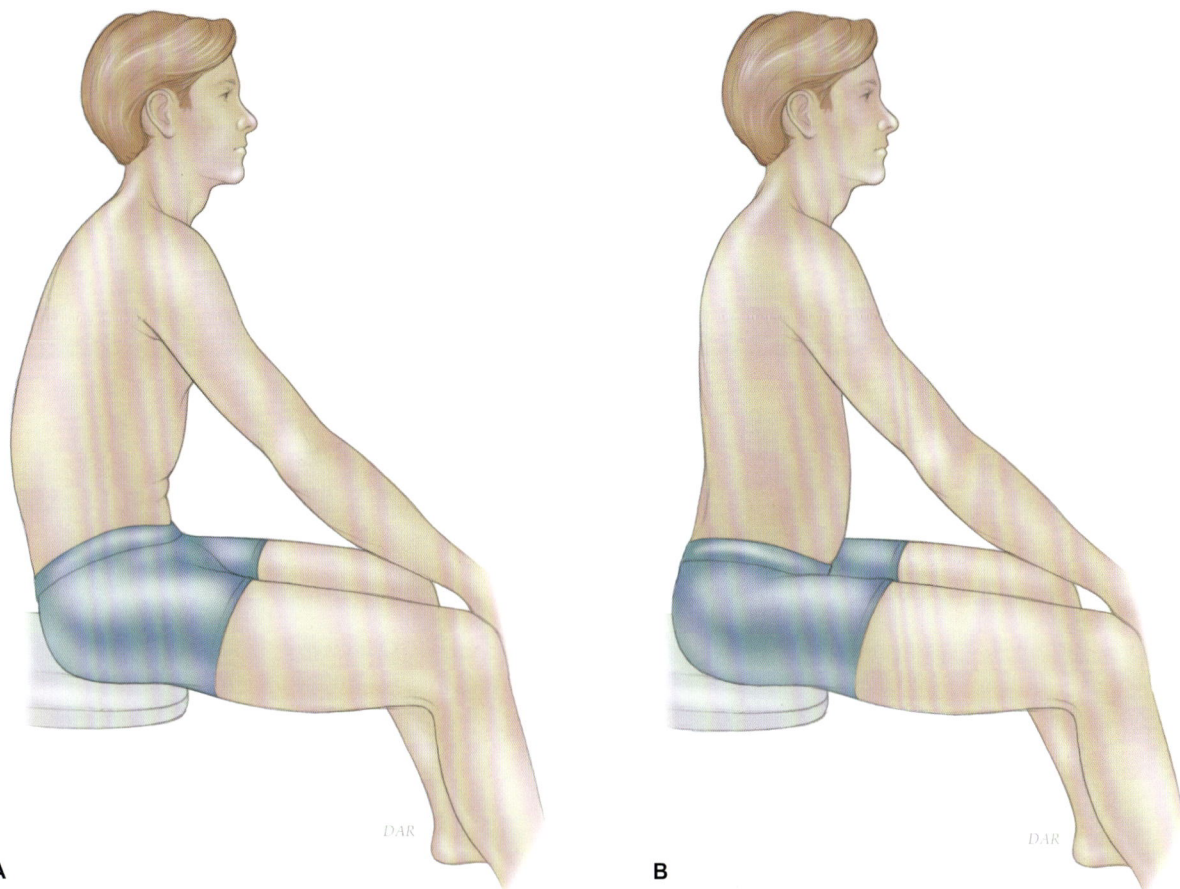

**图9-31** A.骨盆后倾；B.骨盆前倾

稍向右移动，使分布在右侧坐骨结节上的重量增加。在此过程中保证左臀部始终接触椅子或者地面。而后将重心恢复到中心位置，重复以上动作多次。

- 开始时将体重均匀地分布在骨盆底部，而后稍稍向左移动，使分布在左坐骨结节上的重量增加。在此过程中保持右臀部始终接触椅子或者地面。而后将重心恢复到中心位置，重复以上动作多次。

- 将上述两个动作结合起来，使重心多次左右移动。休息片刻后感受骨盆是否有变化。

## 腹部

**静坐（加强腹直肌、腹外斜肌、腹内斜肌和腹横肌的力量）**

**准备活动**

患者坐在地板上，膝关节靠近胸部，双脚保持接触地面。将双手放在大腿后方紧贴膝关节的位置。

**具体做法**

呼气，收紧腹部，背部稍向后滚动，并将骨盆收紧（图9-32）。正常呼吸并将此姿势保持几秒，然后用力呼气，并使背部再向后滚动。持续小幅度地向后滚动，直到背部感到疼痛或者腹肌不能坚持时躺下休息。

**腹部伸展（伸展腹直肌、腹外斜肌、腹内斜肌和腹横肌）**

患者仰卧位，将双臂举过头顶，呼气。随着手臂伸展，努力下沉腰部，直到腹部肌肉有拉伸感（图9-33）。保持20秒。随后稍微拱起背部，以增加伸展程度。将躯干向右侧屈曲，双臂稍微向右侧伸展，保持20秒。再将躯干向左侧屈曲，双臂稍微向左侧伸展，保持20秒。

# ▶ 腹部肌肉按摩常规流程

## 治疗目的

- 拉长连接胸部和骨盆的躯干部。
- 使附着在骨盆和下部肋骨的躯干肌肉的张力恢复正常。
- 使腰方肌的肌张力恢复正常，这有助于缓解腰部疼痛和改善骨盆移位。
- 改善肠道功能。
- 改善腹腔容积。

## 能量流疗法

### 体位

- 患者仰卧在按摩床上，膝关节下垫一个垫枕，女性患者用方巾遮盖身体。
- 按摩师站在按摩床的侧面，靠近患者腰部位置。

### 极性按摩

按摩师将左手掌（负极）置于患者腹部（正极），将右手掌（正极）滑至患者背后，触摸到腰椎（负极）。两手掌隔着患者的躯干相对齐。使手掌放松，贴紧患者的身体曲线，并随着患者的呼吸而起伏。在此按摩中，要关注患者的信任感，使其慢慢习惯这种按摩。保持至少 1 分钟。

### 日式指压按摩

按摩师将双手手指滑至患者背后，以指尖触摸腰部竖脊肌的外侧缘。伸直手指，使指尖承受患者躯干的重量。而后对另一侧背部重复以上动作。膀胱经的分支沿着竖脊肌外侧缘分布，这个动作有助于放松腰背部的肌肉，为腰椎减压。

### 瑞典式按摩或跨纤维按摩

1. 在腹部做环形的轻抚法按摩。
2. 在胸廓和骨盆之间，用双手对躯干两侧进行揉捏法按摩。
3. 在腹部做顺时针的摩法按摩。
4. 用指尖在腹部做跨纤维的弹拨手法按摩。

### 结缔组织按摩

按摩师将右手掌放于患者肚脐上方，左手掌叠放于右手之上，带动皮下组织做慢速顺时针运动，而不是手掌单纯地滑动摩擦皮肤。逐渐增加按摩半

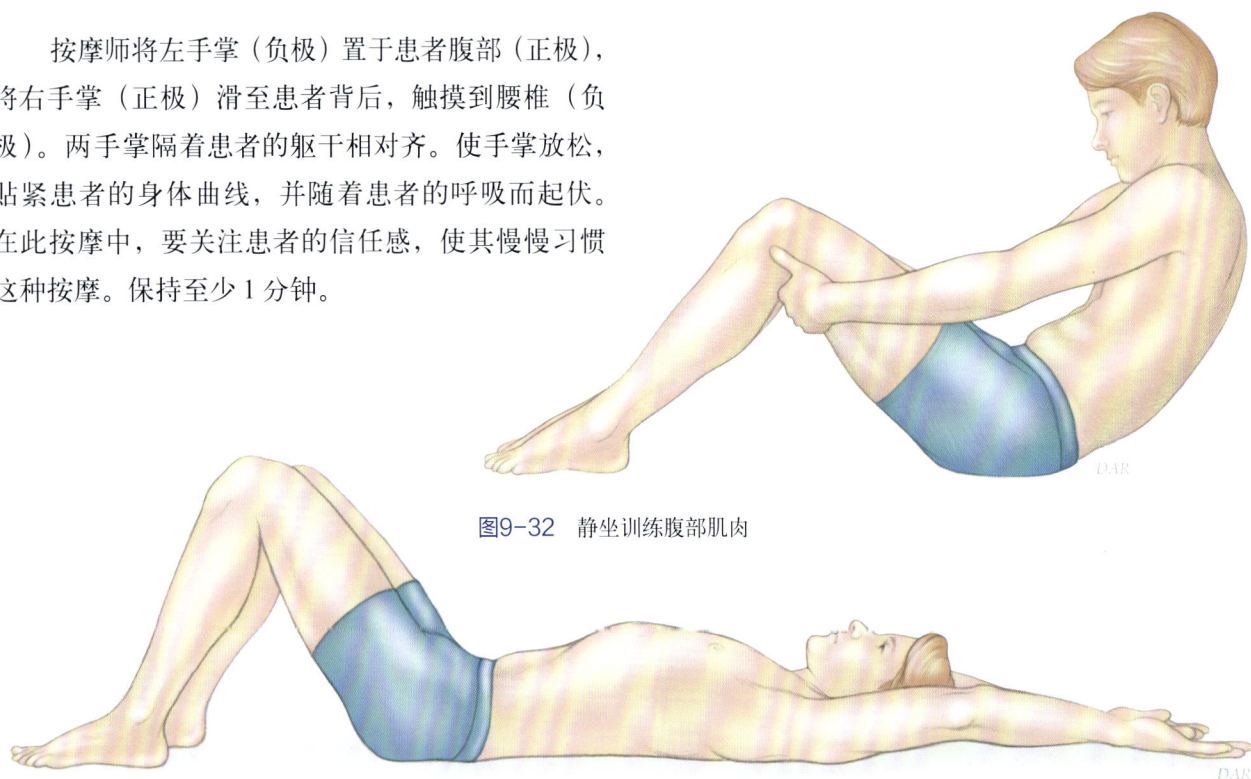

图9-32　静坐训练腹部肌肉

图9-33　伸展腹部肌肉

径，直至达最大限度。

## 深层组织按摩或神经肌肉按摩

### 顺序

1. 腹肌在髂嵴上的附着点。

2. 肋软骨下缘。

3. 腹肌在肋骨上的附着点。

4. 腹直肌。

5. 腹斜肌。

6. 腹横肌。

7. 腰方肌。

    a. 第12肋上的附着点——肌腱。

    b. 髂嵴上的附着点——肌腱。

    c. 肌腹——肌纤维。

> 腹肌的触发点不像其他肌肉的触发点那样容易被发现。腹肌触发点引起的疼痛经常会被误认为是内脏器官的疼痛。这些触发点常引起双侧疼痛。检查所有肌肉的附着点，并探查肌肉中的紧张纤维和肿块（它们通常都位于触发点附近）。腹直肌在耻骨联合上的附着点经常会隐藏着触发点，位于肋骨下缘、剑突侧面的附着点亦如此。

### 腹肌在髂嵴上的附着点（腹外斜肌、腹内斜肌和腹横肌）

#### 按摩手法

- 按摩师站于按摩床一侧，单手或双手拇指按压于患者髂嵴上缘，行小幅度的左右弹拨手法按摩髂嵴内侧。

- 最大限度地按摩能够触及的全部骨盆部位。

### 第7～10肋肋软骨下缘（腹横肌）

#### 按摩手法

- 将拇指置于剑突外侧，用小幅度的左右弹拨手法从胸廓下部边缘按摩到第11肋尖。

### 腹肌在肋骨上的附着点

见图9-34。

### 腹直肌

#### 按摩手法

- 按摩师将双手手指放于第5～7肋肋软骨上（剑突旁）。

- 用指尖进行小幅度的上下弹拨与左右弹拨手法按摩，尽量缓解肌肉附着处的紧张。

### 腹外斜肌

#### 按摩手法

- 腹外斜肌的附着点位于位置较低的8根肋骨上，与前锯肌交织在一起。按摩师将手指放于第5肋近胸骨端，在肋部做小幅度的上下弹拨与左右弹拨手法按摩。

- 继续依次按摩每条肋骨上的肌肉附着处。用指尖尽量向每条肋骨的外侧按摩，以便触及肌肉的止点。可将前锯肌边界作为标志。

### 腹内斜肌

#### 按摩手法

- 腹内斜肌附着于第8～10肋肋软骨上。按摩师将拇指或其余四指放于第8肋的下方，即腹直肌外侧缘。用小幅度的左右弹拨与上下弹拨手法按摩肌肉的附着点。

- 轻轻向两侧按摩，然后滑向第9肋，重复上述针对附着点的按摩治疗，再继续对第10肋进行类似的治疗。

### 腹直肌

起点：耻骨联合的内侧肌腱，耻骨嵴的外侧肌腱。

止点：第5～7肋肋软骨，剑突。

作用：脊柱屈曲，骨盆后倾；压缩腹内容物。

#### 按摩手法

- 按摩师将手指放于上腹部中线附近，即胸廓下方。

- 用手指对肌纤维进行扩展手法按摩（图9-35）。在肌肉组织异常处停顿下来，对其进行左右弹拨手法按摩治疗随时发现的那些触发点。再继续治疗腹直肌上的条索状组织，确保能治疗到每块肌肉之间的腱鞘。

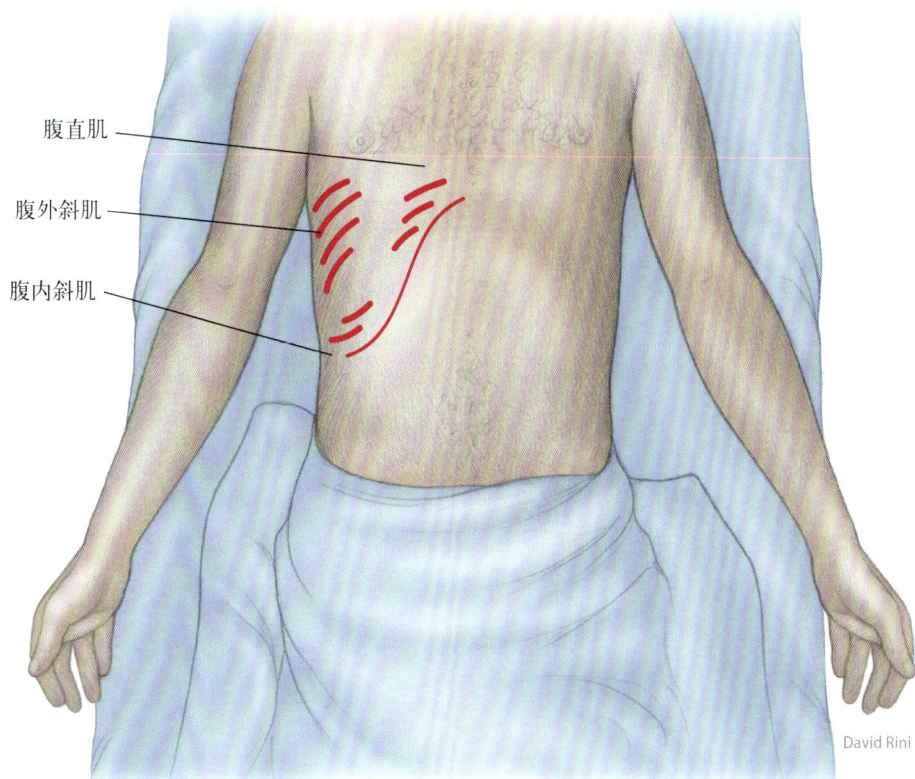

图9-34 腹肌在肋骨上的附着点

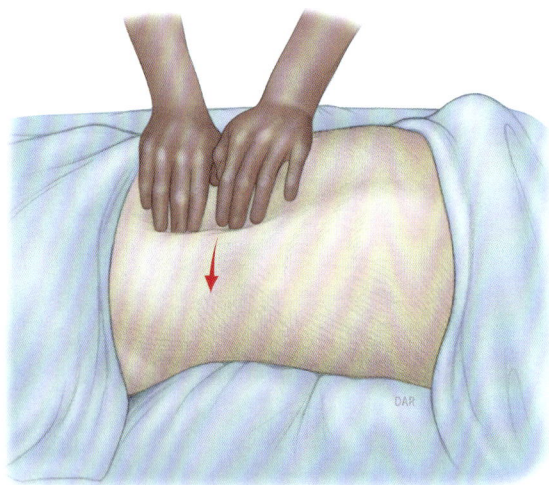

图9-35 跨纤维按摩法按摩腹直肌

⚠️ 警告：不得按压白线，这是一条沿着腹直肌中线向下延伸的筋膜线，它连接着腹直肌的左右两半部分。主动脉从躯干中心向下延伸至此区域深层。如果按摩腹直肌时感受到手指下有强有力的脉搏跳动，应停止按摩，避开此区域。

- 按摩师将手指放于耻骨联合上缘。用小幅度的左右弹拨法按摩腹直肌在耻骨上的附着点。

⚠️ 警告：在做上述按摩前，按摩师应首先向患者描述按摩步骤，征求其同意后再行按摩。

## 腹外斜肌和腹内斜肌

### 腹外斜肌

起点：第 4 ~ 12 肋，与前锯肌相交。

止点：髂嵴前部，腹肌腱膜。

作用：躯干屈曲（两侧），躯干侧屈和旋转（单侧），支持与压缩腹腔器官，协助呼气。

### 腹内斜肌

起点：胸腰筋膜，腹股沟韧带外侧 2/3 处，髂嵴前 2/3 处。

止点：第 9 ~ 12 肋肋软骨，腹肌腱膜。

作用：躯干屈曲（两侧），躯干侧屈和旋转（单侧），支持与压缩腹腔器官，协助呼气。

按摩手法

- 从腹直肌外侧缘开始，按摩师用手指沿着肌纤维方向做上述的扩展按摩治疗。注意腹外斜肌的肌纤维在腹部呈斜向外的对角线分布，因此在进行跨纤维按摩治疗的时候，应该是垂直于肌纤维呈斜向内的对角线方向（图9-36A）。而腹内斜肌的肌纤维在腹部呈斜向内的对角线分布，因此在进行跨纤维按摩治疗的时候，应该是垂直于肌纤维呈斜向外的对角线方向（图9-36B）。
- 继续向外按摩，直至背阔肌外侧缘。充分按摩腹内、外斜肌，在压痛区，针对感觉异常的组织再进行按摩。在按摩过程中，按摩师要用手指对肌肉进行有效的触诊，这一点非常重要，因为这两块腹肌是相互重叠的。

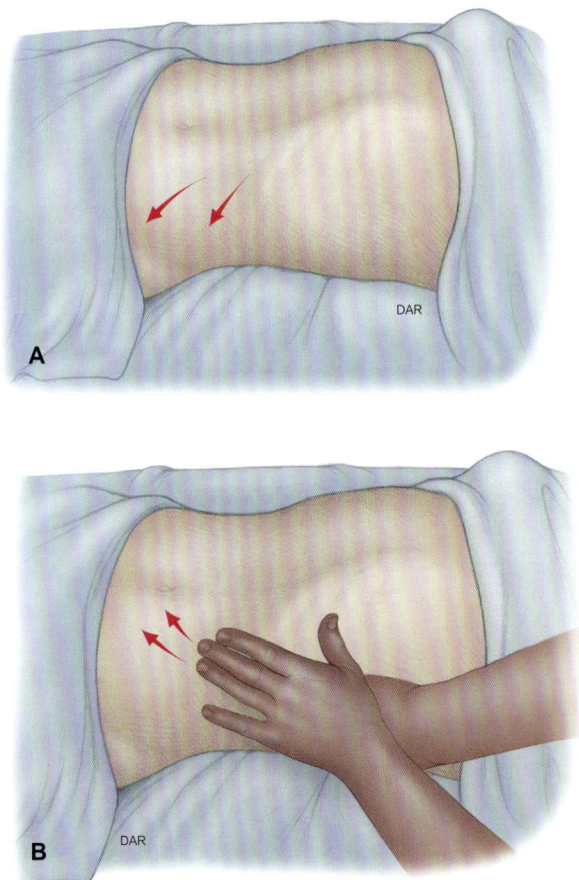

图9-36　A.跨纤维法按摩腹外斜肌；B.跨纤维法按摩腹内斜肌的方向

腹横肌

起点：腹股沟韧带外侧1/3处，髂嵴外唇前1/3处，腰背筋膜，第7～12肋肋软骨。

止点：腹肌腱膜到白线。

作用：维持腹压，协助呼气。

按摩手法

- 按摩师将手指放于腹直肌外侧缘，朝向上部的方向。用四指做小幅度的跨纤维的左右弹拨手法按摩，对胸廓与髂嵴之间的区域全部进行治疗（图9-37）。

腰方肌

起点：髂嵴内唇，髂腰韧带。

止点：第12肋下缘，L1～L4的横突。

作用：腰椎伸展（双侧），腰椎侧屈（单侧），第12肋的固定与下压。

腰方肌浅表层的触发点一般位于外侧，其中一个在其于第12肋的附着点处，另一个在其于髂嵴的附着点处。第12肋附着点处引起的牵涉痛分布在髂嵴和臀中肌区域。髂嵴附着点引起的牵涉痛分布在大转子和大腿外侧区域。

腰方肌深层的两个触发点，一个位于L3的横突附近，另一个位于L4～L5的横突之间。位于L3的触发点所引出的疼痛沿着骶髂关节通往骶上区。另一个触发点所引出的疼痛向下传导至臀肌下方。

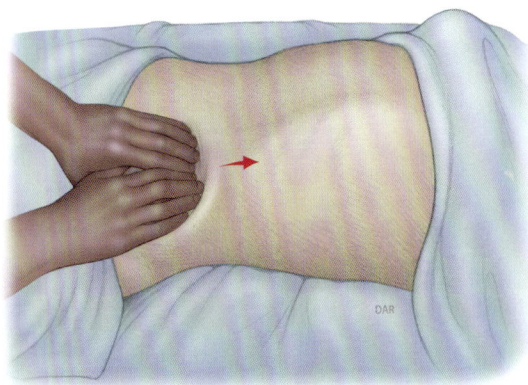

图9-37　跨纤维法按摩腹横肌

体位

- 请患者采取侧卧位，分别在两膝关节间和头部下方放一个垫枕。嘱患者将手臂尽量上举过头。
- 按摩师站于患者背后。

按摩手法

- 按摩师一只手托住患者的髋关节，用另一只手的掌根从第12肋到髂嵴做深部的环形摩法按摩治疗。
- 用双手拇指沿着竖脊肌外侧缘向上滑动按摩，直至触及第12肋。用拇指或一个指间关节行小幅度的左右弹拨手法从肋骨下缘按摩至脊柱。此处常常能够发现结节或触发点。
- 按摩师转向患者髂嵴，用拇指或指间关节沿着髂嵴上缘行小幅度的左右弹拨手法按摩，在有触痛点的地方稍停留来治疗。
- 按摩师站在患者的腰部后面，双手手掌置于躯干侧面，拇指向下触按在脊柱上。找到竖脊肌的边缘，拇指下压至脊椎的横突，向前轻轻地进行按摩（图9-38）。注意不要下压到骨骼的尖部。用小幅度的上下弹拨和左右弹拨手法对第12肋与髂嵴之间的腰方肌进行按摩治疗。

拉伸动作

1. 腰方肌和腹斜肌。患者侧卧于按摩床上，靠近治疗师站立的一侧。下方腿屈曲，上方腿伸直，上方手臂伸过头顶，抓住按摩床边缘。按摩师的两只手分别抓住患者的上臂和腿。将伸直腿放于屈曲腿后方，使其悬于按摩床外。按摩师同时向下按压伸直的腿和上臂，直至患者自觉腰方肌得到充分伸展为止（图9-39）。

2. 腹直肌。患者仰卧于按摩床，双脚平放在按摩床上，极度屈膝。双臂向上伸出按摩床（图9-40）。如果需要进一步拉伸，可以在患者背部垫一个垫枕。

整理

1. 这部分整理工作需要与骨盆治疗同时进行。

2. 腹腔神经丛的足底反射区位于足底跖骨下方，即第1跖骨和第3跖骨之间（图9-41）。按压此处可以放松上腹部。

3. 腰椎的足底反射区位于双脚脚背内侧，即内侧楔骨和跟骨之间。按压此处有助于缓解腰背部的紧张和疼痛。

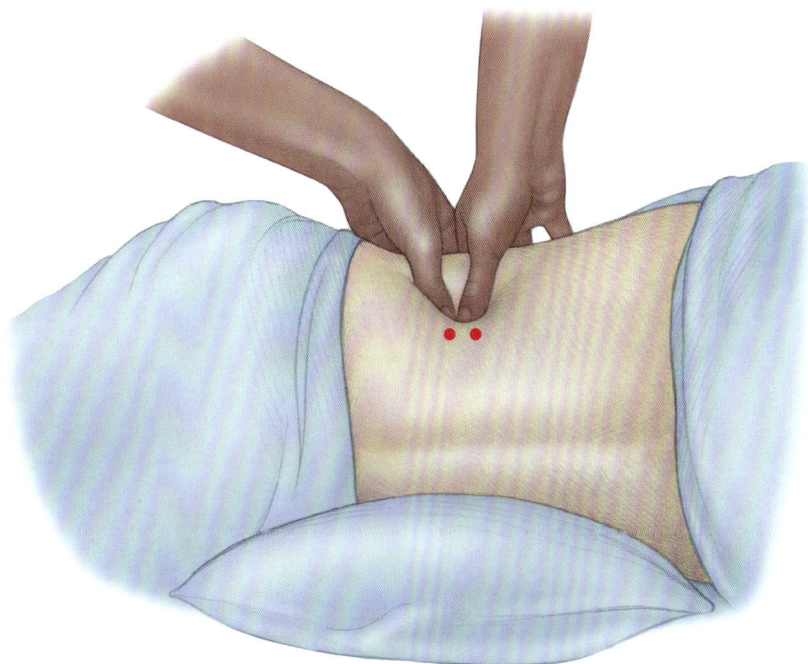

图9-38 接触腰方肌外缘

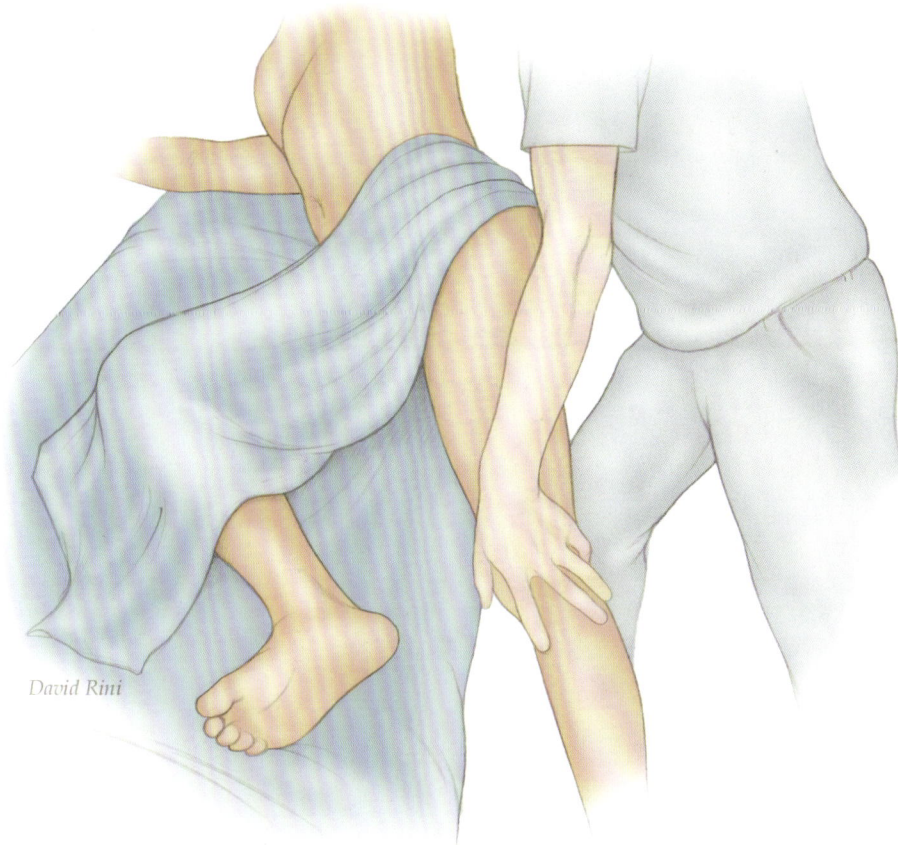

图9-39 拉伸腰方肌和腹斜肌

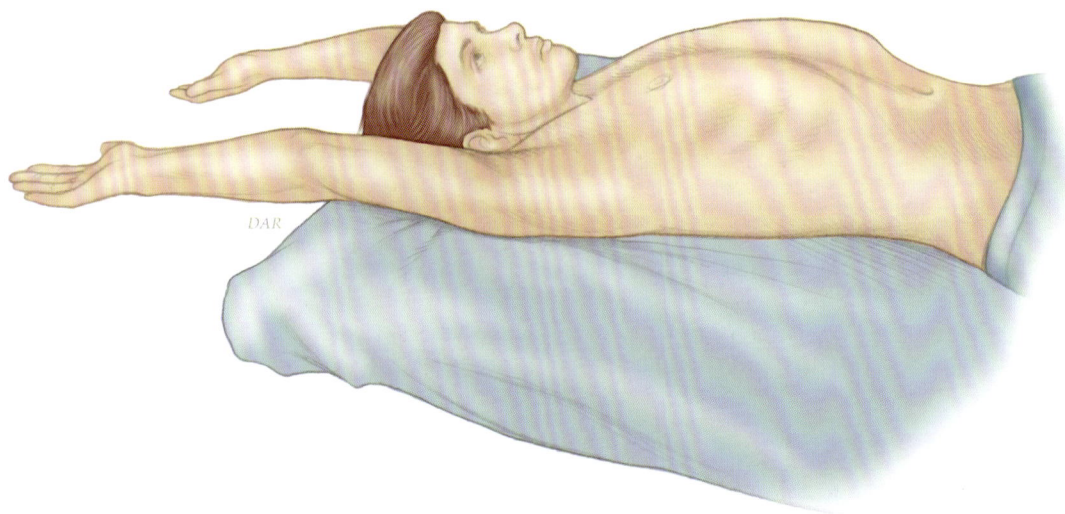

图9-40 拉伸腹直肌

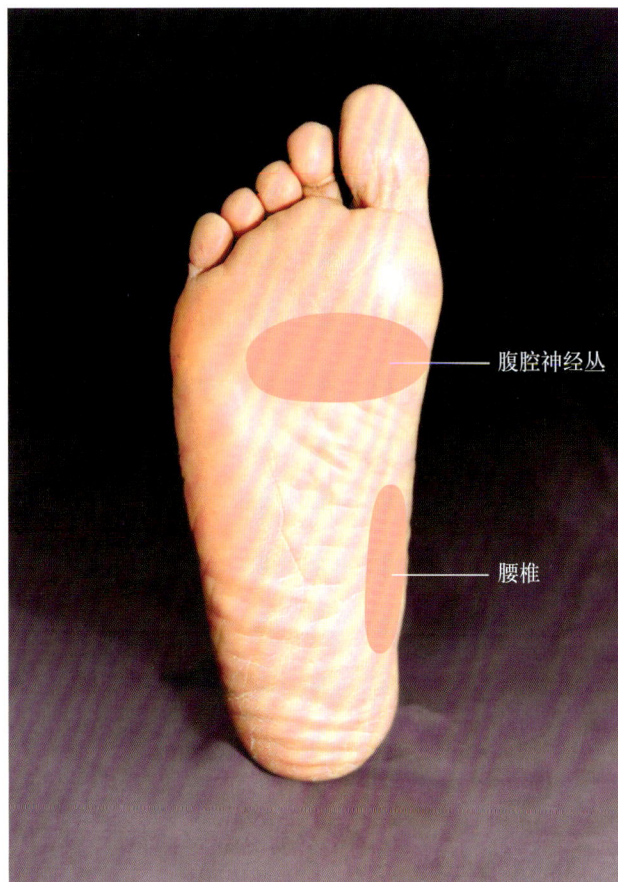

图9-41　腹腔神经丛和腰椎的足底反射区

腹腔神经丛

腰椎

### 结束

按摩师坐在按摩床的尾端，轻轻握住患者足跟，保持 30 ～ 60 秒，然后放下，本次按摩结束。

## ▶ 肠道按摩常规流程

### 瑞典式按摩或跨纤维按摩

#### 体位

- 患者仰卧于按摩床上，膝关节下垫一垫枕。女性患者可盖住胸部。
- 按摩师站在靠近患者腰部的一侧。

1. 用轻抚法环状按摩腹部。
2. 用指尖对腹直肌以"耙"的手法做跨纤维按摩（图 9-42）。

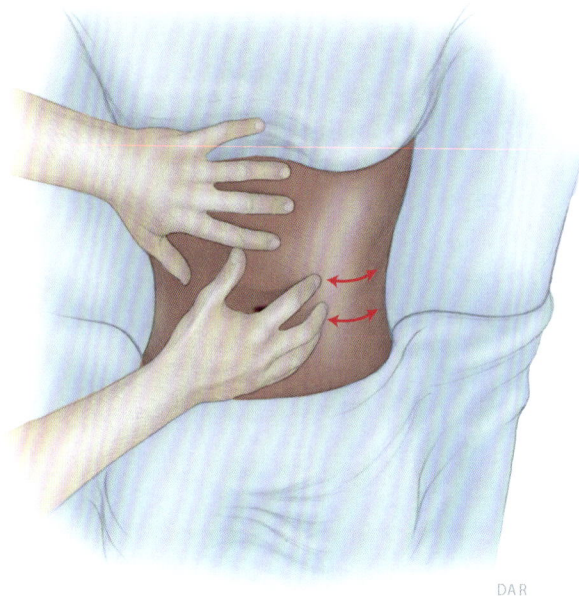

图9-42　用"耙"的手法对腹直肌做跨纤维按摩

### 结缔组织按摩

按摩师右手掌置于患者肚脐上方，左手掌叠放其上，沿顺时针方向拉伸腹部筋膜。

### 深层组织按摩或神经肌肉按摩

#### 大肠

#### 按摩手法

- 按摩师站在患者左侧，将手越过按摩床，伸至患者身体对侧，将手指置于患者右侧腹部大肠外侧缘所在的部位（图9-43）。手指慢慢向下按摩大肠边缘，整个动作应避免手指与皮肤产生滑动。沿着结肠走行，将其从腹腔边缘推至身体前正中线。接着按摩师绕到按摩床右侧，继续向内侧移动手指至左侧髂前上棘。
- 然后按摩回盲瓣、沿着腹腔内整个大肠走行缓慢进行环形指尖按摩（图9-44）。
- 沿着上述路径，用指尖以"十"字交叉手法将整个大肠按摩一遍。对紧张部位进行局部按摩。

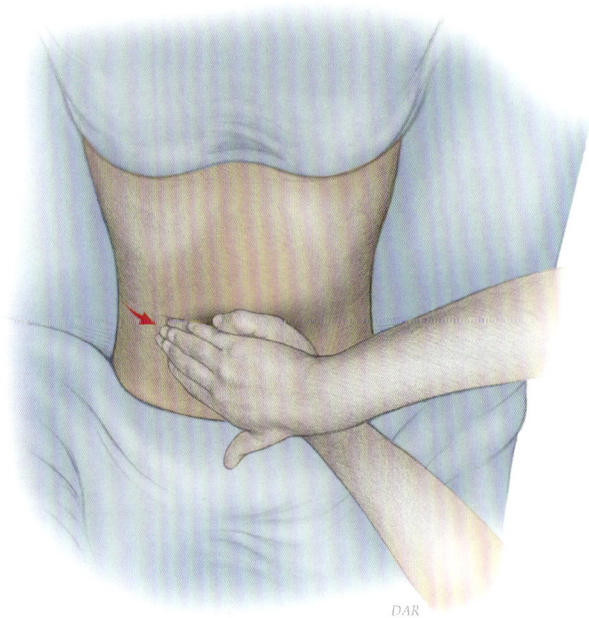

图9-43 触压大肠外侧缘

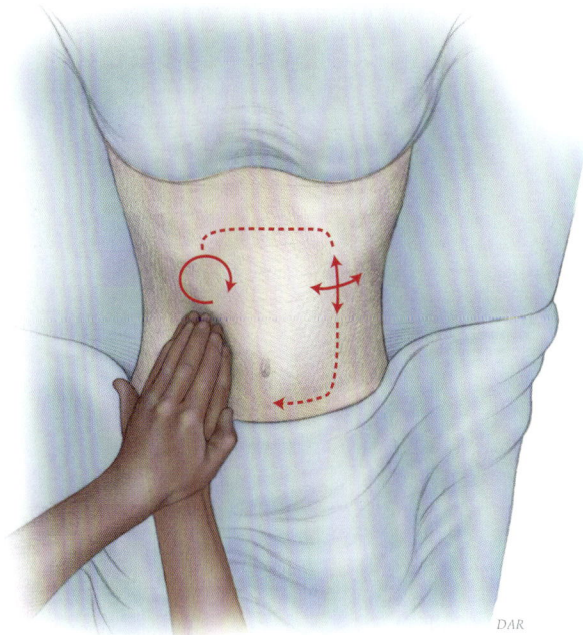

图9-44 用深层组织按摩疗法按摩大肠的顺序

⚠️ 警告：在按摩前先向患者说明按摩步骤，得到许可后方能进行。按压肠部的时候要特别注意，千万不要对抗阻力。要注意患者的反应，动作要缓慢。

小肠

按摩手法

- 按摩师握虚拳，手指向外呈爪形。用指尖按于腹部，在小肠部位进行环状指压按摩。
- 按摩小肠，对触摸到的紧张部位进行局部按摩（图9-45）。

整理

按摩足底反射区。图9-46是大肠足底反射区的图解。

1. 回盲瓣反射点。此点位于足跟线外侧。按摩师右手托住患者足跟，左手拇指按压回盲瓣反射点。

2. 小肠的足底反射区。确定小肠反射区的办法是将足底（除去脚趾）四等分，小肠反射区位于从上往下数的第三个1/4区域，也就是足跟线以上、足底中线以下的区域。从回盲瓣反射点开始，按摩整个小肠反射区。用拇指指腹按压此处，将拇指轻

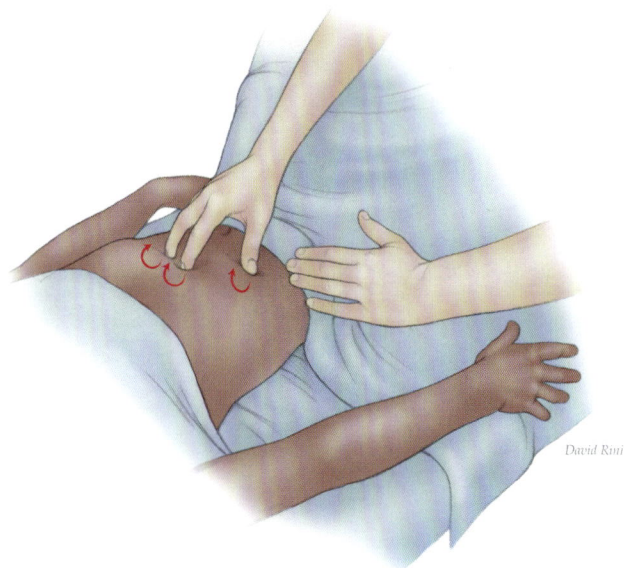

图9-45 按摩小肠

微前移按压下一个反射点（接近第一个反射点前的1.6 mm处），拇指与第1跖骨关节有轻微的接合。继续用拇指指尖沿着足部水平方向按摩至内侧，覆盖所有反射点。为了进入下一条反射点组成的条带，按摩师再次从足部的外侧边缘开始按摩，其位置高于之前的水平线。重复这些按摩过程，直到所有反射点均得到治疗。换另一只手在患者左足重复除了回盲点之外的全部治疗流程。

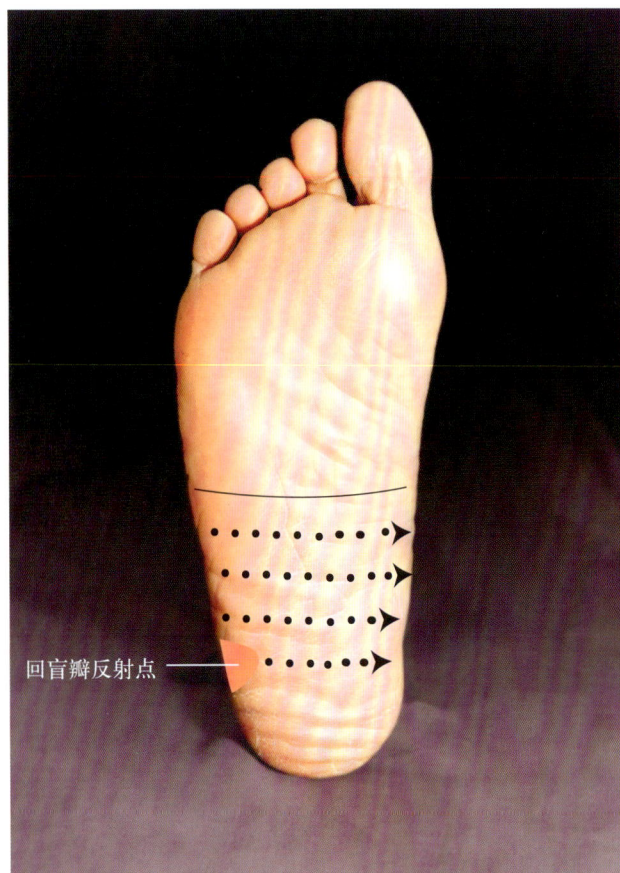

图9-46　大肠足底的反射区

### 结束

按摩师坐在按摩床的尾端，轻轻握住患者足部，保持 30 ~ 60 秒，然后放下，本次按摩结束。

## ▶ 大腿外侧 / 大腿内侧按摩常规流程

### 治疗目的

- 平衡大腿内、外侧的肌肉活动。
- 释放附着于骨盆上的大腿肌肉对骨盆的不均衡拉力。

### 能量流疗法

#### 体位

- 患者侧卧于按摩床上，头部下方垫一小枕头。下方腿稍屈曲，上方腿屈曲90°，两膝关节之间放一垫枕。

- 按摩师站于患者背后。

#### 极性按摩

按摩师将一只手的手掌置于患者的髋关节上，另一只手的手掌置于患者膝关节侧面。进行有节奏的深呼吸，想象患者的大腿正通过你的按摩而得到放松。至少持续 30 秒。

#### 日式指压按摩

1. 大腿上部。用前臂沿髋关节外侧，从髂嵴按压到大转子（图9-47）。在按摩师每次施加压力时，患者和治疗师要同步呼气。继续从大腿外侧按压至膝关节。足少阳胆经横贯这一区域。

2. 大腿下部。按摩师用手掌或虎口，对患者大腿内侧（从骨盆直至膝关节）进行指压按摩（图9-48）。

### 深层组织按摩或神经肌肉按摩

#### 顺序

大腿外侧

1. 股外侧肌。
2. 髂胫束。
3. 阔筋膜张肌。

大腿内侧

1. 鹅足。
2. 内收肌群——大收肌、长收肌、短收肌、耻骨肌、股薄肌。

## ▶ 针对大腿外侧的按摩

### 瑞典式按摩或跨纤维按摩

#### 体位

- 按摩师站于按摩床前，面对患者的大腿上部。

1. 针对患者上方的大腿，应用轻抚法从膝关节按摩到髂嵴。

2. 用掌根进行环状摩法，从患者的膝关节按摩到髂嵴。

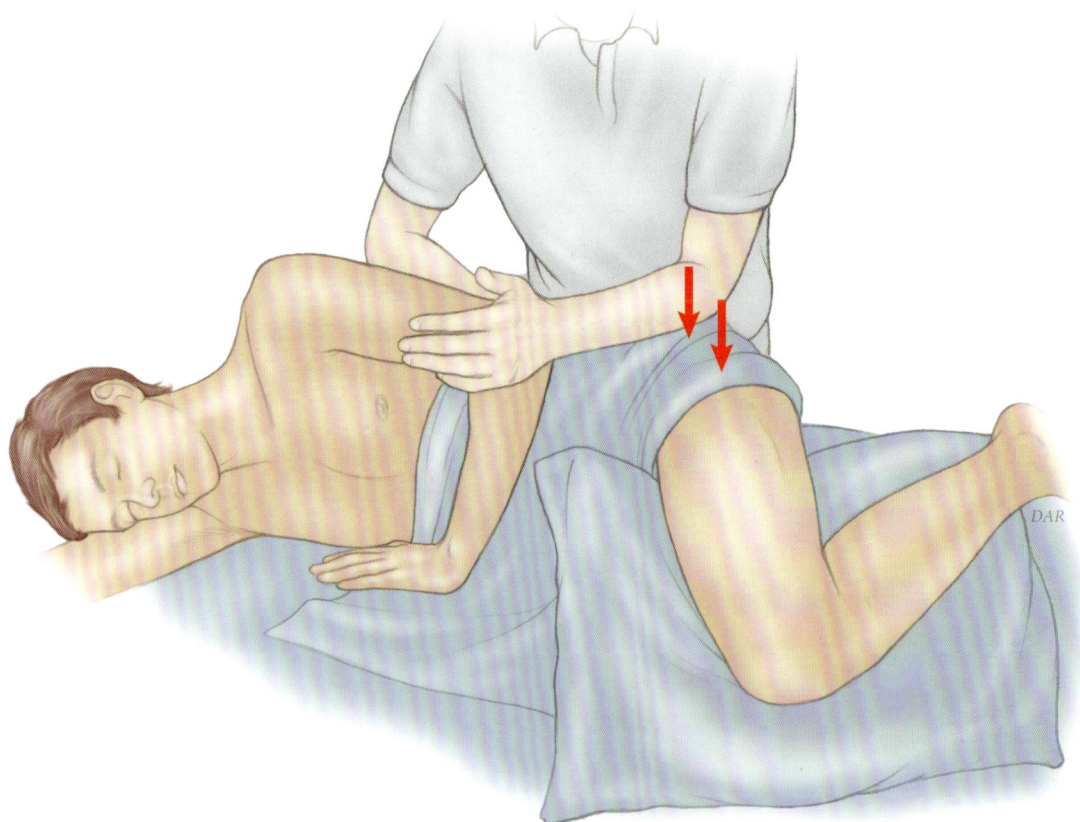

图9-47 用前臂按压髋关节外侧

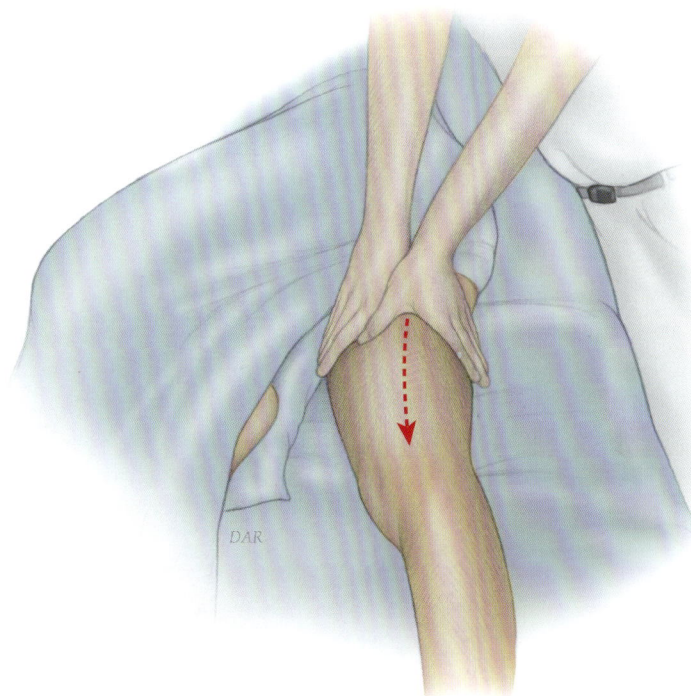

图9-48 用虎口按摩大腿内侧

## 结缔组织按摩

### 肌筋膜拉伸法

按摩师将两手掌根放于大腿中线的膝关节上，双手向上沿大腿中线把软组织向两边推开，连续按摩直至髂嵴。

### 深层组织按摩或神经肌肉按摩

#### 体位

- 患者保持侧卧位。
- 按摩师站于按摩床前，面对患者屈曲的大腿。

#### 股外侧肌

起点：转子间线，大转子，臀肌粗隆，股骨粗线外侧唇，股外侧肌间隔。

止点：髌骨外侧缘，髌韧带到胫骨粗隆。

作用：在膝关节处伸展小腿。

#### 按摩手法

- 用前臂或指间关节对股直肌与髂胫束之间的大腿外侧部分进行拉伸按摩。在触发点部位

沿着股外侧肌前端，可以找到一组位于大腿中部的触发点，牵涉痛区可以遍及整条肌肉。大多数的触发点位于肌肉的外侧，可能隐藏于膝关节上方、大腿中部以及股骨上方的肌肉附着点。

股外侧肌浅表层的触发点所引起的疼痛位于触发点附近。位于深层的触发点会将疼痛放射到整个肌肉并向下传导至膝关节侧面。

停留并进行治疗（图9-49A）。

- 用单侧肘关节或双手拇指对髂胫束和股二头肌之间的大腿外侧远端进行拉伸按摩（图9-49C）。
- 触及触发点时应暂停，并针对触发点进行按摩。

#### 髂胫束

#### 按摩手法

- 用拇指或肘关节沿着髂胫束从膝关节一直按压至大转子（图9-49B）。

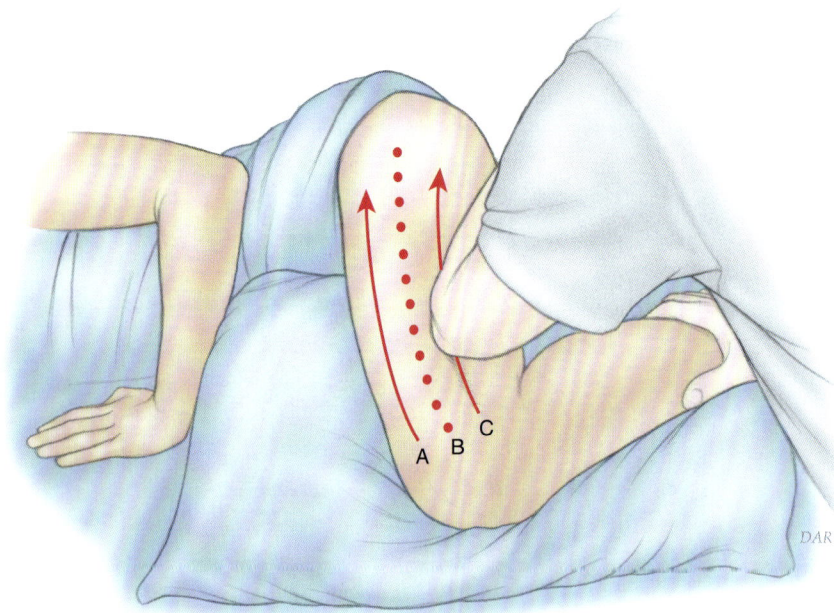

图9-49 用深层组织按摩疗法按摩股外侧肌和髂胫束（A~C）

阔筋膜张肌

起点：髂嵴前部的外侧唇，髂前上棘。

止点：髂胫束。

作用：髋关节的屈曲、内收和内旋。

◎ 此处的触发点通常会将疼痛沿着髂胫束传导。

按摩手法

• 按摩师站在患者身后髋关节附近，肘关节压在患者的髋关节前面。用小幅度的上下弹拨和左右弹拨手法按摩髂嵴和大转子之间的肌纤维（图9-50）。

• 触及触发点时应暂停，并针对触发点进行按摩。

## ▶ 针对大腿内侧的按摩

### 瑞典式按摩或跨纤维按摩

#### 体位

• 患者保持与上述同样的按摩体位。

• 让患者将接下来要按摩的大腿内侧放至按摩床一侧，靠近按摩师。

1. 用轻抚法从膝关节按摩到骨盆。

2. 用环状摩法按摩膝关节附近的肌肉附着点。

3. 用指尖以跨纤维弹拨手法按摩内收肌群。

### 结缔组织按摩

#### 肌筋膜拉伸法

按摩师站在按摩床的头端，面对患者的小腿部位，用双手的各指尖对内收肌群的肌纤维进行按摩，轻轻地治疗至膝关节上方。然后，用手指轻轻地向后方做扩展手法滑动按摩，按摩的方向与肌纤维垂直。针对条索状组织进行治疗，直到骨盆部位为止。

### 深层组织按摩或神经肌肉按摩

#### 体位

• 患者保持侧卧位。

• 按摩师站在按摩床一侧，面对将要按摩的患者大腿内侧。

鹅足（缝匠肌、股薄肌、半腱肌和半膜肌的附着点）

位置：胫骨近端的侧面。

按摩手法

• 用拇指或其余四指向下按压肌肉在骨骼上的止点。然后，用上下弹拨和左右弹拨的手法慢慢对其进行按摩治疗。

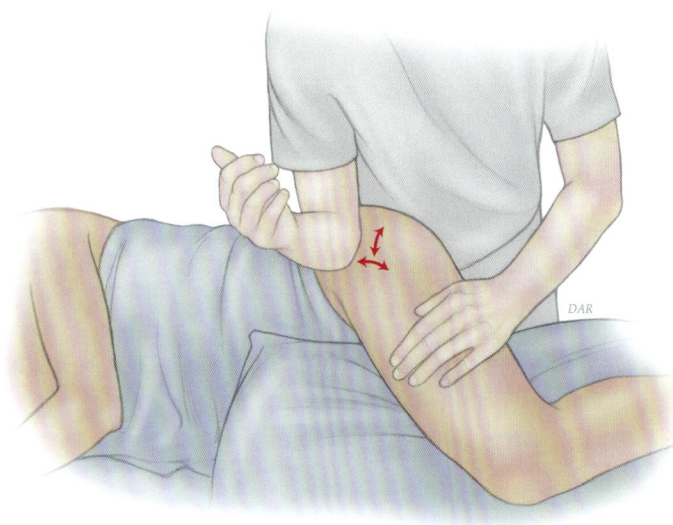

图9-50 触压阔筋膜张肌的位置

- 按压疼痛点直至疼痛减轻。

内收肌群

大收肌

起点：耻骨下支，坐骨下支，坐骨结节的下外侧。

止点：股骨粗线。

作用：髋关节内收，并对髋关节的伸展和外旋起辅助作用。

◉ 该肌肉中的触发点可能在中部。它们引起的牵涉痛会放射到腹股沟和骨盆区域。

短收肌

起点：耻骨下支。

止点：股骨粗线内侧唇的近端 1/3 处，耻骨线的远端。

作用：髋关节内收。

长收肌

起点：耻骨的前面。

止点：股骨粗线内侧唇的中间 1/3 处。

作用：髋关节内收，并对髋关节在伸展时做外旋动作起到辅助作用。

◉ 这些肌肉中的触发点经常位于肌肉在耻骨上的附着点。牵涉痛区在大腿的上内侧以及腹股沟。肌肉股骨附着点上的触发点所引起的牵涉痛常向下放射至膝关节，也有可能穿过胫骨的上部。

股薄肌

起点：耻骨下支接近耻骨联合面。

止点：胫骨髁下方的胫骨内侧面。

作用：髋关节内收，膝关节屈曲；在小腿屈曲的情况下辅助膝关节内旋。

◉ 在该肌肉中段可能会找到一个触发点，另一个触发点在通往耻骨方向的 3/4 处。从这两个触发点所引起的牵涉痛会很剧烈，有烧灼感，传至整个肌肉。

耻骨肌

起点：耻骨上支的耻骨肌线。

止点：股骨小转子到股骨粗线。

作用：髋关节内收，辅助髋关节屈曲。

◉ 在肌肉位于耻骨的附着点可以探查到一个常见的触发点。它将疼痛引入腹股沟深处。

按摩手法

- 按摩师用双手指尖沿着内收肌群的肌纤维进行按摩治疗，具体方法类似上面所述及的结缔组织按摩疗法。用小幅度的上下弹拨和左右弹拨手法按摩肌腹，以缓解粘连肌纤维的紧张，并定位触发点（图9–51）。

- 手指定位在肌肉的边缘，针对膝关节到骨盆之间的肌肉，沿着肌肉边缘做上下弹拨手法按摩，以分离各部分肌肉组织。

⚠ **警告：不得对股三角施加任何压力。股三角位于大腿内侧上 1/3 处，它的内侧边界为缝匠肌，外侧边界为长收肌，上端边界为腹股沟韧带。股神经、股动脉和股静脉从此处通过。**

- 按摩师用拇指桡侧面或其余四指抵住耻骨，沿着耻骨用左右弹拨手法按摩附着在耻骨上的内收肌群附着点（图9–52）。

⚠ **警告：在每次按摩前，一定要获得患者的同意。一些按摩师发现，在按摩时可邀请患者将手放在按摩师的手下，这样可以使患者有安全感和参与感。**

拉伸运动

阔筋膜张肌

体位

- 患者侧卧位，大腿抬高伸直。

- 按摩师站在患者身后，抓住其踝关节或小腿。向上提起踝关节使大腿外展，再稍下压膝关节，使得大腿内旋。用力拉伸大腿，以伸展髋关节前面的阔筋膜张肌（图9–53）。

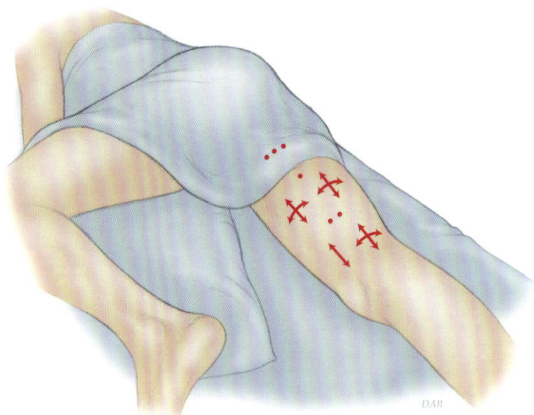

图9-51　按摩内收肌群的方向

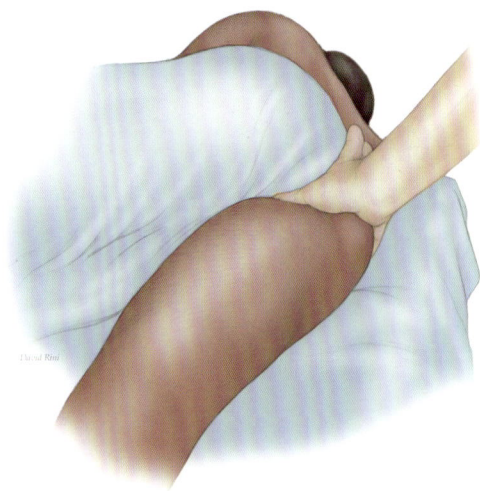

图9-52　触压内收肌群在耻骨上的附着点

### 内收肌群
### 体位

- 患者仰卧位，伸直双腿。
- 按摩师站在按摩床的尾端，抓住患者的踝关节，轻微外旋小腿，并使小腿外展，保持患者腿部伸直，直至其内收肌群有拉伸感为止（图9-54）。

## ▶ 大腿前面／髂腰肌按摩常规流程

### 治疗目的

- 放松及延长股四头肌。
- 帮助纠正骨盆前倾。
- 完成骨盆区域的开放和平衡。
- 从核心肌肉发力，采取更有效的运动模式。

### 能量流疗法

#### 体位

- 患者取仰卧位，将接下来要按摩的腿伸直。若有需要可在另一条腿的膝关节下方垫一个垫枕。
- 按摩师站在按摩床一侧，靠近患者骨盆。

#### 极性按摩

按摩师将其上方的手掌按在患者的髂前上棘，将下方的手掌放在患者的膝关节上。用意念想象患者的大腿在手下被伸展拉长，肌肉组织在沿大腿中心的垂直轴上被重构。注意感受大腿部位的肌肉的轻微运动，并将你的手掌也轻柔地跟上这个运动。保持 30 ~ 60 秒。

#### 日式指压按摩

按摩师用手掌或拳头，从髋关节到膝关节按压患者的大腿。这种按压方式可刺激通过股直肌内外侧的脾经和胃经。

### 瑞典式按摩或跨纤维按摩

1. 轻抚法按摩大腿前面的肌肉和膝关节。
2. 揉捏法按摩大腿前面的肌肉。
3. 摩法按摩大腿前面的肌肉和膝关节。
4. 用拇指的桡侧面和（或）掌根以跨纤维法按摩股四头肌。

### 结缔组织按摩

#### 肌筋膜拉伸法

按摩师将双手掌根放在患者髌骨上方。沿大腿前侧中线双手掌根慢慢向两侧推开，舒展肌筋膜组织。一直按摩至髋关节。

### 深层组织按摩或神经肌肉按摩

#### 顺序

1. 髌韧带。
2. 股四头肌（股外侧肌、股直肌、股内侧肌和股中间肌）。

3. 腹部预热。

4. 髂肌。

5. 腰大肌。

**髌韧带**

**按摩手法**

- 按摩师将双手拇指放在髌骨下方的胫骨粗隆上，采用小幅度的上下弹拨和左右弹拨手法按摩髌韧带（图9-55D）。

**股四头肌（股外侧肌、股直肌、股内侧肌和股中间肌）**

**股外侧肌**

起点：转子间线，大转子，股骨上的臀肌粗隆，股骨粗线外侧唇，股外侧肌间隔。

止点：髌骨的外侧边界，髌韧带到胫骨粗隆。

作用：在膝关节处伸展小腿。

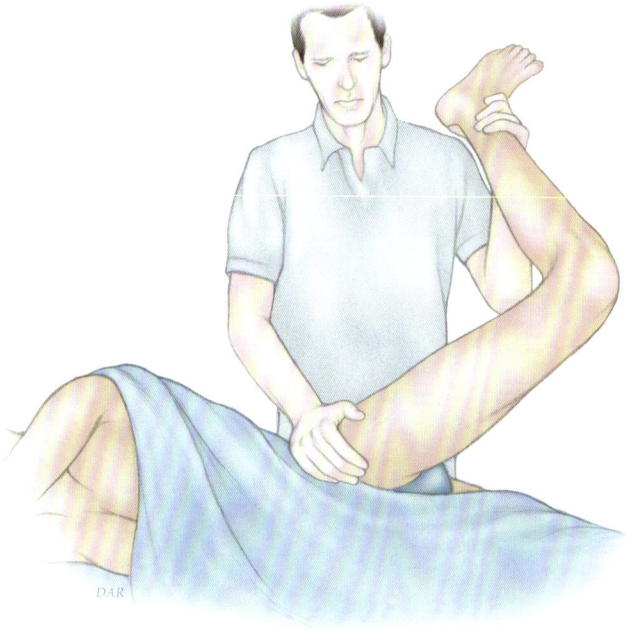

图9-53　拉伸阔筋膜张肌

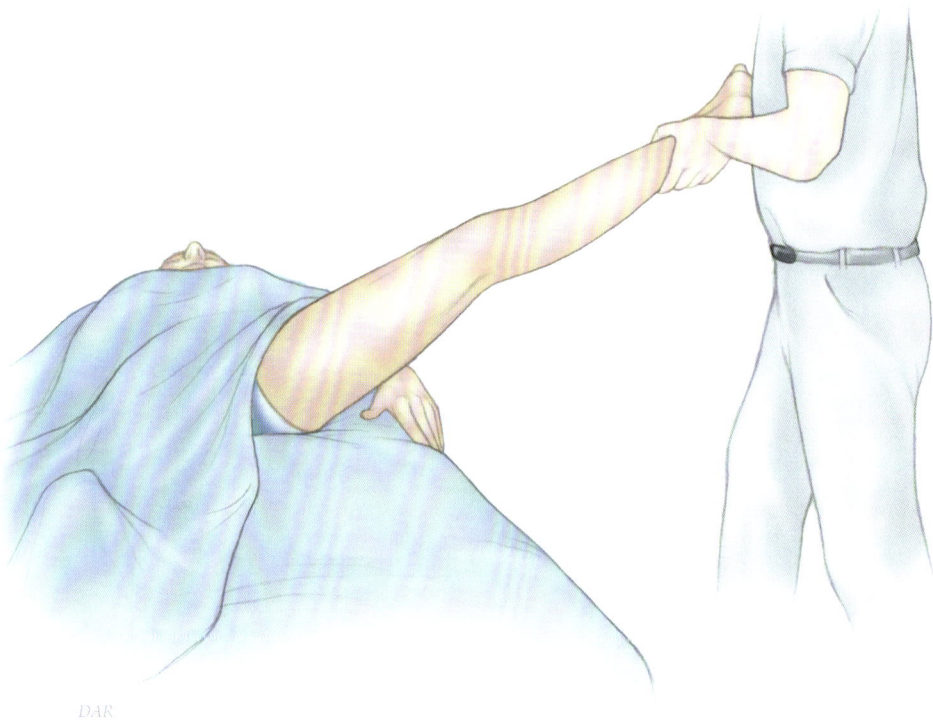

图9-54　拉伸内收肌群

◎ 沿着股外侧肌的前面部分，在大腿中部可能会有一组触发点，它们所引起的牵涉痛遍及整个肌肉。主要的触发点沿肌肉的外侧面形成，可能在膝关节上、大腿中部及股骨上部的肌肉起止点上。浅表层触发点所引起的牵涉痛比较局限，但深层触发点所引起的牵涉痛可能会遍及整个肌肉，还会向下延展到膝关节侧面。

## 股直肌

起点：前头——髂前下棘；后头——髂骨髋臼上缘。

止点：通过髌韧带与髌骨和胫骨粗隆连接。

作用：在膝关节处伸展小腿，在髋关节处屈曲大腿。

◎ 该肌肉中常见的触发点在髂前下棘附着点的下方，引起的牵涉痛在膝关节周围。

## 股内侧肌

起点：股骨体上2/3的前面和外侧面，股外侧肌的下面部分。

止点：股四头肌腱的深层面，通过髌韧带与髌骨和胫骨粗隆连接。

作用：在膝关节处伸展小腿。

◎ 这块肌肉中的触发点很难找到，因为它位于股直肌下面。这些触发点一般是成簇出现而非单独出现。它们引起的牵涉痛大部分集中在大腿中段，但根据触发点的具体位置，也有可能向下越过膝关节，或向上进入大腿上段。

## 股中间肌

起点：转子间线下半部分，股骨粗线内侧唇，股内侧肌间隔，内上髁。

止点：髌骨内侧，通过髌韧带与胫骨粗隆连接。

作用：在膝关节处伸展小腿。

◎ 第1个最容易出现的触发点位于大腿内侧偏下方的肌纤维较丰厚处，在膝关节稍上方。牵涉痛可能出现在肌肉内侧。第2个触发点可能出现在大腿的中部，如不经治疗，则可能造成股四头肌无力，也常会使患者在走路时膝关节失稳。

## 按摩手法

- 用前臂或指间关节，以拉伸手法从膝关节按摩到髂后上棘。治疗覆盖缝匠肌与髂胫束之间的全部肌肉（图9-55A）。
- 按摩师用拇指或肘关节，沿着股直肌内外侧边界从髌骨一直滑动按摩到髂前下棘（图9-55B）。
- 按摩师用拇指或肘关节，以上下弹拨或左右弹拨手法按摩全部肌肉的各个局部（图9-55C）。

⚠ 警告：对患者腰大肌的按摩往往是一项艰巨的挑战。

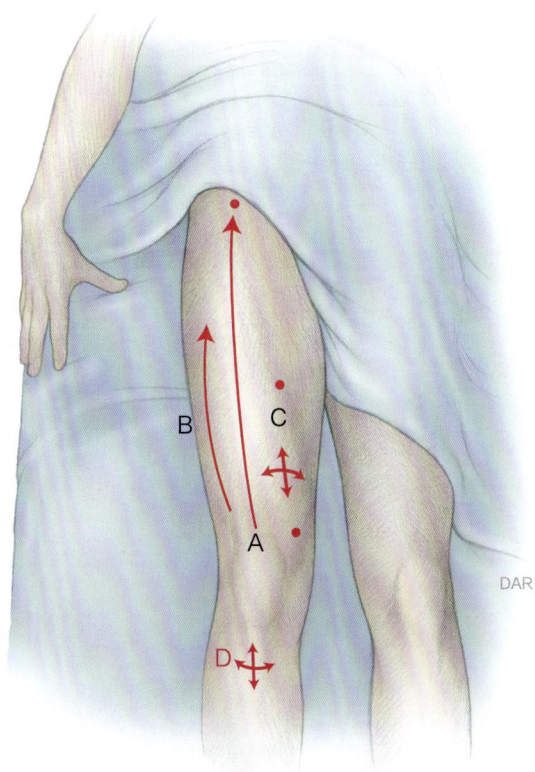

图9-55 深层按摩股四头肌的顺序（A～D）

腹部预热

体位

- 患者取仰卧位，双膝关节下各垫一个垫枕。
- 按摩师站在按摩床一侧，靠近患者腰部。

1. 用环状轻抚法按摩患者腹部。

2. 波浪法——按摩师将双手掌相叠，掌根抵住按摩师近侧的腹直肌边界，手指弯曲包绕至肌肉对侧边（图9-56）。用掌根轻轻地推动腹肌，软组织就在掌根前面鼓起。用手指从对侧抓住鼓起的软组织，再将它拉回来。不断重复数次，使之形成一个连续、持久的运动。

3. 按摩师用掌根按顺时针方向对腹部做环形摩法摩擦。

髂肌

起点：髂窝的上 2/3 处，髂嵴内侧唇，骶髂前韧带和髂腰韧带。

止点：股骨小转子。

作用：髋关节屈曲，躯干屈曲，髋关节外旋（与腰大肌合作）。

在髂肌上半部常见触发点，其位置稍高于髂前上棘。

按摩手法

- 治疗师将手指放在髂嵴内侧缘，稍高于髂前上棘（图9-57）。让手指像慢慢沉入流沙一样，陷入软组织之中。

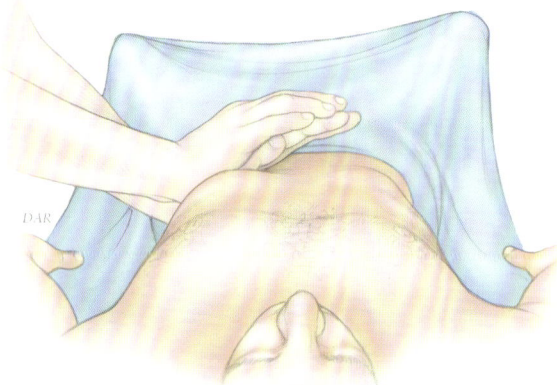

图9-56　波浪法的起手位置

- 用手指按压到肌肉深部，行小幅度的左右弹拨手法按摩治疗。在遇到阻力点和（或）触发点的时候，停顿并着重治疗。

⚠️ 警告：任何时候都要在髂前上棘以上区域进行按摩，避免对连接髂前上棘和耻骨的腹股沟韧带施加压力。

腰大肌

起点：L5 横突的下缘，T12 ～ L5 的椎体和椎间盘。

止点：股骨小转子。

作用：固定起点，髋关节屈曲；固定止点，躯干屈曲（与髂肌合作）；髋关节外旋；腰椎弯曲（双侧），腰椎侧屈（单侧）。

腰大肌在 L3 水平有一个明显的触发点。它在髂腰肌中引起的疼痛，沿着腰椎的侧面进入骶骨和臀部区域。腹股沟和大腿前面较低的位置也会感到疼痛。

当受到压力时，这些触发点通常会在背部引起牵涉痛。如果触发点仅存在于一侧，疼痛区域沿着腰椎近似竖直方向传播。如果两侧都存在触发点，牵涉痛就越过腰部沿水平方向传播。

按摩手法

- 按摩师将双手手指置于腹直肌边缘。指尖向下朝向脊柱方向，按压触及腹直肌边缘的下方（图9-58）。使手指下压沉入肌肉组织，在遇到阻力点和（或）紧张点时停顿下来，待肌肉组织变柔软后再继续。
- 按摩师用手指行小幅度的左右弹拨手法，进一步向下按压腰大肌。注意：让患者将膝关节抬高几厘米使腰大肌收缩，从而能保证按摩师确定是否在按摩腰大肌。按摩师的手指应该能够感觉到腰大肌的收缩。
- 按压腰大肌，嘱患者屈曲膝关节，然后伸直小腿，将脚指向天花板，接着将伸直的小腿再放回按摩床上。这样交替伸缩肌肉群，重复几次后按摩师沿腰大肌肌纤维方向按摩。

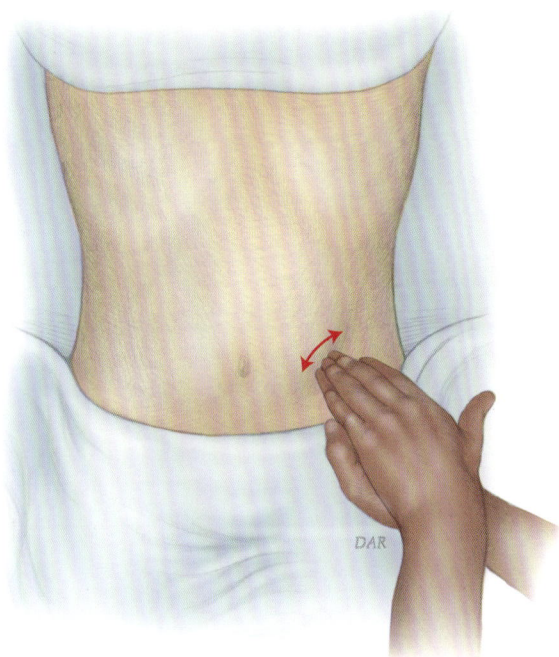

图9-57 在髂嵴内侧缘触压髂肌

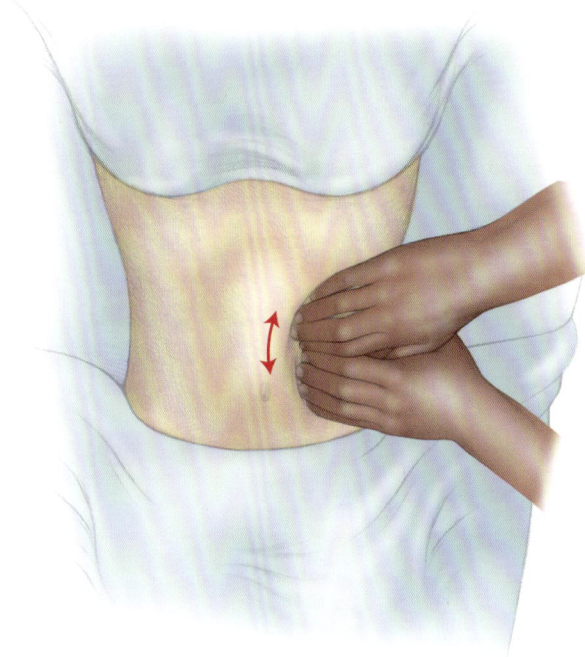

图9-58 用指尖沿着腹直肌的边界找到腰大肌

- 让患者屈曲小腿，按摩师将一只手伸到膝关节下面，帮助把患者小腿抬离按摩床。另一只手手指按压患者腰大肌。让患者的大腿向着腰大肌外侧内收，再让大腿外展，接近脊椎旁肌肉的内侧（图9-59）。

### 拉伸运动

患者移向按摩床的尾端，使髋关节位于按摩床的边缘。患者仰卧在按摩床上，一条腿屈曲接近胸部，双手抱住膝关节。另一条腿伸出按摩床，膝关节屈曲。

按摩师一只手按住患者抱着膝关节的手，另一只手从膝关节上方按住患者伸出按摩床的腿。同时施加压力，将上面的腿压向患者的胸部，将下面的腿压向地板（图9-60），这样可以伸展腰大肌。

为了拉伸股直肌，患者保持前述姿势。屈膝向下，用手抓住拟被拉伸侧的踝关节，渐渐将足跟拉向按摩床，使自己的髋关节向下旋转。这时能感觉到股

直肌被拉伸了。

### 整理

1. 本阶段可以作为竖脊肌、腰方肌、臀肌和腘绳肌的深层组织按摩治疗后的整理操作。

2. 颞下颌关节周围的肌肉对于骨盆和腰大肌处的改变较为敏感。因此，按摩此处肌肉也能使患者上半身与骨盆平衡。

3. 骨盆的反射区在足跟部，可以用拇指指尖逐点按摩足跟。按摩师一只手抓住患者跟骨部，同时另一只手从下面托住足跟(图9-61)。固定患者足部，按摩师就可以从一侧按压反射区上的各点。完成后，交换双手再按压足跟的另一侧。

### 结束

按摩师站在按摩床的尾端，轻轻握住患者的足跟，保持30～60秒，然后放下，本次按摩结束。

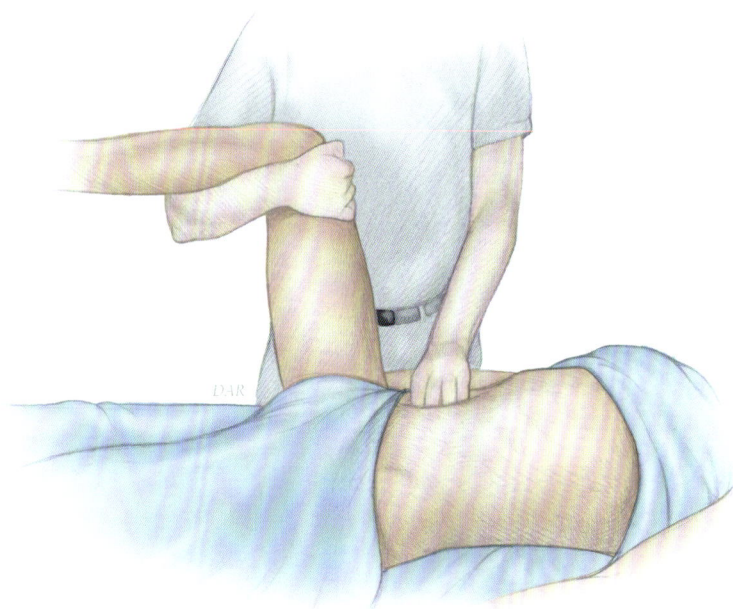

图9-59 患者小腿屈曲，放松腰大肌

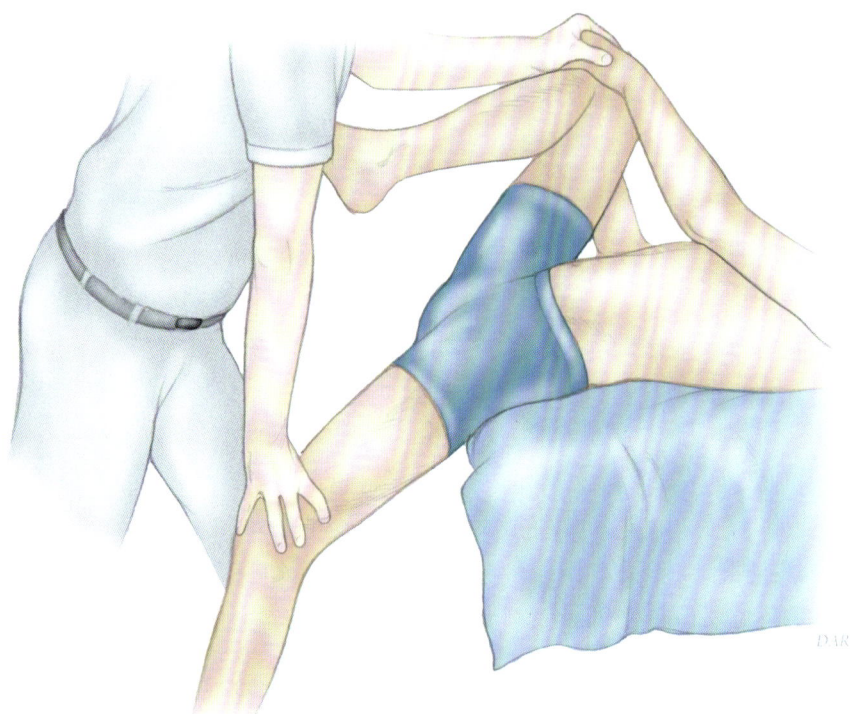

图9-60 拉伸腰大肌

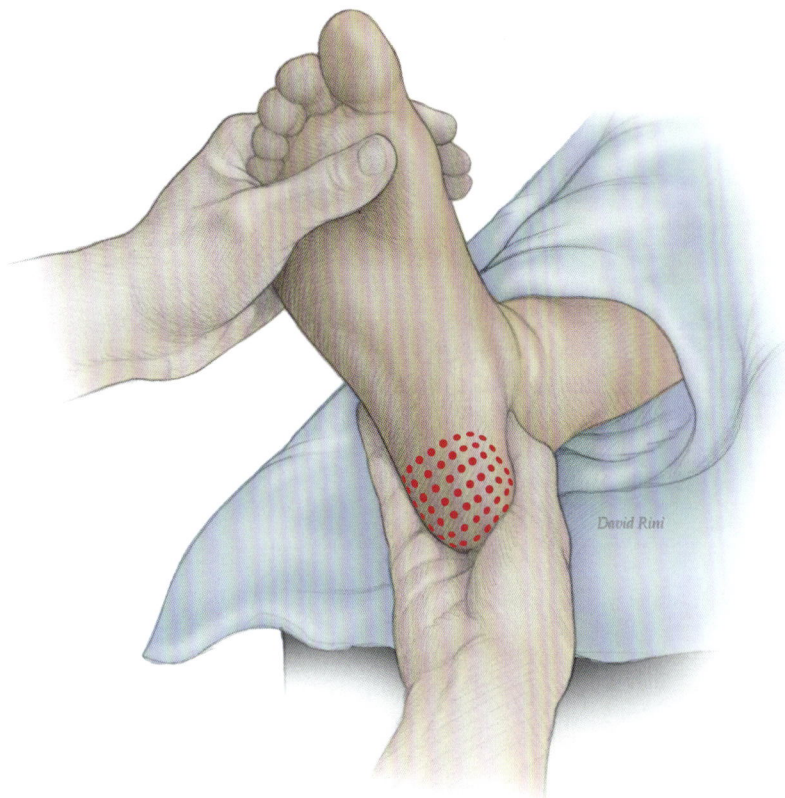

图9-61 骨盆的足底反射区

## 治疗案例

# 股直肌和髂腰肌

患者 Eric，男，27 岁，演员。平时身体健康，喜欢读一些有益身心的书。定期练习瑜伽和舞蹈，坚持低脂饮食。他还喜欢骑行和远足。他已经进行了一系列的深层组织按摩治疗，目的是提升健康水平。本案例着重讲述针对其髋屈肌的按摩治疗过程。

Eric 的肌肉组织整体上很均衡，但股四头肌和臀肌相对于其他身体部位过度突出。他有骨盆前倾和轻微的骨盆扭转，而且左髂嵴向前下方突出。通过观察其行走方式可知，他主要以股直肌带动大腿运动。很明显是因为他走路时，无法由运动性良好的骨盆区来促进大腿的摆动，所以他向胸部抬起膝关节的时候会在骨盆区显得非常僵硬。

Eric 自述在舞蹈课和远足后大腿常十分酸痛。

剧烈运动时容易出现喘息，偶有胸腔绞痛（刺痛）。每隔一段时间，他的腰部就会感到疼痛，且主要集中于左侧近骶骨部位。

Eric 提供了一个关于无法利用核心来运动的例子。在做髋关节屈曲运动时，他的股直肌过度工作，而且他腰大肌的活动能力也下降了。他已经努力控制身体，但他的运动并不像从骨盆中心发力那样流畅。他耐久力的下降也反映出其内外部肌肉群运动缺乏协调性。这次是第 4 个疗程，之前已经按摩过腹部和大腿肌肉。多进行髂腰肌的按摩可以帮助他更好地控制身体运动。

Eric 的股直肌相当疼痛。沿着肌纤维方向的拉伸动作进行得非常缓慢，要给 Eric 放松和延长肌肉的时间。每侧股直肌至少需要拉伸 10 分钟，才能充分缓解其紧张状态。股直肌在髂前下棘的附着点十分敏感。刚开始按摩附着点时 Eric 感觉很痒，后来指导他专注于缓慢呼吸和放轻松，痒感却变成剧烈疼痛。此时应调整力度到可接受的程度，然后保持，直到这种痛感减轻。然后，按摩师再开始在肌腱上进行跨纤维的按摩，从而完成对股直肌的治疗。

在搓热腹部后，沿髂骨边缘开始按摩。令人惊讶的是，此处并没有什么不适，肌肉反应良好，且柔软度适中。按摩师将手指放在 Eric 左下腹部的适当位置以触摸腰大肌，并让其屈曲左腿以收缩肌肉。当按摩师触摸到 Eric 的腰大肌时，肌纤维就像绳子一样紧张，这并不正常。腰大肌是厚实的圆柱形肌肉，可此处肌肉显然是紧张的，像被冻结在了一起。治疗师缓慢地将手指放到肌肉上，平行于腰椎部位，此时 Eric 只能感受到手指对腹部深深地按压。在 L3 水平处，当按摩师在滚法按摩治疗中触及紧张的肌纤维结节时，Eric 感到剧烈疼痛。这个疼痛放射到腰部，靠近骶骨处。

这里也正是他所说的间歇性出现腰痛的地方。持续按摩这个部位，直到 Eric 感觉疼痛完全缓解。

按摩完双侧腰大肌，Eric 感到非常轻松。他说他有一种前所未有的体验，感觉身体轻快了很多。

## 讨论题

1. 如何指导患者更好地获得对于腰大肌及其功能的感知？

2. 请描述一个主要从腰大肌启动的大腿运动的理想步态。

3. 若患者的左侧腰大肌比右侧腰大肌更强壮，这对患者的骨盆有什么影响？

4. 当一个人处于站立状态时，腰大肌和腹直肌与骨盆之间的关系是怎样的？

5. 哪些练习可以拉伸腰大肌？

# 复习题

## 一、收获和反馈

1. 外翻表明膝关节……

A. 侧翻

B. 过度伸展

C. 内侧倾斜

D. 张力减退

2. 关节盂唇指什么？

A. 包裹股骨头的软骨环

B. 股骨头之间的凹陷

C. 由髂骨、坐骨和耻骨组成的单一结构

D. 约束髋关节的关节囊

3. 弓形腿应力提示膝关节是？

A. 低张力的

B. 内侧倾斜的

C. 过度伸展的

D. 向外侧偏离的

4. 下列哪个肌肉不参与股骨的外旋？

A. 髂腰肌

B. 臀小肌

C. 梨状肌

D. 闭孔肌

5. 股三角的边界是什么？

A. 腹股沟韧带，股薄肌，股内侧肌

B. 耻骨肌，股薄肌，缝匠肌

C. 缝匠肌，大收肌，股直肌

D. 腹股沟韧带，缝匠肌，长收肌

6. 腹斜肌的外侧边缘与哪个结构相接？

A. 深侧回旋肌

B. 腹部腱膜

C. 腰背筋膜、背阔肌

D. 髂腰肌

## 二、概念应用

**1.** 一个人身体状况良好，其大步向前走的动作是由哪个肌肉发起的?

A. 腰大肌

B. 股直肌

C. 腘绳肌

D. 股大肌

**2.** 如果一个人的骨盆前倾，哪些肌肉最有可能变短?

A. 臀中肌、腰方肌

B. 腹直肌、腘绳肌

C. 髂腰肌、腰方肌

D. 腘绳肌、股四头肌

**3.** 如果一个人一侧髂嵴高于另一侧，可能与哪块肌肉有关?

A. 外展肌在稍低一侧缩短

B. 腰方肌在稍高一侧缩短

C. 腹直肌在稍低一侧伸展无力

D. 臀大肌在稍高一侧伸展无力

**4.** 对于拉伸髂腰肌来说，哪个体位最合适?

A. 侧卧，大腿压向地面，使膝关节外展

B. 仰卧，膝关节屈曲，大腿外旋

C. 俯卧，膝关节屈曲，大腿抬离按摩床

D. 仰卧，将小腿挂在按摩床尾

**5.** 髋关节后部深层组织按摩或神经肌肉按摩的推荐顺序是什么?

A. 臀浅肌、臀深肌、深层回旋肌

B. 腘绳肌、臀肌、深层回旋肌

C. 股四头肌、腘绳肌、深层回旋肌、阔筋膜张肌

D. 骶韧带、阔筋膜张肌、深层回旋肌、腘绳肌

## 三、解决问题：讨论要点

**1.** 腹部按摩要注意安全并要取得患者的同意。既然腹部很敏感，为何不直接避免操作呢? 和同学讨论一下这个问题。然后试着扮演一个有些抵触腹部按摩的患者。

**2.** 有些患者即使知道腹部或骨盆按摩有好处，但还是思虑颇多。和同学讨论一下，如何让紧张的患者有安全感。列出具体方案。

**3.** 本章强调了应该提升对于骨盆位置和运动自由度的认知。那么，了解这个部位的认知有什么好处呢? 我们如何应用这个部位来运动呢? 做一些本章推荐的关于骨盆认知的训练，并向同学描述你的经验感受。你应该怎样应用这些信息来帮助你的患者呢?

# 第 10 章

# 上部平衡

## 学习目标

完成本章阅读、课堂教学及指定的作业后，学生应该能够：

- 掌握与头颈部相关的整体深层组织按摩疗法的关键术语和概念
- 识别头颈部的解剖特性，包括
    - 骨性标识
    - 肌肉和筋膜结构
    - 危险和需要注意的部位
- 识别与头颈部疼痛或功能障碍相关的常见姿势或动作模式
- 选择合适体位并使用靠垫，为患者提供安全且舒适的头颈部整体深层组织按摩。
- 在执业范围内，为患者提供头颈部的自我调理建议。
- 安全、有效地执行整体深层组织按摩常规流程。
- 为每位患者制订个体化的整体深层组织按摩方案，以解决头颈部的问题
- 为每位患者制订个体化的整体深层组织按摩方案，以解决全身问题

# 颈部和头部

## 概述

颈部是指围绕着颈椎的那一部分组织。尽管它经常被认为是身体的一个独立部分，但实际上它是脊柱上端的一部分。从姿势上说，它对头部能够在肩部以上保持平衡的功能极为重要。颈部还同时起着过渡作用，使身体的两个部分连接整合起来。成人的头部重量在 13 ~ 15 磅（1 磅 = 0.45 千克）之间。要将它支撑起来，颈部和肩带通常需要有强壮的肌肉和坚实的韧带。

颈部通常是测量全身紧张程度的"晴雨表"。放松颈部紧张的肌肉并重新定位头部以获得更好的平衡，是深层组织按摩的重要任务之一。当身体的下半部分脱离正常位置时，头部、颈部和肩部会表现出代偿性移位。头颈部按摩需安排在腹部和骨盆的按摩之后，因为这两个身体部分是相互平衡的。如果其中一部分失衡，那么另一部分通常会调整它的位置来保持全身的平衡和整体性。

头在颈上的正确位置对全身骨骼的正确排列至关重要。如果一个人的骨架是均匀搭建的，那么他的体重便能有效地从头传递到脚。当头部恰当地位于寰椎之上，既不向两侧倾斜，也不向前后倾斜，那么整个身体就获得了垂直方向上的平衡感。这种感觉得益于全身肌肉的良好平衡和身体重心的最佳协调。

相反，当头部没有处于最佳位置时，就会产生许多问题。头部前倾的体位表明了头部习惯性地处于向前的姿势来达到平衡。这会使颈部紧张和疼痛、胸部曲线变得夸张、腰椎间盘出现问题，还会出现许多其他和颈部、脊椎的张力性有关的问题。极端情况下会出现"军人颈"：颈椎曲线减少且颈部变得垂直僵硬。这种体位也会造成紧张，同时还会影响颈部正常的承重能力。

颅骨和脊柱保护着大脑和脊髓。有时这些错位的骨骼会给从脊髓发出的神经造成压迫和束缚，从而抑制神经系统的功能。只有寰椎的上关节面保持水平时，才能使头部的位置正确。如果头部偏离自己的位置，肌肉就会被调动起来，以免头部进一步偏离其应有的位置。可以通过观察两耳是否在同一水平面上来检查头部是否平衡。从侧面看，通过耳中心的垂线，应该也通过肩中心（图 10-1）。

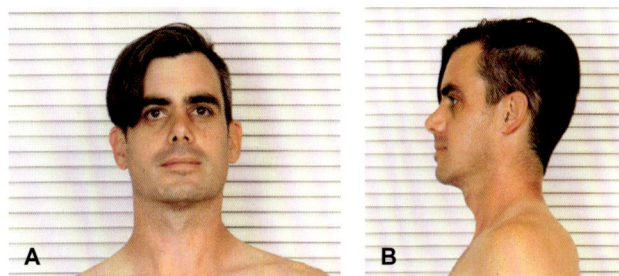

图10-1　头部的最佳联配。A.两耳在同一水平面上；B.耳中心在肩中心的正上方

颈部最深层的肌肉，即椎间肌，起着稳定颈椎的作用。更多的浅层肌肉，特别是胸锁乳突肌、肩胛提肌和斜方肌，起着将头颅和肩带连接在一起的作用。如果这样的头－颈关系出了问题，浅层肌肉就会承担稳定头部和颈椎的任务，如此，它们就会看起来很粗壮或紧实。之所以会出现这样的问题，是由于深层肌肉在长期不断支撑脊椎以防止进一步偏离的过程中出现了僵硬。

这种肌肉活动的不平衡会导致颈部活动受限，出现紧张感，也有可能导致头颈部疼痛。

当本体感受器将低效率的肌肉张力视为"正常"的时候，慢性肌肉紧张状态就会变得根深蒂固了。紧张、疼痛的肌肉限制了局部的血液流动，这会加剧典型的"缺血－疼痛－痉挛"循环的紧张度。随着肌肉和筋膜越来越紧张，颈部区域就会进一步缩短，从而压迫椎骨，增加颈椎病、骨刺和神经痛的发生风险。

## ▶ 肌肉骨骼的解剖和功能

### 颈部

颈椎由 7 块椎骨组成。前 2 块椎骨（C1 和 C2）具有特殊的结构，它们需要支撑起头部，还要让头部能够自由活动。其他 5 块椎骨（C3 ~ C7）与胸椎和腰椎类似，只是椎体小一些，椎间盘薄一些。这样的结构使颈椎更加灵活，便于活动。但是颈椎的侧向屈曲却因近似矩形的椎体和短而宽的横突受到了限制，这样的横突在颈椎侧屈的过程中会相互接触从而限制颈椎进一步屈曲（参见专栏 10-1）。

作为一个整体，当颈后肌群双侧活动时，负责颈部伸展；当它们单侧活动时，负责侧屈和旋转。颈前三角和颈后三角的划分见图 10-2。

最浅层的肌肉是斜方肌，它的作用与中间层的

**专栏 10-1 ｜ 颈部的基本解剖**

| 肌肉 | 骨骼及骨性标识 |
| --- | --- |
| 上斜方肌 | 颈椎 |
| 头夹肌、颈夹肌和肩胛提肌 | 枕外嵴 |
| 肩胛骨 | 锁骨 |
| 头最长肌和头半棘肌 | 胸骨 |
| 横突棘肌——半棘肌、多裂肌及回旋肌 | 乳突 |
| 枕下肌 | 茎突 |
| 颈阔肌 | 下颌骨 |
| 胸锁乳突肌 | 二腹肌窝 |
| 斜角肌 | 舌骨 |
| 舌骨上肌——二腹肌、茎突舌骨肌、颏舌骨肌 | 舌骨大角 |
| 舌骨下肌——肩胛舌骨肌、胸骨舌骨肌、胸骨甲状肌 | 舌骨小角 |
| 椎前肌——头长肌和颈长肌 | 气管 |

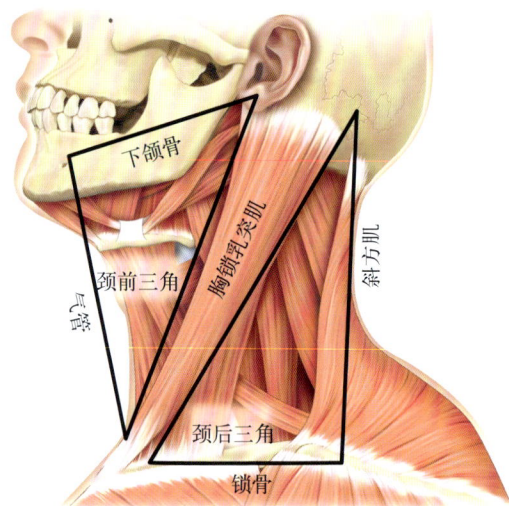

图10-2    颈前三角和颈后三角

头夹肌一样，负责头部伸展。中间层的其他2块肌肉是颈夹肌和肩胛提肌，它们负责颈椎伸展（图10-3A）。深层肌肉的第一层——头最长肌和头半棘肌，则是头的伸肌。与脊椎相连的横突棘肌，则是颈椎的伸肌，它们分别是颈半棘肌、多裂肌和回旋肌。最深层的肌肉是枕下肌，可使头部伸展。各层肌肉之间的交替作用给颈部和头部的运动提供了额外的力量和支撑。

所有颈后肌群都不同程度地受到劳损。这可能是由于严重的损伤，如颈部扭伤，也可能是由于日积月累的过度使用或轻微损伤。这些最终可能形成触发点，引发头颈部及面部的剧痛。

胸锁乳突肌是颈部最大的屈肌。它有2个分支，起点位于乳突，止点分别位于胸骨和锁骨（图10-3B）。这块肌肉有下列几种功能。当双侧收缩时，胸锁乳突肌会使颈部屈曲并将头部向前下拉向下巴。而单侧收缩则会引起头部向同侧屈曲和向对侧旋转。当颈部处于直立或者伸展位并且头部保持静止的时候，胸锁乳突肌可以抬高胸骨和锁骨以辅助吸气。

胸锁乳突肌同时还提供了非常重要的稳定功能。当我们将头部向上仰起的时候，它可以防止颈部过度伸展。当身体的位置发生突然改变，如向后摔倒时，它可以阻止头部猛烈地向后运动。在下颌骨运动，如谈话和咀嚼时，它还可以帮助斜方肌稳定头部。

胸锁乳突肌中活跃的触发点更多见于头部而很少见于颈部。这些触发点也会造成患者站立或者运动时出现失去平衡的感觉。

斜角肌由3部分组成，即前斜角肌、中斜角肌和后斜角肌（图10-3C）。它们的起点都位于颈椎横突。前、中斜角肌的止点位于第1肋骨，而后斜角肌的止点位于第2肋骨。

当单侧收缩时，它们都能帮助颈椎侧屈，尤其是后斜角肌，因为它几乎是沿着脊椎垂直分布的。而前斜角肌和中斜角肌相对于颈椎，都有一个向前的斜向角度。当双侧收缩时，它们可增加颈椎曲线的弧度。与这一动作相拮抗的肌肉是颈长肌和头长肌，这两块肌肉能够拉直颈椎。在用力吸气时，这3块斜角肌能通过提起第1肋骨和第2肋骨来辅助呼吸。

在前斜角肌和中斜角肌之间形成的空隙叫作胸廓出口。臂丛神经（由来自C5～C8和T1的神经组成），以及锁骨下动脉都从这里穿出，然后穿过锁骨和第1肋骨之间的空隙。脊椎神经合并为神经束以后，就变成了正中神经、桡神经和尺神经，它们进入手臂、手掌和手指。

舌骨是一块马蹄形的骨，位于颈前部，在下颌骨和喉之间。它不与任何骨骼相连，而是由一系列肌肉和韧带支撑。舌骨的主要作用是为一系列控制舌头活动的肌肉提供附着点。

附着在舌骨上方的肌肉被称为舌骨上肌群（图10-3B），包括二腹肌、颏舌骨肌、下颌舌骨肌和茎突舌骨肌。附着在舌骨下方的肌肉，叫作舌骨下肌群，包括胸骨舌骨肌、甲状舌骨肌和肩胛舌骨肌。舌骨肌受限会影响发音的清晰度和吞咽功能。

颈长肌和头长肌都位于脊柱的前面，比气管的位置更深（图10-3C）。颈长肌从寰椎一直延续到T3椎体。头长肌从C3～C6的横突一直延伸到枕骨底部。颈长肌可使颈椎屈曲，而头长肌的作用是屈曲和稳定头部。这两块肌肉都负责颈椎侧屈。

C1又叫寰椎，它位于枢椎（C2）之上。枢椎上有一个小的挂钩样突起，叫作齿突。齿突自下而上插入寰椎前弓，并由寰椎横韧带将其固定于这个位

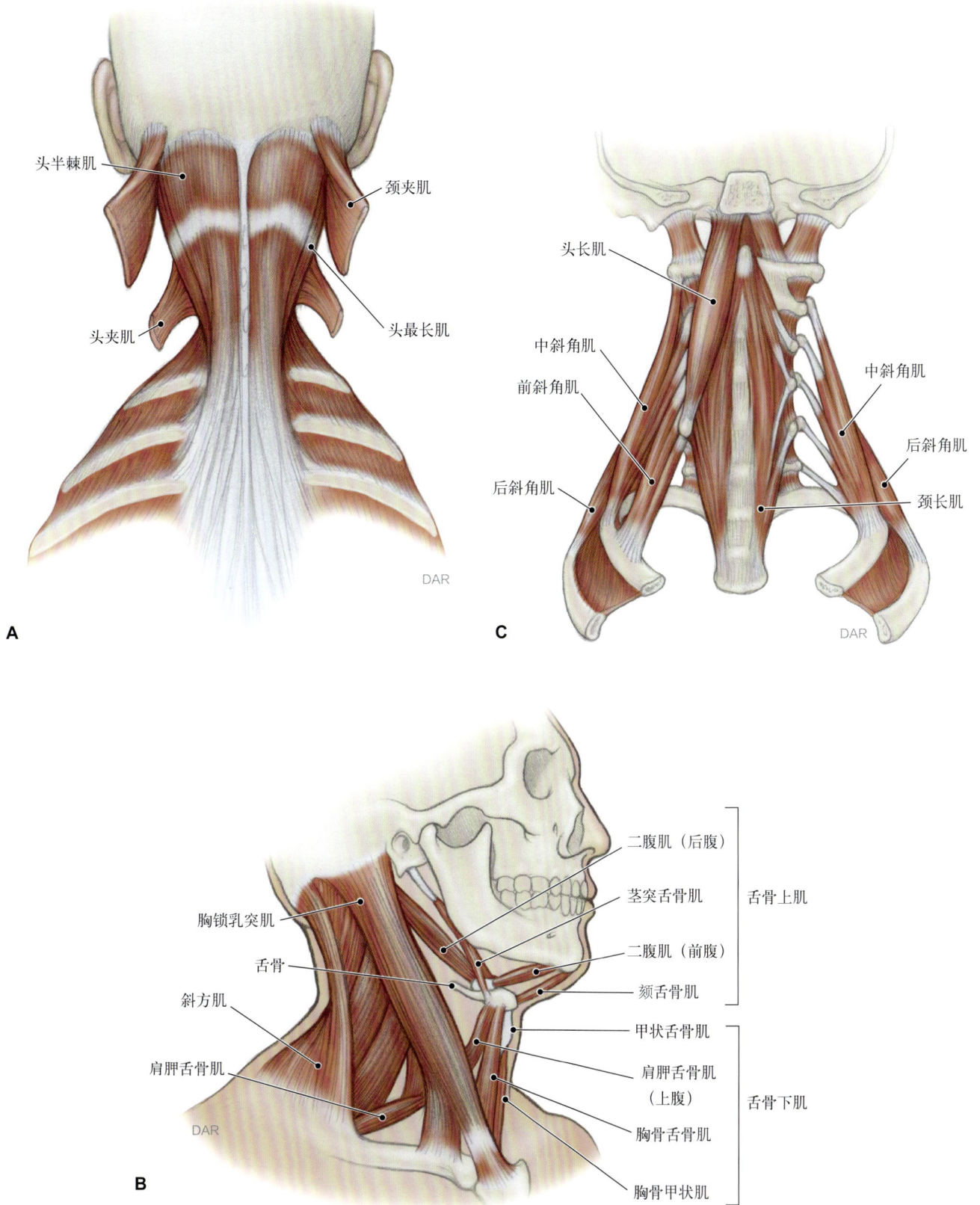

图10-3　A. 颈前中、深层肌肉；B. 舌骨肌、胸锁乳突肌和斜方肌；C. 椎前肌

置。寰椎和头部都以齿突为轴做左右转动。寰椎是唯一可以独立运动的椎骨，而其他所有椎骨都是作为一个整体而运动的。这样就限制了每个脊椎关节的活动范围，从而保护脊髓，使其避免因为某一处的过度屈曲而受到损伤。

## 颅骨

颅骨由 8 块骨组成，分别是额骨、蝶骨、筛骨、2 块颞骨、2 块顶骨和枕骨。颅骨和骨盆具有相似的结构特点，它们都不是一个大块的简单结构，而是由一系列骨骼组合而成的一个碗状或盆状的复合结构。颅骨中有许多"窦"，这种中空结构降低了头骨的重量，并且能起到扩大声音的作用。颅骨通过呈锯齿状的骨缝相连接，就像拼图一样拼凑在一起。颅骨由筋膜组织支撑，几乎不需要肌肉加固。从解剖学角度来看，成人的骨缝是固定不变的。但正骨治疗师、颅骶治疗师都认为骨缝是有弹性的，允许颅骨有少许变形，并可以吸收一定的冲击，以免对大脑造成伤害。

枕骨在颅骨后下方。枕骨的底部有一个孔，叫作枕骨大孔，脊髓通过这个孔进入下面由椎骨形成的通道。在枕骨大孔的两侧，各有一个椭圆形的、凸起的骨节，叫作枕髁，它们与寰椎上两个相应的关节凹相吻合。寰椎与戒指的形状相似，不像其他椎骨那样有椎体。这样的结构能使脊髓顺利通过寰椎。

枕骨和寰椎之间的半球形关节面组成了一个杵臼关节，这是一种球窝型的关节，它可以在 3 个方向上运动。其中枕髁是椭圆形的，它的长度比宽度稍长，经常会进行前后方向类似摇椅那样的运动。这种运动的范围呈现在体表大概就是 2 个指尖大小的区域。

由于头部的重量问题，它在枕髁的位置常向前滑动。而许多日常活动，例如阅读、书写、在电脑前工作、看手机或平板电脑，都容易导致头部前倾。这时，颈后肌群就必须工作，以防止头部进一步向前滑动。这会导致颈后肌群紧张，还有可能形成触发点。

将头部保持在适当的位置可减轻颈部紧张。

有几块肌肉在稳定头部方面起到了非常重要的作用，尤其是多裂肌、棘突间肌、头半棘肌和颈半棘肌。应避免这些肌肉长期收缩，只有这样头部才能做出细微的调整以保持全身平衡，也只有这样才能保证从颈部进入头部的动脉、静脉和神经免受压迫。

由于许多原因，保持头部在寰椎上的水平平衡也非常重要。头部长期不平衡会对血液、淋巴和脊髓液的流动产生影响。低效的肌肉形式会慢慢变成习惯，尽管它们并不是最佳的。内耳的前庭系统通过眼睛对于水平位的定向来建立位置觉。

## ▶ 颈部和头部的危险部位

在进行颈部按摩时，需要注意以下结构。

- 甲状腺位于气管前面，从C5～T1开始，在胸骨甲状肌和胸骨舌骨肌的深处。在按摩这些肌肉时，甲状腺的结节和不规则的生长状态都是可以感知到的（图10-4）。
- 颈总动脉在胸锁乳突肌的后方，沿着胸锁乳突肌的前缘走行。务必注意不要对这个区域的颈总动脉施加压力，这会导致头部血压瞬间下降。颈总动脉也可能有动脉粥样硬化斑

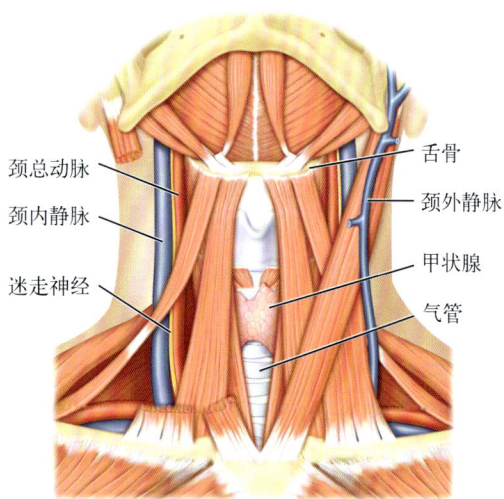

颈总动脉
颈内静脉
迷走神经
舌骨
颈外静脉
甲状腺
气管

图10-4　颈前的危险部位

块或是可以脱落的小血栓。如果发生这种情况，很可能导致脑血管意外或脑卒中。

- 颈内静脉位于颈总动脉外侧，易受外界压力的影响。
- 当椎动脉通过颈椎横突孔时，能得到较好的保护。但是，当一个人的颈椎不稳定时，可能需要额外保护这个结构。
- 枕神经从颈后部经枕外嵴进入头皮，针对这个区域的手法按压操作可能会压迫枕神经，从而导致头痛（图10-5）。

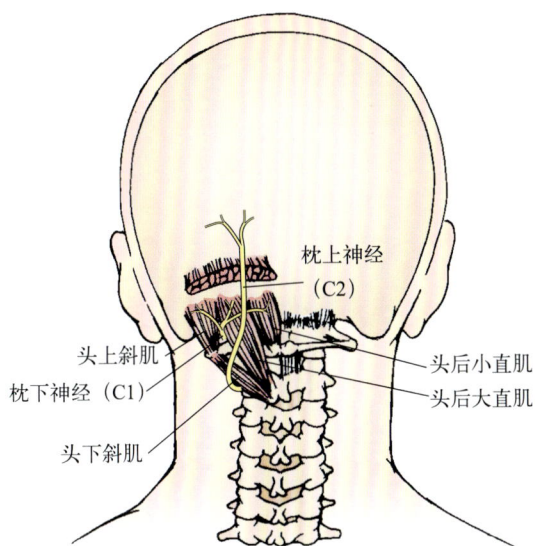

图10-5　颈后的危险部位

（图中标注：枕上神经（C2）、头上斜肌、枕下神经（C1）、头下斜肌、头后小直肌、头后大直肌）

### ▶ 疾病列举

1. 斜颈。这种情况是指头部无意识地歪斜或扭转。斜颈有很多原因，其中包括颈部肌肉痉挛。颈部肌肉痉挛可以由神经系统问题、颈部外伤或紧张引起。如果是因为颈部紧张造成的，那就有可能与以下原因有关：睡觉姿势不舒服、颈部受寒凉、颈部活动异常、颈部长期过度屈曲（如使用手机）。累及的肌肉通常包括胸锁乳突肌、斜角肌、肩胛提肌、斜方肌和颈后肌群。

2. "挥鞭伤"。这是一种通俗的说法，是指由于头部快速前后运动或左右运动而引起的颈部软组织受伤。这种损伤通常由机动车事故引起，造成颈部肌肉过度拉伸，然后张力亢进。对颈部造成的损伤包括肌肉和韧带的微小撕裂伤，以及对颈部其他结构的损伤。椎骨骨折及食管、气管和甲状腺的损伤，多可能伴随"挥鞭伤"。因此，按摩师在按摩前一定要先对患者进行检查。

3. 椎间盘损伤。颈椎受损的椎间盘可以产生各种不同的症状。受压被刺激的神经会造成整个手臂的刺痛感，而受影响的手臂和手部都可能会感到无力。为了分辨是哪部分椎间盘出现了问题，可以给患者做颈部活动范围检测。如果颈部只在某个运动方向出现了严重疼痛，而其他方向上却没有疼痛，那就一般说明了这里的椎间盘出现了问题。当患者的椎间盘出现明显的症状时，应该请医生进行诊断。

4. 韧带撕裂。颈部韧带的损伤可由外伤、长期使用不当以及头颈部位置长期不正（削弱和磨损韧带组织）导致。这种损伤的特点就是疼痛，尤其是在被动头部运动时。颈部韧带损伤还会导致手臂疼痛，但这种症状远不及神经痛来得明显。

5. 胸廓出口综合征。这是由穿过前斜角肌和中斜角肌之间的间隙，并穿过锁骨和第1肋骨之间间隙的神经血管束受到了挤压而引起的。神经受压症状包括颈部、肩膀、手臂、手和手指的疼痛和刺痛感。血管受压会引起肩膀和手臂出现麻木、疼痛、寒冷和疲劳。

胸廓出口综合征的病因包括：斜角肌周围的筋膜组织增厚，神经和血管通过的空间减小。圆肩同时伴有脊柱后凸和颈椎曲线弧度增加，会导致斜角肌长期收缩和筋膜增厚。呼吸肌受限会导致胸部上方呼吸变浅，还会引起斜角肌的紧张。治疗措施包括：对斜角肌进行深层组织按摩，纠正不良姿势和呼吸习惯，规律、缓慢地拉伸斜角肌和胸小肌。

更多信息可参考附录A。

## 健康整体观

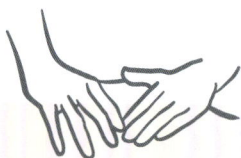

### 颈部

"看看乌龟，只有当它伸出脖子时，它才能前进。"（James Bryant Conant）

颈部是连接头部与身体其他部位的一条通道。颈部这条通道可以输送食物、空气、血液、淋巴和神经冲动。占有很小表面积的颈部还担当着平衡头部的重任。正因为有了那么多的责任，这个小而脆弱的部位，就变成了一个容易发生过度劳累和紧张的部位。

颈部就像一座桥梁，将智慧和心灵连接在一起，或者说是将情感和表达连接在一起。当我们想要表达很强烈的情感时，有时会觉得话在心里口难开；这种情况下，颈部会决定该说什么及不该说什么。长期压制强烈的情感会使前颈部的肌肉紧张。当颈部和喉部的肌肉处于适当的状态和张力时，这预示并促进一种健康表达情绪的能力。

颈部是一个易受损伤的部位，在颈部进行按摩治疗可能会让患者感到恐惧。极有可能，那些遭受过抢劫或强奸的人，当初受害时，匪徒一上来抓的，就是他们的颈部。触碰颈部，特别是触碰颈部的前面，可能会引起恐惧、愤怒或惊慌。按摩师在按摩患者颈部之前，一定要先沟通，以保证患者对于这个区域的按摩不存在任何不舒服的感觉。

如果患者同意继续进行按摩，按摩师应缓慢而仔细地按摩，给患者足够的时间放松，并让患者将任何不舒服的感觉表达出来。而患者也应该能感觉到整个按摩过程一直在自己的控制之下，只要有需要，随时可以停下来。

## ▶ 姿势评估

### 前面

1. 头部看起来是否在一个水平的"底座"上（图 10-6）？

2. 颈部的两侧是否一样长？

3. 头部看起来是否向一侧倾斜，或者向同侧或对侧旋转？

4. 观察颈部肌肉。

- 患者的胸锁乳突肌是两侧都明显，还是只有一侧明显？
- 胸锁乳突肌在胸骨柄上的肌腱是否凸出？

- 锁骨上方是否有凹陷？（有凹陷表示斜角肌缩短）

### 侧面

1. 耳垂、肩部、髋关节、膝关节和踝关节的中心是否在同一条垂线上（图 10-7）？

2. 检查头部是否倾斜。

- 前倾？
- 后仰？
- 正常？

3. 整个身体看起来是否垂直，是否具有一种头

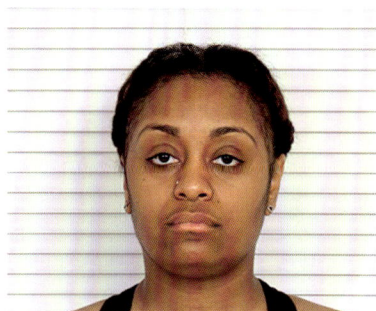

图10-6 姿势评估：颈前部和头部

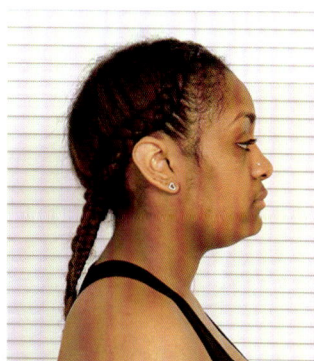

图10-7 姿势评估：颈侧面和头部

部在上的挺拔感?

4.整个身体看起来是否受到了压迫,好像是垂头丧气的样子?

有关颈部常见扭曲的列表,请参阅表 10-1 和表 10-2。

### 表10-1　颈部的身体解读

| 姿势习惯 | 可能缩短的肌肉 |
|---|---|
| 头部侧向倾斜 | 胸锁乳突肌<br>斜角肌<br>上斜方肌<br>肩胛提肌 |
| 颈部强直 | 胸锁乳突肌<br>头长肌<br>颈长肌 |
| 头部过于前伸 | 斜角肌<br>头夹肌<br>上斜方肌<br>头半棘肌 |

### 表10-2　颈部的活动范围(ROM)

| 动作 | 涉及肌肉 |
|---|---|
| 屈曲(45°) | 头长肌<br>颈长肌<br>斜角肌<br>胸锁乳突肌 |
| 伸展(55°) | 颈夹肌<br>头夹肌<br>上斜方肌<br>头半棘肌<br>颈半棘肌 |
| 侧屈(40°) | 颈长肌<br>斜角肌<br>胸锁乳突肌<br>头夹肌<br>颈夹肌<br>上斜方肌 |
| 同侧旋转(70°) | 颈长肌<br>头长肌<br>颈夹肌<br>头夹肌 |
| 对侧旋转(70°) | 斜角肌<br>胸锁乳突肌<br>斜方肌<br>半棘肌 |

## ▶ 练习与自我调理

1.向前屈曲(拉伸颈部的伸肌——颈夹肌、头夹肌、上斜方肌、头半棘肌、颈半棘肌)。患者将头部向前倾斜,将下颏贴向胸部。双手放至脑后,然后慢慢向下压,直至感觉到颈背部有轻微的拉伸感。

2.伸展(拉伸颈部的屈肌——头长肌、颈长肌、斜角肌和胸锁乳突肌)。慢慢仰头看天花板。向上托起颈部的背侧和前侧,以保护颈椎免受压缩。将下牙床向前伸,兜住上牙,进一步拉伸颈前部的肌肉。

3.侧向屈曲(拉伸斜角肌、胸锁乳突肌、头夹肌、颈夹肌和上斜方肌)。

- 眼睛直视前方,头直立。右手放在头部左侧,左耳上方。头向右侧屈曲,使右耳靠近右肩,右手轻轻按压头部的左侧,以增强伸展的感觉。放松,同时想象自己将空气吸入颈部左侧僵硬的肌肉中。

- 将左手放在头部右侧,右耳上方。头向左侧屈曲,使左耳靠近左肩,左手轻轻按压头部的右侧,以增强伸展的感觉。放松,同时想象自己将空气吸入颈部右侧僵硬的肌肉中。

4.放松颈部和头部。仰卧在地板上,双膝关节屈曲,双脚平放在地板上。先做深呼吸,想象自己的头是一个装满了沙子的口袋。想象这个口袋的沙子正从枕外隆凸下方的一个小孔慢慢地漏出去,将头部和颈部的所有紧张和僵硬都排出去。保持这个姿势休息几分钟。

## ▶ 颈部和头部伸肌按摩常规流程

### 治疗目的

- 拉长颈后部的肌肉。
- 重新调整头部在颈椎上方的位置。
- 释放颈部肌肉中可能会导致颈部和头部疼痛的紧张感。
- 减轻肌肉对颈椎的牵拉。
- 帮助患者在日常生活中获得更有效的头颈部力学对线,以减少紧张诱因。

## 能量流疗法

### 体位

- 患者侧卧位，头下垫一个小枕头，膝关节之间夹一个软垫。
- 按摩师站在患者背后，面对患者的颈部和头部。

### 极性按摩

按摩师将一只手掌轻轻地放在患者的枕外嵴上，另一只手掌与患者的 C7 接触。当颈椎减压和颈部肌肉放松时想象患者的颈部变长了。保持 1 分钟。

### 日式指压按摩

按摩师将一只手放在患者的肩膀上，另一只手托住患者的颈后部，正好位于枕外嵴下方，拇指放在斜方肌的一边，其余四指放在另一边。慢慢地揉捏颈部，保持几秒（图 10-8）。放开，将手向下移至颈中部，重复上述动作。最后将手下移至颈部与肩部的交界处，再次重复上述动作。这个动作有助于刺激从颈后部经过的膀胱经及其相连接的经络。

## 瑞典式按摩或跨纤维按摩

1. 用轻抚法从肩峰按摩到枕外嵴。
2. 行单手揉捏法按摩。
- 从肩膀按摩至肩膀与颈部的交界处。

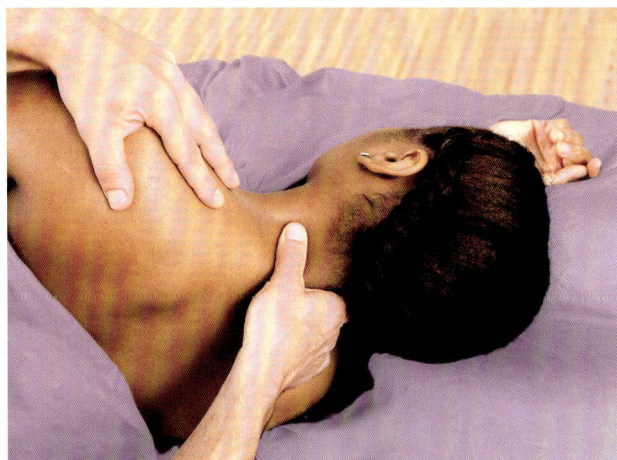

图10-8    日式指压按摩颈后部

- 从肩膀与颈部的交界处按摩到枕外嵴。

3. 用指尖对颈后部肌肉沿水平条带方向行弹拨手法按摩，从 C7 按摩到枕骨。

## 结缔组织按摩

按摩患者的颈后方，将一只手的手指放在对侧的颈椎横突的后方，将手指按压到软组织中，就好像这些组织在手指下融化了。将手指拉回来，滑到颈椎棘突的两侧（图 10-9）。

## 深层组织按摩或神经肌肉按摩

### 顺序

1. 浅层肌肉——上斜方肌。
2. 中层肌肉——头夹肌、颈夹肌、肩胛提肌。
3. 深层肌肉——头最长肌、头半棘肌。
    a. 横突棘肌——颈半棘肌、多裂肌、回旋肌。
    b. 枕下肌——头上斜肌、头下斜肌、头后大直肌、头后小直肌。

### 浅层肌肉
上斜方肌

起点：上项线的内侧 1/3 处和枕外隆凸，项韧带和 C1～C5 的棘突。

止点：锁骨的外侧 1/3 处。

作用：提升和上旋肩胛骨，伸展头部。

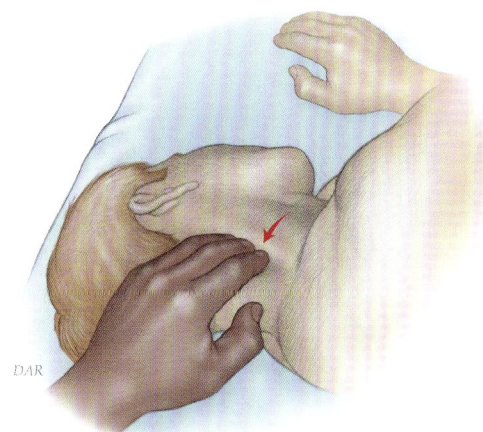

图10-9    放松颈后方的结缔组织

这块肌肉中的触发点常常导致紧张性头痛，这种头痛有时可在太阳穴、眼睛后面感受到，或在乳突和后颈部感受到。触发点位于肌肉边缘稍后面的纤维中，靠近它附着在锁骨外侧的位置。最好用拇指和其余四指合握的方式用揉捏法来按摩肌肉的边缘。

按摩手法

- 按摩师用手包握在患者颈部的下端，如前文所述的日式指压按摩方法，将拇指指腹按在斜方肌的边缘，并慢慢向后按摩，从斜方肌的边缘一直按摩到C7的棘突（图10-10）。
- 将手向上移动1 cm，重复上述做法。一级级上升到枕外嵴。
- 用拇指对上斜方肌在枕骨上项线的附着点行上下弹拨和左右弹拨手法按摩治疗。

*中层肌肉*
头夹肌
起点：C3 ～ C7 的项韧带，C7 ～ T4 的棘突。
止点：颞骨的乳突，枕骨上项线的外侧 1/3 处。
作用：伸展头部，以及辅助头部同向侧屈。

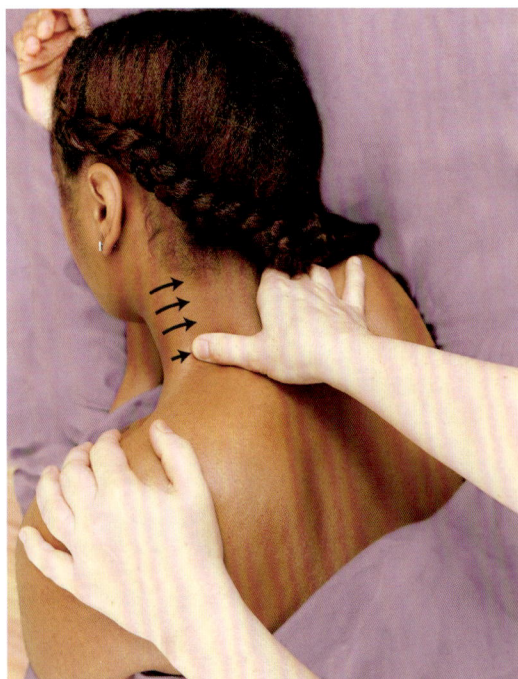

图10-10　对上斜方肌进行深层组织按摩

在头夹肌的上部、枕骨部以及斜方肌与胸锁乳突肌之间的位置，可能会发现一个触发点，牵涉痛可以发生在触发点同侧的头部最高点。

按摩手法

- 按摩师用拇指指腹，沿着与C3和C4的棘突呈斜角的方向按摩到乳突部。在C5棘突重复开始上述按摩治疗，一层层按摩，直到按摩至T3为止（图10-11）。
- 沿着肌肉的纤维进行拇指滚法按摩，并寻找具有紧绷的条索状组织，用于发现触发点。

颈夹肌
起点：T3 ～ T6 的棘突。
止点：C1 ～ C3 的横突。
作用：伸展颈椎，颈椎的同侧旋转和同侧屈曲。

通常可以在C3横突附近发现一个触发点。牵涉痛区可在同侧眼部。在有些治疗病例中，按摩这个触发点可能会减轻眼部的视力模糊。

按摩手法

- 按摩师将指尖置于C2~C4的横突后面，做小幅度的上下弹拨手法按摩（图10-12）。
- 在触发点部位停留，并在此处持续行弹拨手法按摩治疗。

触发点活化的3个区域构成了其在椎板沟中的线状分布。

- 第1个触发点活化区域是在C4和C5椎体水平，牵涉痛可上及枕骨下，也可以下达到肩胛骨上方的椎体边缘。
- 第2个触发点活化区域是在C2椎体水平，牵涉痛区围绕枕骨并上及颅顶。
- 第3个触发点活化区域是在枕外嵴的正下方，肌肉在头半棘肌的附着点，牵涉痛区围绕头部形成带状，伴随着眼部上方的前额部位与太阳穴部位的严重疼痛。

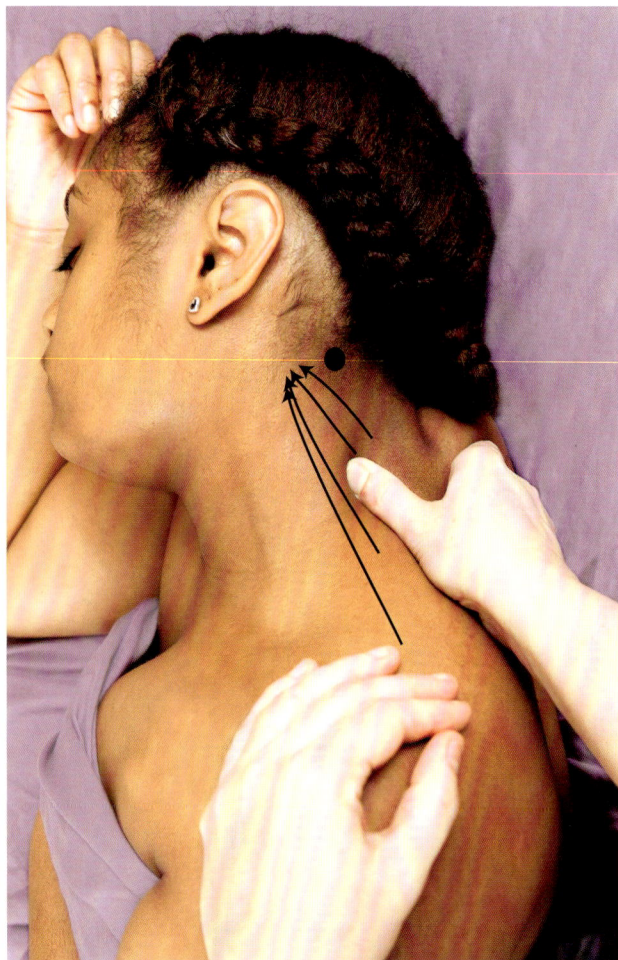

图10-11 对头夹肌进行深层组织按摩

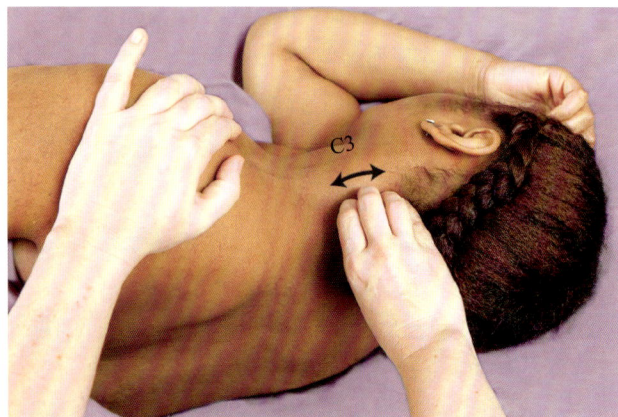

图10-12 对C2～C4之间的颈夹肌和肩胛提肌附着点进行按摩

*深层肌肉*

**头最长肌**

起点：T1～T5横突，C4～C7横突。

止点：颞骨乳突的后端。

作用：头部的伸展和同侧的屈曲与旋转。

头半棘肌

起点：T1～T7横突，C4～C6横突。

止点：枕骨的上、下项线之间。

作用：头部的伸展和侧屈。

按摩手法

- 按摩师用拇指对颈椎棘突和横突之间的小范围肌肉行组合手法按摩（上下弹拨手法和左右弹拨手法）。从C7椎体水平开始，持续按摩到枕部（图10-13）。若发现触发点，则立即进行按摩治疗。
- 用上述组合手法按摩肌肉在枕骨上的附着点。
- 头最长肌——乳突后缘。
- 头半棘肌——上项线与下项线之间的区域。

横突棘肌（颈半棘肌、多裂肌和回旋肌）

起点（颈半棘肌、多裂肌和回旋肌）：颈椎横突。

止点：颈半棘肌——C2～C5的棘突。

多裂肌——肌肉起点以上2～4节脊椎的棘突。

回旋肌——上位椎体棘突底部。

按摩手法

- 按摩师用拇指以组合手法从C7椎体开始沿着颈椎的椎板沟进行按摩治疗，向上一直按摩到枕骨（图10-14）。在这个小范围的肌肉上按摩，需要注意防止造成骨旁最深层软组织的损伤。若在按摩过程中发现触发点，应立即进行治疗。

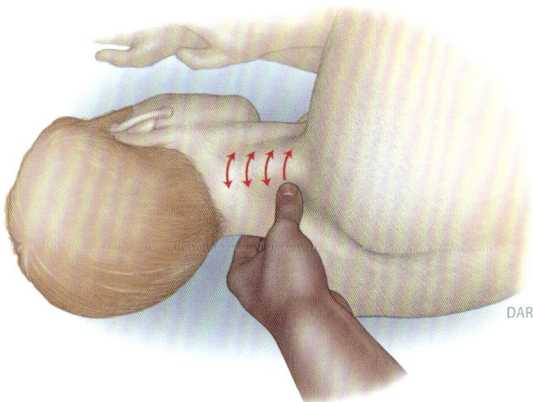

图10-13 从C7到枕骨对头最长肌和头半棘肌做深层组织按摩

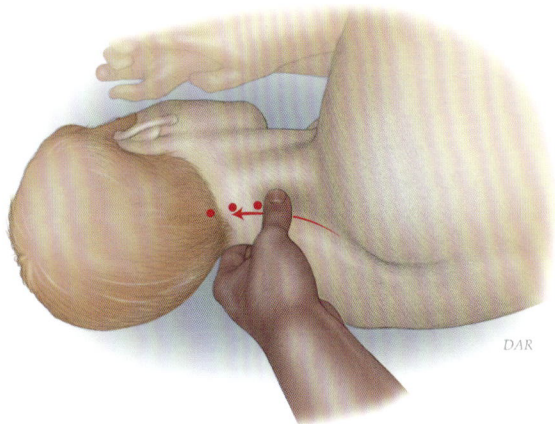

图10-14 对横突棘肌做深层组织按摩

## 枕下肌（头上斜肌、头下斜肌、头后大直肌、头后小直肌）

### 头上斜肌

起点：寰椎的棘突和横突表面。

止点：枕骨上项线和下项线之间（头半棘肌的外侧）。

作用：头部伸展，同侧屈曲。

### 头下斜肌

起点：枢椎棘突的顶点。

止点：寰椎横突的下面和背面。

作用：头部伸展，同侧屈曲。

### 头后大直肌

起点：枢椎的棘突。

止点：枕骨下项线外侧。

作用：头部伸展，同侧旋转和屈曲。

### 头后小直肌

起点：寰椎后弓的结节上。

止点：枕骨下项线内侧。

作用：头部伸展，同侧屈曲。

### 按摩手法

- 按摩师站在按摩床的头端，手掌呈杯状握住患者的颅骨后部，手指勾在枕外嵴下方。将手指渐渐向深部按到患者的软组织中，以不引起患者不适为度（图10-15A）。慢慢地做上下弹拨与左右弹拨手法按摩。

- 按摩师站在按摩床的一侧，面向患者头部，将双手拇指置于患者的枕外嵴靠近枕外隆凸的位置，两拇指一上一下置于患者头后方，呈水平位置排列（图10-15B）。两拇指沿着颅骨底交替向上对肌肉进行交滚法按摩，直至按摩至颈部的C1和C2椎体水平稍下方。

### 拉伸运动

患者坐在按摩床边缘，身体坐直。按摩师坐或站在患者身后方，将一只手掌放在患者一侧肩膀上，另一只手掌放在患者同侧头部耳上方位置。在稳定住患者肩膀的同时，使患者头部向前屈曲（图10-16）。嘱患者慢慢旋转头部让下颏靠近胸部。暂停，保持这个伸展姿势，患者会感到紧绷和（或）放松的感觉。一定要注意不要使颈部肌肉过度伸展。指导患者想象他的呼吸正在进入伸展的肌肉，这些肌肉同时得到了放松和伸展。

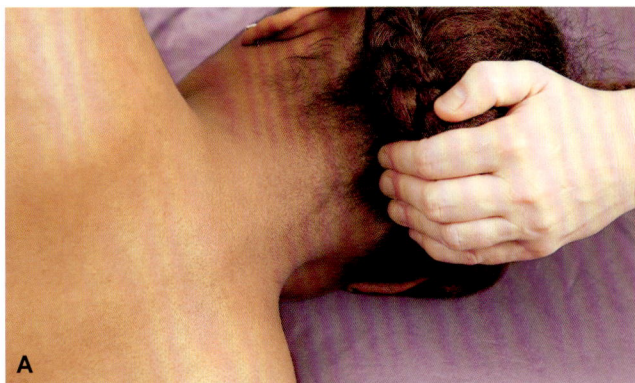

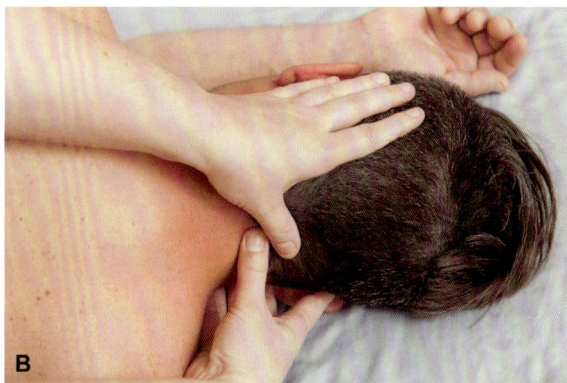

图10-15 A.用指尖放松枕下肌；B.用拇指对枕下肌做深层组织按摩

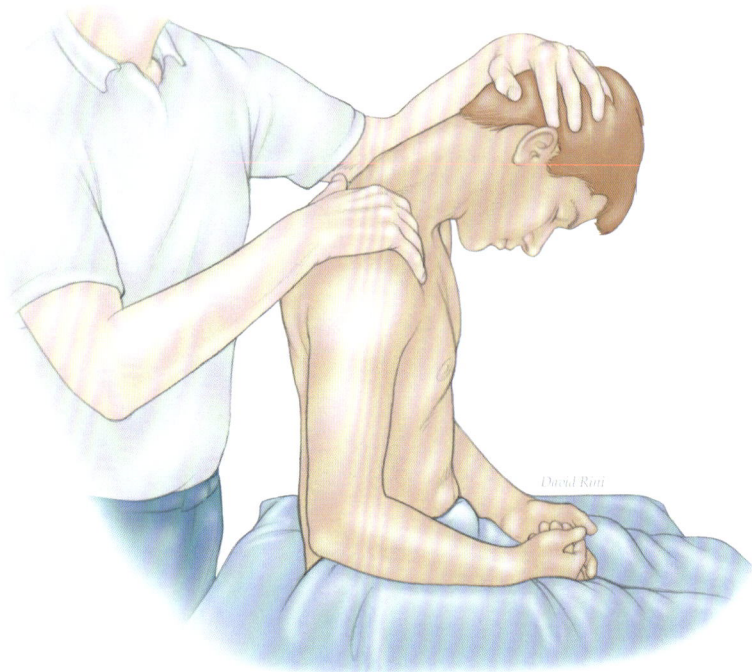

图10-16　拉伸颈后方肌肉

整理

1.按摩头颈部的伸肌群和屈肌群，使颈部的肌群达到平衡。

2.在按摩颈部的同时，也要按摩下颌肌肉，因为这两部分肌肉往往同时出现不平衡。

3.在做完颈部和头部按摩后，让患者平躺下来，并给患者做一做足疗。

结束

按摩师坐在按摩床的尾端，双手轻轻握住患者的足跟，保持 30 ~ 60 秒，然后放下，本次按摩结束。

### 颈部和头部屈肌按摩常规流程

## 治疗目的

- 拉伸颈前部肌肉。
- 平衡颈部前、后肌群。
- 继续维持头部在颈椎上的平衡。
- 缓解因肌肉痉挛而造成的疼痛。

- 减轻舌骨受到的不均衡拉力。

## 能量流疗法

体位

- 患者仰卧在按摩床上。
- 按摩师坐在按摩床头端。

极性按摩

按摩师用右手掌（正极）托住患者的枕外嵴（负极），左手掌（负极）置于患者前额（正极）（图10-17）。这会使患者感到很放松。因为这种疗法能有效地缓解患者过度的精神活动，所以有时又被叫作"大脑排毒"。保持该姿势至少1分钟。

日式指压按摩

按压任脉上的天突穴（RN22），该穴位于喉咙以下、胸骨以上的胸骨切迹处（RN22 是天突穴英文简写，其中 RN 表示任脉，22 表示任脉第 22 个点，即天突穴，是国际公认表示穴位的一种方法）（图10-18）。按压该穴，可清咽利喉，减轻咽痛及咽部和胸部的炎症。

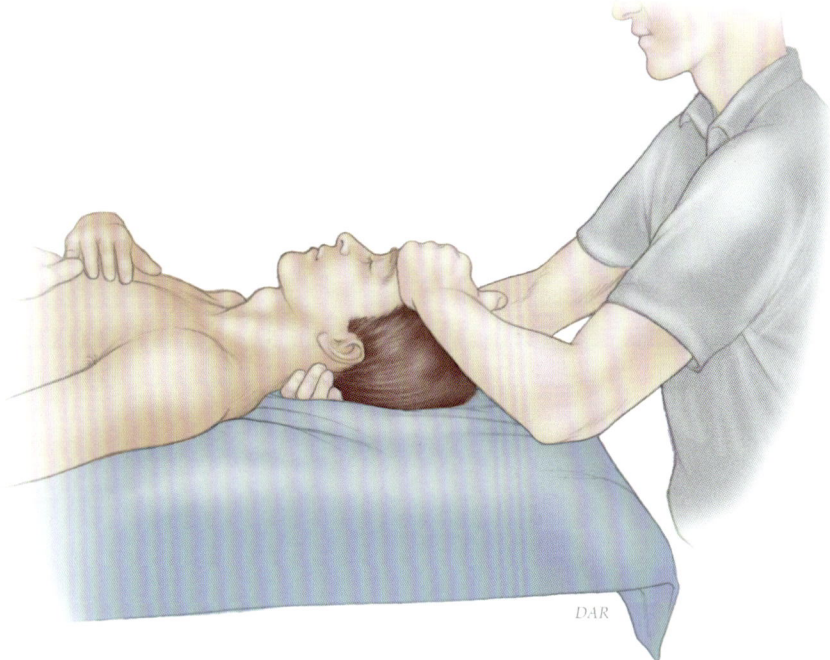

图10-17　极性按摩时保持头部平衡的姿势

⚠️ 警告：手指应按压胸骨柄上缘，而不能按压胸骨柄上缘上方的软组织，因为此处的神经和血管都非常接近体表。

## 瑞典式按摩或跨纤维按摩

1. 对颈部两侧做轻抚法按摩。

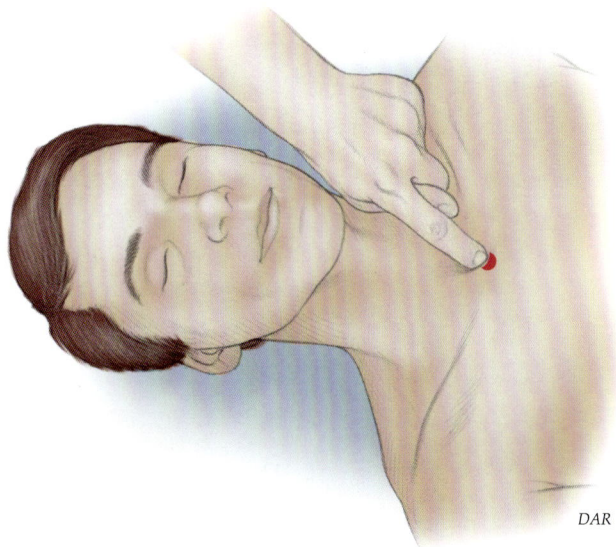

图10-18　按压天突穴（RN22）

2. 沿着颈部两侧用指尖做环状摩法按摩。
3. 用拇指对颈部两侧分别做轻扫法按摩。

## 结缔组织按摩

按摩师一只手托住患者头部，并将头部缓缓转向一侧。另一只手放于胸锁乳突肌前缘，让指尖渐渐深入肌肉中。当感觉到软组织放松时，手指慢慢滑向颈后。重复上述动作，直至按摩整个颈部。

## 深层组织按摩或神经肌肉按摩

### 顺序

1. 颈阔肌。
2. 胸锁乳突肌。
3. 斜角肌。
4. 舌骨上肌——二腹肌、茎突舌骨肌、下颌舌骨肌。
5. 舌骨下肌——肩胛舌骨肌、胸骨舌骨肌、胸骨甲状肌。
6. 椎前肌——头长肌和颈长肌。

颈阔肌

起点：覆盖胸部以上部分的筋膜。

止点：下颌骨，浅筋膜，下颌上的肌肉。

作用：压低和向后拉伸下唇并提拉胸部皮肤。

◎ 在这块肌肉中，常见的触发点一般在它与胸锁乳突肌交叠的位置。触诊的时候最好用拇指和示指夹住这块肌肉，然后捻动着寻找触发点。触发点影响的区域是下颌骨。其牵涉痛带来的感觉较浅，所以让人觉得疼痛好像起源于下颌部的皮下一样。

按摩手法

- 按摩师将一只手的手指放在患者嘴角正下方的下颌骨上。沿肌纤维方向，做缓慢拉伸按摩，向下到颈部，越过锁骨，到上胸部（图10-19）。

胸锁乳突肌

起点：胸骨头——胸骨，胸骨柄前面。
　　　锁骨头——锁骨内 1/3 段上表面和前面。

止点：颞骨乳突，枕骨上项线的外侧 1/2 处。

作用：头颈屈曲（双侧肌肉），头颈向同侧屈曲，头部向对侧旋转，头部后伸（后面的肌纤维）；上提胸廓以助吸气。

◎ 触发点有可能出现在该肌的锁骨头到胸骨头的几乎任何部位。

胸骨头

◎ 该肌肉较低位置的触发点所产生的牵涉痛会越过胸骨的上半部向下传导。

出现在该肌肉中段位置的触发点，它所产生的牵涉痛会越过面颊，上绕眼眶，进入眼睛，有时候甚至会进入外耳道。出现在该肌肉中部的内侧缘的触发点，它所产生的牵涉痛会进入咽部和舌后，出现咽痛。出现在该肌肉上段位置的触发点，它所产生的牵涉痛在枕外嵴和头顶。

眼部问题，如视物不清和无法完全控制眼部肌肉，都可能和胸锁乳突肌胸骨头出现的触发点引起的反应有关。

锁骨头

◎ 出现在该肌肉中部的触发点，它们的牵涉痛在前额。眩晕也可能是该段触发点引起的一种反应，特别是在胸锁乳突肌得到拉伸之后出现的眩晕。

按摩手法

- 治疗师用一只手托住患者头部，将其缓缓地旋至一侧。将拇指按在乳突上，用拇指桡侧面，采用拉伸手法，顺着肌纤维的方向按摩胸锁乳突肌，直到胸骨端为止。
- 用拇指或示指，对胸锁乳突肌在胸骨上的附着点做跨纤维弹拨手法按摩。然后，再用拇指沿着锁骨上缘在胸锁乳突肌的锁骨附着点处行跨纤维弹拨手法按摩。
- 按摩师用双手大拇指和其余四指抓住胸锁乳突肌，轻轻筛捻法按摩全块肌肉，并查找活化的触发点（图10-20）。从胸锁乳突肌在乳突上的附着点开始，向下按摩，直至胸锁乳突肌在胸骨和锁骨上的起点为止。

斜角肌

前斜角肌

起点：C3 ～ C6 横突。

止点：第 1 肋骨内缘的斜角肌结节。

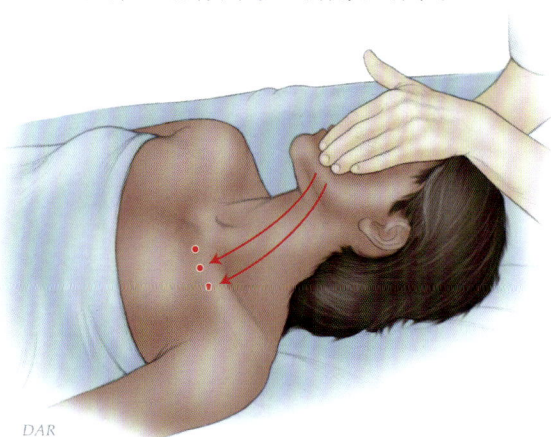

图10-19　对颈阔肌进行深层组织按摩

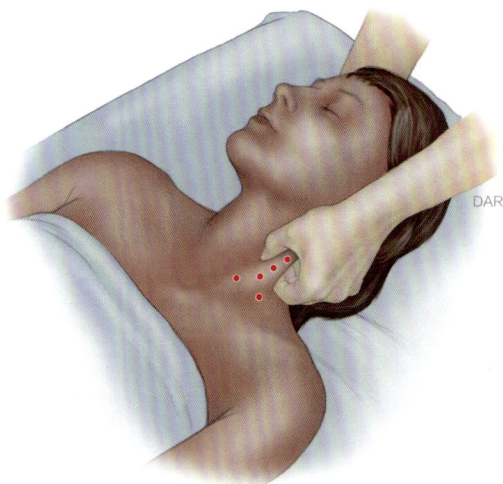

图10-20　在胸锁乳突肌搜寻触发点

作用：颈部屈曲，吸气时提升第1肋骨，颈椎对侧旋转和同侧屈曲。

中斜角肌

起点：C2～C7横突。

止点：第1肋骨上缘。

作用：辅助颈椎的屈曲（作用较弱），吸气时提升第1肋骨，颈椎对侧旋转和同侧屈曲。

后斜角肌

起点：C4～C6横突。

止点：第2肋骨外缘。

作用：辅助颈椎的屈曲（作用较弱），吸气时提升第2肋骨，颈椎侧屈（辅助）和对侧旋转。

触发点在斜角肌出现的顺序依次是前斜角肌、中斜角肌、后斜角肌。在这3块斜角肌中的触发点所引起的牵涉痛，可能波及胸部、上臂和肩膀、背部、肩胛骨的内侧缘，并且往往还在胸锁乳突肌中形成继发触发点，所以有必要同时检查这两块肌肉。

按摩手法

• 按摩师用手指摸索出胸锁乳突肌后缘，并将其轻轻向前推动。注意不要触及颈静脉，再将手指下压，触及颈椎横突前部（图10-21）。在触发点持续按压。

• 用拇指桡侧面，对胸锁乳突肌后缘和上斜方肌前缘所形成的三角区做拉伸手法按摩（图10-22）。向下按摩到锁骨部位（图10-22A）。然后，用其余四指沿中斜角肌的肌纤维进行按摩，并寻找紧绷的条索状组织（图10-22B）。在触发点触停留，并对其进行按摩治疗。

⚠ 警告：在此三角区按压时，力度不宜过猛，因为下方有锁骨下动脉和锁骨下静脉。轻轻按摩就足以放松斜角肌了。

• 按摩师用示指按压锁骨上缘，朝向斜角肌在第1肋和第2肋上的附着点方向进行按摩（图10-22C）。对肌肉附着点进行跨纤维弹拨法按摩，并用手指抵住锁骨内侧面，以免按压到神经。

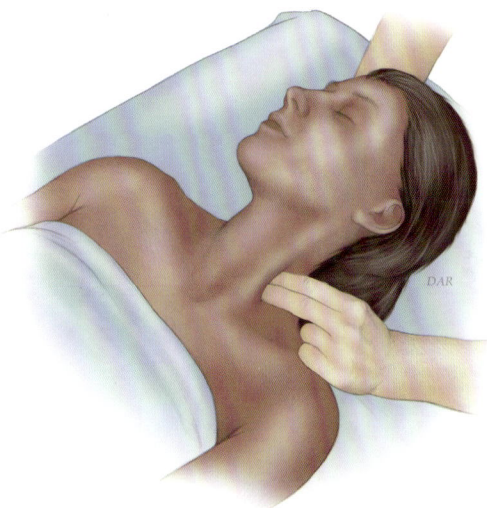

图10-21　按压C3～C6横突前缘部位的斜角肌

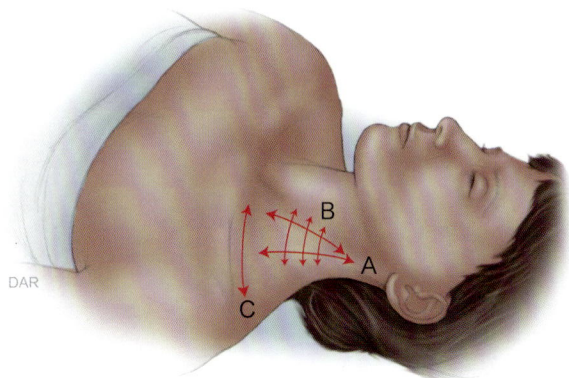

图10-22　斜角肌的深层组织按摩顺序

舌骨上肌（二腹肌、下颌舌骨肌、茎突舌骨肌）

二腹肌

起点：后腹——颞骨乳突。

　　　　前腹——下颌联合附近的下颌底的内侧面。

止点：中间腱，通过纤维性的悬带附着于舌骨上。

作用：下颌骨的下降，在吞咽时提升舌骨，前腹可以将舌骨向前拉，后腹可以将舌骨向后拉。

⚠️ 警告：这个区域的很多组织都容易受损伤，按摩时一定要小心，外力压迫会让人缺乏安全感。

◉ 触发点经常位于二腹肌在下颌骨的附着点处，就在下颌骨下方。牵涉痛的区域主要涉及下门牙和其下方的牙槽嵴。

按摩手法

* 二腹肌和下颌舌骨肌在下颌骨上的附着点。按摩师将示指的指腹置于下颌骨近中心处的下方，在二腹肌窝处沿骨内侧缘缓慢地进行按摩，直至下颌角处（图10-23）。

* 二腹肌肌腹。按摩师用示指从下颌骨的二腹肌窝开始，沿着下颌底部的肌肉纤维进行按摩，直至舌骨上缘的纤维环。

下颌舌骨肌

起点：下颌体内侧的下颌舌骨肌线（从下颌联合到磨牙）。

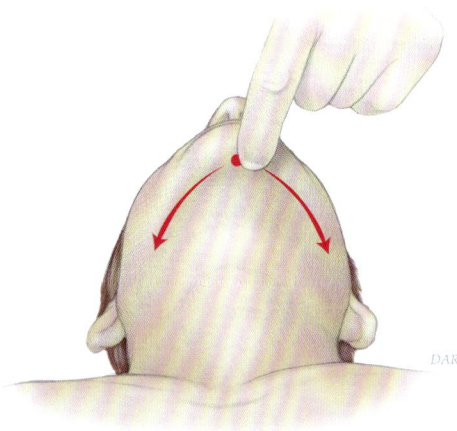

图10-23　按摩二腹肌和下颌舌骨肌

止点：舌骨。

作用：吞咽时上提舌头和舌骨。

茎突舌骨肌

起点：颞骨上茎突。

止点：舌骨。

作用：上提和后拉舌骨，辅助张嘴的动作，也参与说话和咀嚼动作。

按摩手法

* 下颌舌骨肌和茎突舌骨肌。按摩师将手指置于下颌骨下缘，沿下颌骨向下进行按摩，直至舌骨（图10-24）。再从下颌骨稍靠外侧的位置开始重复上述按摩，从而将治疗覆盖整个肌肉表面。手下探知紧绷的条索，当遇到触发点的时候，注意停留并进行治疗。此处的按摩主要是跨肌纤维进行的，而非与肌纤维平行来操作。

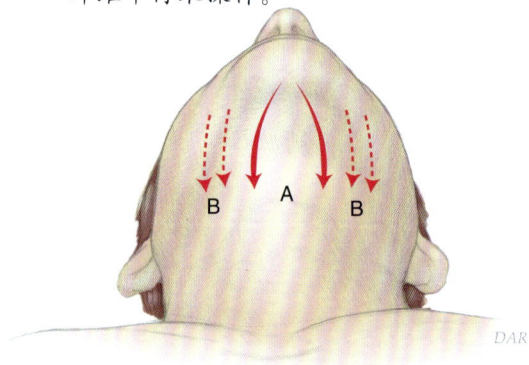

图10-24　对二腹肌（A）和下颌舌骨肌及茎突舌骨肌（B）进行深层组织按摩的方向

注：下颌舌骨肌构成了口部的底部。

⚠️ 警告：下颌舌骨肌两侧下方有下颌腺，所以一定要注意不要将其肌纤维推至两侧。

* 舌骨上的肌肉附着点。按摩师用手指定位舌骨位置，从下颌骨下缘开始向下按摩，直到触及舌骨上缘为止（图10-25）。为了稳定舌骨，按摩师将示指于舌骨上缘，并将大拇指置于舌骨一侧大角的顶端，而中指置于舌骨另一侧大角的顶端。将示指离开舌骨上缘，以便放松附着在舌骨上的肌肉。拇指与中指保持对舌骨

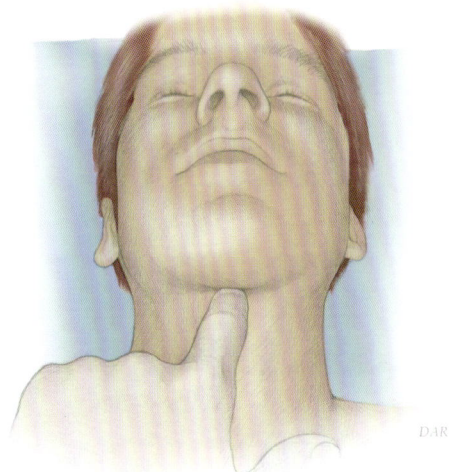

图10-25 触按舌骨上缘

两端的固定，然后，轻轻地左右摇动舌骨。按摩师用另一只手的示指置于舌骨上缘，并保持舌骨两端的固定，以按摩舌骨上的肌肉附着点（图10-26）。沿着舌骨边缘进行按摩，与患者针对其压痛情况进行交流。按摩过程中，需要特别注意舌骨小角上连接舌骨和二腹肌的纤维环。

⚠️ **警告**：舌骨十分脆弱，不可用力按压！

### 舌骨肌群
#### 按摩手法

- 按摩师用一只手保持舌骨稳定，将另一只手的示指置于舌骨体上，缓慢地进行左右弹拨法按摩，在触发点处停留并治疗。
- 按摩师将手指向下轻轻滑动，对舌骨下面进行左右弹拨法按摩。
- 按摩师在锁骨内侧面上滑动示指指腹进行按摩，对连接胸骨锁骨肌肉附着点的肌肉中间段进行左右弹拨法按摩治疗。

### 椎前肌（头长肌和颈长肌）
#### 头长肌

起点：C3 ～ C6 横突。

止点：枕骨底部（枕骨大孔的前面）。

作用：头部的屈曲和同侧旋转。

### 颈长肌
#### 上斜部分

起点：C3 ～ C5 横突。

止点：寰椎前结节。

#### 下斜部分

起点：T1 ～ T3 椎体（不定）。

止点：C5 ～ C6 横突。

#### 垂直部分

起点：C5 ～ C7 和 T1 ～ T3 椎体。

止点：C2 ～ C4 椎体。

上述 3 块肌肉的作用：颈部屈曲（作用较弱），颈部的对侧旋转（下斜部分），侧屈（上斜部分和下斜部分）。

#### 按摩手法

- 按摩师将两手手指纵向置于颈部气管两侧，缓慢地、轻柔地向气管下方的椎体前面的内侧滑动手指进行按摩（图10-27）。

⚠️ **警告**：为避免压迫甲状腺，请不要在气管正上方进行按摩。由于椎动脉的走向与气管平行，因此在该部位按摩时动作应轻柔和缓，并把握手下感觉。如果手指滑过气管时感觉到脉搏，轻轻抬起手指并向内侧移动，以免对颈动脉造成压迫。

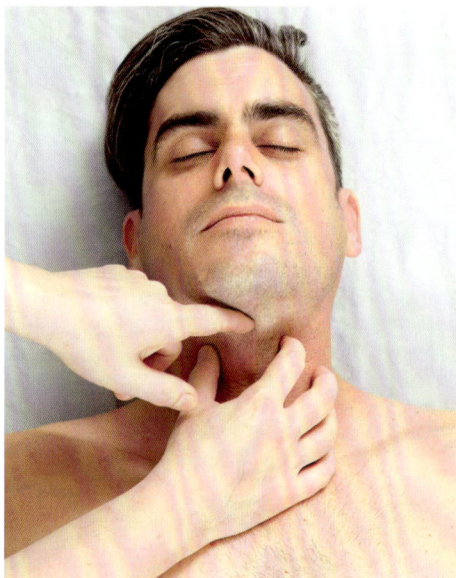

图10-26 按摩舌骨上附着的肌肉时的手部姿势

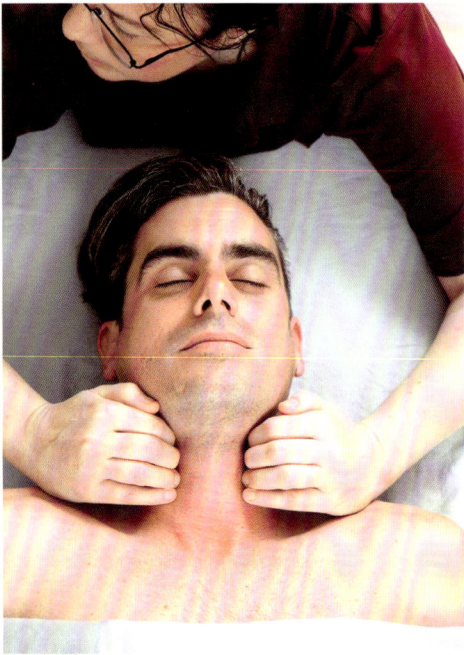

图10-27　按压气管下方的椎前肌

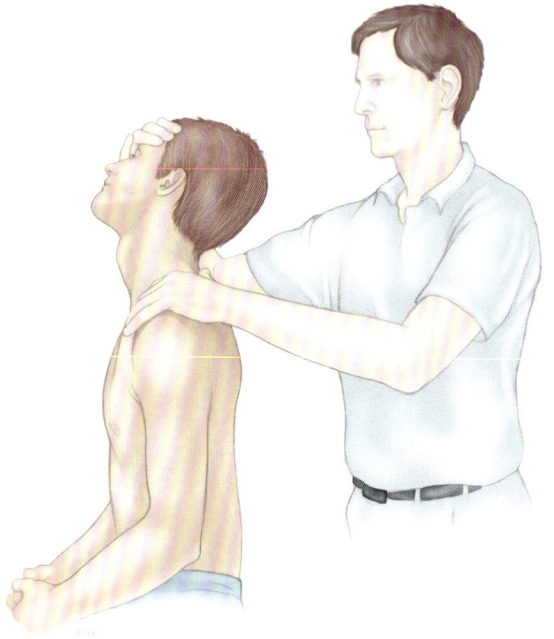

图10-28　拉伸颈前部的肌肉

- 持续慢慢地移动手指，对椎前肌进行上下弹拨和左右弹拨手法按摩治疗。注意探寻触发点和紧张束，对两侧进行交替按摩，并让患者反馈压痛情况。若发现触发点，及时停留并治疗。

注：当按摩至胸锁乳突肌在胸骨上的止点时，有可能引起咳嗽。

### 拉伸运动

患者坐在按摩床边缘，身体直立。按摩师坐或站在患者背后，将一只手掌放在患者一侧肩膀上，另一只手掌捂住患者前额。

稳定住患者的肩膀，并使患者头部侧屈。然后使患者头部向着伸展方向慢慢旋转（图10-28）。在做上述动作时要小心，一点点地增加转动幅度，当对被治疗的不同肌群实施拉伸的时候，应该停止对头部的转动，并保持这一姿势。

### 整理

1. 放松枕骨。按摩师坐在按摩床的头端，滑动手指至患者枕外嵴下方。手指下压入颅骨下方的肌肉组织，保持 1 ～ 2 分钟。

2. 按摩足底反射区。颈部的足底反射区位于踇趾根部（图 10-29）。按摩师用拇指和示指夹住踇趾根部两侧，并做小幅度的上下按摩。然后换另一只脚重复上述动作。

### 结束

按摩师坐在按摩床的尾端，双手轻轻握住患者的足跟，保持 30 ～ 60 秒。然后放下，本次按摩结束。

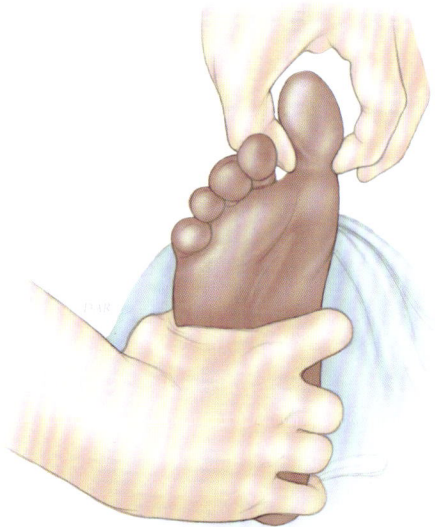

图10-29　按摩踇趾上的颈部反射区

## 治疗案例

# 颈部

Chloe，20 岁女大学生。Chloe 不常做按摩。只有在她生活压力大时，才会抽空安排时间行按摩治疗。她这次寻求深层组织按摩治疗是因为近 1 周她的颈后部一直感到剧烈疼痛。这个疼痛向下传至 T12 椎体，向上传至枕骨。她感觉现在头部颞区的疼痛是由颈部肌肉紧张引起的。疼痛给她的学习造成了很大困扰，因为在书桌前看书时，颈部会向前倾，这个动作会瞬间引发上传头顶、下传后颈部和上背部的疼痛。

Chloe 在过去 5 年间经历过多次车祸。虽然她从未受重伤，但是每次车祸都有不同程度的挥鞭伤。她接受了治疗以恢复颈部损伤，并且每隔半个月都会去做一次颈部按摩。

虽然有颈部外伤史，但 Chloe 觉得引起她疼痛的原因还包括心理因素。因为每当她压力大时，疼痛会更剧烈。另外，有时困扰于情感问题以致晚上睡不好觉时，早晨醒来也会感到颈部又硬又痛。

对于她的病情，治疗的重点为：首先针对颈前肌肉、颈后肌肉、上背部肌肉（尤其是斜方肌），颅骨进行深层组织按摩；其次是针对下颌骨肌肉进行按摩，并刺激各椎体在足部的反射点。

患者取俯卧位，按摩师对其颈后肌肉由表及里进行细致按摩。不出所料，按摩时发现这部分肌肉很硬。在上斜方肌外缘找到了触发点，这些触发点所引发的放射性疼痛和她平时经常发生的头痛位置一致——颞肌前部。在对颈部进行深层组织按摩后，能很明显地感觉到该部位的肌肉变软了。此外，还对整个上背部，尤其是斜方肌进行了细致的按摩。

再让患者换成仰卧位，并立即进行枕骨放松治疗。当按摩师将手指置于枕外嵴下方时，Chloe 说她感到自己头顶部有搏动性疼痛。这种疼痛是由按压斜方肌和胸锁乳突肌之间的头夹肌上部引起的，当按摩师减小按压力度时，Chloe 表示可以继续按摩。之后按摩师重新逐渐增加按压力度。

在该治疗的前 30 秒，由于颈部肌肉紧绷，Chloe 的头颈部是悬空的。在按摩 1 分钟后，Chloe 的头颈部开始沉入按摩师的手掌。再过了 1 分钟，她的后颈部完全沉入了按摩师的手掌，并且露出了笑容，她说完全感觉不到头顶的疼痛了，而且觉得头很轻松。

对颅骨和面部进行按摩后，再对胸锁乳突肌、斜角肌、椎前肌进行深层组织按摩。这些肌肉都很僵硬，隐隐作痛，特别是颈椎横突前面的斜角肌。在确定疼痛不是呈放电样或者阵发样后（以排除神经压迫），按摩师为协调上背部和中背部肌肉平衡，对胸大肌进行了瑞典式按摩和跨纤维按摩。最后，应用足底反射疗法和极性按摩疗法，对患者进行了足部治疗。

按摩结束后，Chloe 说感觉"像换了一个人"。由于颈部某些肌肉还是很僵硬，她决定下周再预约一次按摩治疗。建议她购买一个便携式小书桌或者书架，这对她有很大帮助。因为这样她就不用再低着头看书了。她还同意睡觉时枕低一点的枕头，这样就可避免因枕头过高而使颈部整晚都处于屈曲状态。

### 讨论题

1. 为什么在给有颈部外伤史的患者按摩治疗前，必须先让专业医师检查？

2. 描述头颈部由于"头部前倾""颈部生理弯曲消失"而出现的典型改变，并描述哪些肌肉会因为这些改变而僵硬。

3. 说出枕骨放松按摩过程中直接受影响的全部肌肉的名称。

4. 为一个经常遭受紧张性头痛的患者制订一个自我调理方案。

5. 为什么在每次按摩前，放松颈部是有利的？

# 面部和颞下颌关节

## 概述

头部和面部比身体其他任何部位更能代表一个人的特性。很多人把自己想象成为脑袋像行李箱一样装着整个身体。当被问道："你觉得自己存在于你身体里的什么地方？"许多人会回答道："在我的脑袋里。"深层组织按摩的最大好处之一，就是将头部与身体其他部分重新连接起来。

在我们的社会中，一个人最受赞赏的价值往往与其头脑有关。在许多工作场所，人们通常更看重的是智力，而不是体力。大多数职业的成功与进步，往往依赖于精神和感官的敏锐度。在一定程度上，由于这些因素，头部和面部就成了压力感知的关键之处。与紧张有关的头痛十分常见，而且常常弄得人筋疲力尽。按摩头部和面部肌肉有一种放松的、让人恢复活力的功效，可以很大程度上抵消精神和情绪紧张的影响。

颞下颌关节（TMJ）是人体中最常使用的关节之一。说话和进食都需要这个关节的运动，而这两项活动又是我们最基本的生理功能。因此，控制颞下颌关节的肌肉既需要有力量，又需要有耐力。由于过度使用和某些情感因素，这些肌肉容易受到压力和功能障碍的影响。"紧咬牙关"是对紧张的一种常见反应，而且往往是无意识的，即使一个人在睡梦中也是如此。控制颞下颌关节的肌肉长期收缩会产生触发点，并导致颞下颌关节移位。幸运的是，细致的按摩疗法可以改善下颌的疼痛。

颞下颌关节功能障碍经常被误诊且得不到及时治疗。除了肌肉过度使用和疲劳外，造成颞下颌关节功能紊乱的其他因素还包括颌骨外伤、张嘴时间过长（如牙齿检查时）、关节囊内软骨损伤和炎症，以及颌骨咬合不正。

颞下颌关节功能紊乱会引起很多症状。例如，在颞下颌关节周围、下颌骨以及耳或耳上方出现疼痛。头晕也很常见。牵涉痛可能是牙痛或颈部疼痛。可能会使嘴巴难以开合，并且可以听到"咔嗒"的弹响声。颞下颌关节功能障碍可能会影响面部和头部骨骼的位置。它们会被压缩，导致耳鸣、视力障碍、头痛和（或）慢性鼻窦炎。

通常，下颌骨和骨盆之间的紧张区域之间会有一种对应的关系。它们处于脊柱的两端，且能够反映彼此。在极性方面，头和下颌骨代表正极，而骨盆则代表负极。两者的平衡有助于身体的整体化。

## 肌肉骨骼的解剖和功能

颞下颌关节是连接颞骨和下颌骨的关节。这个关节在人体中是独一无二的，因为它的下半部分悬挂于上半部分，并且需要肌肉的作用来保持下颌的关闭状态（图10-30）。这个关节由下颌骨上凸起的下颌髁突、颞骨上凹下的关节结节和两骨骼表面之间的关节盘组成。颞下颌关节实际上是两个关节，即上关节和下关节。颞骨和关节盘形成了上关节，而下颌髁突和关节盘形成了下关节。嘴巴的开合、侧屈、牵伸和收缩都依赖于这两个关节的协调作用（参见专栏10-2、10-3，了解颅面部和颞下颌关节的肌肉、骨骼及骨性标识）。

颞骨和下颌骨之间的关节盘叫作半月板。半月板的形状不规则，中间比两端窄，所以它中心的顶面和底面都是内凹的。这就使它对各种不同的骨骼表面具有较强的适应能力。半月板都附着在下颌髁突的内侧面和外侧面。其前端附着在关节囊和翼外肌上。在其后端，纤维束稳定了关节盘。这样它就可以随着骨骼缓冲和移动，但不会脱位。

下颌骨是一块"U"形的骨头，它在两端都与颞骨通过关节相连。这样的结构使它能够下降和上升（张开和合拢嘴部），前伸和后缩（下颌的前伸和后缩），以及侧向偏离（即左右滑动）。下颌骨也可以围绕髁突不对称地移动，这在咀嚼时经常发生。在咀嚼、说话和吞咽过程中，都需要颞下颌关节随

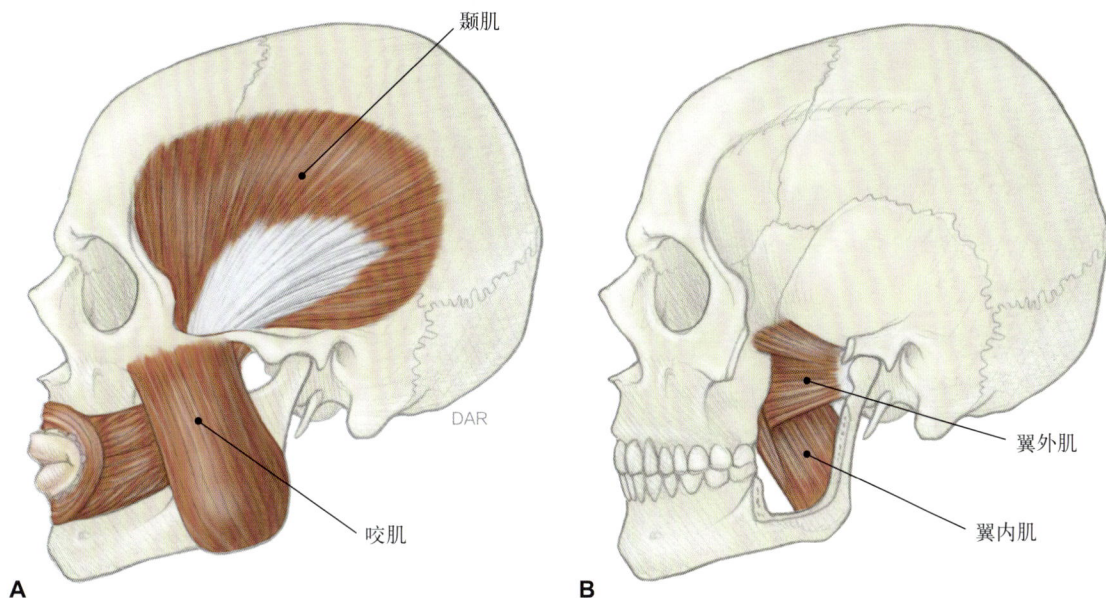

图10-30 颞下颌关节处的肌肉活动（A～B）

时发挥功能。相接触的骨表面覆盖着致密的、光滑的纤维软骨，以使其运动流畅。不像其他对称的关节，不可能在一侧颞下颌关节不被使用的情况下，单独使用另一侧的颞下颌关节。

当下颌骨首先张开时，下颌髁突在关节盘的下表面旋转，可以张开 11 ～ 25 mm 的开度。要想把嘴张大一点，关节盘和髁突这个单元就要沿着颞骨关节结节向前滑动。完全张开嘴后正常垂直开度在 40 ～ 50 mm 之间。要想闭上嘴，就将上述动作反过来做一遍即可。

下颌骨的下降主要是由二腹肌完成的。翼外肌下部也对这一动作有辅助作用。下颌骨的上升是由咬肌、

颞肌、翼内肌以及翼外肌上部来完成的。

咬肌在闭合下颌和咀嚼的过程中起着重要的作用，但它很容易出现功能障碍，包括触发点的形成。吃硬的、耐咀嚼的食物，或者习惯性地嚼口香糖会导致咬肌过度工作。使劲咬碎冰块或者频繁地咬东西也会加重咬肌的紧张。情绪上的痛苦通常会使咬肌长期处于收缩状态，并伴有牙齿磨损。如果一个人不能充分张嘴，那么可以判定他存在咬肌缩短。

颞肌辅助咬肌升高下颌骨。其后部的肌肉辅助下颌骨的后缩以及下颌骨向同侧平移。由触发点引起的颞肌功能障碍可能表现为局部的过敏和牵涉痛引起的紧张性头痛。有时，上门牙的疼痛也源自颞

专栏 10-2 | **颅面的基本解剖**

| 肌肉 | 骨骼及骨性标识 |
|---|---|
| 颞肌 | 枕骨 |
| 枕肌 | 颞骨 |
| 帽状腱肌 | 顶骨 |
| 耳肌 | 额骨 |
| 额肌 | 眶突 |
| 降眉间肌 | 上颌骨 |
| 眼轮匝肌 | 下颌骨 |
| 咬肌 | 颧弓 |
| 颊肌 | |

专栏 10-3 | **颞下颌关节的基本解剖**

| 肌肉 | 骨骼及骨性标识 |
|---|---|
| 颞肌 | 颞骨 |
| 颞肌肌腱 | 蝶骨 |
| 咬肌 | 翼突外侧板 |
| 翼外肌 | 下颌骨 |
| 翼内肌 | 下颌支 |
| 二腹肌 | 下颌髁突 |
| | 下颌骨冠突 |

肌的触发点。

翼外肌由两个互相拮抗的部分组成。上部分的肌肉附着点在关节盘的前端和下颌髁突上，与颞肌和咬肌配合以提升下颌骨。当下颌骨闭合时，它也会保持对关节盘的牵拉。如果翼外肌上部长期缩短，在下颌骨闭合时翼外肌会把关节盘从髁突上向前拉，发出弹响声并使嘴巴难以闭合。

翼外肌的下部用于打开下颌，当两侧肌肉都收缩时，可以将下颌延伸，而当单侧肌肉收缩时将下颌拉向对侧。颞下颌关节的疼痛通常源于翼外肌缩短。

## ▶ 疾病列举

1. 面瘫。这是由第 7 对脑神经，也就是面神经损伤造成的。包括病毒感染在内的许多因素均会导致神经水肿并受到损伤。症状包括患侧的肌张力丧失。这会造成口眼下垂，在某些严重的情况下会出现一侧的口眼歪斜。这只是暂时的麻痹，但康复可能需要几个月的时间。按摩疗法可能有助于缓解随症状而来的压力，而且由于麻痹不会引起麻木，按摩疗法也可能有助于在恢复过程中保持面部肌肉的健康。

2. 三叉神经痛。这是由第 5 对脑神经，即三叉神经受刺激引起的。三叉神经是面部感觉的主要来源，当它受刺激时，一侧面部会产生剧烈、射击样、触电样疼痛。疼痛通常持续几秒到几分钟。疼痛发作的诱因很难预测，但通常包括冷风刺激、将脸贴在冰冷的表面上（如汽车车窗）、头发接触脸部或其他非常轻微的刺激。许多三叉神经痛患者不能忍受别人触摸他们的脸，但颈部和肩部的按摩可能对他们有益。

3. 头痛。头痛有许多类型，这里列出的是一些最常见的类型。

a. 紧张性头痛。紧张性头痛是最常见的头痛形式，通常由颈部、面部和头部肌肉的长期收缩或痉挛引起。影响因素包括姿势习惯、人体工程学、眼疲劳以及压力。紧张性头痛经常被描述为感觉像是头部被带子箍紧，或者是弥漫性的双侧疼痛。按摩

头颈部紧绷的肌肉通常会让患者放松。

b. 化学性头痛。这是由身体对食物或环境因素的反应引起的。谷氨酸钠（味精）、亚硝酸盐和其他食品添加剂经常会引发化学性头痛。这种头痛也可由脱水引起（通常是宿醉的情况下），而且是戒断症状之一，尤其是尼古丁和咖啡因的戒断症状。在停止服用头痛药物后发生的反弹性头痛，也是一种化学性头痛。

c. 偏头痛。偏头痛的特征是头部一侧（有时出现在眼睛后面）剧烈而令人筋疲力尽的疼痛，并有明显的跳动感。可能伴有视觉障碍，比如看到亮光或绳索在眼前浮动，还可能伴有恶心和呕吐。头痛可持续数小时至数天。偏头痛有许多诱发因素，包括紧张、暴露于强光下、激素周期以及过敏反应。

4. 鼻窦充血。多由季节性过敏引起，在这种情况下，可以通过对脸部适当部位进行热敷、按摩和穴位按压来缓解。然而，由于鼻窦感染引起的充血需要不一样的治疗，需要医师来处理。

## ▶ 对面部情况的评估

1. 全面观察头部的形状和轮廓。
2. 检查面部的对称性（图 10-31）。
- 想象给患者画一条垂直平分线，将脸分成左右两个部分。
- 比较一下两部分的大小。
3. 观察患者眼睛。
- 两眼是否等大？
- 两眼是否在同一水平线上？
- 两眼正在看着什么地方？
4. 注意脸上是否存在紧张引起的皱纹。
- 是否横贯前额？
- 是否在两眉之间？
- 眼外角和嘴角是否出现皱纹？
5. 观察面部和颈部是否有肌肉紧张。

有关面部区域常见的紧张症状和与之相关的肌肉，请参考表 10-3。

健康整体观

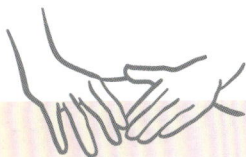

## "脸是心灵的镜子"（Saint Jerome）

面部展现了我们的人格：我们有意识或无意识地选择向世界展示的那一部分。面部通常是我们用来评价他人性格品质的第一印象。我们经常可以通过一个人的面部特征来推断出他的情绪状态。

我们可以将面部当作一张面具，即可以脱下来展示自己，也可以戴上以隐藏我们的想法或感觉。有句话说眼睛是心灵的窗户，同样，我们可以通过紧张而僵硬的肌肉控制我们的面部表情以隐藏自己。

我们的外在表象和内心状态之间的冲突往往是紧张的根源。仔细地审视一个人的脸可能会让他感到恐惧和对抗。所以有时我们会用化妆和戴眼镜来遮掩面部，试图隐藏或保护我们的内心世界。紧绷的、无动作的面部肌肉也可以起到同样作用：这些肌肉提供了一道屏障，同时也会抑制非语言的自发分享。

我们经常会遇到一些人，他们不愿意别人按摩自己的面部，连碰一下都不行。因此，按摩师需要在按摩之前获得患者的同意才可进行操作。

通过下颌可以传达很多关于我们的情绪和压力水平的信息。吃饭和说话都需要用到下颌，下颌还可以帮助我们做面部表情。下颌和牙齿都很强壮，能够撕咬和咀嚼。动物经常用下颌和牙齿作为武器，而我们通过用它来维护自己，通过语言和非语言的面部表情来表达我们想要的东西。

下颌肌肉的紧张通常表示对感觉或表情的克制。一个一直在收缩下颌肌肉的人，可能会阻断强烈的情感交流。我们中的许多人常常会有"咽下我的情感"或"管住我的舌头"等经历。这种压抑的表情会导致习惯性的紧张和其他继发问题。

牙医们经常会看到磨牙症患者。当下颌的紧张感减低时，患者们经常会说他们伴随了一种想要表达出内心憋闷很久的一种渴望，无论是语言还是声音，只要能表达我们的情感就好。我们常常把口头表达限制在文字上，但像是咕哝声、咝咝声或尖叫也可以表达我们无法言语的感觉，并且，以适当形式表达出来有益于身体健康。最终，我们的目标是找到一种合适的方式来表达我们的感受，这样我们的面部肌肉和下颌肌肉就可以得到放松。

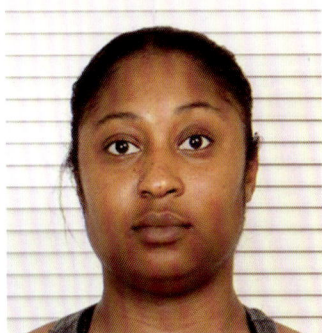

图10-31　姿势评估：观察面部是否对称

## 对颞下颌关节的评估

1. 让患者把嘴开合几次。

- 观察下颌运动。两侧应该对称运动。
- 当嘴巴开合时，不应该在颞下颌关节两侧出现骨骼突出的现象。
- 观察上下牙齿的排列。当嘴巴开合时，牙齿不应该出现横向移动。

表10-3　面部检查

| 症状 | 所涉及的肌肉 |
| --- | --- |
| 皱眉 | 额肌<br>颞肌<br>降眉间肌 |
| 嘴角向下 | 颈阔肌<br>二腹肌 |
| 面容和（或）面部骨骼结构不对称 | 对可能扭曲面部的肌肉进行治疗。但有些不平衡可能是永久的 |

2. 将你的手指分别放在患者的下颌骨两侧，在颞下颌关节的位置上。让患者慢慢地张开和闭合，重复几次。

- 应该感受到两侧能够平滑、流畅地运动，应注意任何偏移的情况。
- 是否有咔嗒声或砰砰声。

注：许多损伤均会导致颞下颌关节问题。其中包括对下颌的击打以及"挥鞭伤"（导致颈椎和下颌过度伸展）。啃咬过硬的食物和过度嚼口香糖也可能引起颞下颌关节问题。

## ▶ 练习与自我调理

1. 眼保健操。

- 眼睛慢慢看向上方，看向自己的眉毛，然后，向下看，看向自己的双颊。重复做3次，闭上眼睛，休息一会儿。

- 眼睛慢慢地看向水平方向的右眼角，再慢慢看向水平方向的左眼角。重复做3次，闭上眼睛，休息一会儿。

- 眼睛顺时针看自己的眼眶一圈。从看向上方、看向自己的眉毛开始，然后再看向左侧眼眶，看完一圈。重复做3次，休息一会儿，然后沿着逆时针方向再重复做3次。

- 仰卧。将手掌用力对搓，搓热后将手掌放在闭着的眼睛上。让热量和能量渗透进眼睛和脸颊，感觉眼部周围的整个区域都放松了。闭上眼睛，休息几分钟。

2. 放松面部的紧张。这项锻炼可以坐着做也可以躺着做。吸气时，慢慢做出吃惊的表情以打开面部。尽可能地张大眼睛和嘴，并张开鼻孔。坚持几秒。呼气时，把五官向中心聚拢，闭紧眼睛，收起脸颊，噘起嘴部，坚持一会儿。把这两种面部表情再重复2次以上，然后休息，使所有紧张的面部肌肉放松下来。

3. 放松下颌和舌的紧张。

- 将拇指的指腹放在颏下。慢慢开始张嘴打哈欠，同时拇指用力按压下颏下方，对张嘴这个动作产生阻力。重复几次，然后放松下颌肌肉。

- 闭上嘴，让舌头在上下牙之间做顺时针方向的环形运动。再重复9圈后停下。再换个方向，沿逆时针方向转10圈。

## 治疗案例

### 颞下颌关节功能障碍

患者是一名29岁的女性，名叫Rachel，她是一名兼职秘书。她很少进行按摩治疗，只体验过几次放松性按摩。大约8个月前，她从西海岸搬到了东南部，自从搬家以来，她每周都会出现窦性头痛，她认为这是对某种植物的过敏反应。与此同时，她张嘴时会感到严重的下颌疼痛以及下颌活动受限。晨起时，下颌疼痛似乎更严重。Rachel的牙医告诉她，她晚上有磨牙的症状。她打算从这周开始戴上夜用牙套。牙医还建议她接受头部和下颌肌肉的按摩治疗，以缓解这些部位的紧张。

我们询问Rachel是否有颞下颌关节功能障碍病史。她说她没有，她的症状是在她搬家后开始的。她的面部从来没有受过伤，也从来没有遭受过"挥鞭伤"。然而，大约5年前，有一次咬苹果的时候，她的下颌瞬间卡在张开的位置。那次她吓得不轻，但下颌骨马上又回到了原位。而且这样的事没有再发生过。

为了评估下颌的运动，按摩师轻轻地用手指按住她的左右颞下颌关节，并让Rachel慢慢地张开和闭合嘴巴。当她的嘴巴张开至约19 mm时，下颌骨滑到了左边，发出了咔嗒声。当嘴巴张开至32 mm时，开始感觉到下颌肌肉疼痛。

按摩治疗的重点是颞下颌关节及其相关的肌肉。首先进行颈部按摩，然后是头部按摩。按摩颞肌时出现了肌肉酸痛，但Rachel说这样的肌肉按压感觉很舒服。于是，按摩师同时按压两侧颞肌几秒。整个头部放松后，开始按摩面部肌肉。我们要重点关注颧骨上方的颞肌肌腱。她的这块肌肉很敏感。咬肌粗大，按压时也感觉很僵硬。应用环状摩法按摩以放松这些肌肉，同时也在咬肌上发现了许多触发点。翼外肌是面部按摩中需要治疗的最后一块肌肉。因为下颌骨被拉向了左侧，因此右侧的翼外肌更为收缩。按摩师向患者解释了口腔内的按摩程序并且戴上了防护手套（是传统的乳胶手套，但它们也会引起过敏反应。而丁腈手套更容易被大多数人所接受）。先按摩左侧翼外肌，这既能使患者更容易适应治疗方案，也有利于更好地引导患者产生放松感，即在解决问题重重的右侧之前，先解决没什么大问题的左侧。虽然两侧的翼外肌都很敏感，但患者配合得非常好。

为了让患者可以在整个过程中呼吸和放松，按摩操作缓慢进行。在此过程中，按摩师几次将手指从患者的嘴巴里移开，让她放松并体验按摩带来的变化，同时交流她对按摩的感受。她惊讶地表示当按摩师触摸到翼外肌时，引发了鼻旁窦的疼痛，而她一直将这种疼痛归结于过敏。在按摩过程中，她的眼睛流泪了，所以按摩师给了她一张纸巾擦去眼泪。她说她流眼泪不是因为疼痛或激动，而是一种条件反射。

整个按摩结束后，Rachel 对着镜子观察自己的脸。她注意到她的脸看上去好像回到了 5 年前。她感到非常放松和兴奋，因为她知道了鼻旁窦疼痛的原因，并且感觉下颌肌肉疼痛得到了缓解。疗程结束后再次评价她的下颌运动，此时咔嗒声几乎消失了，下颌骨也不再偏移。医师建议她接受更多的颞下颌关节治疗，同时对身体其他部位的深层组织按摩治疗。

Rachel 意识到，她的颞下颌关节问题很大程度上是她对搬到新地方并开始新生活的紧张反应。她还意识到，在她的生活中，她一直在克制自己，而对这些情绪的压抑也导致了她的下颌疼痛。她非常感激自己的牙医和按摩师。作为家庭护理计划的一部分，她学习了腹式深呼吸，将其作为一个减轻压力的方法，以帮助减轻夜间磨牙的症状。

讨论题

1. 颞下颌关节功能障碍的特点是什么？

2. 对颞下颌关节功能障碍患者你能提供哪些建议来减轻不适？

3. 请向患者解释，为什么在张开或闭合嘴巴时会听到咔嗒声。

4. 列出可能导致颞下颌关节功能障碍和下颌疼痛的几种动作。

5. 通过充分解释口腔内按摩的目的和方法，使一个心存疑虑的患者打消顾虑。

## ▶ 头部、面部和下颌按摩常规流程

### 治疗目的

- 减轻头部肌肉紧张，这是一种主要的减压方法。
- 帮助消除加重头痛和面部疼痛的因素。
- 减轻与下颌骨和颞下颌关节有关的肌肉紧张。
- 减轻面部肌肉紧张。

### 能量流疗法

#### 体位

- 患者仰卧位。为了舒适，可在膝关节下方放一个垫枕。
- 按摩师坐在按摩床的头端。

#### 极性按摩

按摩师用右手掌（正极）从下面托住患者的枕外嵴（负极），左手掌（负极）放在患者的前额（正极）。按摩师想象自己的手把患者头部的紧张都排出去。与此同时，做深呼吸，并完全放松。保持这个姿势 1 ~ 2 分钟。

#### 日式指压按摩

将手指放在患者头部两侧耳部上方的位置。手指弯曲分开，按压在颅骨上。移动手指，按压头部两侧的不同位置，然后重复上述动作。这个动作能够刺激胆经和三焦经上的穴位。

### 瑞典式按摩或跨纤维按摩

1. 用指尖在头皮上做环状摩法按摩。从头后部开始，然后向前按摩至前额。

2. 用指尖在前额、颊部和下颌部进行轻抚法按摩。

3. 用指尖在两侧颧骨下方做环状摩法按摩，向下按摩至下颌骨。

## 深层组织按摩或神经肌肉按摩

### 顺序

1. 颅骨肌肉——颞肌、枕肌和帽状腱膜。
2. 面部肌肉——额肌、降眉间肌和眼轮匝肌。
3. 颌骨肌肉——颞肌肌腱、咬肌和翼外肌。

### 颅骨肌肉

#### 颞肌

起点：颞窝、颞筋膜。

止点：下颌骨冠突和下颌支前缘。

作用：提升下颌，咬紧牙关；下颌骨的后缩；侧向的研磨运动。

◉ 这块肌肉中可能形成好几个触发点。它们通常发生在肌纤维与肌腱结合部的弧形区域。这些触发点经常会引起太阳穴部位的头痛，以及眼周至上牙的疼痛。

第一个触发点，位于该肌肉的前下方，它所引起的疼痛上达眉弓，下至上门牙。第二和第三个触发点，位于该肌肉的中下部，会引起太阳穴以及上颌牙的疼痛。第四个触发点，位于该肌肉的后侧，牵涉痛区在触发点的后方和上方。

### 按摩手法

• 按摩师将指尖或拇指放在患者头部的一侧，略高于耳的位置（图10-32）。把另一只手的手掌放在另一侧的颞肌上稳定住头部。

• 用上下拨法和左右拨法按摩颞肌的每一小块部分，探寻绳索样纤维和压痛点。按摩整块颞肌，在发现触发点的时候，及时进行治疗。在另一侧也重复以上按摩治疗。

#### 枕肌

起点：枕骨上项线的外2/3处，颞骨的乳突。

止点：帽状腱膜。

作用：将头皮往后拉，帮助额肌抬高眉毛以及皱眉头。

◉ 这块肌肉的触发点是导致头痛的常见原因，牵涉痛区也常涉及头部和眼睛。

### 按摩手法

• 从枕外隆凸开始，沿上项线用手指向外侧进行滑动按摩，直至颞骨上的乳突部位。

• 用手指进行上下弹拨和左右弹拨手法按摩枕肌的每一小块部分（图10-33）。探寻紧张束和压痛点，并及时治疗所发现的触发点。两侧可以同时进行治疗，也可以分别进行治疗。

#### 帽状腱膜（连接枕肌和额肌的腱膜）

### 按摩手法

• 将双手手指放在枕肌上，推动头皮做上下拨法按摩，每次按摩一小部分并逐渐滑动遍及整个

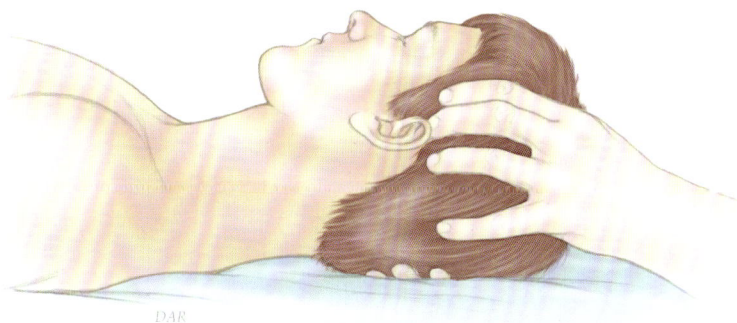

图10-32 放松颞肌时手部的姿势

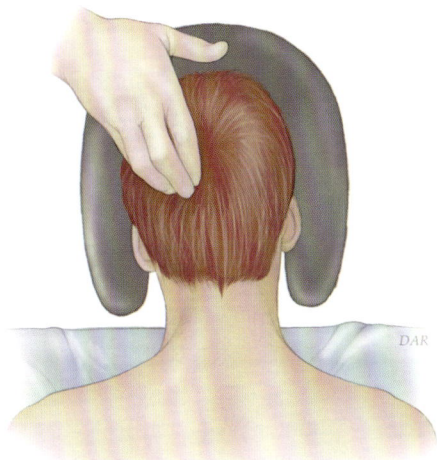

图10-33 上项线之上的枕肌按摩治疗

头部。要特别注意那些固定不动的组织部位。按摩触发点，直到它们变得不那么敏感。

- 继续按摩，一直向上推过头顶到达额肌。此处的按摩治疗要完全彻底地覆盖整个帽状腱膜的每一部分。

### 面部肌肉

#### 额肌

起点：位于鼻和眼上方的面部肌肉筋膜和皮肤。

止点：帽状腱膜。

作用：与枕肌一起，将头皮向后拉，抬起眉毛，皱眉头。

单独作用：抬起同侧眉毛。

> 在眉弓和发际线之间朝向前额正中线的地方，可能会发现触发点。它会引起触发点同侧前额的疼痛。

#### 按摩手法

- 将双手的手指放在患者头皮的前部，在发际线上方的位置。用手指对肌肉进行上下拨法和左右拨法按摩治疗，每次按摩一小块，直到覆盖整块肌肉（图10-34）。用感觉去寻找肌肉中的紧张束和敏感点。
- 用相同的手法继续向下按摩，覆盖整个前额直至眉毛。

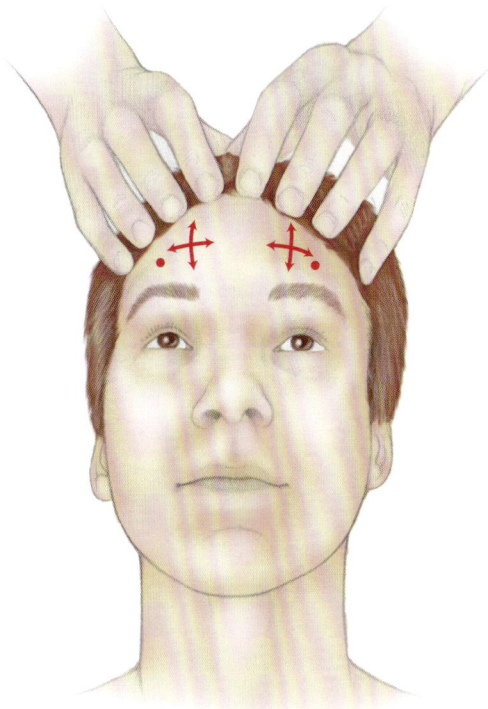

图10-34 松弛额肌

#### 降眉间肌

起点：鼻骨和鼻软骨。

止点：前额眉毛之间的皮肤。

作用：皱起眉间的皮肤，使眉毛的内侧部分向下拉。

#### 按摩手法

- 将双手拇指沿水平方向平行地放在患者的鼻梁两侧，正值眉间处。
- 两拇指交替滚动向前额方向按摩，做小范围的持续按摩，但拇指不能离开两眉之间（图10-35）。

#### 眼轮匝肌

起点：额骨上的鼻骨部分，上颌骨泪沟前的额突。

止点：眼轮周围，枕额肌与皱眉肌结合处，眼睑皮肤。

作用：或轻或重地闭合眼睑，将眼睑和泪小管均匀向后拉。

> 上眼眶的触发点会引起鼻的牵涉痛。

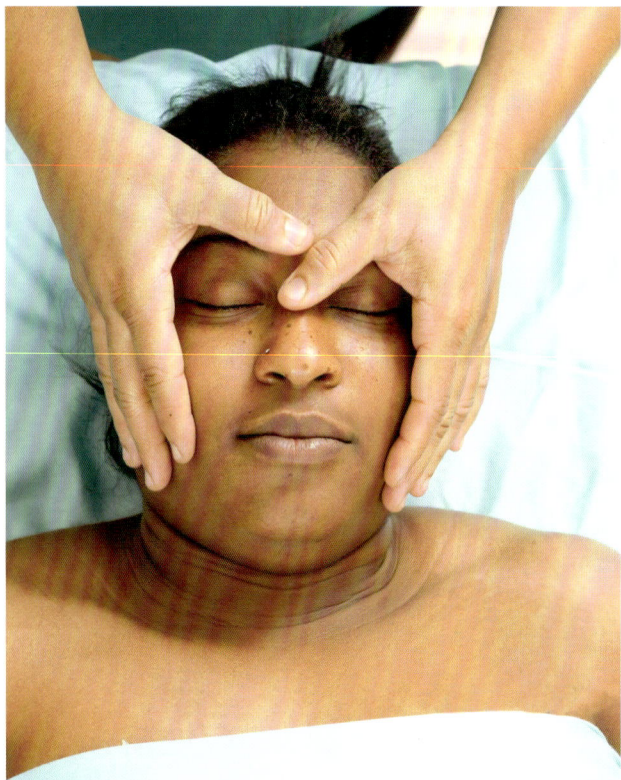

图10-35　对降眉间肌进行深层组织按摩

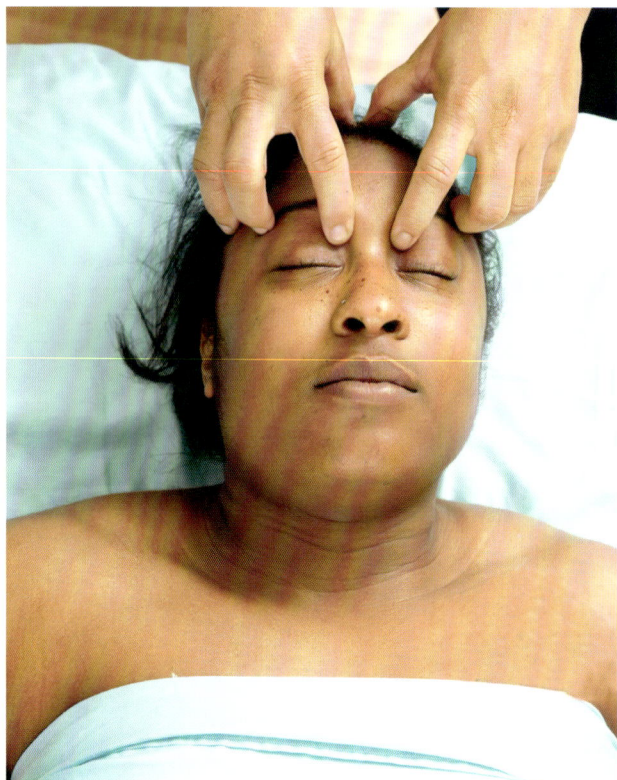

图10-36　按压眼窝上方，同时按摩眼轮匝肌

**按摩手法**

- 将双手示指指腹置于患者上眼眶（眶上嵴）的内侧，双侧可以同时进行按摩。
- 手指沿着骨骼边缘慢慢摸索到上眼眶的外侧缘，在有压痛点的地方停留并对其进行治疗（图10-36），重复数次。

### 颌骨肌肉（颞肌肌腱、咬肌和翼外肌）

**颞肌肌腱**

**按摩手法**

- 将双手手指或拇指置于略高于颞骨颧突上缘外侧的位置。
- 用手指按压肌腱，以左右弹拨手法慢慢地进行按摩治疗，并探寻紧张束和触发点。让患者张口，使肌腱纤维拉伸，便于其被触及。
- 令患者张口，将示指放在颧突和下颌骨冠突之间的空隙中。用左右拨法按摩肌腱。
- 用左右弹拨法按摩下颌骨冠突上缘。遇到敏感点暂停并按压（图10-37）。

进行口腔内按摩的治疗规范和注意事项

1. 了解当地的法律法规，以确定口腔内按摩在当地是否合法。

2. 在进行这项按摩之前，先获得患者的同意。

⚠️ 警告：尽管采取了各项预防措施以保证患者的舒适和防止出现疼痛，但按摩口腔内下颌肌肉的动作，可能会引起患者紧张以及产生情绪上的反应。按摩师应该事先告知患者这种可能性，并且允许患者拒绝这项按摩。

3. 在按摩之前，一定要向患者描述这个过程。解释如何通过放松咬肌，尤其是翼外肌来缓解颞下颌关节综合征的许多症状，并整体放松下颌区域。为了减轻患者的恐惧，告诉患者按摩师的手指将要放在嘴巴里哪个位置，以及会接触到哪块肌肉。向患者展示下颌肌肉的图示，可能有助于加深患者对按摩过程的理解。

4. 在进行口腔内的按摩之前，做好必要的准备工作。这项按摩方案是本书描述的最后一个按摩方

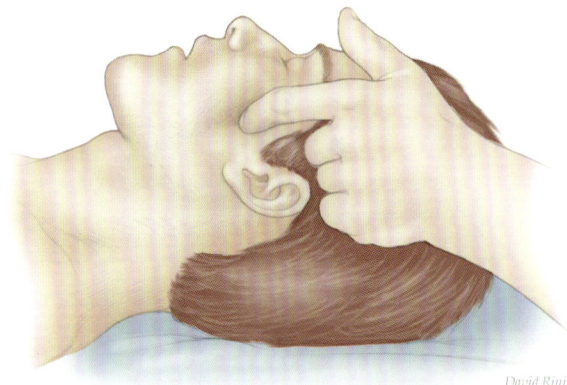

David Rini

图10-37 触压颞肌在下颌骨冠突上缘的止点

法。本书前面讲述的所有按摩方案都是通向这个"高潮"的铺垫。并不是每一位患者都要进行这项按摩才算完成所有的深层组织按摩，但是在进行这项工作之前，患者的身体应该处于一个相当放松和健康的状态。口腔内的按摩通常是在颈部、颅骨和面部肌肉的按摩后再进行的。

5. 在进行口腔内按摩时，治疗师一定要戴着防护手套或指套。这些物品可以在按摩或医疗用品商店购买。在将手指放入患者的口中之前，用清水冲洗掉表面的粉末。在将你的手指按在口腔内的组织之前，手套应该保持湿润。可以通过将你的手指轻拍患者的舌面，而使手套外表面上沾上一些患者的唾液而实现。干燥的手套可能会粘住口腔内的娇嫩组织，引起轻微的磨损。

6. 在整个过程中，与患者的沟通极其重要；但是，如果你的手指放在患者嘴里，患者可能很难说话。这时患者可以用一组手势，来表达他对按摩的反应。例如，对患者说，竖起拇指意味着可以加大按摩力度。用拇指和示指组成一个圆，意味着按摩力度正好并且感到舒适。将拇指向下转动意味着压力太大，需要减少。举起手表示患者需要治疗师立即停止按摩，并将手指从口中移开。治疗师在进行按摩时应提醒患者每个手势的意义，这样患者就不会忘记或混淆。

7. 接近并按摩口腔内下颌肌肉的过程要十分轻柔。只需要轻微用点力接触这些组织的一个点即可，在不加大按摩力度的情况下，保持接触直到感觉到肌肉变得柔软。慢慢地继续按摩，将注意力集中在

手指放置的位置，留意手下组织的反应，以及患者对按摩的反应。

咬肌

起点：

    浅层——上颌骨的颧突、上颌突和颧弓下缘。

    中层——颧弓前 2/3 内缘。

    深层——颧弓后 1/3。

止点：

    浅层——下颌角和下颌支下半部分的外表面。

    中层——下颌支中部。

    深层——下颌支和下颌骨冠突的上半部分。

作用：提升下颌。

◉ *这块肌肉的浅层和深层的触发点有不同的牵涉痛区。最好使用筛捻按摩技术来仔细区分这些层次。*

*在浅层的触发点会把疼痛牵涉到下颌骨下部、上颌骨、磨牙和牙龈。位于肌肉上部前边界上的触发点，则牵涉到上颌骨、上磨牙和周围的牙龈。这些触发点引起的疼痛往往被患者误认为是鼻旁窦的炎症所致。沿着下颌骨底部的触发点会牵涉到太阳穴和眉弓。*

*更深层的触发点可以将疼痛牵涉到脸颊、翼外肌周围，有时还会牵涉到耳部，使患者感觉出现耳鸣的症状。*

按摩手法

- 将双手手指或拇指放在颧弓下肌纤维的前缘（图10-38）。从上向下做拉伸按摩，一直按摩到下颌骨底部为止。同时按压两侧。

⚠ 警告：不要按压咬肌后面的肌纤维，这是因为那里有腮腺覆盖。

- 令患者张口以拉伸咬肌，按摩师将双手的拇指或示指置于咬肌的前缘，即肌肉起点处。按压此处并向上，朝向颧骨方向进行按摩治疗，持续10秒以上。这是一个能够有效释放

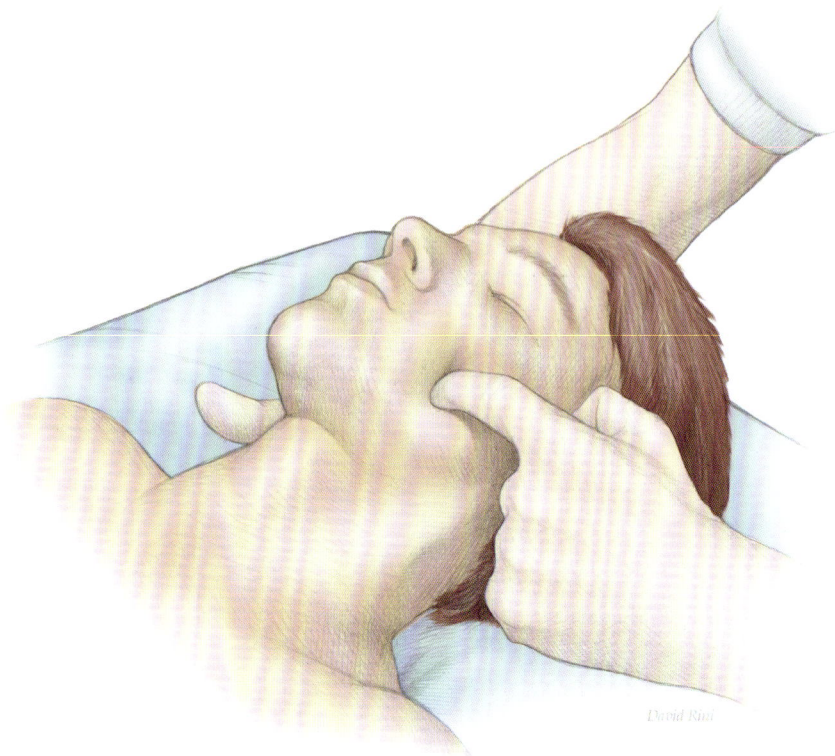

图10-38    触摸咬肌前缘

咬肌紧张度的点。继续沿着咬肌边缘进行按摩治疗，直至下颌骨底部。

⚠️ **警告：接下来的按摩要在患者的口腔内进行，按摩师要戴上乳胶手套或指套。**

- 按摩师用拇指和示指挤按肌纤维以筛捻咬肌，一个手指放在面颊上，而另一个手指放在口腔内（图10-39）。在捻动肌纤维的时候，检查其中的触发点。

翼外肌

起点：上部——蝶骨大翼的外侧面。

　　　　下部——蝶骨翼突的外侧面。

止点：下颌髁突颈部、颞下颌关节囊前缘和颞下颌关节盘。

作用：下颌头在关节盘上转动的同时，通过伸展下颌髁突以及向前牵引颞下颌关节的关节盘，来辅助打开口腔；前伸下颌骨，带动下牙相对于上牙进行向前运动；与同侧翼内肌协同，使下颌骨和下颌转向对

◎ 这块肌肉的触发点是颞下颌关节疼痛的主要源头。这些触发点也会将疼痛牵涉到上颌窦。

侧（咀嚼动作）。

按摩手法

- 令患者轻微张口，按摩师将示指指腹置于上牙龈，滑动按摩至下颌骨内表面和蝶骨翼突外侧板之间的窝中，正值上磨牙后方。

- 沿着脸颊的顶部，向上向内按压，将手指指向下颌髁突颈部，即翼外肌止点（图10-40）。缓慢移动，因为可能会碰到引发剧烈疼痛的触发点。

拉伸运动

患者将双手拇指放在下巴的中央。然后，打哈欠，拇指向上顶下巴，对下颌的向下运动进行抵抗（图10-41）。这一拉伸运动有助于缓解颞下颌关节肌肉的骨紧张。

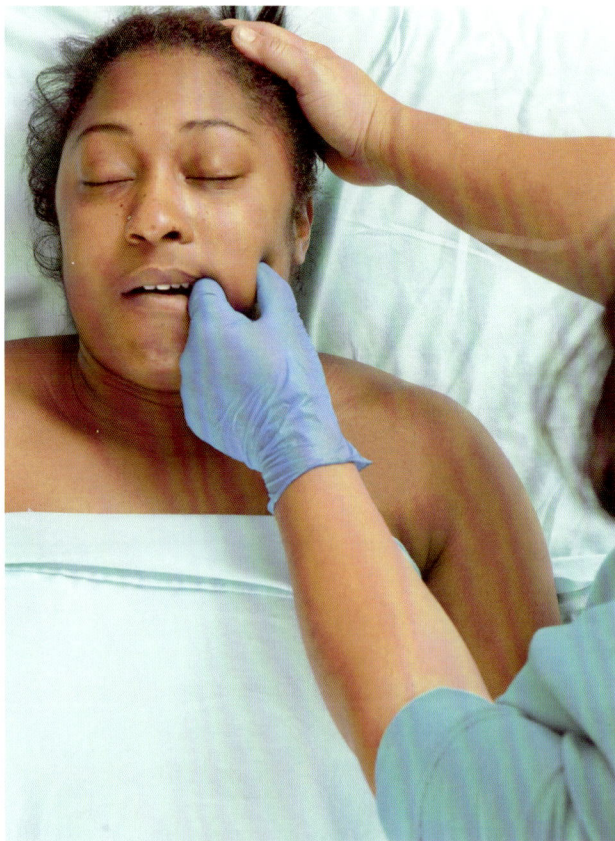

图10-39 分离咬肌纤维

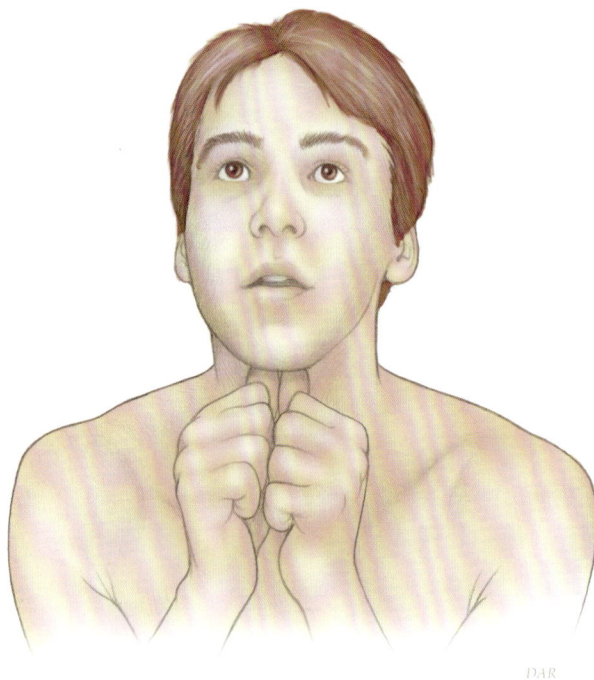

图10-41 缓解颞下颌关节肌肉紧张的练习

### 整理

1. 做颈部前后面按摩时应同时对下颌进行按摩。

2. 下颌的受压感及疼痛感常提示骨盆受压，用一只手按下颌，同时另一只手按骨盆可减轻疼痛，并让这些复杂的间接联系的身体部位恢复到平衡协调的状态。

3. 最后进行足部按摩治疗，从而结束这个以颅骨为中心的治疗阶段。

### 结束

按摩师坐在按摩床的尾端，双手轻轻握住患者的足跟，保持 30 ～ 60 秒。然后放下，本次按摩结束。

## 复习题

### 一、收获和反馈

**1.** 枕下肌的主要功能是什么？

A. 颈部侧屈

B. 头部旋转

C. 头颈部屈曲

D. 头颈部伸展

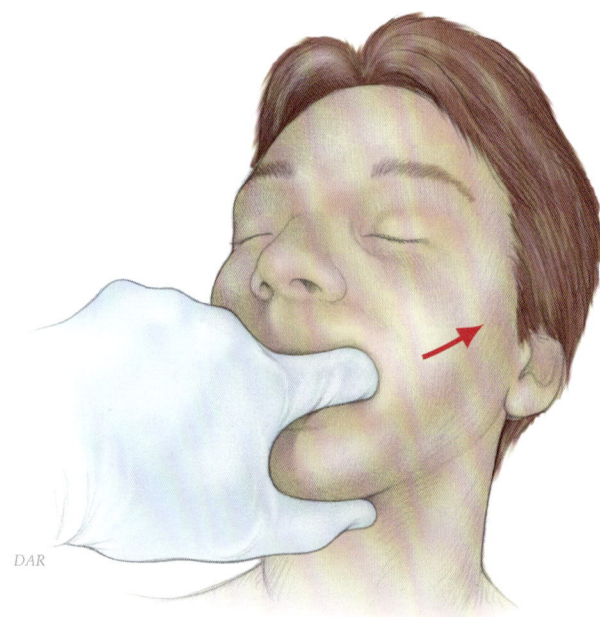

图10-40 按摩翼外肌

**2.** 胸锁乳突肌的触发点常引起哪里疼痛？

A. 胸部

B. 颈部

C. 头部

D. 手臂

**3.** 枕骨与 C1 之间的关节类型是？

A. 球窝关节

B. 铰链接合

C. 软骨关节

D. 滑动关节

**4.** 在颈前部按摩时可能会触及结节或异常组织，该组织是什么？

A. 胸腺

B. 甲状腺

C. 腮腺

D. 松果腺

**5.** 舌骨在哪里？

A. 颈部的后下方

B. 颈部的前下方

C. 颈部的后上方

D. 颈部的前上方

## 二、概念运用

**1.** 颈部深层肌长期缩短的常见后果是什么？

A. 头痛

B. 颞下颌关节紊乱

C. 半脱位

D. 头前倾位

**2.** 如果一个人出现臂丛神经嵌压综合征，可能的原因是什么？

A. 肩关节韧带松弛

B. 颞下颌关节紊乱牵涉到了手臂

C. 斜角肌前中部受到挤压

D. 胸大肌高张力状态

**3.** 如果一个人出现"军人颈"，哪些肌肉可能存在缩短？

A. 斜角肌，斜方肌上端

B. 胸锁乳突肌，头长肌

C. 肩胛提肌，菱形肌

D. 颈夹肌，头夹肌

**4.** 如果一个人主诉头晕、面部和耳部疼痛以及咀嚼时有咔嗒声，可能出现了什么问题？

A. 颞下颌关节紊乱

B. 偏头痛

C. 咬肌敏感

D. 面瘫

**5.** 口腔内按摩治疗常规流程的第一步是什么？

A. 获得患者同意

B. 确保在法律许可范围内实施

C. 戴上手套

D. 按压面部肌肉

**6.** 颈后部深层组织按摩建议的步骤是？

A. 头夹肌到枕下肌到肩胛提肌

B. 枕下肌到肩胛提肌到斜方肌上部

C. 胸锁乳突肌到斜方肌上部到舌骨下肌

D. 斜方肌上部到肩胛提肌到头半棘肌

## 三、解决问题：讨论要点

**1.** 颈前部按摩有许多禁忌与危险。为什么不建议直接跳过该区域？与同学讨论按摩或放弃该区域按摩的利弊。

**2.** 你的患者 3 年前做了下颌手术。他想接受此区域的按摩以改善下颌紧张和头痛。你会根据患者情况对按摩方案做出怎样的调整？

# 疾病列举

- 跟腱炎——参见"肌腱病"
- 急性支气管炎（第6章）

  - **什么是急性支气管炎？**

  急性支气管炎是介于气管与细支气管之间的支气管的炎症，如果炎症蔓延至肺泡及细支气管，则称为支气管肺炎。

  - **如何辨别？**

  急性支气管炎的典型表现为持续咳嗽，并伴有喉咙疼痛、鼻塞、乏力及发热。虽然其他症状通常10天内可消退，但由于支气管恢复需要一个过程，因此咳嗽将可能持续数周。

  - **按摩的风险与益处**

  风险：当支气管受到急性感染时，严格的按摩是不能选用的。不仅因为按摩师可能被传染，而且因为患者感染后机体代谢状态发生变化，使得身体难以适应按摩治疗。而对于按摩师来说，需要根据患者适应性对按摩治疗进行一些必要的调整，这不得不说也是个额外的挑战。另外，即使患者处于恢复期，平躺亦会使患者厌烦，因此可能需要调整按摩体位。

  益处：患急性支气管炎时，轻柔的按摩可帮助提高睡眠质量。恢复期时，按摩可以缓解呼吸肌紧张并提高机体的代谢水平。

- 踝扭伤——参见"扭伤"

- 哮喘（第6章）

  - **什么是哮喘？**

  哮喘是呼吸道炎症、间歇性气流受阻和支气管高反应性的结果。

  - **如何辨别？**

  哮喘发作为不定时发作，常伴随咳嗽、喘息、呼吸困难，尤其是呼气困难。

  - **按摩的风险与益处**

  风险：当患者处于哮喘急性期时不宜进行按摩治疗。应为哮喘患者准备一间特定房间，以防接触到可诱发哮喘的气味、香薰蜡烛和精油。此外，应使用低致敏性的润滑液。

  益处：罹患哮喘或其他呼吸问题的患者，如果不是急性发作期，他们的呼吸肌常十分紧绷，按摩可有效地改善膈肌、肋间部肌群以及斜角肌等呼吸肌的情况，从而提高呼吸肌的工作效率使患者受益。

- 面瘫（第10章）

  - **什么是面瘫？**

  面瘫是因第7对脑神经，即面神经受感染而导致一侧面部的弛缓性瘫痪。

  - **如何辨别？**

  面瘫的表现包括受累侧面部肌肉突然无力，亦可有耳部疼痛、头痛、对声音刺激难以忍受、流口水等症状。

- **按摩的风险与益处**

**风险**: 弄清脑神经受损的原因是十分重要的。因为某些导致面瘫的因素可能是按摩疗法的禁忌。另外一些情况下，患者的感觉没有异常，能够给予准确的反馈，该情形下按摩没有特定风险。

**益处**: 按摩或可帮助神经恢复过程中面部肌肉保持弹性与润泽。

### 蹈外翻（第 8 章）

- **什么是蹈外翻?**

蹈外翻是蹈趾向旁边偏离而使蹈趾跖趾关节突出。

- **如何辨别?**

蹈外翻可见足内侧面有大的突起，当突起处发炎时表现为局部发红、发热及疼痛。

- **按摩的风险及益处**

**风险**: 蹈外翻局部不可接受深层组织按摩以防加重感染及疼痛。

**益处**: 对淋巴进行治疗可以减轻局部感染或可减轻蹈外翻的炎症疼痛。对足的其他部位治疗并配合修正性步态锻炼亦可减轻症状。

### 滑囊炎（第 7 章）

- **什么是滑囊炎?**

滑囊是充满液体的囊状物，可起保护缓冲作用。它有助于肌腱和韧带在骨面上自如活动，并可作为骨连接处的缓冲垫。滑囊炎就是指滑囊产生了炎症。

- **如何辨别?**

急性滑囊炎会由于大幅度或小幅度动作产生的刺激而引起疼痛。炎症关节附近肌肉运动常严重受限。同时，如果滑囊比较表浅，还可能会产生发热及水肿。

- **按摩的风险与益处**

**风险**: 急性滑囊炎局部不应使用深层及大力度的按摩，按摩不能应用于滑囊炎急性期，但适用于感染已被治愈的亚急性期。

**益处**: 通过淋巴疗法可以减轻局部炎症以帮助减轻滑囊的疼痛，但无法从根本上解决感染问题。急性期在身体其他部位治疗，亚急性期直接在受累关节（疼痛局部处）周围的肌肉上治疗都是恰当的。

### 慢性阻塞性肺疾病——参见"肺气肿"

### 筋膜室综合征（第 8 章）

- **什么是筋膜室综合征?**

筋膜室综合征是筋膜室处于高压状态以至于氧和营养物质不能输送至细胞的一种情况。它可以是急性的医疗突发事件，也可以是慢性不严重的。经常见于下肢，但是也可以出现在任何存在筋膜的地方。

- **如何辨别?**

急性筋膜室综合征经常出现在外伤（挤压伤、动脉损伤、长骨骨折）之后。它会产生剧烈疼痛，尤其在组织被动伸展时，患者常表述为紧绷、肿胀感。

慢性筋膜室综合征通常与特定重复性运动有关，常见表现有痉挛、疼痛、麻木、虚弱。活动时症状加重，停止活动后症状减轻。

- **按摩的风险与益处**

**风险**: 在急性期任何对软组织的按摩都会使更多液体涌入早已受挤压的区域而加重病情。

**益处**: 按摩及伸展练习（或两者同时操作）可缓解慢性筋膜室综合征疼痛发作。按摩可作为对极易患该病的运动员的有效预防手段。

### 椎间盘疾病（第 6 章和第 10 章）

- **什么是椎间盘疾病?**

椎间盘疾病指椎间盘纤维环破裂后神经根、马尾神经及脊髓受髓核压迫的各种情况。

- **如何辨别?**

神经受压后的症状包括局部及神经根处疼痛，神经所控制的肌肉出现无力、感觉异常与麻木感。

- 按摩的风险与益处

风险: 许多问题都可导致与椎间盘疾病类似的神经疼痛。在进行安全治疗前,尽可能明确诊断是十分重要的。治疗急性发炎的椎间盘时应轻柔以防止刺激周围的肌肉及组织。放松患处局部肌肉必须谨慎,因为过早减低肌肉紧张度可能使病情恶化。同时必须避免任何会加重症状的姿势。

益处: 椎间盘受损的患者可以从精确的脊椎减压按摩中获益匪浅,即减轻肌肉夹板效应和神经疼痛。

## 憩室炎(第9章)

- 什么是憩室炎?

憩室是从结肠或小肠上伸出的小囊袋发展而来。憩室炎是当这些小囊袋受感染时产生的炎症。这些异常改变也被称作憩室疾病。

- 如何辨别?

憩室炎常被忽视。存在感染时,会出现左下腹疼痛、腹部绞痛、腹胀、便秘或腹泻。

- 按摩的风险与益处

风险: 如果患者自知患有憩室炎,进行腹部按摩时必须小心,因为结肠结构易受损。当憩室炎发作时,为保证安全应暂停治疗直到炎症消退。

益处: 按摩对憩室炎无特别的帮助。但病情控制得好,且症状没有恶化时,患者可与其他人一样享受按摩带来的好处。

## 痛经(第9章)

- 什么是痛经?

痛经是用来描述育龄期妇女每月都要经历的疼痛的术语。该疼痛厉害时会让人难以活动。痛经可能为原发性,亦可能继发于盆腔其他疾病。

- 如何辨别?

痛经发作时表现为月经之前或月经期间下腹部的严重钝痛或刺痛。严重时可伴有恶心呕吐。继发

性痛经还可能引起正常月经期外的盆腔疼痛。

- 按摩的风险与益处

风险: 如果剧烈的经期疼痛是由其他原因引起的,那在做任何按压性质的腹部深层组织按摩前,必须弄清楚原因。大部分女性在经期都可能选择暂停腹部深层组织按摩。

益处: 对于原发性痛经,按摩十分有效,也可辅助治疗其他原因引发的痛经。

## 肌张力障碍(第10章)

- 什么是肌张力障碍?

肌张力障碍是一种运动失调,表现为规律性反复而不自主的肌肉收缩。其中一类便是斜颈。

- 如何辨别?

肌张力障碍的基本表现为反复不自主的肌肉收缩,尤其是在紧张或完成特定动作时。有些情况只累及头面部、声带或某一侧肢体,但其他情况下将加重甚至累及全身。收缩本身并不总是痛苦的,但收缩可导致疼痛性组织改变,例如关节炎、肌肉拉伤及挛缩。

- 按摩的风险与益处

风险: 一些可用来治疗肌张力障碍的药物可能会影响到按摩。因此,治疗师应当清楚询问患者是如何治疗肌张力障碍的。

益处: 该病不影响知觉,因此任何舒缓、无强刺激的按摩方法都是安全的。一些肌张力障碍的患者可能会寻求按摩以减轻疲乏、缓解压力。

## 肺气肿(第6章)

- 什么是肺气肿?

肺气肿是肺泡失去弹性并维持扩张状态的一种疾病。肺泡间互相融合、肺泡表面积减少、周围毛细血管破坏,限制了氧气与二氧化碳的交换,肺气肿与慢性支气管炎均属慢性阻塞性肺疾病(COPD)。

- 如何辨别?

肺气肿的症状包括平静无刺激状态时的呼吸短促、慢性干咳、肺啰音、发绀,易继发于呼吸道感染之后。

- 按摩的风险与益处

风险:肺气肿的患者可能会有严重的循环障碍,难以平躺,并易发生呼吸系统感染。以上都要求治疗师在按摩时做出相应调整。

益处:如果肺气肿的患者能够适应按摩治疗,针对呼吸肌的治疗可减少紧张、疲乏,提高呼吸肌功能。只要患者觉得舒适,按摩师也没有感染传染病的风险,轻柔且针对症状的按摩总是没有错误的。

## 🔴 骨折(第6章)

- 什么是骨折?

骨折是指骨出现任何类型的破裂或断折。

- 如何辨别?

大多数的骨折都有疼痛且伴附近关节功能的丧失,但有些需要影像学证据支持判断。

- 按摩的风险与益处

风险:骨折急性期,在骨未获得稳定及其他软组织损伤未得到解决时,患处局部不应使用按摩治疗。

益处:肿胀是伤口周围常见并发症,像淋巴治疗等任何利于减少液体集聚并提高受损部位循环效率以缓解痛苦的方法都是可取的。骨折愈合期间,在身体其他部位按摩有助于解决运动功能受损及预防跛行等代偿性运动的出现。骨折完全康复的患者可以与其他人一样接受按摩治疗。

## 🔴 高尔夫球肘——参见"肌腱病"
## 🔴 槌状趾(第8章)

- 什么是槌状趾?

槌状趾是一种影响外侧足趾的足部畸形。

- 如何辨别?

槌状趾是挛缩引发的近端趾间关节过屈,且跖趾关节及远端趾间关节过伸的疾病。受累部位会被动屈曲甚至失去弹性。

- 按摩的风险与益处

风险:该情况可能会有急性疼痛和感染,任何加重病情的按摩操作都应该避免。

益处:当组织仍柔软有弹性时,而且其他外在因素也发生变化时,使用帮助延展的手法可有助于延缓病情进展。按摩亦有助于恢复形态或步态。

## 🔴 头痛(第10章)

- 什么是头痛?

头痛是由多种因素引起的头部疼痛。肌肉紧绷、神经受刺激、血管痉挛扩张、化学物质紊乱均可导致头痛。头痛有时反映的是严重的潜在疾病。

- 如何辨别?

头痛强度可从令人发狂到令人不易察觉。部位可为全头痛或局部某处疼痛;疼痛类别可表现为钝痛、锐痛、电击痛、剧痛。

- 按摩的风险与益处

风险:按摩不适用于由感染或中枢神经系统受损导致的头痛,许多偏头痛患者头痛发作时会拒绝按摩及其他刺激,但在情况缓和时,可能会想要接受按摩以减少发作频率或降低疼痛程度。

益处:按摩对于治疗紧张性头痛(一类最常见的头痛)疗效非常好,可缓解其伴随的精神紧张及肌张力失衡。

## 🔴 关节紊乱(第7章)

- 什么是关节紊乱?

关节紊乱包括任何妨碍关节中骨骼之间的正确排列的情况。脱臼是指间关节囊内的骨关节面完全分离。半脱位为骨骼的不完全分离:关节可以有一定功能,但运动范围有限。肩关节脱位便是一种半脱位。髋关节发育不良导致的髋臼或股骨头形状异常,引发了髋关节功能的异常。

- 如何辨别？

发生创伤性的关节病变时，患者会感到疼痛，伴肿胀、功能丧失及明显的骨移位。习惯性半脱位及关节发育不良的表现则不那么明显。

- 按摩的风险与益处

风险：急性期时，按摩可能加剧症状，对关节不恰当地使用按摩手法可能加重关节脱位或半脱位。

益处：亚急性期时，在小心控制好运动范围的情况下以按摩辅助治疗关节脱位或半脱位是有益而正确的。同时在身体其他部位按摩也是安全的，且可助于改善伴随慢性肌肉骨骼病变产生的一些代偿性姿势。

- **韧带拉伤**——参见"扭伤"
- **经期痉挛**——参见"痛经"
- **Morton 神经瘤（第8章）**

- 什么是Morton神经瘤？

Morton 神经瘤并非真正的神经瘤，而是一种在远端足趾总神经的神经束膜上发生的纤维化增生现象。

- 如何辨别？

本病特点为第3趾及第4趾间足底有过电样疼痛。

- 按摩的风险与益处

风险：按摩时按压到病变增厚处会加重症状。

益处：按摩足部使受影响的跖骨之间容纳神经的空间扩大，同时按摩腿部可减轻筋膜对其他神经的限制以缓解症状。

- **肌肉拉伤**——参见"拉伤"
- **神经卡压综合征**——参见"胸廓出口综合征"
- **骨关节炎（第7章）**

- 什么是骨关节炎？

骨关节炎是由于磨损及拉伤使关节软骨逐渐受损而引起的关节炎。

- 如何辨别？

所累及的关节有僵硬与疼痛感，有时会出现炎性反应。若出现骨变形则可轻易依靠视诊及触诊鉴别。骨关节炎常累及膝关节、髋关节及手指远端关节。

- 按摩的风险与益处

风险：急性感染期的关节炎（不典型）至少在局部不能使用按摩，否则会促进局部液体流动，使炎症加重。

益处：全身按摩及特别针对疼痛关节的按摩可减轻疼痛与僵硬，即使不太可能促使关节内部的修复，也可以提高骨关节炎患者的生活质量。

- **髌股关节综合征（第8章）**

- 什么是髌股关节综合征？

髌股关节综合征是一类由于过度使用导致髌骨软骨受损而引发的疾病。

- 如何辨别？

髌股关节综合征会引起膝关节疼痛、静止后的僵硬感及做下台阶动作不适。

- 按摩的风险与益处

风险：按摩对于髌股关节综合征无特定风险。

益处：如果髌骨软骨已受损，按摩便难以逆转病情，但是，温和而有针对性的按摩有助于缓解伴随膝关节僵硬疼痛而产生的不适与肌紧张。

- **扁平足（第8章）**

- 什么是扁平足？

本病名用于描述足底扁平或足弓异常的情形。

- 如何辨别？

患有扁平足时，足部无拱形足弓，同时可能存在踝部外翻（亦指足内旋）。相反，罹患高足弓的人则足弓极高，承重时足弓都无法变平。

- 按摩的风险与益处

风险：对于扁平足或高足弓的患者，按摩的风险很小，除非足部问题是由潜在的更严重的疾病引起的，此时按摩需做相应调整。

**益处**：一些情况下，按摩可改善足内部肌肉及韧带的状态，尤其当按摩时注重了足形态与运动模式。如果是由先天或其他原因造成的韧带松弛，那仅运用按摩是难以纠正的，可结合其他方法来减轻疼痛，提高功能。

### ● 足底筋膜炎（第 8 章）

- **什么是足底筋膜炎？**

足底筋膜炎是足部跖筋膜反复受到细微的创伤而引起的疾病。

- **如何辨别？**

罹患足底筋膜炎时，跟骨前部会出现剧烈尖锐性疼痛。当足部变得温热时，疼痛会减轻，但活动时间过久后则疼痛将加剧。

- **按摩的风险与益处**

**风险**：如果足底筋膜炎患者处于急性感染期（一般不易发生），此时应避免局部深层组织按摩。足底筋膜炎患者近期如注射了可的松，则按摩时骨折风险加大。

**益处**：按摩可舒解因足底筋膜炎处于紧张状态的深层小腿肌肉，还可改善受伤处的瘢痕组织恢复情况。

### ● 跖疣——参见"疣"
### ● 胸膜炎（第 6 章）

- **什么是胸膜炎？**

胸膜炎是指靠近胸膜腔的内侧胸膜发生的炎症。

- **如何辨别？**

胸膜炎的特点是吸气时胸部突发刺痛加重。突然发病，常为单侧且常由潜在的呼吸系统病变引发。

- **按摩的风险与益处**

**风险**：胸膜炎有时是一系列的潜在严重病变，为确保按摩疗法的安全性，必须要首先明确这些疾病。

**益处**：如果患者确诊了胸膜炎且处于不具有传染性的阶段，此时患者便适合接受适当力度、适当范围内的身体按摩。配合着呼吸且着重于呼吸肌的按摩手法是备受推荐的。当患者的胸膜炎完全恢复后可与其他人一样享受按摩带来的好处。

### ● 肺炎（第 6 章）

- **什么是肺炎？**

肺炎是一类由细菌、病毒或真菌所导致的肺部感染。

- **如何辨别？**

肺炎症状包括干咳或剧烈咳嗽、呼吸痛、呼吸急促、高热，极端情况下会有发绀或皮肤、指甲发青。

- **按摩的风险与益处**

**风险**：肺炎会危及生命，因此处于急性感染阶段的患者不宜使用任何强刺激性的按摩。并且，肺炎可具传染性，因此治疗师在治疗患有肺炎的患者前必须做好防护措施。

**益处**：对恢复期的肺炎患者施以叩击式的手法可促进肺内黏液的排出，且柔和的手法有助于睡眠与精神放松。完全恢复健康的患者可与其他人一样享受按摩的好处。

### ● 姿势偏差（第 6 章）

- **什么是姿势偏差？**

姿势偏差是指胸椎或腰椎曲线过度发育（分别为脊柱后凸和脊柱前凸）或脊柱侧弯（脊柱侧凸、脊柱扭转）。

- **如何辨别？**

尽管通过 X 线检查可明确过度弯曲的起止点，但严重的弯曲用肉眼也很容易观察出来。

- **按摩的风险与益处**

**风险**：严重的姿势偏差有时会与可影响骨软组织及骨生长模式的严重潜在疾病有关。用力按压胸腔会导致对呼吸或心脏的损害，并有发生肺炎及肋骨断裂的风险。

**益处**：只要解决了潜在疾病，按摩便可对改善姿势偏差起到积极有效的作用，包括帮助平衡软组织压力、修正力学对线以改善姿势，并使运动更加灵活。

- **腰大肌扭伤**——参见"扭伤"
- **肋骨骨折**——参见"骨折"
- **肩袖损伤**——参见"肌腱病"
- **坐骨神经痛（第9章）**

- **什么是坐骨神经痛？**

坐骨神经痛指坐骨神经受刺激所引起的体征和症状。坐骨神经是走行于大腿后部的一根大神经。诱发因素包括椎管狭窄、椎间盘疾病、脊椎前移以及深层肌群的痉挛。

- **如何辨别？**

坐骨神经痛的表现多样，这取决于坐骨神经在何处、受到何种程度的压迫。可表现为单侧腰部后下方与臀部疼痛，坐姿时疼痛加剧，患侧下肢出现感觉异常（烧灼感、刺痛感、针扎感）、疲乏、麻木或沿大腿放射或移动的疼痛。

- **按摩的风险与益处**

**风险**：背部不明原因的神经性疼痛（如移动性、放射性、电击样疼痛）便可提示有神经受刺激，如果治疗师不能明确受刺激的部位便随意按摩可能使病情恶化。

**益处**：如果治疗师可明确坐骨神经受刺激的部位，就有可能通过按摩减少机械性刺激且有助于神经功能的恢复。

- **胫前疼痛（第8章）**

- **什么是胫前疼痛？**

胫前疼痛指一系列的小腿损伤，包括肌肉损伤、骨膜炎、微小骨折及其他病变。这些通常是由于踝部的过度使用或错位引起。

- **如何辨别？**

沿胫骨上出现的疼痛可深可浅，可轻可重。受损部位不同，疼痛类别便不同。

- **按摩的风险与益处**

**风险**：直到急性期过去之前，胫前疼痛一般不适宜接受按摩。筋膜室综合征（前文已探讨过）会成为严重的并发症。并且若是出现骨折，则因不同的处理手段而需要更长时间来恢复。

**益处**：按摩可有效治疗胫骨周围不严重的肌肉损伤，以加强训练效果，减少小腿肌肉与筋膜损伤。

- **肩锁关节分离**——参见"关节分离"
- **鼻窦充血**——参见"鼻窦炎"
- **鼻窦炎（第10章）**

- **什么是鼻窦炎？**

鼻窦炎是鼻旁窦由感染、过敏或物理阻塞而引起的一种炎症。

- **如何辨别？**

症状和体征包括：头痛，受影响部位的压痛，鼻塞或流涕，面部或牙齿疼痛，疲乏，如有感染会有浊涕、高热、寒战。

- **按摩的风险与益处**

**风险**：急性鼻旁窦感染不推荐使用任何会刺激症状的按摩，如果患者有高热、寒战与其他感染症状，治疗师最好等症状消退后再实施按摩，如果患者有鼻窦感染的可能时，平躺在按摩床上可能会出现问题，尤其是俯卧在按摩床上。

**益处**：对于患鼻窦炎而无感染的患者可在面部周围施以轻柔的手法以帮助鼻窦内液体的排出，减轻鼻窦疼痛。前提是患者在按摩床上感到舒适。

**痉挛和抽筋（第8章）**

- **什么是痉挛和抽筋？**

痉挛和抽筋是骨骼肌的不自主收缩。痉挛通常指低强度、长时间的收缩，而抽筋指短时间、高强度的收缩。

- **如何辨别?**

抽筋会使人倍感疼痛，发作时肉眼可见肌纤维短缩。长期痉挛会使人疼痛而引起运动受限，但一般并无急性症状。

- **按摩的风险与益处**

风险：剧烈的急性肌肉收缩时不推荐在肌腹上实施按摩。按摩反而可能会加重病情。一些潜在疾病亦可引起抽筋，如果抽筋常常发生则应弄清楚深层原因。

益处：用按摩手法将不自主收缩的肌肉沿其走行方向拉伸，可有效减轻残留痛感，并可加快局部循环。

## 扭伤（第 8 章和第 10 章）

- **什么是扭伤?**

扭伤是指肌肉和韧带受伤。损伤程度可从少量纤维受损到纤维完全断裂。

- **如何辨别?**

急性期，会有红、肿、热、痛，且关节功能明显受损，后期症状不突出，但仍可存在。所有炎性反应消退之前，被动伸展受影响的韧带时疼痛会加重。

- **按摩的风险与益处**

风险：急性炎性扭伤在炎症消退前局部不宜使用深层组织按摩。但淋巴按摩可有效减轻水肿，因此其可能是安全且适当的。扭伤有时会掩盖轻微骨折的征象，几天内若扭伤症状无明显改善，应请专业医师进行诊断。

益处：受损韧带处于非急性炎症期时可采用一些在疼痛可忍受范围内的被动拉伸类按摩手法。

## 拉伤（第 9 章）

- **什么是拉伤?**

拉伤是一类肌纤维被撕裂的肌肉损伤。

- **如何辨别?**

肌肉拉伤的体征有疼痛、僵硬，有时可触及发热和肿胀。被动拉伸或抗阻力收缩都会加重受损肌肉的疼痛。

- **按摩的风险与益处**

风险：按摩会加重肌肉急性受损时的炎性反应及组织损伤。

益处：当急性炎性期过后，按摩可有效促进瘢痕组织的产生，减少水肿粘连，恢复运动范围。

## 肌腱病（第 7 章和第 8 章）

- **什么是肌腱病?**

肌腱病是一种肌腱及其筋膜鞘受损的病变。该病变可能伴有急性炎症（即通常说的肌腱炎或腱鞘炎）。大多数长期的肌腱损伤都与胶原蛋白变性有关而并非炎症，这类病变也被称为肌腱变性。常见疾病包括网球肘、高尔夫球肘、跟腱炎与肩袖损伤。

- **如何辨别?**

肌腱病常伴有疼痛和运动障碍。受损的肌肉与肌腱进行抗阻力运动后疼痛会加重。腱鞘受损时亦可伴疼痛、运动障碍和捻发音（由于肌腱穿行于筋膜内而产生的摩擦音）。

- **按摩的风险与益处**

风险：肌腱病极少会伴炎症，但炎症一旦发生，最好在急性阶段后再接受按摩，但淋巴按摩是可以选用的，因为该方法可减轻肿胀的不良影响。

益处：大多数的肌腱病都适合接受按摩，目的是提高相关组织的恢复水平及功能。

## 网球肘——参见"肌腱病"

## 胸廓出口综合征（第 7 章和第 10 章）

- **什么是胸廓出口综合征?**

胸廓出口综合征是由于手臂的神经和血液供应受阻而引起的一系列症状和体征。这是一种典型的神经卡压综合征。

- 如何辨别?

由于受卡压的结构不同,胸廓出口综合征则有不同症状,比如牵涉痛、虚弱、麻木与感觉异常(针刺样),若是血供受累则会使受影响的手与手臂变色。

- **按摩的风险与益处**

风险:按摩时不论采用何种手法或体位都应注意不要对脆弱结构施加过大的压力,除此外,按摩对于该类患者无特定风险。

益处:按摩可扩大空间可使神经冲动与血液畅通运行,因此对胸廓出口综合征有深远的积极影响。如果是组织结构异常引起的病症,按摩除了缓解症状外无太大作用。为了获得长期疗效,必须从多个维度与方向来解决肌肉失衡问题。

● **斜颈**——参见"肌张力障碍"
● **三叉神经痛(第10章)**

- 什么是三叉神经痛?

三叉神经痛是一种沿着三叉神经的一条或多条分支发生剧烈电击痛或刺痛的疾病,疼痛部位常在下面部与下颌处。

- 如何辨别?

三叉神经痛发作时尖锐而剧烈,患者自觉有短暂针刺感、电击感或烧灼感。可在有刺激或无刺激时多次发作,也常伴发面部痉挛。

- 按摩的风险与益处

风险:三叉神经痛发作时禁止在面部进行按摩,除非患者能告诉治疗师感觉上并无不适。患者如果将面部置于按摩床上会引起疼痛发作,因此其俯卧时会感到不适。

益处:在身体其他部位,尤其是颈肩部按摩可明显缓解三叉神经痛患者的症状。

● **静脉曲张(第9章)**

- 什么是静脉曲张?

静脉曲张表现为血管膨胀,常出现在腿上,由静脉功能不全与血液逆流引起。

- 如何辨别?

静脉曲张时发青肿起的绳状静脉,其走行弯曲偏离原本方向。小腿内侧的大隐静脉分支较多见,在小腿和大腿后部亦可见到。静脉曲张若在其他部位发病,则会有不同名称。

- 按摩的风险与益处

风险:严重的静脉曲张,尤其是出现皮肤薄弱的情况时,不宜使用按摩以防刺激病情。静脉曲张病势缓和之前,局部不可使用深层组织按摩手法,无出血危险时可使用浅层组织按摩缓解病情。值得注意的是,患静脉曲张时常伴有深静脉血栓形成的风险,因此治疗之前需了解病情。

益处:按摩对于治疗或改善静脉曲张作用不大。只要罹患静脉曲张的患者能够适应,那么他们也可以像其他人群一样从按摩疗法中受益。

● **疣(第8章)**

- 什么是疣?

疣是表皮角化细胞发生慢性病毒感染引发的。

- 如何辨别?

最常见的疣(寻常疣)外观坚硬,肿块如菜花状。当疣长在足底,称为跖疣。任何人都可能患疣,但青少年与儿童更加易感。

- 按摩的风险与益处

风险:疣的局部不宜按摩,其传染风险低但不是没有,病毒活跃时可传播到脱皮处的表皮细胞或局部出血处。

益处:按摩对于疣无特定作用,但有过这种感染史的患者可以像其他人群那样从按摩疗法中受益。

● **挥鞭伤(第10章)**

- 什么是挥鞭伤?

挥鞭伤指的是颈部先加速后减速过程中可能发生的一系列软组织损伤。这些损伤包括关节韧带扭伤、肌肉拉伤、关节囊被破坏及颞下颌关节病变。虽然挥鞭伤是指软组织受伤，但其他结构如椎骨、椎间盘与神经组织等的损伤也常同时发生。

- 如何辨别？

急性颈部扭伤根据受损性质不同而表现不同。创伤后颈部疼痛以及牵涉到肩部和手臂的疼痛和伴随的慢性头痛是最常见的症状。

- 按摩的风险与益处

风险：急性颈部扭伤尚未完全明确受损部位与类型时，除了最轻柔的手法外禁止其他按摩治疗，要时刻注意炎症加剧、骨骼或关节失稳的风险。

益处：急性颈部扭伤的病情缓和后，针对健康肌肉的肌张力和运动模式，以及提高相应结缔组织瘢痕修复质量的按摩都是对病情有益的。

# 触发点定位和牵涉痛分型

第 6 章　呼吸和支持

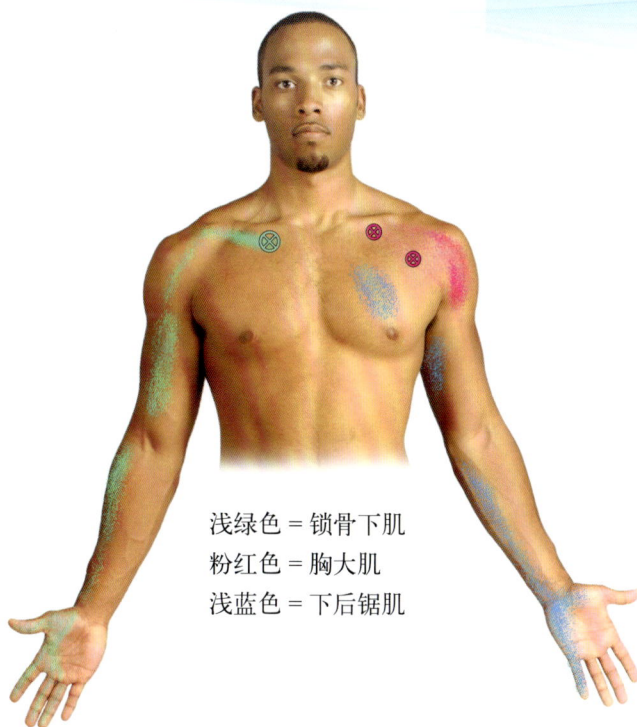

浅绿色 = 锁骨下肌
粉红色 = 胸大肌
浅蓝色 = 下后锯肌

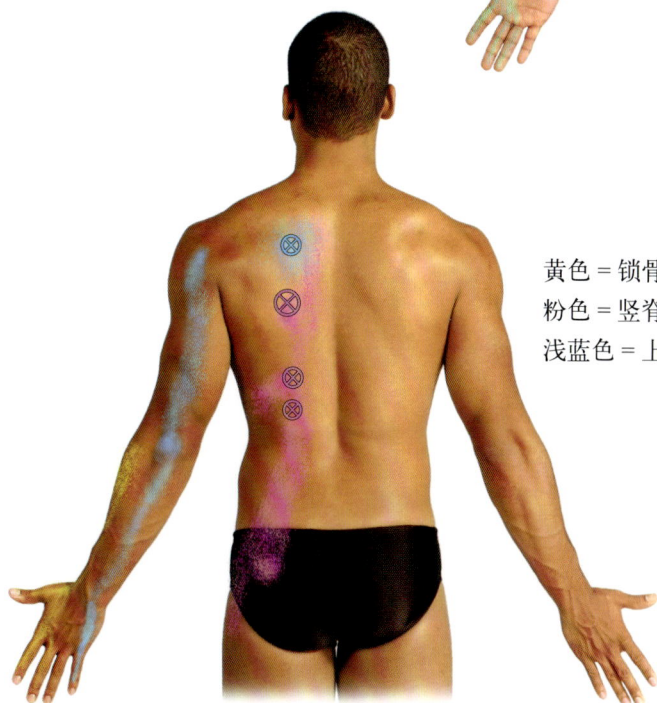

黄色 = 锁骨下肌
粉色 = 竖脊肌
浅蓝色 = 上后锯肌

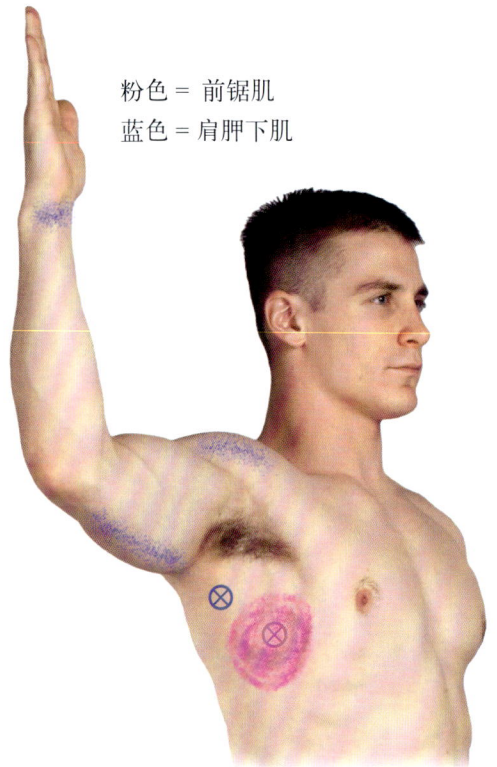

粉色 = 前锯肌
蓝色 = 肩胛下肌

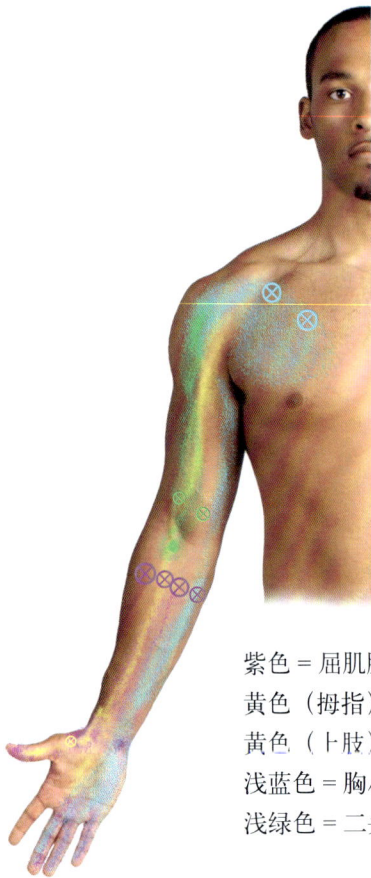

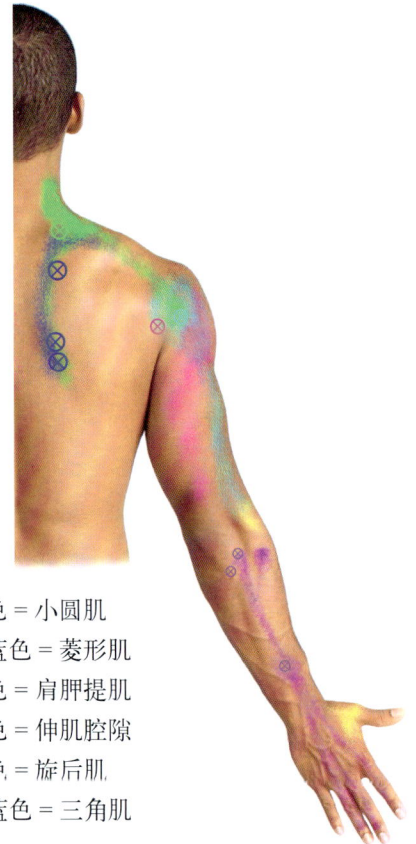

紫色 = 屈肌腔隙
黄色（拇指）= 拇对掌肌
黄色（上肢）= 冈下肌
浅蓝色 = 胸小肌
浅绿色 = 二头肌

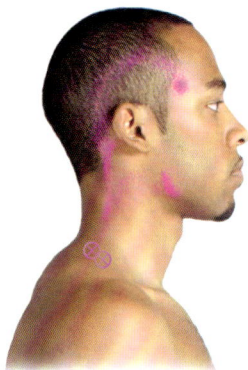

粉色 = 斜方肌

粉色 = 小圆肌
深蓝色 = 菱形肌
绿色 = 肩胛提肌
紫色 = 伸肌腔隙
黄色 = 旋后肌
水蓝色 = 三角肌

# 第 7 章　上肢调整

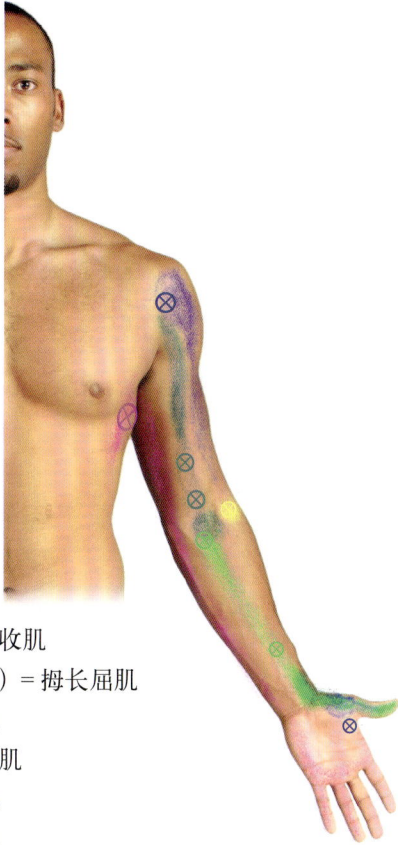

深蓝色＝拇内收肌
浅绿色（拇指）＝拇长屈肌
粉色＝前锯肌
深紫色＝三角肌
深绿色＝肱肌
黄色＝旋后肌
浅绿色（上臂）＝旋前圆肌

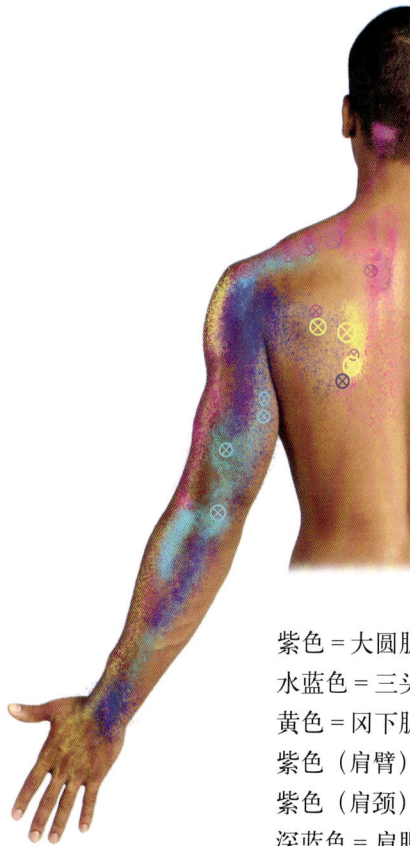

紫色＝大圆肌
水蓝色＝三头肌
黄色＝冈下肌
紫色（肩臂）＝冈上肌
紫色（肩颈）＝斜方肌
深蓝色＝肩胛下肌

# 第 7 章　上肢调整

# 第8章 建立稳固基础

浅绿色 = 胫骨前肌

紫色 = 趾短伸肌
水蓝色 = 腓骨短肌

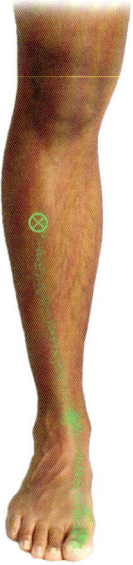

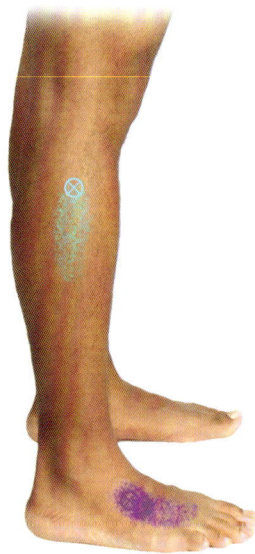

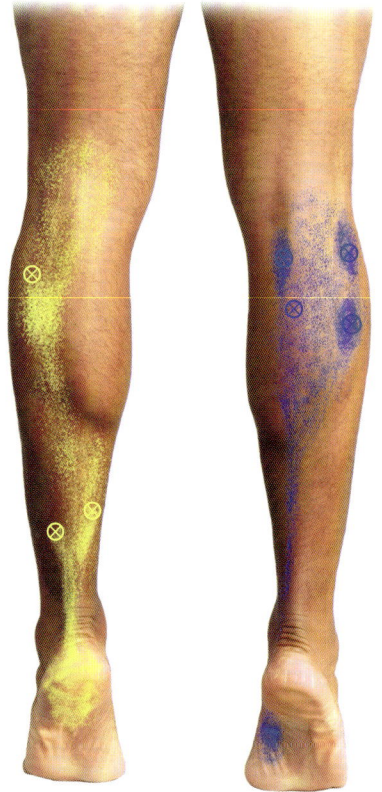

蓝色 = 腓肠肌
黄色 = 比目鱼肌

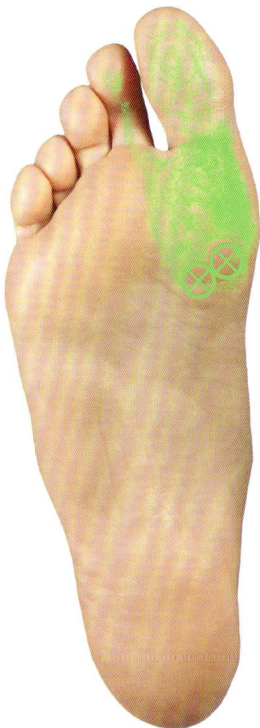

绿色 = 踇短屈肌

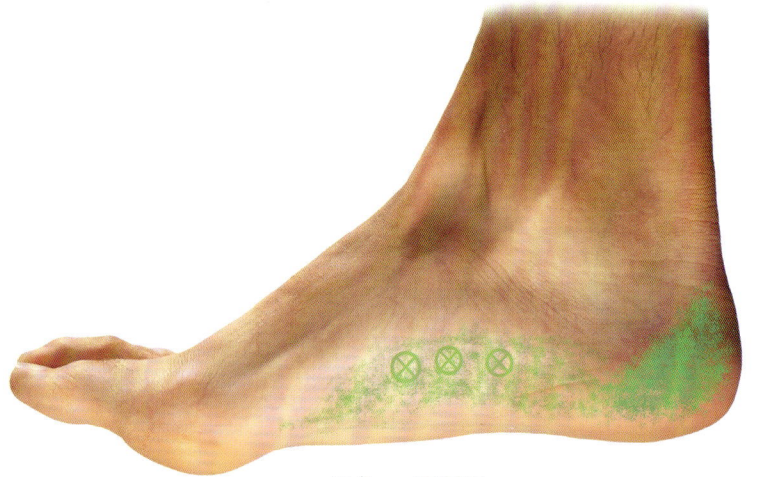

绿色 = 踇展肌

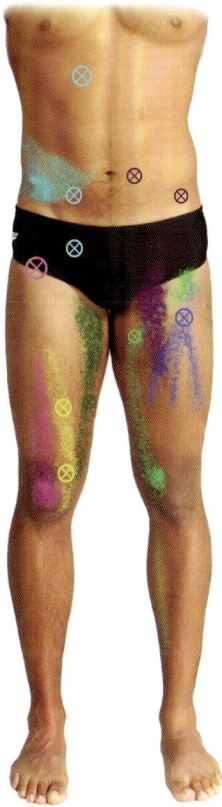

水蓝色 = 腹直肌
粉色 = 股直肌
深绿色 = 大收肌
亮绿色 = 长收肌
深紫色 = 腰大肌，髂肌
蓝色 = 股中间肌
黄色 = 股内侧肌

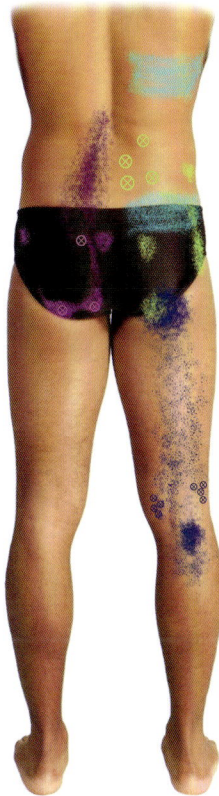

水蓝色 = 腹直肌
黄色 = 腰方肌
深蓝色 = 腘绳肌
粉色 = 臀大肌
紫色 = 腰大肌，髂肌

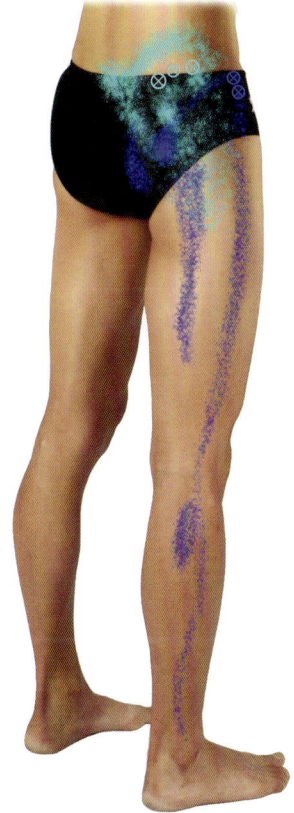

水蓝色 = 臀中肌
深蓝色 = 臀大肌

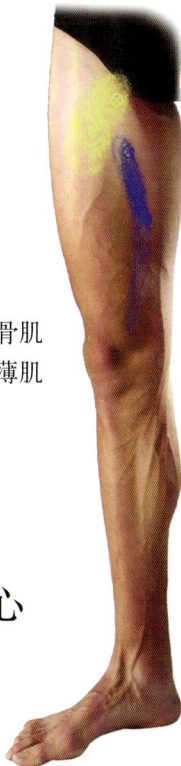

黄色 = 耻骨肌
蓝色 = 股薄肌

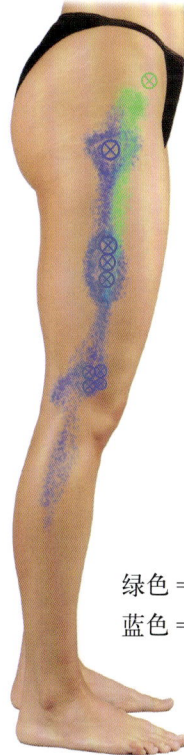

绿色 = 阔筋膜张肌
蓝色 = 股外侧肌

# 第9章　稳定核心

# 第 10 章　上部平衡

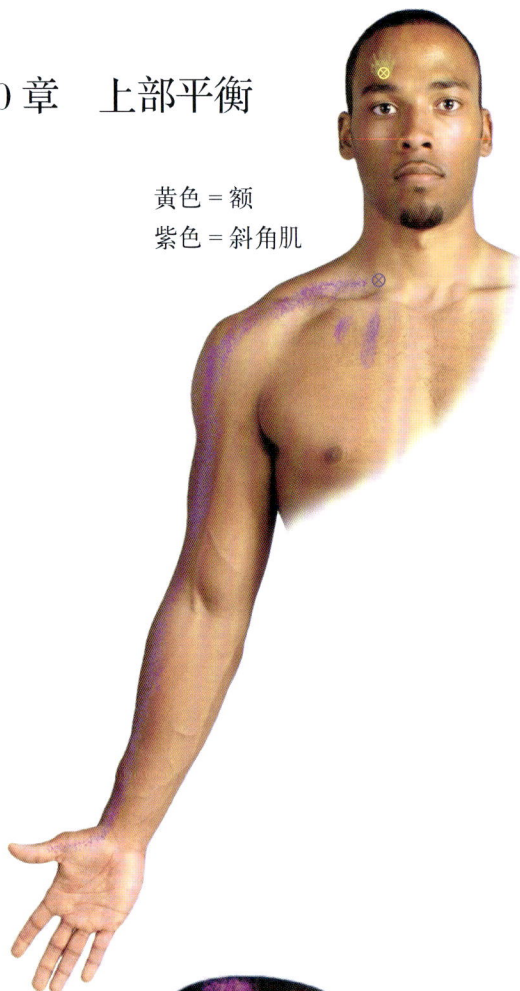

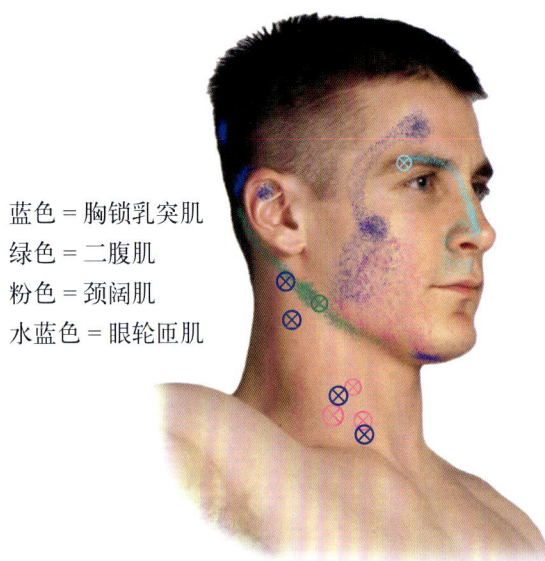

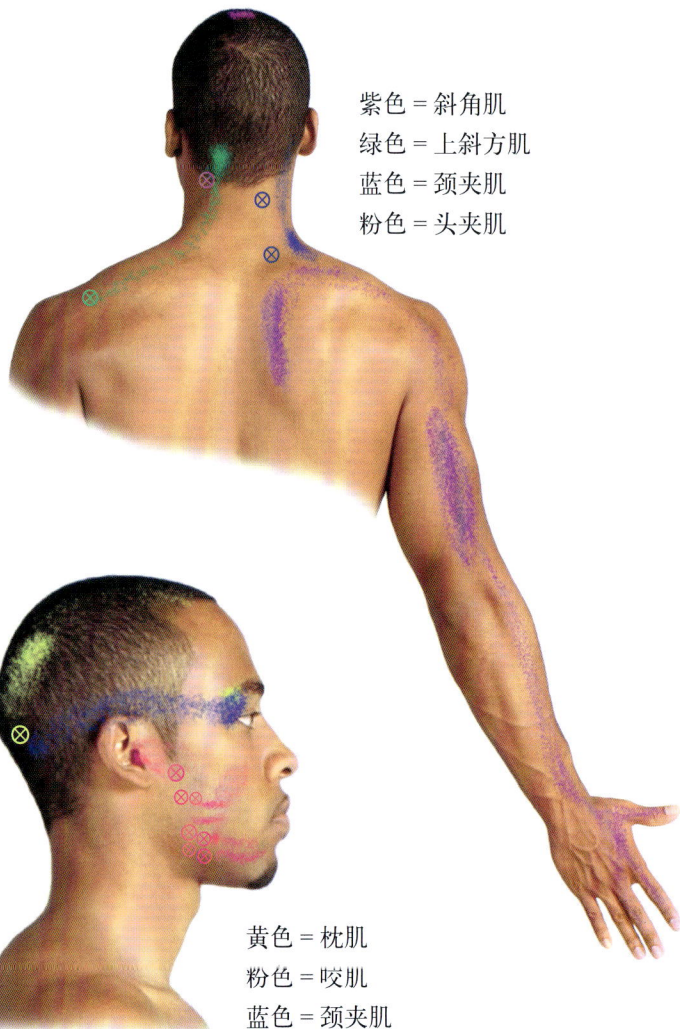

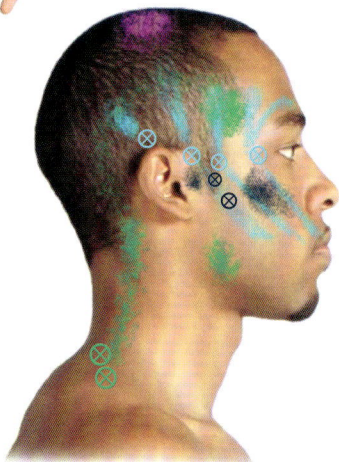

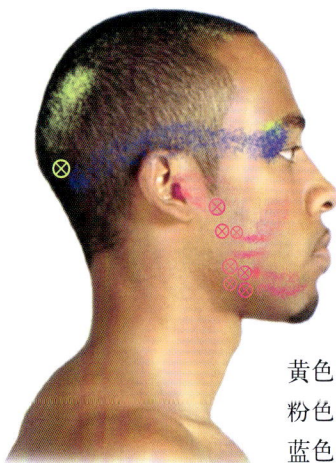

黄色＝额
紫色＝斜角肌

蓝色＝胸锁乳突肌
绿色＝二腹肌
粉色＝颈阔肌
水蓝色＝眼轮匝肌

紫色＝斜角肌
绿色＝上斜方肌
蓝色＝颈夹肌
粉色＝头夹肌

粉色＝头夹肌
水蓝色＝颞肌
绿色＝上斜方肌
深绿色＝翼外肌

黄色＝枕肌
粉色＝咬肌
蓝色＝颈夹肌

# 术 语

乙酰胆碱——一种常见的神经递质，当它和细胞膜结合时能提高钠离子的通透性。

三磷酸腺苷——细胞内储存和释放能量的一种复合物。

胶原蛋白——一种存在于结缔组织、软骨和骨中的蛋白纤维。

弹性蛋白——一种具有弹性的黏蛋白纤维，存在于机体的软组织中，例如结缔组织、韧带和肌腱等。

内啡肽——脑产生的一种作用于阿片受体的阿片样多肽，可以提高痛阈。

脑啡肽——脑产生的一种作用于阿片受体的阿片样多肽，可以镇痛。

易化神经通路——在神经结构内形成的、从过度刺激区域延伸至肌肉骨骼系统其他节段的传导路径。

肌原纤维——分布于肌纤维肌质中的微小纤维。

内感受——由体内正常刺激产生的任何感觉，包括本体感觉、饥饿感、消化不良及其他各种感觉。

经脉——又称"经络"，通常是指与器官密切相关的能量通道，将"气"分布到全身。

运动单元——一个运动神经元及其轴突末端所支配的所有骨骼肌纤维。

黏多糖——这是一种能与水发生化学结合的多糖。黏多糖是构成细胞间质的黏稠胶状物质，它们也存在于滑液和黏液分泌物中。

肌肉夹板效应——指受伤部位周围的肌肉组织张力增加，通过限制运动来提供保护。

相位肌——主要负责身体在空间中移动的肌肉。

气——指代至关重要的生命力。

牵涉痛区——指肌筋膜中的一个部位，该部位会感受到源自另一区域的由刺激所引起的疼痛、麻木、无力或者感觉异常等。

反射弧——通过脊髓连接感觉系统和运动系统的神经反馈回路。反射弧通常监管和引导下意识的肌肉活动。

肌节——骨骼肌的收缩单位。

"应激－疼痛－紧张循环"——这是一个因紧张因素不断增加引起交感神经系统过度激化的功能失调的循环过程。该循环会导致肌紧张，降低肌肉清除细胞内废物的能力，从而刺激痛觉神经末梢并增强痛感。

牵张反射——有时也称作"肌张反射"，是由突然拉伸引发的肌肉不自主收缩。

张力——能够承受拉伸且不发生损伤的回缩力量。

姿势肌——支撑身体保持静态姿势的肌肉。

触发点——肌肉中的易应激区域，此处受压可能引起痉挛和（或）牵涉痛。

外翻——下肢骨骼在纵向轴上向外偏转的一种情况。

内翻——下肢骨骼在纵向轴上向内偏转的一种情况。